国家自然科学基金（编号：82100365）
湖南省出生缺陷协同防治科技重大专项（编号：2019SK1015）研究成果
湖南省自然科学基金（编号：2021JJ31059）

体外循环专业教程

◎ 段 炼 主编

湖南师范大学出版社
－长沙－

图书在版编目(CIP)数据

体外循环专业教程 / 段炼主编. —长沙:湖南师范大学出版社,2022.11
ISBN 978-7-5648-4766-1

Ⅰ.①体… Ⅱ.①段… Ⅲ.①体外循环—教材 Ⅳ.①R654.1

中国版本图书馆 CIP 数据核字(2022)第 223193 号

体外循环专业教程

Tiwai Xunhuan Zhuanye Jiaocheng

段 炼 主编

◇出 版 人:吴真文
◇策划组稿:黄 林
◇责任编辑:朱建国
◇责任校对:蒋旭东 胡晓军
◇出版发行:湖南师范大学出版社
　　　　　地址/长沙市岳麓山 邮编/410081
　　　　　电话/0731-88873071 0731-88873070
　　　　　网址/https://press.hunnu.edu.cn
◇经销:湖南省新华书店
◇印刷:长沙雅佳印刷有限公司
◇开本:787 mm×1092 mm 1/16 开
◇印张:29
◇字数:650 千字
◇版次:2022 年 11 月第 1 版
◇印次:2022 年 11 月第 1 次印刷
◇书号:ISBN 978-7-5648-4766-1
◇定价:98.00 元

《体外循环专业教程》编委会

序　一

　　任何一种文化、一项事业都是在传承中发展，在发展中传承，医学事业更是如此。体外循环专业在我国起步较晚，直到近些年才越来越受关注，发展也越来越好。段炼同志长期从事体外循环的临床和教研工作，参与编写的国家规范化教材、专著及外文译著有7部。她是医院骨干人才培养计划——福庆人才计划的入选者和优秀代表。这次她主编《体外循环专业教程》并邀我作序，我欣然接受了她的邀请。

　　这本《体外循环专业教程》由中南大学湘雅医院牵头，联合中南大学湘雅二医院、中国医学科学院阜外医院、广东省人民医院、四川大学华西医院等全国知名心脏中心的体外循环领域的专家学者共同编写。看到这么多优秀的专家学者在体外循环这个领域深耕钻研，合力推动体外循环事业的发展，我对体外循环的未来更加期待了。

　　这本书比较系统地介绍了体外循环的历史发展、理论基础、临床技术、现有指南和研究创新等内容，相信对体外循环、心血管外科、麻醉、重症等相关专业的从业者及科学研究人员都会有所启发和帮助。同时，我也相信在全体编者和体外循环领域专家学者的接续奋斗中，体外循环事业的发展一定能再上新台阶。

张　欣

中南大学湘雅医院

2022 年 11 月于长沙

序 二

新中国的体外循环开创于上世纪 50 年代末,仅比世界体外循环开始晚几年。作为开路先锋的前辈们在那个物资匮乏的年代,筚路蓝缕地开始了体外循环的医疗与研究,并在 90 年代创建全国性的学会,开启了专业培训和教学,不断建立规范,并与欧美医学界接轨。历经 60 余年的努力,中国的体外循环无论是在医疗、研究和教学上都取得了巨大成就。受主编委托,我欣然作序,浅谈阅读本书之感想:

本教材由老中青三代体外循环学者共同编撰,是一本简明、实用的体外循环理论和教学参考用书,可作为本专业、心血管外科、麻醉及重症科研究生的指导用书,也可供开展体外循环及体外生命支持技术的基层医务人员参考。

该教材涵盖了体外循环的历史、理论、实践、教学、科研等内容,其中加入了目标导向灌注、血小板分离回输、血液灌流、国产心室辅助装置、AngioVac 等在既往体外循环书籍中介绍较少的新内容,特别是一一列举了中外体外循环经典的研究。教材结构完整、逻辑清晰,给我留下了很深的印象,使初学者和资深专家都不忍释卷。

愿该书能成为助推中国体外循环事业发展的经典之作。

侯晓彤

2022 年 6 月于北京

目 录

第一篇 中外体外循环发展历程

第一章 国外体外循环发展简史 ······ (003)

第一节 心脏外科的起步 ······ (003)

第二节 体外循环形成的基本条件 ······ (005)

一、循环的血液 ······ (005)

二、不凝的血液 ······ (005)

三、氧合的血液 ······ (006)

四、体外循环的理论 ······ (006)

第三节 体外循环与人工心肺机的诞生 ······ (007)

第四节 体外循环设备和耗材的发展 ······ (008)

一、体外循环机(人工心肺机)及变温水箱 ······ (009)

二、体外循环监测装置 ······ (011)

三、耗材 ······ (012)

四、体外膜肺氧合装置 ······ (014)

第二章 国内体外循环发展简史 ······ (017)

第一节 国内心脏外科和体外循环的起步 ······ (017)

一、心脏外科的起步 ······ (017)

二、体外循环的起步 ······ (018)

第二节 国产体外循环设备的发展 ······ (019)

一、人工心肺机及变温水箱 ······ (019)

二、血泵 ······ (021)

三、氧合器 ······ (022)

四、其他体外循环耗材 ······ (024)

五、国产环氧乙烷灭菌气体 ······ (025)

第三节 体外循环技术的应用 ······ (026)

一、在心血管外科手术中的应用 ······ (027)

二、在其他外科手术中的应用 ······ (028)

三、在非外科手术中的应用 ···(029)

四、在体外生命支持中的应用 ···(029)

第四节 体外循环组织的发展与学术交流 ······································(030)

一、体外循环学会的成立与发展 ···(031)

二、体外循环的学术交流 ··(035)

三、出版杂志与书刊、网站的建立 ··(036)

第二篇　体外循环对各系统的损伤与保护

第三章　体外循环基本的生理与病理基础 ·····································(041)

第一节　概述 ··(041)

第二节　体外循环期间的循环改变 ··(043)

一、循环调控 ··(043)

二、循环改变 ··(043)

第三节　充分灌注 ··(045)

一、如何定义充分灌注 ··(045)

二、充分灌注的监测指标 ···(045)

第四节　体外循环的温度改变 ···(046)

一、低温对心血管系统的影响 ···(047)

二、低温对血液黏滞度的影响 ···(047)

三、低温对生化反应的影响 ···(048)

四、低温时的血气改变 ··(049)

五、低温后的复温不恰当 ···(050)

第五节　体外循环的全身影响 ···(050)

一、体外循环造成全身不良反应的可能原因 ···································(050)

二、体外循环对血液的影响 ···(051)

三、液体平衡和组织间液聚集 ···(054)

四、炎症 ···(056)

五、应激反应 ··(060)

六、对重要器官的影响 ··(061)

第四章　体外循环对血液系统的影响 ···(065)

第一节　体外循环的血液稀释 ···(065)

一、血液稀释的目的 ···(065)

二、血液稀释对机体的影响 ···(066)

第二节　血液与异物界面相互作用 ··(067)

一、生物材料与血液接触 …………………………………………………… (067)

二、气体与血液接触 ………………………………………………………… (068)

三、手术创面与血液接触 …………………………………………………… (068)

四、血液异物界面作用的调控 ……………………………………………… (068)

第三节　体外循环对凝血、纤溶系统的影响 ………………………………… (069)

一、止血与凝血 ……………………………………………………………… (069)

二、抗凝 ……………………………………………………………………… (070)

三、纤溶与抗纤溶 …………………………………………………………… (070)

第四节　体外循环的抗凝技术 ………………………………………………… (071)

一、肝素 ……………………………………………………………………… (071)

二、比伐卢定 ………………………………………………………………… (072)

三、水蛭素及其同源物 ……………………………………………………… (073)

四、阿加曲班 ………………………………………………………………… (073)

五、其他新型抗凝药 ………………………………………………………… (073)

第五节　凝血监测 ……………………………………………………………… (073)

一、激活全血凝固时间 ……………………………………………………… (074)

二、肝素浓度测定 …………………………………………………………… (074)

三、血小板功能的监测 ……………………………………………………… (075)

四、激活部分凝血活酶时间及凝血酶原时间 ……………………………… (075)

第六节　肝素中和以及鱼精蛋白反应 ………………………………………… (075)

一、肝素中和 ………………………………………………………………… (075)

二、鱼精蛋白不良反应 ……………………………………………………… (078)

第七节　体外循环术后出血、栓塞及肝素诱导性血小板减少 ……………… (080)

一、体外循环术后出血 ……………………………………………………… (080)

二、体外循环术后栓塞 ……………………………………………………… (081)

三、肝素诱导性血小板减少 ………………………………………………… (082)

第五章　体外循环对心血管系统的影响 ……………………………………… (087)

第一节　心肌损伤的理论基础 ………………………………………………… (087)

一、致病因素 ………………………………………………………………… (087)

二、缺血性损伤机制 ………………………………………………………… (088)

三、缺血再灌注损伤机制 …………………………………………………… (089)

第二节　不同病种的心肌病理生理特点 ……………………………………… (090)

一、先天性心脏病 …………………………………………………………… (090)

二、心脏瓣膜病 ……………………………………………………………… (090)

三、冠状动脉粥样硬化性心脏病 …………………………………………… (092)

四、主动脉夹层 …………………………………………………………… (093)

第三节 术中心肌保护及研究进展 ………………………………………… (093)

一、使用心脏停搏液的心肌保护策略 ………………………………… (094)

二、不使用心脏停搏液的心肌保护策略 ……………………………… (095)

三、先天性心脏病的术中心肌保护策略 ……………………………… (096)

四、冠心病的术中心肌保护策略 ……………………………………… (097)

五、心脏瓣膜病的术中心肌保护策略 ………………………………… (098)

六、心肌保护研究进展 ………………………………………………… (099)

第四节 体外循环压力管理及控制 ………………………………………… (101)

一、体外循环中的血流动力学 ………………………………………… (101)

二、动脉压(平均动脉压、肺动脉压、左房压、外周动脉阻力) ……… (102)

三、静脉压(中心静脉压) ……………………………………………… (105)

四、外周阻力 …………………………………………………………… (106)

五、体外循环期间血压的调节 ………………………………………… (107)

第五节 体外循环期间对内皮系统的影响与研究进展 …………………… (108)

一、体外循环影响血管内皮系统的机制 ……………………………… (108)

二、内皮系统受损引起的器官功能障碍 ……………………………… (110)

三、体外循环相关的内皮保护措施 …………………………………… (110)

第六节 体外循环期间血流动力学紊乱的对策 …………………………… (111)

一、"诊断—决策—干预"的流程 ……………………………………… (111)

二、并行循环期间低血压的对策 ……………………………………… (111)

三、长时间转流血管麻痹综合征的对策 ……………………………… (112)

四、长时间转流高血压的对策 ………………………………………… (113)

五、后并行阶段心律失常的对策 ……………………………………… (113)

六、机体缺氧引起低血压和心率失常的对策 ………………………… (114)

第六章 体外循环对呼吸系统的影响 ……………………………………… (116)

第一节 体外循环相关肺循环病理生理特点 ……………………………… (116)

一、体外循环期间的肺循环 …………………………………………… (116)

二、体外循环相关的肺损伤表现 ……………………………………… (116)

第二节 体外循环相关全身炎症反应与肺损伤 …………………………… (117)

一、全身炎症反应促进肺损伤 ………………………………………… (117)

二、代偿性抗炎反应综合征(compensatory anti-inflammatory response
syndrome,CARS)对肺是否有保护作用 ………………………… (119)

第三节 体外循环缺血再灌注与肺损伤 …………………………………… (119)

一、肺缺血再灌注损伤定义 …………………………………………… (119)

二、肺缺血再灌注损伤的分子生物学机制 ·················· (119)

三、其他器官的缺血再灌注引起的肺损伤 ·················· (123)

四、其他器官缺血再灌注引起急性肺损伤的机制 ·················· (124)

第四节　围体外循环期间的肺保护策略 ·················· (125)

一、体外循环中药物介入与肺保护 ·················· (126)

二、体外循环系统的改进与肺保护 ·················· (127)

第七章　体外循环对中枢神经系统的影响 ·················· (132)

第一节　低温、血气、灌注压力及流量对中枢神经系统的影响 ·················· (132)

一、低温对中枢神经系统的影响 ·················· (132)

二、血气对中枢神经系统的影响 ·················· (134)

三、灌注压力对中枢神经系统的影响 ·················· (134)

四、流量对中枢神经系统的影响 ·················· (135)

第二节　高危人群及各种神经系统并发症的流行病学 ·················· (137)

一、神经系统并发症的病因、分类与流行病学 ·················· (137)

二、神经系统并发症的监测 ·················· (138)

三、神经系统并发症的预防与治疗 ·················· (141)

第三节　体外循环中脑血流量生理及监测 ·················· (144)

一、脑血流量的生理 ·················· (144)

二、体外循环对脑血流量的影响 ·················· (144)

三、脑血流量的监测 ·················· (147)

第四节　体外循环中的脊髓损伤与监测 ·················· (150)

一、脊髓的血供 ·················· (150)

二、脊髓的损伤 ·················· (150)

三、脊髓损伤的监测 ·················· (151)

四、脊髓功能的保护 ·················· (154)

第五节　体外循环期间中枢神经系统的保护策略及进展 ·················· (156)

一、体外循环期间脑保护的策略与进展 ·················· (156)

二、体外循环期间脊髓保护的策略与进展 ·················· (158)

第八章　体外循环对肝肾等内脏器官的影响 ·················· (163)

第一节　体外循环肾损伤病理生理基础 ·················· (163)

一、肾脏的解剖和生理学特点 ·················· (163)

二、体外循环肾损伤病理生理基础 ·················· (167)

三、体外循环肾损伤危险因素分析 ·················· (167)

第二节　围术期肾功能的评估及监测 ·················· (170)

一、肾功能的评估 ·················· (170)

二、急性肾损伤的诊断标准 ·· (171)

三、急性肾损伤的监测和标志物 ··· (172)

第三节 肾功能保护及替代治疗方法 ·· (174)

一、肾功能保护措施 ·· (174)

二、急性肾损伤的治疗 ··· (181)

三、肾脏替代治疗方法 ··· (181)

第四节 体外循环中的内脏器官循环 ·· (182)

一、内脏器官循环生理 ··· (182)

二、体外循环对内脏器官循环的影响 ·································· (183)

三、内脏缺血与全身炎症反应综合征 ·································· (184)

四、改善内脏灌注的体外循环策略 ····································· (184)

第五节 体外循环中的肝损伤 ·· (185)

一、肝脏的解剖和生理学特点 ·· (185)

二、体外循环肝损伤及其机制 ·· (185)

三、体外循环中肝损伤的危险因素 ····································· (186)

四、体外循环肝损伤的防治 ··· (186)

第六节 体外循环心脏手术的胃肠道并发症 ······························· (187)

一、体外循环心脏手术胃肠道并发症的发生率 ···················· (187)

二、体外循环心脏手术胃肠道并发症的危险因素 ················· (188)

三、体外循环心脏手术胃肠道并发症的发生机制 ················· (188)

四、体外循环心脏手术中的胃肠道保护 ····························· (188)

五、常见的胃肠道并发症 ·· (190)

第九章 体外循环对免疫系统及内分泌系统的影响 ························ (195)

第一节 体外循环与全身炎症反应 ··· (195)

一、概述 ·· (195)

二、体外循环炎症反应的机制 ·· (195)

三、炎症对血液中各细胞的影响 ······································· (197)

四、影响体外循环后全身炎症反应程度的各种因素 ··············· (201)

第二节 体外循环后的免疫缺陷及改进措施 ································ (202)

一、体外循环后免疫缺陷 ·· (202)

二、调节免疫功能的体外循环相关措施 ······························ (204)

第三节 体外循环期间的激素改变 ··· (207)

一、概述 ·· (207)

二、内分泌腺及其生理功能 ··· (208)

三、体外循环期间激素的改变 ……………………………………………… (208)

第四节　体外循环中的糖代谢 ……………………………………………… (214)

一、糖代谢的基本理论 ……………………………………………………… (214)

二、血糖的生理调节机制 …………………………………………………… (214)

三、体外循环手术对糖代谢的影响 ………………………………………… (214)

四、围体外循环期血糖管理 ………………………………………………… (216)

第五节　体外循环中电解质的改变 ………………………………………… (217)

一、钾代谢紊乱 ……………………………………………………………… (217)

二、镁的异常 ………………………………………………………………… (219)

三、钙的紊乱 ………………………………………………………………… (220)

四、磷的紊乱 ………………………………………………………………… (221)

第三篇　体外循环灌注计划的实施

第十章　设备、耗材及常用药物 …………………………………………… (225)

第一节　体外循环相关设备、监测装置 …………………………………… (225)

一、人工心肺机的血泵 ……………………………………………………… (226)

二、人工心肺机整合监测控制系统 ………………………………………… (233)

三、变温水箱 ………………………………………………………………… (236)

四、气体调节装置 …………………………………………………………… (238)

五、抗凝监测仪 ……………………………………………………………… (238)

六、血气电解质和氧代谢监测仪 …………………………………………… (238)

七、血液回收和分离机 ……………………………………………………… (240)

八、血浆渗透压监测仪 ……………………………………………………… (241)

九、血浆游离血红蛋白监测仪 ……………………………………………… (241)

第二节　氧合器、管道、插管 ……………………………………………… (242)

一、氧合器 …………………………………………………………………… (242)

二、体外循环管道 …………………………………………………………… (246)

三、体外循环插管 …………………………………………………………… (247)

第三节　血液净化装置:超滤器和灌流器 ………………………………… (249)

一、超滤器 …………………………………………………………………… (249)

二、灌流器 …………………………………………………………………… (250)

第四节　心脏机械循环辅助装置 …………………………………………… (252)

一、主动脉内球囊反搏 ……………………………………………………… (253)

二、心室辅助装置 …………………………………………………………… (253)

三、全人工心脏 ·· (254)

第五节 微创心脏外科特殊装置及耗材 ·· (255)

一、真空辅助静脉引流装置 ·· (255)

二、AngioVac——血管内栓塞负压吸引装置 ·· (257)

三、微量停搏液(microplegia) ·· (258)

第六节 体外循环期间常用药物的用法和注意事项 ···································· (260)

一、正性肌力药 ··· (261)

二、抗心律失常药 ·· (263)

三、血管收缩及扩张药 ·· (264)

四、常用利尿药 ··· (265)

五、常用抗凝及逆转抗凝药 ·· (266)

六、常用激素类药物 ·· (266)

第七节 体外循环中的药代学和药效学变化 ·· (267)

一、血液稀释引起的药代学和药效学变化 ·· (267)

二、灌注方式影响药物分布 ·· (267)

三、低温影响药物的吸收、分布,延长药效 ·· (268)

四、酸碱状态影响药物分布和结合 ·· (268)

五、体外循环管路对药物的摄取 ·· (268)

六、全身炎症反应综合征影响药代学和药效学 ·· (269)

第十一章 转流前计划 ·· (271)

第一节 泵、氧合器、管路、插管的选择 ·· (271)

一、泵的选择 ··· (271)

二、氧合器的选择 ·· (273)

三、管路的选择 ··· (274)

四、插管的选择 ··· (276)

第二节 预充计划 ·· (283)

一、血液稀释度 ··· (283)

二、预充液的选择 ·· (283)

第三节 灌注计划 ·· (287)

一、各类疾病一般计划 ·· (287)

二、器官保护计划 ·· (290)

三、血液净化计划 ·· (291)

四、血液浓缩计划 ·· (292)

五、低流量或停循环计划 ·· (292)

第四节　转流前检查 ……………………………………………………（293）

第十二章　典型体外循环流程 …………………………………………………（297）
　第一节　体外循环启动 ……………………………………………………（297）
　　一、建立体外循环 ………………………………………………………（297）
　　二、启动体外循环 ………………………………………………………（300）
　第二节　体外循环标准灌注 ………………………………………………（305）
　　一、目标导向灌注 ………………………………………………………（305）
　　二、微创体外循环 ………………………………………………………（307）
　　三、机器人心脏手术体外循环 …………………………………………（308）
　第三节　器官保护选择性灌注 ……………………………………………（309）
　　一、选择性脑灌注技术 …………………………………………………（309）
　　二、心脏停搏 ……………………………………………………………（309）
　第四节　体外循环停机 ……………………………………………………（311）
　　一、何谓体外循环停机 …………………………………………………（311）
　　二、体外循环停机的标准 ………………………………………………（311）
　　三、体外循环停机前的准备 ……………………………………………（311）
　　四、体外循环停机的操作流程与注意事项 ……………………………（317）
　　五、困难停机 ……………………………………………………………（317）
　第五节　停机后注意事项 …………………………………………………（319）
　　一、准备二次转机 ………………………………………………………（319）
　　二、心腔残余气体的排除 ………………………………………………（320）
　　三、血液回收和回输 ……………………………………………………（320）
　　四、机血处理 ……………………………………………………………（320）
　第六节　体外循环中的意外 ………………………………………………（320）
　　一、鱼精蛋白过敏 ………………………………………………………（321）
　　二、耗材、仪器导致的意外 ……………………………………………（321）
　　三、操作中出现的意外 …………………………………………………（323）

第十三章　特殊人群或特殊术式的体外循环 …………………………………（327）
　第一节　小儿体外循环 ……………………………………………………（327）
　　一、概述 …………………………………………………………………（327）
　　二、小儿不同于成人的生理特点 ………………………………………（328）
　　三、体外循环对小儿机体的损伤 ………………………………………（329）
　　四、婴幼儿体外循环的装备 ……………………………………………（330）
　　五、小儿体外循环预充 …………………………………………………（331）

六、小儿体外循环管理 ……………………………………………………………… (332)

七、特殊疾病的体外循环管理 …………………………………………………… (334)

八、并发症及预防 ………………………………………………………………… (338)

第二节　合并其他特殊疾病、器官或全身灌注障碍的体外循环 ……………… (339)

一、冷凝集素综合征 …………………………………………………………… (339)

二、地中海贫血 ………………………………………………………………… (341)

三、肝素诱导的血小板减少症 ………………………………………………… (342)

四、脓毒症 ……………………………………………………………………… (344)

五、主动脉夹层合并器官灌注障碍 …………………………………………… (345)

第三节　体外循环与其他治疗方式的联合 ……………………………………… (347)

一、体外循环与超滤的联合 …………………………………………………… (347)

二、体外循环与吸附技术的联合 ……………………………………………… (348)

第四节　体外循环与其他辅助装置之间的转换 ………………………………… (351)

一、体外循环与主动脉内球囊反搏之间的转换 ……………………………… (351)

二、体外循环与左室辅助装置之间的转换 …………………………………… (352)

三、体外循环与体外膜肺氧合之间的转换 …………………………………… (354)

第五节　部分体外循环 …………………………………………………………… (356)

一、左心转流 …………………………………………………………………… (356)

二、股股转流（股静-动脉部分转流） ………………………………………… (357)

三、左心转流与股股转流的比较 ……………………………………………… (358)

第六节　离体器官的体外循环 …………………………………………………… (359)

一、离体心脏灌注 ……………………………………………………………… (359)

二、离体肺灌注 ………………………………………………………………… (362)

三、离体肝脏灌注 ……………………………………………………………… (365)

第七节　非心肺大血管手术的体外循环 ………………………………………… (366)

一、神经外科中的应用 ………………………………………………………… (366)

二、胸外科中的应用 …………………………………………………………… (368)

三、腹部外科中的应用 ………………………………………………………… (370)

四、中毒的救治 ………………………………………………………………… (371)

五、肿瘤热疗 …………………………………………………………………… (373)

六、心肺复苏中的应用 ………………………………………………………… (374)

第四篇　体外循环研究与培训

第十四章　中外体外循环经典的基础研究与临床试验简介 ……………………… (381)

第一节　基础研究 ………………………………………………………………… (381)

一、动物模型研究 ………………………………………………… （381）

二、离体模型研究 ………………………………………………… （386）

第二节 临床研究 …………………………………………………… （388）

一、随机对照试验 ………………………………………………… （388）

二、非随机对照临床研究 ………………………………………… （395）

三、调查研究 ……………………………………………………… （399）

第十五章 中外体外循环培训与教学、专业学会简介 ……………… （404）

第一节 美国体外循环培训与教学、专业学会 …………………… （404）

一、美国体外循环技术学会（American Society of Extracorporeal Technology，AmSECT） ……………………………………………………… （404）

二、美国心血管灌注委员会（American Board of Cardiovascular Perfusion，ABCP） …………………………………………………………… （406）

三、灌注教育授权委员会（Accreditation Committee-Perfusion Education，AC-PE） …………………………………………………………… （407）

四、灌注教育项目 ………………………………………………… （407）

第二节 欧洲体外循环培训与教学、专业学会 …………………… （408）

一、欧洲心血管灌注委员会 ……………………………………… （408）

二、欧洲各国的体外学会或灌注学会 …………………………… （408）

第三节 亚洲体外循环培训与教学、专业学会 …………………… （413）

第四节 国内体外循环培训与教学、专业学会 …………………… （413）

一、中国生物医学工程学会体外循环分会 ……………………… （413）

二、体外循环培训基地培训工作 ………………………………… （414）

三、体外循环专业本科和研究生教学 …………………………… （415）

第十六章 体外循环中临床指南、专家共识简介及常用公式汇总 …… （416）

第一节 概述 ………………………………………………………… （416）

第二节 体外循环前的准备工作 …………………………………… （417）

一、相关规范条款 ………………………………………………… （417）

二、机器及耗材 …………………………………………………… （420）

第三节 体外循环正式运行 ………………………………………… （422）

一、体外循环前核查与评估 ……………………………………… （422）

二、体外循环的管路与预充 ……………………………………… （423）

三、围术期抗凝及中和 …………………………………………… （424）

四、体外循环期间血气管理 ……………………………………… （425）

五、体外循环动脉灌注血流量管理 ……………………………… （426）

六、体外循环期间血压管理 ·· (426)

七、体外循环期间血液管理 ·· (427)

八、体外循环期间液体管理 ·· (429)

九、体外循环期间温度管理 ·· (429)

十、心脏停搏液的选择 ·· (430)

十一、体外循环期间的肺保护 ·· (430)

十二、体外循环期间的脑保护 ·· (431)

十三、体外循环中的辅助引流 ·· (432)

十四、体外循环的紧急建立与重建 ·· (432)

第四节　体外循环停机及常规保养 ·· (432)

一、停机前检查 ·· (432)

二、血流动力学监测 ·· (432)

三、剩余机血的管理 ·· (433)

四、设备维护 ·· (433)

第五节　新型冠状病毒感染患者体外循环感染防控专家建议 ···················· (434)

一、总体原则 ·· (434)

二、疑似及确诊感染 COVID-19 患者的体外循环流程 ······················· (434)

三、疑似或确认职业暴露后的处理 ·· (435)

第六节　体外循环常用公式汇总 ·· (436)

一、单位换算 ·· (436)

二、生理药理 ·· (436)

三、常用评分量表 ·· (441)

后记 ·· (443)

第一篇　中外体外循环发展历程

第一章

国外体外循环发展简史

体外循环(Cardiopulmonary Bypass,CPB;或 Extracorporeal Circulation,ECC;本书统一用 CPB 表示)历史不足百年,在临床实践中是一门年轻的学科。在人类漫长的历史进程中微不足道,在医学科学的浩瀚大海里也只是一朵小小的浪花,然而 CPB 诞生至今,已经为挽救人类几千万心脏病患者的生命作出了积极的贡献。一个不起眼的专科,为维护生命而生,在生命面临威胁时还能挺身而出,给生命以希望,实在不可小觑。在当今全球抗击新冠肺炎疫情中甚至成为民间传说中的救命神器。那么,从心脏手术的 CPB 发展到威力强大的生命支持,CPB 是如何发展起来的,有怎样的经历和传奇的故事呢?

人类社会的进步离不开科学的发展,医学科学是人类在与疾病长时间的斗争中发展起来的,它促进了人类的健康和寿命的延长,改变着人类生存与发展的命运。然而万事开头难,医学科学的发展尤为艰难,道路曲折,步伐缓慢,它需要超越古老传统,破除世俗偏见,突破人为禁区,甚至需要开拓者付出毕生的精力或生命的代价。今天我们书写的 CPB 发展史,正是一部充满艰辛坎坷传奇的历史。

第一节 心脏外科的起步

19—20 世纪是世界医学发展的黄金时代,麻醉技术的出现,乙醚和氯仿全身麻醉开始在临床应用,大大促进了外科领域的发展。外科手术种类和数量不断增加,并根据人体解剖位置或手术部位,逐渐细分出各个专科,而人体最重要的脏器——心脏,由于解剖及功能的特殊性,以及认识的误导,人们长期以来一直认为心脏是外科手术的"禁区",是一条不可逾越的红线。心脏外科的发展阻力重重,道路坎坷。

早期相关的资料显示:人类对心脏最早的认识,有两个人作出了杰出的贡献:一位是被称为"医学之父"的古希腊医师希波克拉底(Hippocrates,公元前 460—370),他于公元前 400 年在 The Heart(《希波克拉底文集》)一文中就能精确描述心血管的解剖与生理,揭开了心脏血管的秘密。另一位是英国剑桥大学的医学博士威廉•哈维(William Harvey,1578—1657),他在 1616 年创立了血液在人体内快速循环运动的学说,以极大的勇气否定了流行了 1500 年之久、由盖仑(Galen,公元前 130—200)建立的肝脏循环解剖学和生理学。这两项发现对心脏外科意义重大,为心脏外科的发展奠定了基础。

最早对心脏施行手术的记录是 1893 年,芝加哥 Provident 医院外科医生 Danicl Hale Williams 为一位心脏外伤的患者进行心脏修补手术获得成功。1913 年和 1925 年,Rehn 和 Sauerbruck 分别报告了他们做的心包切除手术的结果,但这些都是在心脏表面进行的修补手术。许多人也尝试对心脏瓣膜进行手术,1923 年,Harvey Cushing 等施行了一例二尖瓣分离手术获得成功,此后其他人手术成功的报道均为个例。20 世纪 50 年代,Brock 和 Bailey 报告对不同的瓣膜狭窄进行扩张,并应用了各种不同的扩张办法,但死亡率仍然偏高,尤其是二尖瓣分离术。1937 年马萨诸塞州总医院 John Streider 医生首次成功阻断未闭的动脉导管,然而这些手术的开展在医学界并不认可是真正意义上的心脏手术。

1944 年 11 月 29 日,美国约翰•霍普金斯大学医院的阿尔弗雷德•布莱洛克(Alfred Blalock)医生与海伦•布鲁克•塔西格(Helen Brooke Taussig)医生,为一位法洛四联症心脏病的 1 岁患儿成功实施了左锁骨下动脉与左肺动脉端侧吻合术,也称 B-T(Blalock-Taussig)分流术,这是世界公认最早的心脏外科手术。

为了在心脏手术期间,心脏停止跳动时降低患者的基础代谢率,提高手术的安全性,在没有 CPB 技术之前,低温在心脏手术中的应用便开始了。1952 年 9 月 2 日,美国明尼苏达大学医院外科医生约翰•刘易斯(F. John Lewis,1916—1993)首次为一位患有先天性房间隔缺损(atrial septal defect,ASD)的 5 岁女孩实施全身降温,用冰毯包裹 2 h 10 min 至肛温 28 ℃后,打开心脏,切开右心房,行心内直视手术——ASD 修补术,其中主动脉血流阻断 5 min 30 s,然后用 45 ℃热水全身复温至 36 ℃,手术获得成功。这是第一例真正意义上在心脏里面做的手术,它开启了先天性心脏畸形手术治疗的新时代。

短暂的心内手术只能进行简单的修补术,要进行病变复杂、手术难度较大的先天性心脏病,或是手术操作时间较长的瓣膜、大血管手术,单纯低温保护是远远不够的,心脏外科必须寻找新的出路。经过长时间探索后,科学家们终于解决了因心脏的跳动和大量出血,导致术野无法清晰、手术难以操作的问题。即根据人体心肺的功能制造一部能够代替心肺的机器,在手术中让心脏停止跳动,将大静脉的血液引流到机器内在体外进行氧合、循环、再回到体内,并维持身体的新陈代谢,营造一个心脏安静、无血的手术野。

1953年,当世界上第一例使用人工制造的心肺机,在 CPB 下进行心脏手术获得成功,才真正拉开了心脏外科发展的序幕。

第二节 体外循环形成的基本条件

心脏外科的开展催生了 CPB 专业的诞生,CPB 的应用促进了心脏外科的发展。各种医学知识的积累、科学技术的应用形成相互间交叉融合的密切关系。可以说,没有血液循环的发现,没有血型的发现,没有肝素的发现,没有麻醉法的发明,没有胸部 X 射线的发现,没有人工心肺机的出现等等,就不可能有心脏外科的发展。

一、循环的血液

CPB 的基础理论是建立在哈维具有创新性和革命性的血液循环学说和心脏运动新理论之上。从1812年开始,就有学者在动物实验中做了血液在体外进行氧合的实验,在当时引起了极大的关注,并展开了热烈的讨论。这段时间的实验出现了用氧合血灌注动物的各种方法。1930年 Charles Lindbergh 等几位与诺贝尔奖获得者 Alexis Carrel 一起工作的学者,用改良的方法灌注离体的器官并使之存活数日。这是关于用人工的方法使血液在体外进行循环最早的研究。这些断断续续的报道只停留在动物实验上。

驱动血液奔腾流动的动力问题比较容易解决。最早是 Bernard(1848年)和 Brown-Sequeard(1858年)使用推动注射器的方法。后来演变成驱动马达的活塞泵。1890年,Jacobj 设计了一种动脉管道外放置橡皮球囊周期性地改变球囊内压对管道产生脉动压力的装置。1935年,Lindbergh 和 Carrel 制造了一台精巧的玻璃"心泵机",提供了一种可以改变灌注压力和脉搏同步并且无菌的灌注方式。Lindbergh 清楚地意识到人工泵的显著价值,但他却忽略了血液氧合的重要性。1925年德国 Beck 发明了滚压泵并获得专利。1934年 Debakey 设计了电动和手动两用的滚压泵,泵轴转动时挤压管道内的血液单向流动,此后这种滚压泵作为血泵广泛应用于人工心肺机,一直沿用至今。

二、不凝的血液

要建立全身的 CPB,需要解决的问题很多,除了人工制造一个装置,模拟心脏的功能,能驱动血液流动,还必须具备许多基本的条件。比如对血液成分、血液生化、血型分型的认识问题,以及对血液抗凝与拮抗药物的发现。

血液的抗凝要回溯到1915年,就读于 Hopkins 大学的二年级学生 Jay McLean 当时在 William H. Howell 教授指导下观察脑磷脂(cephalin)的凝血作用时,意外发现心磷脂

(cuorin)和肝磷脂(heparphosphatide)有明显的抗凝血作用。1916 年 Mclean 报告了这一发现。1918 年 Howell 和 Holt 详细描述了这种磷脂的性质,认为来自肝脏,故命名为肝素(heparin),开创了抗凝剂的研究。但直到 1935 年,提取的肝素进一步纯化后,Crafoord 才开始在临床上试用于志愿者,真正将肝素广泛应用于临床治疗的是 1959 年,加拿大多伦多的 Best.Jaques 等为预防术后血栓形成而应用肝素并获得成功。此后,许多人进行同样的临床研究都获得满意的效果。肝素的发现和应用为心血管外科和血液透析的发展作出了重要的贡献,也使人工心肺机的应用成为现实。从 1915 年发现,1935 年试用,1939 年 John Gibbon 报道肝素可用于动物实验的心肺转流,到 1953 年首例 CPB 下心脏手术肝素的应用,历经 38 年,可见发展之艰难及耗时之漫长。

有了抗凝药物使血液不会凝固,还必须有对抗肝素作用的药物,才能在 CPB 后恢复正常的凝血机制。1937 年,从鲑鱼成熟的精子细胞核中提取的肝素拮抗剂——鱼精蛋白(protamine)的研制也取得了成功。

血型的发现和分型是在 1927 年,Landsteiner 发现了人类红细胞有 4 个分型,即 A、B、O 和 AB 型。血型的发现对输血的应用极为重要,尤其为外科手术用血和早期 CPB 大量用血提供了安全的保证。

三、氧合的血液

血液的体外氧合经历了较长时间的探索。最早的鼓泡式氧合器的原型是 1882 年 Schroder 发明的,他将空气吹入盛静脉血的容器底部,气泡产生并上浮,血液通过血气界面进行气体交换。这种方式每分钟可氧合 150 mL 血液,缺点是泡沫多,产生溶血,注入动物体内易形成气栓。1885 年 Von Frey 和 Gruber 设计了血膜式氧合器的原型,其氧合方法是血液在一个倾斜放置的大玻璃圆筒内流动时形成血膜,与圆筒内空气接触氧合,不形成泡沫,氧合后血液用泵灌注。圆筒表面积超过 0.42 m^2,每分钟可氧合 210 mL 血液。但人工氧合器效率仍太低,不如生物肺的实验效果,1895 年 Jacobj 利用狗、猪、牛的肺作为氧合器进行体外氧合,使用全血,进行离体器官灌注实验可维持 4～6 h。

四、体外循环的理论

CPB 理论的形成是一个逐渐认识的过程。早期在大量的动物实验和临床实践中,发现了许多与 CPB 相关的问题,经过深入的研究和探讨,在解决这些问题的同时使这些知识取得共识并逐渐形成了 CPB 的理论。如 CPB 的基本原理,低温的生理病理,CPB 的血流动力学,CPB 血液稀释对水电解质平衡、酸碱平衡的影响以及对全身各个脏器的影响等。CPB 理论的创立从无到有,对 CPB 的发展起了至关重要的意义。

在 20 世纪五六十年代,国外已有大量的医学杂志和书籍出版,通过在杂志上发表论文,或著书立论,让现代医学知识得到普及和应用,并开展了不同观点的交锋和广泛的学

术交流。CPB 理论也处于逐渐形成的阶段。有关 CPB 的基础研究、临床经验、观点方法
等大量的论文不仅发表在我们较为熟知的国外 CPB 专业杂志 *Extracorporeal circula-
tion*、*Perfusion* 和 *Extracorporeal Circulation Technology* 等，还发表在外科杂志、胸心
血管外科杂志和麻醉等杂志。同时，CPB 作为一门新的专业技术也进入了心脏外科学
（包括成人/小儿心脏外科学）、麻醉学等大部头的教科书里。早期在国内较为出名的国
外专著 *Cardiopulmonary Bypass-Principles and Management* 和 *Techniques in Extra-
corporeal circulation* 等，都为 CPB 理论的形成打下了坚实的基础。

经典的 CPB 基础实验和临床试验请参考第十四章。

第三节　体外循环与人工心肺机的诞生

工业发展的时代使人工心肺机的制造成为可能，医学科学的发展为 CPB 的出现提供
了客观条件。

20 世纪 30 年代，美国马萨诸塞州总医院的外科医生——约翰·吉本（John Gibbon，
1903—1973）在治疗一位肺栓塞的患者时，目睹了病人由于当时医疗条件所限而死于手
术台上，激发起他产生用人工的方法，使血液在体外进行循环并得到氧合，然后对病人进
行治疗的梦想。1934 年，吉本开始研制人工心肺机，这并不是一件容易的事情，他查阅大
量资料，经过反复的思索和构思，克服了重重困难，自己动手收集各种材料和机械元件进
行改装、组合，终于制出了第一台心肺机，并应用于动物实验，将猫的肺动脉完全阻塞，使
用 CPB 使猫存活了 2 h 51 min，这在当时来说是相当不错的成绩。在吉本的回忆录中他
写道："我永不会忘记这一天。我们松开完全钳闭肺动脉的钳子，让小猫由 CPB 供血恢复
到自主循环供血，发现小猫的血压和正常相比没有明显的改变。我和妻子激动地在实验
室互相拥抱着跳舞！"在 1939 年美国胸外科年会上，吉本报告了小猫在完全 CPB 后存活
率大幅提高的报道，几位德高望重的胸外科专家评论道：外科学发展的里程碑事实上已
经到来。在不断研究和改进的过程中，第二次世界大战爆发，吉本服兵役上前线，停止了
他的工作。直到 1946 年吉本退役回到费城。在杰弗森医学院任外科研究室教授后，他
初心不改，又重新恢复中断了 5 年之久的心肺机研究，并与 IBM 公司合作了 6 年，经历无
数次的失败、挫折，吉本以过人的智慧、顽强的意志与不懈的努力终于实现了他人生伟大
的梦想——制造出一台可用于临床的人工心肺机，并于 1953 年 5 月 6 日，在费城杰弗森
医学院用人工心肺机转流了 26 min，为一位 18 岁的女学生行 ASD 修补获得成功，这是
世界上首例用人工心肺机替代人体心肺功能，在心脏打开 26 min，无心跳的状态下修补
ASD 的 CPB 心脏直视手术。这一台手术翻开了 CPB 历史的第一页。人工心肺机的诞
生是一个伟大的创举，具有里程碑式的重要意义，为世界医学、为心脏外科的发展以及对

二十多年后兴起的体外生命支持作出了巨大的贡献。CPB 在人类应用的可行性和价值终于得到证明,此时距吉本提出 CPB 的设想已过去了 20 多年。在临床应用中吉本对 CPB 的贡献有些是非常了不起的,比如说仪器的每一方面都尽可能安全并安装视、听安全装置,血液接触到的 CPB 仪器表面是惰性的,允许血液自由流动,能提供病人足够的氧合血并排除二氧化碳,正确的抗凝和止血技术。重要的是,出于对 CPB 技术总的安全性考虑,他意识到单独安排一名助手专门从事 CPB 工作的巨大价值。这意味着今天职业灌注医师/灌注师的出现。吉本不愧于"心肺机之父"的称号。

这在心脏外科发展史中也是一个永远载入史册的日子:人类第一次让心脏停止跳动,在安全的状态下打开心脏进行修补,又让心脏重新恢复跳动。打破了心脏是手术禁区的"魔咒",让众多的心脏病患者获得新生,延长生命,对人类医学的发展产生重大的影响。另一方面,心脏手术是外科各专科中需要最多学科支持和配合的手术,可促使检验、影像、麻醉、体外循环、重症监护室等部门的协同合作,是一个多学科协作的典范,也是医院综合实力,医疗技术水平的体现,以至于现在仍作为评定我国三甲医院的重要条件之一。同时,心脏外科的发展带动了 CPB 学科的发展,CPB 学科的发展又衍生了体外生命支持的兴起和发展。

然而遗憾的是,吉本在此后连续的十几例手术中均遭遇了失败,这一打击使人工心肺机的安全性及可行性受到了怀疑,心脏手术的发展进入了低谷。

1954 年 3 月 26 日,美国明尼苏达大学医院李拉海(Lillehei)首次使用其发明的控制性交叉循环法,将患儿(受体)与其父亲(供体)的血管用管道连接,用 Sigmamotor 指压式血泵抽取受体静脉血,灌入供体下腔静脉,利用供体的肺氧合血液,通过动脉灌回受体,术者为患儿施行 VSD 修补术获得成功。人体控制性交叉循环法在当时曾经风行一时。

为了寻找更安全的 CPB 方法,研究人员又重新回到了人工心肺机的研究。1958 年,在吉本第一例 CPB 心脏手术获得成功 5 年后,美国约翰．韦伯斯特．柯克林(John Webster Kirklin,1917—2004)报道了在梅奥诊所成功应用经改进的 Mayo-Gibbon 设备进行了 245 例 CPB 下心脏手术。从此,人工心肺机获得重生,并完全取代了活体交叉循环法,成为心内直视手术的首选。吉本发明的人工心肺机继续演绎它的传奇故事。

第四节　体外循环设备和耗材的发展

CPB 装置在心内直视手术中是必不可少的,是保障心脏手术患者生命的重要设备。CPB 机早期称为人工心肺机,由人工心和人工肺两大部分组成。自从吉本发明了世界上第一台人工心肺机,至今几十年来,人工心肺机的发展发生了巨大的变化,也带动了心血管外科和 CPB 技术的发展。

一、体外循环机(人工心肺机)及变温水箱

人工心肺机经过长期的临床应用,不断得到改进和完善。笔者多年来接触过的进口的体外循环机及换代的机型有美国 Sarns3000 型、3500 型、5000 型、7000 型、7400 型、8000 型、到 9000 型人工心肺机,德国 STOCKERT Ⅰ型、Ⅱ型、Ⅲ型和 SC 型人工心肺机,美国 Cobe 人工心肺机,丹麦 Polystan 人工心肺机,德国的 JOSTRA HL-15 型人工心肺机等品牌,其中 Sarns5000 型、9000 型,Stockert SC 型机为机座与血泵位置固定的一体机。其余为可分拆的组合式血泵机型。每个品牌机型的更换都反映了当时设计理念的变化和现代科技技术的应用。

近年来,随着国际经济形势的发展和制造业的转型,CPB 机应用高科技材料技术、装备先进的计算机操作系统以及各种有效的安全报警装置,提高了人工心肺机的整体质量,功能不断强化,操作更加安全,加快了更新换代的步伐,如:美国 SARNS 公司的升级产品日本 TERUMO SYSTEM Ⅰ型 CPB 机,德国 JOSTRA(MAQUET)HL-15 型、HL-20 型 CPB 机,德国 STOCKERT(SORIN)S5、C5 型 CPB 机等。在整机设计上,STOCKERT S5 型人工心肺机是可灵活配置 3～5 台血泵的组合式 CPB 机,各泵位之间可互换,满足个体化需要,并预留离心泵位置,如果配备新一代 CP5 离心泵系统,该机可用于心脏手术和 ECMO;S5 Min. I. 型机则是专为小儿 CPB 和微创灌注而设计的一款CPB 机。STOCKERT C5 型 CPB 机是血泵位置固定的一台设计小巧、紧凑的机型,方便单人操作。机座带有延伸支架可另外增加悬挂大小血泵或离心泵。现代机器均配置应急电源供电系统,具有不间断的应急电源(UPS)快速转换功能,并显示剩余可用电量时间,可以在断电情况下提供 100 min 以上的供电。STOCKERT 系列 CPB 机无中央电脑系统,开机后可快速进入使用状态。

随着信息科技发展,世界进入人工智能、全球化的时代,CPB 机的发展会发生怎样的变化呢?

二十世纪 90 年代,一种新兴的外科技术——经自然腔道内镜手术和微创手术出现了,达·芬奇外科系统机器人的问世,改变了传统的外科观念,机器人辅助心脏手术越来越受到重视,在开展微创心脏手术的同时,也产生了微创 CPB 的新概念,微型 CPB 设备及物品将成为未来发展的一个方向。

近年来英国 Spectrum Medical 公司打破传统观念,推出一款 QuautumCPB 机,该机全部采用悬挂式血泵,任意组合,监测与操作系统集中于控制面板(工作站),是一台小巧、轻便和简单的 CPB 机,有趣的是它长得像 ECMO 机的兄弟,也许正是 ECMO 机启发了它设计的灵感。不管如何,CPB 机将会向小型化、智能化、自动化、操作方便、安全可靠等方面发展,并可能与 ECMO 机器一体化。

(一)动力部分

CPB 机的动力部分为人工心,我们称之为血泵,是驱动血液在体内外进行循环的动

力装置。为制造出一个从未见过的机器,许多人在不断地探索以各种各样的方法模仿心脏的功能。早期的血泵就有活塞式、唧筒式、隔膜式、螺旋推进式等各种模式,但都没有在临床上得到应用。直到指压式血泵的出现才开启了心脏手术的临床应用。然而各式血泵包括指压泵皆因机器复杂,产生流量小等各种原因,不能满足临床的需要,但在早期CPB起了开创性作用。

1. 滚压泵

早在1934年,De Bakey就研制出另一种血泵——滚压式血泵(滚压泵,也称滚柱泵),1937年De Bakey将单柱滚压泵设计成双柱滚压泵,使血流量更加持续和稳定。直到20世纪50年代滚压泵才应用到CPB心脏手术。滚压泵结构简单,操作方便,所使用的耗材只需要一根硅胶管或PVC泵管,费用低,经过多年的不断改进,至今仍是CPB机最常用的血泵。

另外,CPB机座泵体从单一的固定式一体机型增加了多泵可分拆组合式机型;血泵本身的设计也在逐渐优化,从U形设计改为马蹄形设计,使泵管管道压力相对平缓,减少对泵管的损伤和红细胞的破坏;泵头采用直轴驱动马达,无级变速,可精确控制转速,泵头运转无噪音;血泵方向可180°～240°旋转,以选择最佳位置减少管道的长度;泵头转速旋钮可行快速或微调控制;从适合成人大流量的大号泵(150英寸),到为小儿专门设计的小号泵(85英寸);为适应心脏含血停搏液的灌注,从传统的单头泵,增加了双头泵的设计;为减少预充量,缩短循环管道长度,设计了可移动的悬挂泵;血泵的功能也增加了,如为避免血泵出现意外的开盖即停泵、泵头可正转或反转、泵与泵之间可互相联动、可产生搏动或非搏动血流等;血泵除了作为主泵产生血液动力外,还可作为CPB术中心内或术野血液回收的负压吸引,并可作为心脏停搏液的灌注泵。实现了一机多泵,一泵多用,血泵配置可从2泵至5泵以上数泵组合。

2. 离心泵

20世纪70年代血泵的发展有一个重要的突破,一种新型的血泵——离心泵问世。离心泵的出现对CPB设备与技术产生了重大影响。

离心泵是1968年由Rafferty等设计出来的。70年代Medtronic公司最早研制出离心泵BioMedicus,80年代SARNS公司推出能进行搏动灌注的DELPHIN II型离心泵,以后各家公司分别推出各自的离心泵:TERUMO公司的Capiox离心泵,MAQUET公司的Rotaflow和ROTASSIST离心泵,SORIN公司的Revolution离心泵、日本NIKKISO离心泵、美国CENTRIMAGL和AFFINITY CP离心泵等。新的离心泵设计降低了对血液的剪切应力,提高了流体动力学的性能,增加了使用的安全性。另外,涡流泵(轴流泵)MEDOS DELTASTREAM也问世了,涡流泵通过旋转的涡轮产生动力,形成持续血流,涡流泵同样具备体积小、预充少、使用方便等特点。

(二)血液变温水箱

CPB中对病人体温进行调控的变温水箱(也称冷热水循环水箱)是CPB机的重要配

套装置。早期的水箱比较简单，只能提供热水和单一通道，后来发展到可以制冷的双通道水箱，如 SARNS 8000 型水箱、STOCKERT SHILEY-Ⅲ型水箱和 JOSTRA HL-20 型水箱，在设定温度后可自动降温或复温，并可恒温。目前最新的水箱设计采用多组水循环回路，分别为氧合器、变温毯、心脏停搏液灌注系统提供冷热水循环，如德国 MAQUET HCU-40 型水箱操作系统采用全触摸式彩色显示屏，具有高效制冷（冰）能力，操作简单，有回收循环水的功能，内置集成紫外线灯对水循环进行消毒，水箱整体体积更小巧，工作噪音降至最低，更加智能化，更加安全。变温水箱还向小型化发展，如专用于 ECMO 的恒温水箱：TEMET 水箱、MAQUET HU-35 型等水箱。

(三)负压辅助静脉引流装置

随着微创心脏手术的开展，以及婴幼儿心脏手术的需要，为了改善因管道长及管径小而影响静脉血流量的问题，在 CPB 中使用负压辅助静脉引流（vacuum-assist venous drainage，VAVD）技术越来越多。目前国内使用较多的进口 VAVD 装置是德国 MAQUET 的 VAVD Controller，带有负压表，可调节控制负压。膜肺的硬壳储血器可以密闭并带有减压阀才可使用 VAVD。

二、体外循环监测装置

(一)体外循环机自带的监测装置

CPB 机发展的第二个主要变化是 CPB 监测设备的不断更新和完善。CPB 监测设备是机器安全运转的重要保障。早期 CPB 由于设备的简陋，最简单的血压、心率、体温、心电图等生命体征只能在麻醉监护仪上反映出来，机器运转时血液灌注的流量也只能通过仪表的指针来观察转速，再换算成不太精确的流量。其他许多监测检查项目需要到检验科做，往往手术做完了检查结果才回来，成了马后炮，失去了指导意义。

20 世纪 80 年代以后，进口 CPB 机的监测仪器、设备越来越多。包括各种时间监测、温度监测、灌注流量及模式监测、气体流量监测，以及静脉回流控制器、气泡报警、血平面报警、低氧报警、多导压力报警、断电报警等各种报警装置，有的 CPB 机配备连续血氧饱和度/血球压积（SAT/Hct 监测仪、连续动脉或静脉血气生化监测仪，采用独立模块组合，可显示机器运转中的信息、实时监测。信息的显示有数字、文字或声音的提醒功能。可以实时获得 CPB 机工作状态的各种监测数据，机器的自动报警装置增加了 CPB 的安全性；灌注师可通过综合分析判断各种数据，实时调控。各类监测装置的应用使灌注师在 CPB 期间具备了发现问题和处理问题的主动性及管理能力，减少盲目性、操作失误和故障的出现。

新一代 STOCKERT 系统配备了图表式数据管理系统（DMS），与 C5 型或 S5 型机组合，可自动记录 CPB 机上的各种数据，还可采集来自外接设备，如麻醉监护系统，血气分析系统，ACT 测定仪，脑氧分析仪上的各种数据。以利于灌注师的数据保存，记录，管理及处理。

（二）辅助监测装置

1. 激活全血凝固时间（activated coagulation time，ACT）仪

CPB 期间保证循环血液的肝素化是最基本的条件。ACT 仪是 CPB 重要的监测装置，早期将血液加入内含硅藻土的试管中，不断摇晃，直至血液凝固以观察凝血时间。ACT 仪代替了手工操作，经历了从最早的数根试管到双试管测定，从几毫升血液到一滴血的测定，从硅藻土、白陶土试管到试剂片测定的变化，测定仪体积从大变小，从台式机发展到便携式的全血微凝测定仪，使用不同的试剂片还可完成其他凝血功能的测试。监测需时也越来越短，几十年间有了较大的发展。除了 ACT 监测，还可以用血栓弹力图（thromboelastogram，TEG）观察血液凝固的动态变化，有助于监测 CPB 后凝血障碍。

2. 中枢神经系统监测装置

近年来对中枢神经系统的监测普遍得到重视，深低温 CPB 尤其是停循环心脏手术，术后神经系统的并发症增加，如何通过监测手段提高 CPB 的脑保护，除了应用脑电图，其他的监测有经颅多普勒超声，近红外光谱脑氧饱和度监测仪，对 CPB 中脑组织的氧合状况能提供连续准确的数据，更具有临床指导意义。

3. 其他

其他如便携式血气分析机、血浆胶体渗透压测定仪、血浆游离血红蛋白测量仪等也在不断发展中。

三、耗材

（一）氧合器

人工心肺机两大主要功能的部件是氧合器和血泵，早期人工心肺机将两者设计为固定的整体，氧合器以静态垂屏式和转碟式为代表，静态垂屏式和转碟式氧合器都属于血膜式氧合器。转碟式氧合器最初由瑞典 Bjork 设计，后由美国 Kay 和 Cross 进行改进，称为 kay-cross 氧合器，动态的圆筒式或转碟式在转动的筒内或碟片上形成血膜，气体交换的面积比静态垂屏式更大了。

1. 鼓泡肺

在静脉血中吹入空气可使血液进行气体交换，是 Waldmar von Schroder 在 1882 年最早发现的鼓泡肺原理。鼓泡式氧合器（鼓泡肺）出现后，氧合器和血泵各自独立发展。1950 年 Clark 应用硅消泡剂，解决了产生的气泡如何消除和气栓问题，最早研制出鼓泡肺。1955 年 5 月 13 日，Lillehei 实验室医生 De Wall 设计的可弃式鼓泡肺应用于临床，获得成功。不久，他们用两层塑料薄膜热压成袋式鼓泡肺，形成了两类可供选择的鼓泡肺。早期各国生产的鼓泡肺品牌很多，70 年代后进入国内市场，由于价格高而不多见，其中常见的有美国的 BENTLEY、SHILEY、TEMPTROL 等硬壳式鼓泡肺和丹麦 POLYS-

TAN 袋式鼓泡肺。鼓泡肺的设计是血液在完成气体交换后再经血泵直接灌注到体内，称为泵前型氧合器。此后鼓泡肺在国外得到广泛的应用。

2. 膜肺

氧合器从鼓泡肺发展到硅胶膜式和中空纤维膜式氧合器（膜肺）。膜肺作为更理想的氧合器在心脏 CPB 中使用时间最长。1956 年 Clows 最早将膜肺应用于临床。1965 年 Bramson 设计的硅橡胶膜氧合器在临床应用，1962 年 Bodell 提出用数万根中空纤维制成膜肺，1981 年日本 Terumo 公司采纳了 Bodell 提出的设计，用新型微孔聚丙烯材料制成中空纤维膜式氧合器。膜肺的发展中出现两种由不同的气体交换材料制作的膜肺，无微孔的硅橡胶膜肺和聚丙烯中空纤维膜肺。硅橡胶膜肺有卷筒式（如 Sei-Med）和平板折叠式（如 Cobe、Travenol），硅胶膜氧合器无微孔，通过气体弥散的作用进行气体交换，不会产生气栓以及血浆渗漏，可长时间使用，但缺点是氧合能力受结构影响，需较大的膜面积才能满足临床需要，加上价格昂贵，市场受限，主要应用于体外生命支持。中空纤维膜肺也是通过气体弥散的功能进行气体交换，最初的设计是血液在中空纤维管内行走，管外是气体，但因血流压力大，氧合面积小，效果差而改为内走气外走血的设计，使用至今。

膜肺的发展中泵前型膜肺极少，日本泰尔茂（Terumo）公司生产的 CAPIOX E30 型膜肺就属于泵前型膜肺，现使用的膜肺都设计为泵后型膜肺，静脉血经血泵注入膜肺的氧合室进行气体交换与变温，然后才灌入体内，有效地提高了膜肺气体交换的能力。

在国内市场常见的膜肺品牌有美国 Sarns SMO；美敦力（Medtronic）AFFINITY、MINIMAX、Fusion 等；爱德华（Edwards）VITAL、COBE、Baxter、Minntech；巴西 OXIM Ⅱ-34、12、06 型；日本泰尔茂（TERUMO）CAPIOX E30、SX10、SX18R、SX25、RX05、300、FX 系列；德国米道斯（MEDOS）HILITE 7000；德国 JOSTRA；意大利 Dideco D703、705；丹麦 POLYSTAN SAFE MAXI、MINI/MICRO 等等。

经过多年的变化和改进，膜肺中空纤维从垂直排列发展到通过电脑进行优化组合排列，减少了中空纤维的数量，减少了预充量，血液气体交换反而更加充分了。近年来膜肺开始使用生物涂层技术，有利于血液的保护，减少血浆渗漏。如意大利 DIDECO KIDS 新生儿、婴幼儿膜肺用磷酸胆碱（PC）涂层；美敦力公司的 AFFINITY Pixie 小儿膜肺，用 Carmeda 生物活性作表面涂层；TERUMO 公司的 CAPIOX FX05 用 X-coating 涂层。21 世纪后，将动脉微栓过滤器整合到膜肺中的模式成为膜肺发展的趋势。如 MAQUET 的 VHK 系列膜肺、CAPIOX FX05 型膜肺等。

膜肺的发展十分注重细节的改进，功能的强化，质量的提升，使膜肺成为一件精致的艺术品。

（二）离心泵头

离心泵头是离心泵机器的耗材部分，离心泵头外壳的制作材料选用耐热耐久、抗化学腐蚀的聚碳酸酯,早期的离心泵内部结构设计有分层锥体式、平行直槽式、流体通道式和弯曲叶片式等四种类型。离心泵头内含磁铁,与带有磁性装置的驱动马达相互磁性连接,当驱动马达高速旋转时带动泵头内的锥体或叶片高速旋转,产生涡流和离心力,推动血液向前流动。

离心泵在随后的发展中采用磁悬浮的驱动装置,在运转时泵头内的叶轮悬浮于泵体内,马达直接驱动叶轮,叶轮在高速运转时与其他结构没有接触,产生离心力驱动血流,因此血泵具有溶血少、血栓发生率低、无机械磨损及能效比高的优势。

为了改善与血液的良好的生物相容性,减少炎性反应,减少术后出血及降低并发症的发生率,离心泵采用了生物涂层技术,如 Trillium、Carmeda、BIOLINE 肝素涂层,或磷酸胆碱涂层。离心泵头的设计普遍小型化,预充量少。目前体积最小的预充量只有 32 mL,适合用于小儿。

(三)管道及插管

CPB 使用耗材最多的是各种管道和插管。通过这些插管和管道将患者和 CPB 机器连接在一起形成血液的 CPB。由于建立循环涉及的动脉静脉位置的不同及作用各异,插管的形状、类型、规格尺寸繁多,并随着临床需求的变化不断研发出新的类型。插管与管道也随着科技的发展选用聚氯乙烯、硅橡胶、聚氨酯等高分子材料,以提高产品性能的稳定性,提高血液相容性,减少血液的破坏。为适合长时间的 CPB,在插管及管道内加入肝素涂层。

四、ECMO 装置

离心泵的出现除了应用于常规 CPB 心脏手术,其重大贡献在于它对体外生命支持的助力。1972 年,Hill 首次使用 CPB 设备为一例成人外伤后严重呼吸衰竭的患者行长时间(75 h)支持获得成功。这种方法以后被称为体外膜肺氧合(extracorporeal membrane oxygenation,简称 ECMO),又称体外生命支持(extra-corporeal life support,ECLS)。而后来开发出的专用 ECMO 设备正是根据 CPB 机的原理,利用 20 世纪 70 年代研制的离心泵与膜肺组合而成。

ECMO 设备发展至今,配备快速转运架车,将所有设备集于一车,形成多功能工作站,包括控制驱动装置,变温水箱,电子空氧混合器,氧气瓶,离心泵手摇驱动装置,输液架等。由于体积小有利于快速移动,适合在各种场地进行心肺急救,可作短期或长期的体外生命支持。可安全通过空中(直升机)和地面(救护车)实现患者远距离(院间)和院内转运。CARDIOHELP 设备是目前发展较好,较为理想的一套 ECMO 设备。

ECMO 的应用体现了 CPB 设备和技术的发展及功能的延伸,ECMO 模拟人体心脏与肺的作用,辅助和支持或暂时替代心肺功能,让患者的心脏与肺脏得到休息,并逐渐改善和恢复,成为挽救生命的重要手段,在世界各国逐渐兴起。1989 年 10 月在美国密西根成立了国际体外生命支持组织(Extracorporeal Life Support Organization,ELSO),召开第一届 ECMO 大会。作为一个国际性的组织,ELSO 每年都会统计全世界 ECMO 使用的数量,并进行分类、总结,统计结果公布于众(表 1-1)。

表 1-1　体外生命支持组织 2019 年公布的统计数据

	病例总数(例)	ECLS 存活(例)	(%)	存活至出院(例)	(%)
新生儿					
呼吸	33484	29332	87	24457	73
心脏	9620	6648	69	4218	43
ECPR	2261	1588	70	961	42
小儿					
呼吸	11223	8122	72	6775	60
心脏	14078	10204	72	7594	53
ECPR	5682	3379	59	2417	42
成人					
呼吸	34319	23254	67	20320	59
心脏	33115	19727	59	14765	44
ECPR	10324	4315	41	3113	30
总计	154106	106569	69	84620	54

注:ECLS,体外生命支持组织;ECPR,体外心肺复苏。

国外早期 ECMO 治疗的重点是新生儿,小儿的呼吸功能衰竭如胎粪吸入综合征、透明膜肺疾病、先天性膈疝、原发性肺动脉高压、肺炎等,成功率可高达 74%～84%。此后成人 ECMO 使用率不断增加,对心肺复苏、药物中毒、意外高/低体温的抢救;对急性心肌炎、暴发性心肌炎、急性心肌梗死、心源性休克、急性肺栓塞以及心搏骤停、心肺功能衰竭的抢救;尤其是严重的呼吸系统疾病如急性呼吸窘迫综合征、哮喘持续状态、烟尘吸入、肺水肿、不稳定病人肺切除的支持等。对心脏或/和肺脏移植的过渡,心脏死亡/脑心双死亡的器官移植供体器官的保护和移植,以及无缺血灌注等,ECMO 也发挥了重要作用。

近年来,发生的非典、H7N9 流感爆发,均有经 ECMO 治疗而痊愈的病例。2020 年新冠肺炎(COVID-19)疫情的出现,夺走了许多人的生命。在抗疫期间,欧洲、美国、中国等世界各地都有使用 ECMO 抢救或治疗重症 COVID-19 患者的报道,ECMO 使用数量空前增加,各地建立 ECMO 标准,制订治疗方案,许多专科也纷纷加入或组建 ECMO 队伍,包括内科、呼吸科、ICU、方舱、中心等,ECMO 机器供不应求,ECMO 治疗成功率逐渐提高到 50% 以上,成为治疗重症新冠肺炎患者的重要手段。

(黄伟明)

参考文献

[1]Bigelow W G,Callaghan J C,Hopps J A，et al. General hyporthemia for experimental intracardiac surgery[J]. Ann Surg,1950,132:531-539.

[2]Gibbon J H Jr. Artificial maintenance of circulation during experimental occlusion of pulmonary artery [J]. Arch Surg,1937,34:1105-1131.

[3]Warden H E,Coben M,Read R C,et al. Controlled cross circulation for open intracardiac surgery[J]. J Thorac Surg,1954,28:331.

[4]Bjork V O. Brain perfusions in dogs with artificially oxygenated blood[J]. Acta Chir Scand,1948,96 (suppl):137.

[5]Gott V L,DeWall R A,Paneth M,et al. A self-contained, disposable oxygenator of plastic sheet for intracardiac surgery[J]. Thorax,1957,12:1-9.

[6]Kolff W J, Effler D B, Groves L J, et al. Disposable membrane oxygenator (heart-lung machine) and its use in experimental surgery[J]. Cleve Clin Q,1956,23:69-97.

[7]Rafferty E H,Kletschka H D,Wynyard M,et al. Artificial heart application of nonpulsatile force-vortex principle[J]. Minn Med,1968, 51:11-16.

[8]Shumacker H B Jr,Gibbon J H Jr. 1903—1973,with a letter about his background and boyhood by Marjorie Gibbon Battles[J]. Indiana Med,1985,78:916-923.

[9] Tayama E, Raskin S A, Nose Y, et al. Cardiopumonary bypass, principles and practice[M]. Baltimore:Lippincott Williams & Wilkins,2000:37-48.

[10]The bio-medicus training manual[M]. Eden Prairie,1987.

[11]Gobel C,Arvand A,Eilers R,et al. Development of the MEDOS /HIA Delta Stream extracorporeal rotary blood pump[J]. Artif Organs,2001,25:358-365.

[12]Kolobow T,Bowman R L. Construction and evaluation of an alveolar membrane artificial heart-lung [J]. Trans Am Soc Artif Intern Organs,1963,9:238-243.

[13]Bodell B R,Head J M, Head L R,et al. A capillary membrane oxygenator[J]. J Thorac Cardiovasc Surg,1963,46:639-649.

[14]Gott V L,Whiffen J D,Datton R C. Heparin Surface bonding on colloidal graphite surface[J]. Science,1963,142:1297-1298.

[15]Ashbaugh D G,Bigelow D B,Petty T L,et al. Acute respiratory distress in adults[J]. Lancct,1967,2 (7511):319-323.

[16]陶立坚,厉岩. 医学导论[M]. 全国高等教育医学数字化规划教材,第六章医学重大发明与启示,北京:人民军医出版社,2016,http://www. imed. org. cn/.

第二章

国内体外循环发展简史

　　我国心脏外科与 CPB 的开展至今已有六十多年的历史。当年心脏外科与 CPB 是在十分艰苦的条件下起步的。1953 年国外第一例 CPB 心脏直视手术成功后,我国就在 1958 年 6 月 26 日第一例 CPB 心脏手术获得成功,差距只有短短的 5 年。新中国的成立造就了一代有理想、有抱负,对国家对事业满腔热忱,不畏困难、不惧艰辛、敢想敢干的开拓者,他们是我们最尊敬的老前辈。经过他们不懈的努力,开创和发展了今天具有中国特色的心脏外科和 CPB 事业。从无到有,如今我国一年的心脏手术和 CPB 数量已能达到 20 多万例,手术种类从简单的房、室间隔缺损修补发展到复杂的大血管手术、心脏移植、心肺联合移植等。CPB 前辈们艰苦创业,呕心沥血,无私奉献的精神薪火相传,经过几代人的接力,我们翻越了一个又一个的医学高峰,创造出一个又一个的奇迹,跟随国家前进的步伐,进入了一个新的发展时代。不忘历史,以史为鉴。我们要将前辈们的创业精神发扬光大,为发展我国的医学事业作出更大的贡献。

第一节　国内心脏外科和体外循环的起步

一、心脏外科的起步

　　1953 年 5 月 6 日,国外首例 CPB 心脏直视手术获得成功,在国际医学界引起轰动,其影响力越洋过海,在中国引起巨大反响,国内许多学者对此产生极大兴趣,一些大医院开始组建胸心血管外科,开展对心血管手术的研究。

19 世纪西医传入中国,外科的传入较晚,20 世纪 50 年代,我国西医技术落后,没有 CPB 设备,要开展心脏手术困难重重,但广大医务人员硬是靠自己的双手自力更生、艰苦创业,走出了一条前人没有走过的道路。

早期心脏外科在当时国外低温麻醉兴起的启发下,把目标首先对准低温下的心脏手术,开展了深入的研究,并进行了大量的动物实验,随后在临床上开展的多是低温下短时间阻断循环行心内修补的简单手术,在国内开创了心脏外科的新局面,填补了心脏手术在国内的空白。

据记载,1954 年兰锡纯教授在中国开展了第一例风湿性心脏病二尖瓣狭窄闭式扩张分离术;1957 年解放军胸科医院侯幼临教授在体表低温下进行先心病的心内直视手术,同年河北医科大学第二医院开展了低温下房缺、室缺修补手术;1958 年北京阜外医院吴英恺教授在低温下行二尖瓣修补获得成功。各地心脏手术的动物实验与临床手术的开展,拉开了我国心血管外科发展的序幕。

同期间,CPB 的研究也提上议事日程,1956 年尚德延教授最早在北京解放军胸科医院建立动物实验室,同年广州中山医学院在附属第二医院(简称中山二院)创建了心胸外科组,1957 年 6 月 7 日苏鸿熙教授在第四军医大学成立国内第一个 CPB 实验室。同年北京阜外医院吴英恺教授成立 CPB 研究筹备组。

在这段时期,上海仁济医院叶椿秀教授等已经开始着手研制 CPB 使用的指压式血泵,并在 1957 年 4 月试制成功。CPB 的理论研究及 CPB 设备的研制为心脏外科的发展创造了必要的条件。

二、体外循环的起步

心脏外科的开展需要 CPB 的支持,否则只能做一些简单的手术,而且有极大的风险。1957 年 3 月,在美国留学的苏鸿熙教授克服种种困难,历经千辛万苦,将一台美国生产的指压泵(Sigma Motor)人工心肺机远渡重洋运回中国,由此大大缩短了中国 CPB 心脏手术的起步与国外的差距。1958 年 6 月 26 日,第四军医大学西京医院苏鸿熙教授使用这台人工心肺机完成了我国首例 CPB 心脏直视手术,这一成功开创了中国 CPB 的历史,为心脏外科的迅速发展作出了卓越的贡献。同时也为 CPB 在以后更多领域的发展打下了基础。

20 世纪 60 年代,全国各地省市级医院纷纷开展本地的首例 CPB 心脏手术。1959 年 11 月 25 日,北京阜外医院尚德延等为一位 5 岁的室间隔缺损患儿实施北京第一例 CPB 下心脏直视手术,获得成功。1961 年 4 月上海仁济医院完成首例 CPB 心脏手术。同年河北医科大学第二医院开展了首例 CPB 心脏手术。1962 年天津总医院张天惠教授在王源昶教授配合下首次在半身 CPB 下完成法洛四联症根治术。同年 4 月湖南医学院附二院(湘雅二院)谢陶瀛、詹樾成功完成首例 CPB 心脏手术(室缺修补)。四川医学院也成功施行首例 CPB 心脏手术。1962 年 5 月 15 日广州市第一人民医院孙德荣等完成广东省首例 CPB 心脏手术。甘肃省兰州大学第一医院同样开展了首例 CPB 心脏直视手术房缺修补术。1963 年湖北医学院附一院完成首例 CPB 房缺修补术。同年 12 月 12 日广州中山医学院附属二院何天骐、方大维等完成首例 CPB 心脏手术。1963 年解放军总医院完成首例 CPB 心脏手术。1964 年 2 月 5 日广东省人民医院完成首例 CPB 心脏手术。同年 4 月福建省立医院李温仁教授成功实施福建省第一例 CPB 室缺修补术。河南医学院第一附院吴国桢教授也在 1964 年开展第一例 CPB 心脏手术。

六七十年代受 CPB 条件的限制,国产人工心肺机供不应求。各医院相继开展低温麻醉下简单的心内直视手术,手术数量少,CPB 的发展缓慢。鉴于国内掌握心脏手术技术的外科医生并不多,一家医院完全依靠自身的能力独自完成 CPB 心脏手术十分困难,急需协同攻关。因此,国内各地有组织地成立了地区性心血管协作组:如北京(阜外医院)、天津、河南安阳等医院组成华北协助组;由哈医大等医院组成东北协作组;由上海、南京(石美鑫、蔡用之、王一山)组成华东协助组;由广东、湖南等医院组成中南协作组。开展互相参观、学习、学术交流与技术交流等活动,有力地推动了各地区 CPB 心脏手术的开展。到"文化大革命"前,全国至少有十多家医院成功开展了 CPB 心脏手术,填补了各地心脏外科的空白。由于有了 CPB,心脏外科才有了跨越式的发展。

20 世纪 70 年代中期,中央决定由广东省组织"中国心脏外科考察团"前往阿根廷意大利医院考察。考察团由广东省人民医院褚湘耀、罗征祥、陈志明、陈传荣、魏万昌和中山医学院第一附属医院王泰来、金思槛共七人共同组成,用一年的时间到阿根廷学习当时世界最先进的心脏内科、外科治疗及相关诊断技术和 CPB 技术。后来广东省人民医院和中山医学院第一附属医院的技术骨干集中在广东省人民医院心研所,开展了为期一年的两院协作,各地医院也纷纷成立心脏外科,掀起了中国 CPB 心脏手术的第二次浪潮。

第二节 国产体外循环设备的发展

一、人工心肺机及变温水箱

世界首例 CPB 心脏直视手术的成功,打破了心脏手术的禁区,然而要使心脏手术在国内得到普及困难重重,需要走漫长的道路。首先,心脏手术需要的人工心肺机就是一个瓶颈。在当时的国际形势下,要打破垄断,必须有自己国产的人工心肺机。从 20 世纪 50 年代开始,上海、北京等地的专家率先与当地医疗器械工厂合作,发扬自力更生、艰苦奋斗的精神,自己动手设计和制作血泵、氧合器。经过几年的努力,前辈们经过摸索,模仿制造出可供临床使用的人工心肺机。1957 年 4 月上海仁济医院叶椿秀教授等试制指压泵获得成功。7 月上海市胸科医院与上海医疗器械厂合作研制出滚压式上海 I 型人工心肺机,并用这台国产人工心肺机成功完成第一例 CPB 心脏手术,开启了我国应用国产设备开展 CPB 心脏手术的先例。

　　1959 年 9 月上海中山医院石美鑫教授等研制出静态垂屏式氧合器并应用于临床,同一年叶椿秀教授等研制成功上海Ⅱ型转碟式人工心肺机。随后,上海市卫生局组织胸科医院、上海第一医学院中山医院、第二军医大学长海医院及上海第二医学院瑞金医院成立 CPB 协作组,继续研制人工心肺机,经过反复不断改进、实验、再改进,终于在 1961 年 4 月将我国自行设计,自行制造的人工心肺机应用于临床并获得成功。至此,在上海有上海Ⅰ型、Ⅱ型、ⅡA 型人工心肺机,以及 1974 年上海第二医学院附属新华医院丁文祥与上海电表厂合作成功研制出的第一台小儿人工心肺机。除了上海,1958 年初北京阜外医院与中国医学科学院仪器研究所共同研制北京Ⅰ号指压泵(Sigma 泵)人工心肺机。1959年苏鸿熙教授等研制北京Ⅱ号滚压泵人工心肺机。1974 年天津 105 厂与天津和平医院(即天津胸科医院)研制出天津 XF 人工心肺机。国产人工心肺机(图 2-1)研制成功并少量生产,对推动我国早期心脏直视手术的发展起到十分关键的作用。是国产 CPB 设备发展的第一个阶段。

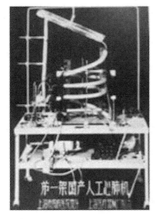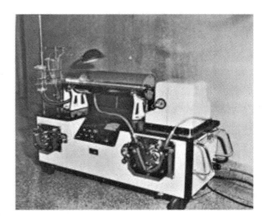

图 2-1　早期国产人工心肺机

　　尽管当时上海、北京、天津等地已经开始研制出最早的一批人工心肺机并投入生产,但其质量、功能、配置、产量远不能满足临床的需求和各地开展心脏外科的需要。

　　CPB 设备发展的第二个高潮开始于 20 世纪 70 年代中期,广东省“中国心脏外科考察团”前往阿根廷考察回国后,广东省委、省政府十分重视,合全省之力,组织攻关队伍,全力研制开发 CPB 设备及产品,组织了广东省科委、省计委、省经委、医药管理局、卫生厅、机械厅、燃化厅、市纺织局、轻工局、手工业管理局等下属 24 个单位成立协作组,开始研制本土国产的 CPB 机及氧合器。这是一次由当地政府组织的大规模合作项目。参与的部门、单位、工厂、大学、医院及工程技术人员,工人、大学的教师、医护人员之多前所未有。这是医工结合的大协作,无偿的投入、无私的帮助、无条件的合作蔚然成风,人工心肺机、氧合器、各种耗材等的研制分工合作,同时展开。在短短的时间内便完成机器图纸的设计、制作材料的选择。经过反复试验,不断修改、完善,进行了各种生物材料的血液破坏试验,大量的动物实验、临床试验,一年后便取得人工心肺机、氧合器等研制成功的丰硕成果。从 1976 年广东 I 型人工心肺机进入动物实验阶段,1977 年开始临床应用,到 1991 年广东省先后研制成功广东 I 型(GD-I型)、II型、III型人工心肺机,广东 I 型、II 型、III 型鼓泡式氧合器,冷热水循环水箱,以及各种 CPB 耗材,完成了省市组织的所有 CPB 产品鉴定。

除广东生产的人工心肺机,80 年代有天津医疗器械研究所研制成功 4 泵型滚压式 XF-4B 人工心肺机(1983 年),1989 年广东汕头威达医疗器械有限公司 WD-I 型人工心肺机研制成功并批量生产,一度成为销量最大的国产人工心肺机(图 2-2,图 2-3)。

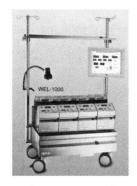
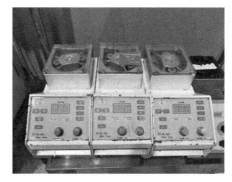

图 2-2　天津 WEL-1000 型人工心肺机　　图 2-3　广东 WD89-II 型人工心肺机

心脏手术多在 CPB 低温下进行,CPB 需要血液变温,以适应手术的需要。与 CPB 机配套的冷热水循环水箱必不可少。水箱主要由水槽、水泵、制热制冷构件组成,用管道连接,通过操作系统进行调控。国产水箱从 70 年代开始研制,1980 年 9 月,广州东方红医疗器械厂研制出简单的冷热循环水箱,随后天津医疗器械研究所也研制生产了冷热循环水箱。但这个时期的水箱仅有加热功能,降温时需在水箱内加入冰块。后期才研制出可降温制冰的变温水箱。

从 20 世纪 70 年代开始,人工心肺机向多功能、智能化、数字化、自动化方向发展,尤其是机器监测设备模块的逐渐完善。国产人工心肺机的各种监测装置虽然也在不断研制,逐一突破,但与国外产品相比仍有较大的差距,投入不足,发展缓慢。90 年代后,由于大量进口人工心肺机进入国内,国产人工心肺机机受到极大挑战,仅有少数产品如天津汇康医用设备有限公司 WEL-1000 型人工心肺机上市(1993 年)。至 21 世纪初,国内生产人工心肺机机的公司仅剩几家,这促使国货必须提高创新能力,依靠高科技,改进生产工艺水平,提高产品质量,将 CPB 设备逐渐发展为标准化、系统化、产业化的中国特色产品。要赶上世界先进水平仍需努力,任重而道远。

二、血泵

血泵是人工心肺机的主要部件。受国外人工心肺机模式的影响,20 世纪 50 年代国内开始仿造指压式血泵,如上海指压式血泵(1957 年),北京 I 号指压泵(Sigma 泵)(1958

年)。指压式血泵因无法满足血流量较高的灌注,故最早被滚压式(也称滚柱式,下同)血泵取代。早期设计的滚压泵与机座一体化,血泵位置固定。如上海Ⅰ型滚压泵(1957年),上海Ⅱ型滚压泵(1959年),北京Ⅱ号滚压泵(1959年)。60年代以后人工心肺机的设计均以滚压式血泵为主。

1975年广东开始研制的滚压式人工心肺机是以当时国外流行的同类机(美国SARNS人工心肺机)一座四泵为样板,血泵独立设计,与机底座组合,这种设计最大优点是可根据需要满足一机多台血泵的需求,血泵移动方便,在使用中一旦主泵出现故障,在短时间内可撤换另一台备用血泵,增加转流的安全性。1976年广东Ⅰ型(GD-Ⅰ型)人工心肺机研制成功,这是国内第一台由3~4个独立型滚压泵组成的人工心肺机。其后天津XF-4B人工心肺机、天津WEL-1000型人工心肺机、广东威达WD-Ⅰ型人工心肺机等均为同类的分体组合机。1990年广州东方红医疗器械厂研制的GD-Ⅲ型血泵增加了搏动血流模式。

新一代血泵离心泵问世后,随着临床应用的日益增多,国产血泵类型的创新迫在眉睫,2000年上海医科大学中山医院试制成功国产离心泵头用于临床。近期西安交通大学附属西京医院自行研制全套的离心泵,2021年进入临床实验阶段,相信不久这套国产化的ECMO产品即将面世。

三、氧合器

氧合器是人工心肺机用于CPB手术时必须配备的耗材部件。在CPB心脏手术中,氧合器暂时代替了肺脏的气体交换功能,将静脉血液氧合成动脉血。氧合器的发展经历了从静立垂屏式血膜式氧合器、转碟式血膜式氧合器、鼓泡式氧合器到硅橡胶膜式氧合器、中空纤维膜式氧合器的漫长历史。国产氧合器的起步和发展也是在艰苦条件下摸索前进的。

根据资料记载,1957年上海中山医院石美鑫教授等研制静态垂屏式氧合器,1958年研制成功,1959年9月21日,国产第一个静态垂屏式氧合器开始应用于临床。1960年石美鑫教授继续研制碟片式氧合器,1961年应用于临床。1958年上海叶椿秀教授等研制成功横置式上海Ⅰ型转碟式氧合器,随后继续改进的Ⅱ型、ⅡA型转碟式氧合器。转碟式氧合器一直使用到70年代。

(一)鼓泡式氧合器(鼓泡肺)

早期垂屏式和碟片式氧合器都是可反复使用的,但此类氧合器的最大缺点是气体交换功能不足,对血液的破坏明显,且每次使用从安装、使用到拆除、清洗、包装、消毒,费时费力,十分繁琐复杂。在突破了发泡和消泡两大难题后,鼓泡式氧合器(简称鼓泡肺,下同)的出现便取代了垂屏式或碟片式氧合器。鼓泡肺的特点是气体交换面积大,氧合及二氧化碳排除效果更好。

1976 年广东以国外流行的可弃式硬壳式鼓泡肺（美国 Temptrol 鼓泡肺）为样板,开始自行研制新型鼓泡肺。1977 年,广东Ⅰ型（GD-Ⅰ型）鼓泡式氧合器研制成功,通过省级鉴定,开始批量投产。这是国内研制的第一个硬壳型内置血液变温器的鼓泡式氧合器。此后国内多家工厂设计生产多种不同类型的鼓泡肺。1972 年天津制造出硅油消泡剂,为鼓泡肺的生产提供了保障。1977 年天津胸科医院与天津塑料研究所共同研制开发了我国第一个袋式鼓泡式氧合器。1979 年北京阜外医院与工厂合作研制成功 J-3 型鼓泡肺。1980 年 12 月西安Ⅰ型微泡型鼓泡式氧合器研制成功,1983 年 6 月通过鉴定。1987 年,广州市恒达有机玻璃制品厂等研制出 GD-Ⅱ型鼓泡式氧合器。1989 年 9 月第四军医大学西京医院与西安市西京医疗用品有限公司研制的"西京 87 型可弃式鼓泡式氧合器"通过鉴定。1991 年 4 月,广州市恒达有机玻璃制品厂研制成功 GD-Ⅲ型一次性使用氧合器通过省科委鉴定。1992 年 9 月西京医疗用品有限公司研制成功"西京 90 型鼓泡式氧合器"。2001 年 6 月广东东莞科威医疗用品有限公司研制西京 95 型鼓泡肺上市。

国产鼓泡肺经历了多种模式的发展。鼓泡肺的结构外形主要有硬壳式和袋式两大类。由于我国上世纪工业的落后,高分子材料的缺乏,只能因地制宜,制作低成本或可反复使用的氧合器。袋式氧合器结构简单,成本低,使用方便,但需要加用血液变温器。天津、长春等地生产了软袋式鼓泡肺,供一次性使用。广东、上海、西安生产了硬壳式鼓泡肺。广东 GD-Ⅰ型和 GD-Ⅱ型是部分可弃式鼓泡肺,以有机玻璃作外壳,使用金属变温器,均可重复应用,可弃部分是氧合血过滤室。GD-Ⅲ型则以透明,结实的聚碳酸酯材料为外壳,鼓泡肺实现一次性使用(图 2-4)。

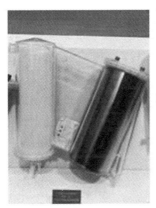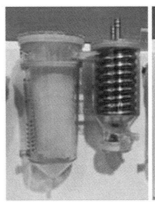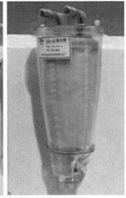

图 2-4　广东Ⅰ型、Ⅱ型、Ⅲ型鼓泡式氧合器

国产鼓泡肺的研制克服了重重困难,发泡装置是氧合器的关键,一个小小的发泡板,制作材料从有机玻璃、塑料到陶瓷、钛合金,制作工艺的方法从钻孔、烧结到压模,发泡的形态从大气泡、小气泡到微气泡,在国内多家工厂、公司就经历了不断的选择和无数次试验,最后是以西安最先发现的钛合金粉压模为最佳选择,找到较合适的发泡装置。鼓泡肺的研制成功和产品的大量供应为心脏手术在国内的广泛开展起到了重要的作用。

(二)膜式氧合器(膜肺)

鼓泡肺时代历经 30 年,虽然其结构简单、应用方便、成本低、价格便宜,但其气体交换时气血直接接触的形式对血液产生较大影响,气体交换能力不稳定,故国外在 60 年代后期大量使用鼓泡肺的时候,就开始研制膜式氧合器(简称膜肺,下同)并在 80 年代使用于临床。鼓泡肺逐渐被淘汰。膜肺模仿生物肺的气体弥散形式进行气体交换,血液与气体不直接接触,通过一层薄膜达到将静脉血氧合成动脉血,并排出二氧化碳的目的,由于对血液影响较小,并大幅提高气体交换的效能而成为主导的氧合器。

90 年代开始,大量进口膜肺进入中国市场,形成进口膜肺与国产鼓泡肺同时使用的交错阶段。由于进口膜肺价格昂贵,在国内不可能普遍应用,国产的膜肺也在加紧研制中。当时膜肺类型主要以中空纤维为主。1984 年上海复旦大学延生生化公司 FDMO 系列膜式氧合器研制成功,开始了国产膜肺的历史。1995 年 2 月西安岱岱公司"DDMO-100 型膜式氧合器"研制成功。1997 年 9 月西京医疗用品有限公司研制成功"希健-Ⅰ型膜式氧合器"。1998 年 8 月,广东省科委与广东新会康明公司合作研制的 KMY-60 型中空纤维膜式氧合器通过省级鉴定,2003 年东莞科威膜肺上市。2013 年威高膜肺也研制成功(图 2-5)。21 世纪开始,CPB 步入膜肺时代。形成了国产产品与进口产品共存和竞争的局面,但国产膜肺的质量和性能与进口产品比较仍有较大的差距,全国使用率在 2019 年仅占膜肺总量的 14%。

国内近年来重视研发新产品,山东威高公司 2019 年开始研发便携式 CPB 支持系统(PCSS)配套膜肺,2021 年完成带涂层集成式氧合器的研制。西安交通大学附属西京医院与四川大学生物医学研究中心,从 2017 年开始研究合成磷酸胆碱涂层材料,并自行研制 ECMO 系列的膜肺与离心泵,取得了初步的成果。

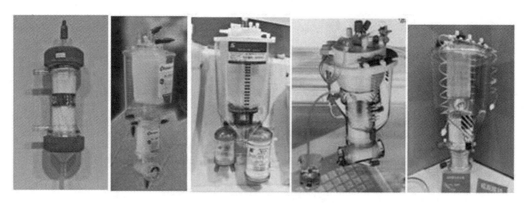

图 2-5 部分国产膜式氧合器外观

四、其他体外循环耗材

除氧合器外,CPB 运转还需要许多基本的物品,大大小小的物品类型多、款式多、型号多、规格多。产品类型包括动脉微栓过滤器、气体过滤器、储血器、各类插管、泵管、管道、接头等等,在开展 CPB 心脏手术前,这些产品在国内的生产几乎都是空白的。全部都要从头做起,白手起家。医院找工厂合作,根据手术和 CPB 的要求,选用合适的材料,参照国外同类产品的标准、外型与规格,设计制作。耗材的发展阶段主要在七八十年代,在管道、接头、储血器取得突破后,1985 年 3 月广东 WG-Ⅰ 型动脉微栓过滤器研制成功,1987 年宁波Ⅰ型动脉微栓过滤器也研制成功,实现了部分耗材的国产化。

全国除了上海、北京、天津、西安、广东、山东济南、吉林长春,后来的浙江宁波、山东威高等地都先后研发各自的 CPB 产品,形成一定规模的产量,供应全国各地,满足临床需要。

早期 CPB 由于耗材缺乏,泵管、管道、接头等消耗品要重复多次使用,致使 CPB 中经常出现意外,如动脉泵管破裂;反复清洗或消毒不彻底导致感染、血液破坏、肝肾功能损害等,加上早期产品质量较粗糙,工艺水平参差不齐,CPB 中出现氧合器、过滤器、变温器漏血堵塞等意外(国外产品也出现过),经过多年努力,总体上质量在不断提高,产品逐渐规范化,形成较为统一的标准。然而随着心脏外科的发展,复杂心脏手术及手术量不断增加,CPB 耗材的需求量也在增加,管路套包的生产迫在眉睫。

国产环氧乙烷的研制成功,使 CPB 耗材成套装出厂成为现实,过去医院购买的是单独、散装、未经消毒的产品。现在,工厂可根据不同医院的需要把管道、接头、过滤器等连接在一起(不包括氧合器),定制为不同规格的管路套装产品,并清洗、包装、灭菌后出厂,形成产品的标准化,规格化,无菌化。1987 年天津塑料研究所开始生产一次性使用的CPB 管路套包,北京、广东、上海、西安等地各厂家都开始 CPB 管路套包的生产以及随后研制的心肌保护的套包。CPB 耗材套包的批量出产,大大提高工厂的生产效率,实现了产品一次性使用的跨越。也大大减少了灌注师日常的工作量,提高装机的效率和 CPB 的安全性。

心肌保护装置也称心脏停搏液(或停跳液)灌注系统,是独立的一套装置,由一个小型变温器和管道组成。国产变温器的设计五花八门,种类多,造型各异。变温器有塑料管或金属管绕成的盘管,只需置入冰水中即可,有专用的小型血液变温器,需连接变温水箱的管路。各种心肌保护装置在临床中的使用效果差异不大,各厂家品种的多样化方便了灌注师的选择。

国产 CPB 耗材相比于机器是做得比较成功的。除早期氧合器、动脉微栓过滤器、管道、接头、插管的开发,西安西京医疗用品有限公司、广东东莞科威医疗器械有限公司、山东威高医疗器械有限公司等厂家先后研制生产了国产血液浓缩器(超滤器),有了较完整配套的中国制造的 CPB 系列产品,有力支持了中国 CPB 心脏手术的开展。天津、西安、东莞、威海等地公司的产品还出口到东南亚、欧洲、俄罗斯等地。

五、国产环氧乙烷灭菌气体

在回顾国产 CPB 耗材发展的历史时,不得不提到国产环氧乙烷灭菌气体的研发。

CPB 整套系统的组合复杂,种类繁多,与血液直接接触的物品需要消毒灭菌,早期医院最常用的消毒方法是高压蒸汽消毒,但一些物品、器械如管道、有机玻璃制品等不能耐受高温高压,医院只能采用福尔马林浸泡或气熏,新洁而灭或酒精浸泡的方法,不但操作复杂、接触福尔马林对身体产生有害的影响,而且灭菌效果不彻底,而国外在上世纪七八十年代已采用环氧乙烷气体灭菌的方法。

1981 年,广东省医疗器械研究所根据国家医药管理局的指示,承担灭菌气体环氧乙烷混合气体的研制,开始时采用环氧乙烷(12%)和氟里昂(88%)配方的混合气体,一年后,环氧乙烷和氟里昂混合气体研制成功,并开始应用于临床 CPB 物品的消毒灭菌。相配套的移动式环氧乙烷混合气体灭菌器也于当年 12 月通过广东省省级鉴定。1986 年 4 月,EOS-300 型环氧乙烷混合气体消毒柜及 ECA-40 型环氧乙烷残留量清除柜研制成功并顺利通过省级鉴定,这项成果可使医院建立大型环氧乙烷气体消毒中心。鉴于氟利昂的有害毒性,为了达到环保要求,1987 年 11 月,环氧乙烷和二氧化碳混合气体灭菌剂研制成功,使环氧乙烷气体更加安全、有效。广东省环氧乙烷混合气体的研制成功及气体消毒柜的生产,填补了全国医疗用品长期无穿透力强的消毒灭菌气体的空白,解决了不能耐受高压高温蒸汽消毒的精密仪器或器械的灭菌问题。

CPB 消耗品的国产化,环氧乙烷消毒气体的国产化,使 CPB 消耗品一次性使用成为可能,而消耗品一次性使用是 CPB 发展的一个飞跃,它的重要意义在于:大大减轻了灌注师的工作量,节约人力、物力、时间、能源,提高装机效率,提高 CPB 操作的安全性,缩短了 CPB 整体时间,由于装机效率的提高,方便了紧急心脏手术的开展,减少了 CPB 产品重复应用出现意外的风险、灭菌不完全对患者带来的疾病传染与感染问题,减少术后并发症,有利于 CPB 产品的规范化、标准化,促进了国产化消耗品生产能力的提高和促进民族工业的发展。

第三节　体外循环技术的应用

CPB 的发展需要 CPB 理论与 CPB 技术的支撑,经过多年来大量的临床实践和研究,CPB 在实践—认识—再实践—再认识的过程中,不断认识、发现、总结、改进,创新,奠定和充实了 CPB 的基础和专业理论,使之更好地指导 CPB 的应用与管理,并逐渐形成了一套较完整的 CPB 体系。

CPB 的过程是通过人工心肺机来完成的,它具有驱动血流和血液气体交换的强大功能,可在一定时间内替代人体的心脏和肺脏。CPB 最初只是用于心脏外科手术的辅助,但由于 CPB 功能的特殊性,很快它的应用范围不断扩大,在其他一些传统方法难以完成的高难度专科手术中利用 CPB 作为心肺支持的一个手段,为手术保驾护航,增加了患者的安全性,提高了手术的成功率。同时,CPB 技术在一些非手术的治疗和心肺支持、心肺复苏中发挥了重要的作用。

一、在心血管外科手术中的应用

CPB 是因心脏外科手术的需要而出现的,我国心脏手术从上世纪 50 年代零的突破到现在每年 23 万余例的心血管手术,近 17 万例心脏手术中应用 CPB。多年来,CPB 设备及产品不断优化和改进,使 CPB 的技术得以发展,心脏手术的安全得到保障。

CPB 技术顺应心脏外科的发展,从简单房室缺修补的短时间转流到复杂先天心矫治术的深低温停循环,到瓣膜手术的单瓣、多瓣膜置换加冠状动脉搭桥手术的长时间转流,从新生儿、婴幼儿手术到成人、高龄手术,以及心脏移植、心肺联合移植手术……现已能完全适应所有心脏手术的需要。

除了选择性心脏手术,CPB 的应急能力也越来越适应心脏急诊手术。由于现代先进的 CPB 机性能良好,安全性高,操作灵活,加上 CPB 的规范化操作和管理,灌注师技术水平的提高,可及时应对突如其来的心脏急诊手术,在极短的时间内装好机,迅速建立CPB。常见的心脏外科急诊包括主动脉夹层、术后二进宫手术、心脏肿瘤、心脏瓣膜功能不全、外伤性心脏破裂、心脏介入治疗失败等,尤其近年来大血管急诊手术的激增,锻炼了 CPB 队伍在应对紧急情况下的能力。因快速 CPB 的建立,紧急 CPB 下手术成功率得以提高。

微创心脏手术(minimally invasive cardiac surgery,MICS)的开展对 CPB 管理提出挑战。MICS 采用较小的皮肤切口,比如电视胸腔镜下的心脏手术、远程控制达・芬奇机器人胸腔镜下的心脏手术,CPB 方式需改为股动静脉插管转流;或根据不同情况,可在右颈内静脉插管上腔静脉引流、腋动脉插管。为保证足够的静脉引流量,采用负压辅助静脉引流和离心泵,使 CPB 管理发生不同的变化。

2002 年 Fromes 等提出了微创体外循环(minimal invasive extracorporeal circulation,MiECC)的概念。传统 CPB 有整体预充量大、血液稀释过多、异物表面接触面大、血栓形成多等缺点,微型 CPB 优化了 CPB 组件,将 CPB 装置小型化,集成化,使用磁悬浮离心泵、生物涂层的膜肺及管道。应用密闭的 CPB 管路,无静脉回流室,预充量大大减少,减轻血液稀释程度,改善了 CPB 系统的生物相容性,避免术中吸回的血液直接回输。减少 CPB 管路与血液接触面积,能减轻全身炎性反应,肝素用量减半(ACT 维持 250～350 s),对凝血功能影响少,减少了围术期输血。由于 MiECC 设备体积小,灵活性强,操作方便,可迅速建立 CPB,因此对于急症、重症患者有更大的优势。

从传统 CPB 到 MiECC,不只是设备上的改变,也是一项全新概念的 CPB 技术。由于 MiECC 产品制作成本过高,价格较贵而不能普及应用。目前国外应用较多,主要应用于冠状动脉搭桥、主动脉瓣膜置换、胸腹主动脉等手术。今后 MiECC 在临床的使用中将会不断地改进和完善,有可能成为 CPB 发展的方向。

二、在其他外科手术中的应用

由于 CPB 具有心肺支持的特殊功能,几十年来 CPB 已经应用在不同专科的手术中,上世纪九十年代,脑外科的颅内巨大肿瘤、颈部假性动脉瘤,脑血管畸形等手术,采用 CPB 深低温停循环、血液回收的方法,减少大量失血和输血。

麻醉科在施行麻醉时一些气管插管困难,使用纤维支气管镜、高频通气等仍不能解决问题的特殊手术,如胸外科的气管肿瘤、巨大甲状腺肿瘤、纵隔巨大肿瘤等因病变使气管严重变形、受压、气管狭窄等无法实施气管插管的,可应用 CPB 技术,在病人股动脉、股静脉插管建立 CPB,以氧合器代替肺脏的呼吸功能,病人可以在没有呼吸的状态下进行手术,当肿瘤切除暴露气管后,便可插入气管导管,恢复病人肺脏的呼吸,撤离 CPB,保证了手术的顺利进行。

上世纪 90 年代初,肝移植手术采用经典手术方式,在阻断门静脉、下腔静脉,切除病肝、植入新肝的无肝期,常常出现血流动力学不稳定以及低温、代谢性酸中毒、高钾血症等严重的水电解质紊乱,导致术后出现各种并发症,直接影响到手术的成功率。为解决这一难题,国外先后有人在无肝期采取门静脉-颈外静脉、下腔静脉-颈内静脉或门静脉、下腔静脉-上腔静脉血液分流的方法,但分流量小,效果不佳。1983 年 Denmark 等人报道在肝移植手术中经门静脉、下腔静脉-上腔静脉插管用 CPB 方法转流获得成功,这推动了肝移植的迅速发展。国内也有报道采用全身 CPB 的方法。广州中山医科大学附属第一医院 1993 年 5 月在国内首先采用改良的体外静脉-静脉转流(Veno-venons bypass,VVB)方式在肝移植中获得成功。由于有效地提高了肝移植手术的成功率。这项技术在国内得到应用。有异于心脏手术的 CPB,VVB 不需要氧合器,以离心泵为动力,血液恒温器保温以及少量(全量的 1/3)肝素抗凝。血液经门静脉、股静脉(或大隐静脉、髂静脉)插管引流,通过腋静脉插管,将血液灌回体内,VVB 的优点是设备少,管道少,操作简单,管理方便。VVB 的建立,提供了术中快速输血输液,迅速补充血容量,提高输血输液的温度,使无肝期血流动力学得到改善,对避免术后低温起到关键的作用。此外,对术前肾衰竭、高血钾、Hct 严重下降的重症肝移植患者,在静脉转流中加入超滤技术和血液透析,将体内过多或潴留的水分迅速排出体外,减少组织器官水肿的发生,有效地纠正了电解质紊乱,提升 Hct,降低前负荷,改善了心功能,加快病人术后的恢复。VVB 风行了一段时间后因肝移植手术方式改为背驼式,不需要旁路循环了,VVB 完成了历史使命逐渐停用。VVB 为肝移植手术保驾护航,取得了明显的效果,也体现了 CPB 技术应用的灵活性、多样性。

CPB在非心脏外科手术中的应用还有肺动脉栓塞、肺移植等,布加综合征根治术、肿瘤侵犯腔静脉及心房时、大量出血时的快速回收和回输时、术中突发性呼吸或循环功能衰竭时也是报道较多的采用CPB方法的手术。

三、在非外科手术中的应用

CPB技术除了在外科的应用,在非外科手术中的应用也有报道,如低体温与高体温的处理。在欧洲,因户外运动或寒冷等意外引起的低体温常常发生,严重冻僵将危及生命,在救治危重患者时,应用CPB技术进行复温并提供心肺支持可成功挽救患者的生命。高热中暑患者当体温超过 42 ℃时将引起器官损伤、惊厥或休克,CPB的介入可提供快速的降温。不论低温高温,CPB通过血液变温技术,在恢复体温方面效果最确切、最有效。同时提供了心肺功能的支持。

1990 年,国外有 3 例癌症患者接受了单纯的体外全身热疗(extracorporeal whole body hyperthermia,EWBH),治疗后均生存,其中 2 例临床症状有了明显改善,开创了CPB热疗的先例。2001 年,广州中山大学附属第一医院开始了 EWBH 的应用,使用的是美国 FIRST CIRCLE MEDICAL 公司的 TEMET SYSTEM-1000 型体外全身热疗机,该机使用离心泵,有系统控制台、冷热循环水箱及机座,温度、压力监测装置。

从国外大量的临床实验报告及中山大学附属第一医院 EWBH 的治疗效果看,对于化疗、放疗不敏感的局部或全身性肿瘤、晚期癌症、术后复发或多处转移的患者经过治疗后,或是解除了病痛,或是延长了生命,或是提高了生活质量,取得较为满意的效果,对于化疗、放疗及手术等肿瘤治疗手段有明显的增效和补充作用。此外,EWBH 对丙型肝炎病毒(HCV)患者也有转阴的报道,对艾滋病也有一定的疗效。虽然目前 EWBH 仍停留在临床实验阶段,今后能否作为常规治疗的方法不得而知,但 CPB 技术在不同领域中所起的作用令人鼓舞。

在非外科手术中的应用中,中山大学附属第一医院在 1999 年在国内首先应用 CPB 技术配合呼吸科,为双肺肺泡蛋白沉着综合征患者实施双肺灌洗术,获得满意的治疗效果。

四、在体外生命支持中的应用

CPB的心肺支持功能,是心肺复苏、挽救生命的重要手段。早期曾有心脏手术后因心功能不全需要短时间心肺支持或左心转流的报道,1989 年武汉军区总院沈七襄成功将CPB应用于抢救有机磷农药中毒患者,其他急性药物中毒如安眠药中毒,毒品中毒,乙醇中毒等均有应用CPB抢救的报道,还有严重的一氧化碳中毒抢救。这是最早应用 CPB开展的体外生命支持,许多是在手术室里实施的,还有外科手术中大出血心肺功能衰竭、心脏骤停患者的抢救,使用常规的 CPB 机。

CPB 技术应用的范畴不断扩大,还要走出手术室,适应在不同的场所如介入室,急诊室、重症监护病房中使用。使用离心泵是 CPB 向体外生命支持发展的重要基础。由离心泵和膜肺组成的密闭循环式小型专业化机器应运而生。ECMO(extracorporeal membrane oxygenation,体外膜肺氧合)由此诞生。与 CPB 的原理一样,ECMO 有自己独立的设备,耗材有抗凝的生物涂层,可使用较长时间。国外开展 ECMO 较早,我国在 1990 年开始使用离心泵,1992 年中山医科大学附属第一医院使用离心泵为一例心脏术后患者行左心转流,1993 年开始应用离心泵行 ECMO 心肺支持。1993 年 5 月北京阜外医院换瓣术后患者呼吸衰竭,使用 ECMO,Sci-Med 膜肺与离心泵支持 73 h 获得成功。1998 年 2 月,广东省人民医院开展了第一例 DVD 术后 ECMO,心肺支持了 3 d。2002 年 7 月美敦力公司在广东中山市人民医院举办 ECMO 学习班,邀请台湾大学附属医院柯文哲教授讲学,推动中国大陆心脏外科 ECMO 的应用。2003 年上海胸科医院为一例双肺移植呼吸衰竭患者施行 ECMO 治疗。随着 ECMO 产品进入国内,一些医院开始将 ECMO 逐渐应用于心血管内科,介入科,呼吸内科及急诊科的循环和呼吸功能衰竭或心脏骤停的心肺复苏。2013 年在治疗 H7N9 禽流感患者时浙江、上海、江苏、安徽、山东等地区采用 ECMO 技术 20 多例,2020 年发生的新冠病毒肺炎(COVID-19)疫情期间,ECMO 技术的使用量大增,挽救了许多患者的生命。

据体外生命支持组织(ELSO)统计,2019 年全世界有 463 个中心使用 ECMO,病例达 15875 例,我国上报 CSECLS 共 6526 例。2020 年我国已有 168 家医院开展 ECMO。病例总数为 3840 例。

近年来,有关脑死亡器官捐献者在摘取捐献器官之前,采用 ECMO 进行辅助的报道增多,如肝移植供体采用 ECMO,以 4~5 L/min 的全流量氧合血灌注供体器官,使供体器官在摘除之前避免热缺血损伤,保证了器官移植的质量。此外,随着器官移植需求量的增加,对离体器官的保存、长时间的运输已出现微型 CPB 支持的研究和成果,将更有利于提高今后器官移植的成功率。

60 多年来,CPB 专业技术的发展取得了令人瞩目的成绩,发挥了其独特的作用,在多学科广泛的应用中开辟了新的发展空间。

第四节　体外循环组织的发展与学术交流

自上世纪 50 年代后期国内开展心脏手术,CPB 就逐渐形成一个新的学科和专业。CPB 从无到有,在临床实践中经历长时间的摸索和发展,到 21 世纪初,经过 40 多年的努力,才建立了一个全国性的 CPB 学会。

心血管外科的发展促使 CPB 队伍的成长和扩大,作为国内最早的 CPB 专业的开拓者,更是盼望着专业人才培养、专业组织成立等发展。多年来,苏鸿熙、石美鑫、尚德延、徐守春、叶椿秀、丁文祥、胡小琴等前辈们有的为研发 CPB 机呕心沥血,耗其一生;有的钻研理论,著书立说,教书育人;有的为普及技术,传经送宝,为心脏手术保驾护航,并为 CPB 专业队伍形成全国性的学术团体而奔走呐喊。

一、体外循环学会的成立与发展

1994 年以苏鸿熙教授领衔,胡小琴、龚庆成、徐新根教授组成的 CPB 学会筹备组开始运作,后成立 CPB 工作委员会,接着 2001 年成立中国生物医学工程学会 CPB 筹备委员会,到 2003 年 12 月国家民政局正式批准成立中国生物医学工程学会 CPB 分会,历时近十年,经过坚持不懈的努力,2004 年 4 月在北京正式成立了中国生物医学工程学会 CPB 分会,通过了会章、会徽、首届主委、副主委、常委及委员,并召开了第一届全国 CPB 学术年会。学会领导班子至今已更换五届(表 2-1),但仍充满活力、精诚团结,初心不改,继续为 CPB 事业的发展努力工作。

表 2-1　中国生物医学工程学会体外循环分会历届班子名单

时间	届次	主任委员	副主任委员	常务委员
2004 年	第一届中国生物医学工程学会体外循环分会	龙村	龚庆成,朱德明	董培青、龚庆成、黄伟明、李佳春、龙村、文其祥、朱德明
2007 年	第二届中国生物医学工程学会体外循环分会	龙村	朱德明、李佳春、黄伟明	龙村、朱德明、李佳春、李欣、龚庆成、黄伟明、章晓华、董培青、黑飞龙
2011 年	第三届中国生物医学工程学会体外循环分会	朱德明	黄伟明、李佳春、侯晓彤	朱德明、龙村、黑飞龙、黄伟明、李佳春、侯晓彤、李欣、章晓华、金振晓
2015 年	第四届中国生物医学工程学会体外循环分会	黑飞龙	李欣、章晓华	黑飞龙、侯晓彤、金振晓、李佳春、李欣、刘斌、刘燕、龙村、王伟、章晓华、朱德明
2019 年	第五届中国生物医学工程学会体外循环分会	侯晓彤 侯任:李欣	金振晓、刘斌、章晓华	黑飞龙、侯晓彤、金振晓、李欣、刘斌、刘燕、龙村、王伟、章晓华

中国生物医学工程学会体外循环分会的成立,标志着中国 CPB 专业走上有组织的专业化、规范化、科学发展的道路,筑牢了 CPB 这个弱小的群体生存发展壮大的根基。学会立足于为各地 CPB 医护技人员服务,给予会员大家庭般的温暖;定期召开全国性的 CPB

学术年会,举办各种类型的学习班、培训班;为各地灌注师提供技术帮助和指导以及经验交流的平台,也是了解、学习、普及 CPB 新产品、新技术、新理念的平台。学会为提高全国 CPB 技术操作和管理的规范,参照国外的资料,以文件形成共识,制定各项指南,在提升灌注师素质、加强专业能力、技术水平作出贡献。

CPB 学会的成立对中国 CPB 专业的发展意义重大。自成立以来,它既有自己学科的独立性,又发挥了与其他学科的密切联系,跨科合作的作用,加强了走出去,请进来的国际交往活动,增加了同行的学术交流,对国际上 CPB 相关的新技术,新理念、新发展有更多的了解。

2012 年,为让年轻医生有一个更大的学术交流平台,培养更多的年轻人成为行业骨干,学会成立青年委员会,朱德明教授任第一届主任委员,李欣、刘晋萍、周成斌任副主任委员。

(一)把体外循环上升为一个规范的专业

学会成立前,全国 CPB 各自为战,发展不平衡。2004 年 7 月学会与有关专家在福建武夷山召开徐州医学院《麻醉学专业——体外循环方向(本科)》教育论证会,探讨在医学院中培养体外循环专业的医学生,论证会取得共识。2004 年徐州医学院与体外循环学会合作开办"体外循环专业"本科班,8 月 27 日徐州医学院开始招收大学本科生。学会组织国内专家学者开始编写 CPB 本科专用教材《体外循环生理病理学》、《体外循环材料学》和《体外循环临床学》。学会派出资深专家定期到校,用这套教材为学生上课,并编写教学大纲。

随着心脏手术量的逐年增加和学会成立,促进了全国各地 CPB 专科有序的发展,提升了专业队伍的地位,CPB 从业人员的人员结构也发生了改变,从附属心脏外科、麻醉科或手术室发展到独立成科。1995 年上海市胸科医院成立华东地区第一家专业独立的 CPB 室,徐新根为主任。2007 年上海交大医学院附属上海儿童医学中心成立我国第一家小儿 CPB 科,朱德明任主任。独立成科的趋势在手术量大的医院逐渐多起来,扩展了 CPB 专业发展的空间。

(二)建立灌注师培训基地

2010 年,学会开始在国内建立 CPB 灌注师培训基地。北京阜外医院、安贞医院首先共同建立国内第一个"中国体外循环专业技术培训基地",2010 年 12 月广东省人民医院心研所挂牌"中国体外循环专业技术培训基地",2011 年 10 月上海交大医学院附属上海儿童医学中心、复旦大学医学院附属中山医院和上海交大医学院附属胸科医院联合建立"中国体外循环专业技术培训基地",培训基地建立后招收全国范围内的学员,经过一年的培训,再由学会统一组织理论和临床考试,成绩合格者授予体外循环专业技术合格证书。

除了基地的培训,学会开始在全国举办定期或不定期的各类学习班,如体外循环高级进修班,全国节约用血学习班(2005 年)、全国体外循环理论学习班(2005 年)、ECMO研讨会、全国 ECMO 学习班、ECMO 培训班(2014 年)、ECMO 模拟培训班等,普及提高了灌注师的体外循环、ECMO 的理论知识和临床操作能力。

(三)发放专业技术合格证书

学会成立后,为提高 CPB 灌注师的理论技术水平,建立一支国家承认的高素质技术专业队伍,开始积极筹备灌注医师执业资格认证工作。经有关部门的同意,学会制定了具体的证书发放规章制度,在国内率先通过学会来发放《中国体外循环专业技术合格证书》。2010 年 10 月学会经考核审定后,发放了全国第一批《中国体外循环专业技术合格证书》,此后分批发放,至今已发放 2500 多人。该证书为灌注师提供有效的专业技术证明,为医院招聘合格的灌注师提供方便。除此之外,结合学会的基地培训计划,以及灌注师的继续教育灌注,CPB 专业的发展更加规范化、标准化。

(四)开展职业的全面调查和数据统计

学会成立后做的第一件事情就是组织各地区负责委员开启全国范围心脏手术和体外循环数量的调查统计工作,从 2004 年至今,中国生物医学工程学会体外循环分会(Chinese Society of Extra-Corporeal Circulation,ChSECC)一直开展这项工作,历年均以白皮书的形式公开发布相关调查报告,并上报国家有关统计部门。希望通过了解全国心脏外科及 CPB 发展的现状,及时掌握相关专业的基本发展趋势,从而为 CPB 及相关专业学科的未来发展、相关产业战略规划以及政务、政策的制定等方面提供参考信息。可参考第十四章第二节中调查研究的相关内容。

(五)质量管理

学会十分重视 CPB 行业的质量控制,根据国内各地区、各医院发展的不平衡和差异性,以及不同习惯,制定了 CPB 相关的共识、指南等标准,引导行业的规范化和标准化。学会 2014 年发表了《体外循环技术指南(草案)》,2020 年发表了《新型冠状病毒感染患者体外循环感染防控专家建议》,2021 年与中华医学会胸心血管外科分会及中国医师协会心血管外科分会联合颁布《中国体外循环专业技术标准 2021 版》。为全面提高 CPB 技术操作的质量和水平,评估相关设备、耗材的产品质量,2011 年开启了部分医院 CPB 不良事件的年度调查统计工作,并定期召开以 CPB 质量管理为主题的学术会议。

2013 年学会与 CPB 产品相关生产厂商召开《体外循环质控高峰论坛》,签署《体外循环质控共同宣言》。

(六)表彰对为体外循环事业作出贡献的前辈开拓者

为表彰早期为中国 CPB 事业作出贡献的前辈,弘扬他们艰苦奋斗的精神,感谢他们以身作则、言传身教、培养年轻人付出的努力和心血,从 2001 年开始,学会授予杰出人物"终身成就奖"或"杰出贡献奖"(表 2-2)。

表 2-2　中国生物医学工程学会体外循环分会历年颁发的
体外循环"终身成就奖"和"杰出贡献奖"

时间	获奖者	奖项	单位
2001 年	苏鸿熙教授	终身成就奖	中国人民解放军 301 医院
2004 年	胡小琴教授	杰出贡献奖	中国医学科学院阜外医院
2005 年	叶椿秀教授	杰出贡献奖	上海第二医学院附属仁济医院
2007 年	丁文祥教授	杰出贡献奖	上海交通大学医学院附属上海儿童医学中心
2009 年	徐凤翔教授	杰出贡献奖	中国人民解放军沈阳军区总医院
2011 年	史蔚然主任	杰出贡献奖	第四军医大学西京医院
2013 年	徐新根教授	杰出贡献奖	上海交通大学医学院附属胸科医院
2015 年	龚庆成教授	杰出贡献奖	北京安贞医院
2018 年	董培青教授	杰出贡献奖	北京安贞医院

(七)促进地方学会成立

早期 CPB 专业地方组织大多挂靠在当地的心胸外科学会,是学会里的一个学组。1998 年 7 月全国第一个 CPB 专业地方学会——上海市生物医学工程学会 CPB 和辅助循环专业委员会成立。首届主任委员为丁文祥教授,副主任委员为徐新根、朱德明和胡克俭。此后不断有各省级单位的学会成立,详情见表 2-3。

表 2-3　各省级地方体外循环专业委员会成立情况

时间	省级地方委员会	主任委员
1998 年 7 月	上海市生物医学工程学会体外循环和辅助循环专业委员会	丁文祥
1999 年 3 月	浙江省生物医学工程学会体外循环专业委员会	叶丁生
2003 年 11 月	山东省生物医学工程学会体外循环专业委员会	范全心
2004 年 12 月	广东省生物医学工程学会体外循环与辅助循环专业委员	肖学均
2004 年 12 月	河北省生物医学工程学会体外循环专业委员会	赵砚丽
2005 年 10 月	陕西省生物医学工程学会体外循环专业委员会	易定华
2005 年 12 月	福建省生物医学工程学会体外循环专业委员会	阮秀璇
2006 年 5 月	天津市生物医学工程学会体外循环专业委员会	王　中
2006 年 12 月	湖北省生物医学工程学会体外循环专业委员会	肖诗亮
2008 年 1 月	北京市生物医学工程学会体外循环专业委员会	黑飞龙
2009 年 8 月	安徽省生物医学工程学会体外循环专业委员会	程光存
2012 年 7 月	江西省生物医学工程学会体外循环专业委员会	陈　干
2012 年 12 月	河南省生物医学工程学会体外循环专业委员会	刘海霞
2016 年 9 月	广东省生物医学工程学会体外循环与体外生命支持分会	黄伟明
2020 年 8 月	贵州省生物医学工程学会体外循环专业委员会	李　旭

各省体外循环专业委员会纷纷成立,积极开展内容丰富的学术活动,对提高理论认知,减少技术水平差异以及促进同行之间的学术交流,提升凝聚力发挥了积极的作用。

二、体外循环的学术交流

心脏外科的发展促使CPB相关专业的发展。开展学术交流是学科、专业发展的重要手段。早期CPB专业的学术交流大多在全国和各省的心胸血管外科的学术会议中进行,1957年7月在北京召开的全国胸科学术会议,1959年在西安召开的全国心血管学术会议,中华医学会心胸血管外科分会成立后举办的各次大会,都有CPB专业的学术交流。各地区举办的北方会议、南方会议、华东六省、中南六省及各省召开的心胸血管外科会议等学术活动,都有CPB的身影。由于部分灌注师隶属于麻醉科,与麻醉专业有密切联系,因此在全国性麻醉学术会议上也设有CPB分会场。

学会成立前,CPB专业在国内比较有规模、影响力比较大的学术交流是1980在上海召开全国首届CPB情报网会议,会议成立了"全国体外循环设备情报网"。当时体外循环的概念包括肾内科的血液透析。1981年4月"全国体外循环设备情报网"与"广东省生物医学工程学会"在广州联合举办"第一届全国体外循环技术(心肺组)学术交流会"。此后,"全国CPB设备情报网"共举办六届全国学术会议,1986年6月"全国体外循环设备情报网"举办"第二届全国体外循环设备技术交流会"。会议期间同时举办"全国体外循环设备展览会"和"全国人工心肺机学习班"。1994年"全国体外循环设备情报网"举办"第三届全国体外循环技术学术交流会",会议期间同时举办"全国体外循环设备展览会"和"全国人工心肺转流培训班"。1997年10月"全国体外循环设备情报网"与"中华医学会胸心血管外科学会"、"中国生物医学工程学会人工器官分科学会"、"广东省生物医学工程学会"等五个单位联合举办"第四届全国体外循环技术学术交流会"。会议主题是:21世纪体外循环技术——现状与未来。1999年11月"全国体外循环设备情报网"联合"中华医学会胸心血管外科学会"、"中国生物医学工程学会人工器官分科学会"、"广东省生物医学工程学会"等单位举办"第五届全国体外循环技术学术交流会"。会议主题是:迈向21世纪——体外循环技术与人类健康。2001年"全国体外循环设备情报网","广东省生物医学工程学会"等单位联合召开"第六届全国体外循环技术学术交流会"。

除以上CPB设备情报网召开的会议,1993年在昆明召开了以CPB为主题的国际CPB学术报告会。2001年9月在北京召开的第六届亚洲CPB学术会议。学会在2004年成立后,即召开了由学会主办的第一届全国CPB学术年会,此后两年举办一届。2012年学会的青年委员会成立后,每两年举办一届"体外循环青年论坛",这样与CPB学术年会交错,每年有一次学会组织的全国性学术会议。2008年开始学会还主办环渤海地区CPB学术会议。

各省召开的CPB专业地方性会议在21世纪初逐渐开启,如广东省第一届CPB与辅助循环学术会议在 2000 年 7 月召开;沪浙 CPB 学术交流会 2000 年 11 月在上海儿童医疗中心举行,其他省市级会议随着各地 CPB 专业委员会的成立而陆续开展。

学会成立后,中国 CPB 学者加强了与国外及港澳台同行的联系与学术交流,加快了与世界接轨的步伐,频繁参加各种国际会议,代表中国在国际论坛上展现风采,讲述中国 CPB 的故事;同时积极邀请国外 CPB 界著名专家学者参加中国举办的学术会议,并承担举办亚洲 CPB 国际会议,促进成立亚洲 CPB 联盟。学会创造了更多的机会进行国际学术交流,提高了中国 CPB 的学术地位,争取了国际上的话语权。

三、出版杂志与书刊、网站的建立

(一)《中国体外循环杂志》创刊前

早期国内 CPB 专业没有教科书,有关 CPB 的资料也很少,仅有尚德延、胡小琴等教授的一些文章,学习的途径是在各种杂志中寻找有关的资料。如国外医学杂志、心胸外科杂志、麻醉杂志等。在图书馆或外文书店也可寻找到一些国外文献。

1991 年 3 月北京市第一次灌注学术会议召开,会议交流的文章汇集成册,印刷了名为《体外循环通讯》的小册子。1995 年阜外医院胡小琴教授主办了同名的学术刊物:《体外循环通讯》,至 1997 年 12 月共出刊 12 期。1998 年《体外循环通讯》更名为《体外循环》(内部刊物),季刊,从 1998 年到 1999 年共出刊 6 期。

1999 年下半年《体外循环》改版并更名为《体外循环杂志》(内部刊物),季刊,成立了临时编委会,聘请了上海新华医院丁文祥、上海胸科医院叶椿秀、解放军总医院李功宋、解放军武汉军区总医院沈七襄和重庆医学院房秀生等知名专家教授为名誉编委,连续出版 4 卷共 11 期。

(二)《中国体外循环杂志》创刊后

经过长时间不懈的艰苦努力,2002 年 8 月中国人民解放军总医院主管主办的《中国体外循环杂志》终于获得国家新闻出版总署批准出刊并公开发行。2003 年 3 月 15 日《中国体外循环杂志》(国内刊号:CN 11-4941/R;国际刊号:ISSN 1672-1403)创刊号正式出版发行,开始为季刊。2018 年为适应期刊发展需要经原总政治部批准由季刊变更为双月刊。

《中国体外循环杂志》是国内及亚洲唯一的一本 CPB 专业学术核心期刊,自 2003 年正式出刊以来,按照高标准起步,规范化管理的模式,努力提高期刊质量。江朝光教授为第一届编委会总编,副总编为龙村、龚庆成、朱德明,李佳春任编辑部主任。杂志社编委由北京、上海及全国各地知名的专家和年轻学者组成,2005 年开始陆续邀请了新加坡、美国、加拿大、德国、法国、日本、墨西哥等国外及台湾、香港的专家学者加入。杂志主要面向 CPB、心胸血管外科、麻醉、重症监护等相关专业人员;文章聚焦于 CPB、心血管病救治、危重症急救、ECLS、ECMO、战创伤救治,以及相关的基础实验研究等领域;经过近十几年卓有成效的工作,杂志已在"万方数据——数字化期刊群"、"首席医学网"全文上网;被"中国核心期刊(遴选)数据库""中国科技期刊数据库"、"中国学术期刊综合评价数据库"、以及"解放军医学图书馆数据库"收录,并进入"军队优秀医学期刊方阵"。2004 年 3 月被科技部信息所收录为"中国科技论文统计源期刊(中国科技核心期刊)"。表明了《中国体外循环杂志》的学术质量及规范编辑得到了专家、同行和社会的认可。杂志内容不断丰富,并得到了全国灌注师的踊跃投稿和交流经验,已成为学会学术交流的重要平台,每年发行量 6000 余册。

(三)其他接受体外循环内容的中国杂志

多年来,CPB 的学术交流是通过国内许多其他杂志,比如较常见的是《中华外科杂志》、《中国循环杂志》、《中华麻醉学杂志》、《中华胸心血管外科杂志》、《中华心血管病杂志》、《中华实验外科杂志》、《国外医学·麻醉学与复苏分册》、《临床麻醉学杂志》、《解放军医学杂志》、《心肺血管病杂志》、《病理生理学杂志》等。各省级医学杂志、大学校刊、护理学杂志也常有 CPB 论文发表。

(四)教材和专业书籍

CPB 作为一门较新的专业,起步较晚,我国 CPB 专业书籍从无到有,至今已出版 30 多本,数量虽然不多,但相对于一个只有几千人的小专业,在 CPB 的发展中意义重大(表 2-4)。同时也体现了体循人对专业知识孜孜不倦的追求和严谨的科学态度。

CPB 专业书籍的陆续出版,在不同时期介绍了国内外相关的新知识、新技术、新设备和新发展,受到广大灌注师及相关医护人员的欢迎。

表 2-4 目前已出版的部分体外循环书籍

序号	书名	主编(主译)	时间	书号 ISBN
1	体外循环和辅助循环	徐新根	1986	14288.99
2	体外循环的基础与临床	张玉玖、薛玉良	1987	14212.208
3	心肺转流(译)	徐凤翔	1988	7-5381-0561-1
4	心肺转流文集	郑国强	1988	753690375
5	体外循环灌注学	李佳春	1993	7-80020-324-7/R. 270
6	心血管麻醉及体外循环	胡小琴	1997	7-117-02794-0
7	体外循环手册	龙村	1997(1)	7-117-02641-3
			2005(2)	978-7-1170-7000-3
8	体外循环题集	龙村	1998	7-117-02901-3
9	体外循环研究与实践	龙村	2000	978-7-8103-4624-5
10	体外循环临床实践	龙村	2000	7-117-03834-9
11	体外循环学	龙村	2004	978-7-8015-7908-9
12	体外循环技术指导	龚庆成	2005	7-80194-674-X
13	体外循环热点聚焦	于军,邵金霞	2005	978-7-8107-2569-9

（续表）

序号	书名	主编(主译)	时间	书号 ISBN
14	心脏辅助循环	肖学均,罗征祥,张镜方	2006	7-117-07182-6
15	体外循环损伤与保护	董培青	2007	978-7-117-09158-9
16	ECMO 手册	龙村	2007	978-7-117-08341-6
17	体外循环原理与实践(译)	姚尚龙,龙村	2009	978-7-117-11310-6
18	小儿体外循环学	丁文祥,苏肇伉,朱德明	2009	978-7-5062-8571-1
19	体外循环灌注技术	曾因明	2009	978-7-117-10668-9
20	ECMO-体外膜肺氧合(第一版)	龙村	2010	978-7-117-13157-5
21	ECMO:危重病体外心肺支持(译)	李欣,王伟	2011	978-7-5111-0420-5
22	体外循环教程	黑飞龙	2011	978-7-117-14692-0
23	机械循环支持	黑飞龙,于坤	2013	978-7-5659-0612-1
24	阜外心血管体外循环手册	龙村,李景文	2013	978-7-117-16750-5
25	ECMO 实用手册	黄伟明	2014	978-7-117-18753-4
26	体外膜肺氧合培训手册(译)	赵举,金振晓	2015	978-7-117-20751-5
27	小儿体外循环手册	王伟,朱德明	2015	978-7-5100-8740-0
28	体外膜肺氧合临床实践 ECMO 临床实用指南	袁勇	2016	978-7-122-27044-3
29	ECMO:体外膜肺氧合(第二版)	龙村,侯晓彤,赵举	2016	978-7-117-22210-5
30	ECMO 应用及管理	郑蔚,张丽	2017	978-7-5349-8942-1
31	现代体外循环学	龙村,李欣,于坤	2017	978-7-117-24581-4
32	体外循环新进展	黄伟明,周成斌	2017	978-7-117-24845-7
33	阜外体外循环手册	龙村,李景文,高国栋	2017	978-7-117-25377-2
34	阜外心血管体外循环手册	龙村,李景文	2017	978-7-117-16750-5
35	辉煌甲子 追梦百年:中国体外循环 60 周年纪念集	中国生物医学工程学会体外循环分会	2018	978-7-117-27233-9
36	医用体外循环设备标准解读	颜林	2019	978-7-5668-2486-8
37	ECMO 手册	龙村,赵举	2019	978-7-117-27974-1
38	机械灌注与器官移植	霍枫	2020	978-7-122-36720-4

2009 年,学会建立了中国体外循环网站(网址 http://www.chinacpb.com/),可以通过网站了解学会有关 CPB 的临床、教学、科研情况,CPB 设备等最新动态和信息,以及学会举办的各种学术会议、培训班等活动的信息,增加了学会在社会的影响力。

（黄伟明）

参考文献

[1]龙村. 体外循环学[M]. 北京:人民军医出版社,2004:3-20.

[2]龙村,李欣,于坤. 现代体外循环学[M]. 北京:人民卫生出版社,2017:3-28.

第二篇　体外循环对各系统的损伤与保护

第三章

体外循环基本的生理与病理基础

第一节　概述

事物皆有两面,CPB 亦不例外。CPB 成功的心肺转流(图 3-1)使心脏大血管外科手术在全世界范围内蓬勃地开展,更是抢救了无数心肺功能衰竭的患者;但由于 CPB 管路的非生物表面及空气与血液直接接触、机械性损伤、控制性休克、低温、血液稀释等过程,均会对人体造成不同程度损伤,这些非生理过程会使人体产生相应的生理反射、促进循环中多种物质的激活或释放,使机体产生灌注失衡、炎性反应、终末器官损伤等影响。

一个典型的心肺转流回路包括一个带硬质静脉储血器的膜肺(图 3-1 中低位居中,某些膜肺还包括心内血回收储血器)、驱动装置(主泵)、静脉插管、动脉插管和管路。一些回路并不与膜肺相连接,像心脏停搏液的血源就是一个单独外部连接,一般连在氧合器的近动脉端。主泵可以是滚压泵或离心泵。心脏停搏液输送系统(右)是单向的,血液/晶体液相混合的类型。可通过控制冷-热交换器的水源温度来调节氧合器的冷热交换器和心脏停搏液输送系统的温度。气泡探测器的传感器可放在各种位置上:静脉储血器与主泵之间管道、主泵与膜式氧合器入口之间的管道、氧合器出口与动脉过滤器(此二者均无显示)以及在动脉过滤器出口的管道。单向阀可阻止血液逆向流动。(一些带离心泵的回路在泵后和动脉管道之间也加入一个单向阀)。其他安全设备包括:一个放置在麻醉挥发罐与氧合器的气体入口之间的气体流量计以及一个附着在硬质静脉储血器外部的液平面监测器(左侧)。箭头:表示血流方向;X,表示管道阻断钳放置的位置;P 和 T,压力和温度传感器。(引自专著 *Hensley's Practical Approach to Cardiothoracic Anesthesia*，2013,6th Edition. 本章作者有改动)

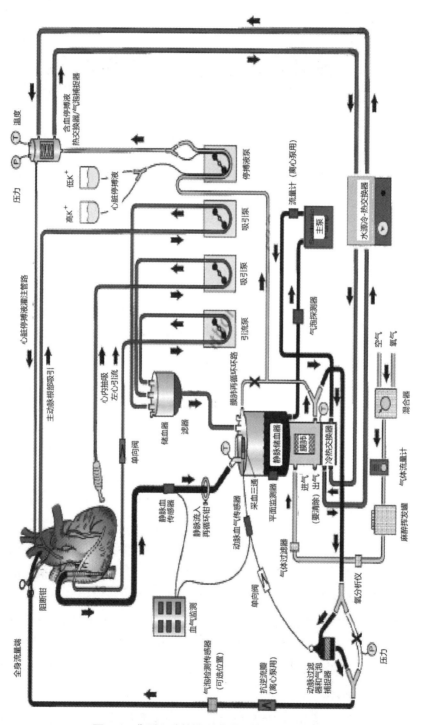

图 3-1 典型心肺转流回路详细的结构示意图

第二节 体外循环期间的循环改变

一、循环调控

CPB 的"心输出量"实际是泵流量,可以根据需要进行调节,但受到泵输出压力、静脉回流量、术中吸引量、管路及胸腔低处占用血量、血管扩张等限制。虽然体循环和静脉血压的调节部分依赖于患者的自主神经张力,但可以通过液体输注、增减静脉回流以及血管活性药物来调控。因此,CPB 期间的循环系统调控主要由灌注医师和麻醉医师来完成。全身血流、全身血压、静脉压的管理将在第五章和第十二章中讨论。

二、循环改变

(一)血流分布

除了总血流量外,灌注医师还必须考虑每个器官的血流量。研究表明,在体温正常及低温时,血容量减少可引起血流呈优势分布现象。即使"血流量正常",如成人 2.4 L/(min·m²)时,CPB 期间肌肉的血流量明显减少。随着血流量的逐渐减少,内脏、肾脏血流量依次减少,最终在血流量极度减少的情况下脑血流量也随之减少。

(二)CPB 期间的循环改变

1. 启动阶段

CPB 启动时,通常伴有全身血压的降低。一方面由于血管内血容量下降,另一方面由于非血制品预充引起血液稀释导致血液黏滞度降低、血液稀释导致循环中儿茶酚胺浓度下降、一过性低氧血症导致血管张力下降以及预充液中 pH、钙镁离子浓度降低等因素导致的全身血管阻力(systemic vascular resistance,SVR)下降。

2. 低温阶段

随着转流进行,体温降低、灌注心脏停搏液,尤其是停搏液中含有硝酸甘油、甘露醇时常伴有短暂的 SVR 和血压的降低;但是 SVR 也会逐渐变化,如果泵出的血流量保持稳定,SVR 会增大,这将使体循环压力有一个稳定的增加,表现为平均动脉压(mean artery pressure,MAP)逐渐升高,需加大扩血管药物的剂量。CPB 期间部分微循环系统关闭导致血管床的面积降低、低温后的血管收缩、儿茶酚胺、精氨酸血管加压素(Arginine vasopressin,AVP)、内皮素和血管紧张素Ⅱ的增加、血液黏滞度增加以及血细胞比容升高(使用了血液浓缩器、或尿量增加、或体液转移至组织间隙)都会使 SVR 增加。

3. 复温阶段

循环系统的反应多变,受麻醉药物、血管活性药物、患者血细胞比容、潜在的疾病以及其他因素影响。在复温的起始阶段,当温度从 25 ℃复温至 32 ℃时 SVR 和 MAP 逐渐增加,这种血管阻力的增加与血液黏滞度和儿茶酚胺增加、血液浓缩、细胞肿胀、肺内缩血管活性物质增加有关;然而当温度高于 32 ℃时 SVR 和 MAP 常常下降,这与复温后血液黏滞度降低、微循环逐渐开放、各器官血流量增加致血流重新分布等有关。当开放主动脉阻断钳心脏恢复再灌注时,SVR 和 MAP 下降的程度更明显也更持久。尽管有心脏停搏液以及低温的保护,但停跳的心脏在缺血期间仍有一定程度的代谢活性,消耗心肌能量储备,主动脉开放后导致冠脉扩张、显著地增加冠脉血流,引起动脉压下降。此外心脏再灌注时,蓄积的代谢产物从心脏中洗脱进入体循环,其中某些代谢产物,如最常见的腺苷,是强效的血管扩张剂,导致 SVR 的显著降低。所以我们常常见到,本来转流中血压很高的患者在开放升主动脉后 MAP 显著下降,尽管加大灌注流量也达不到未开放升主动脉前的血压。

(三)微循环改变和适当灌注

CPB 期间微循环也有很大的改变,组织灌注不一定充足。最常见的是 CPB 期间心排血量和动脉压都维持在"正常"水平的患者,术后乳酸水平增加、器官功能障碍,表明 CPB 期间组织灌注不充足。分析原因可能是微循环灌注不足,相关因素包括:由儿茶酚胺、血管紧张素、血管加压素、血栓素、内皮素分泌增加,和一氧化氮(nitric oxide,NO)释放减少引起的毛细血管前动脉括约肌收缩;组织间液增加(水肿);淋巴引流减少;失去搏动性血流;低温引起的毛细血管"淤滞";红细胞变形能力改变;全身炎症反应导致白细胞、血小板和纤维素在内皮细胞表面黏附聚集;主要由心内吸引产生的微血栓(气体、脂肪、细胞聚集)堵塞微血管。

我们建议使用血管扩张剂、采用搏动性灌注以及血液稀释技术将红血细胞比容稀释到 20%～30%、使用微栓过滤器或整合微栓过滤器的膜肺、尽量减少未经处理的心内引流血液直接进入 CPB 管路、使用吸附技术吸附炎性因子或代谢毒物、使用抗炎药物来处理。

(四)搏动性与非搏动性血流

尽管机器泵可以产生搏动性血流,但当前广泛应用的滚压泵或离心泵,一般都是产生非搏动性血流。血流搏动性消失是 CPB 引起的主要生理紊乱之一,非搏动灌注会刺激血管内皮,长期应用非搏动性灌注会使血管性假血友病因子(von willebrand factor,vWF)缺乏而导致粘膜出血倾向,特别是胃肠道出血。

理论上,搏动血流推定的优点在于将更多的能量传递到微循环,进而增加组织灌注,改善淋巴回流和促进细胞代谢;同时减少由于非搏动性血流对压力感受器、肾脏和血管内皮的神经内分泌不良反应(主要是血管收缩)。但由于产生搏动性血流的方法并不生理,所以临床研究的结果是有争议的。一篇最近基于循证医学的综述说明,根据目前所有数据还不足以确定是否推荐或者反对搏动性血流灌注的应用以减少 CPB 的并发症。与传统的非搏动性血流灌注相比,搏动性血流灌注的优点和必要性仍存在很大的争议。

第三节 充分灌注

一、如何定义充分灌注

CPB 期间的最佳灌注的定义尚未达成共识。若能够使患者生存下来且无器官功能障碍,则认为灌注是合格的。然而,最佳灌注的目标应该是心脏外科手术患者术后快速康复、较高的生活质量和较长的生存期。因此,CPB 期间的灌注应该达到以下目标:

(1)所有器官维持充足的氧供、血流量和灌注压。

(2)避免一些不良反应的过度激活,例如神经内分泌应激反应和炎症反应。

(3)减少微血栓和凝血系统功能紊乱

近年来关于充分灌注的理念得到了优化,学者们开始提出目标导向灌注(goal directed perfusion,GDP),即根据要达到的临床目标来设置灌注参数,保证机体充分灌注。目前现有的研究中 GDP 在减少成人心脏术后的急性肾损伤、谵妄等方面取得了成效(详见第八章),各个研究结果显示成人的最低氧供为 262~300 mL/(min·m²)。也有小儿心脏术后的急性肾损伤减少、乳酸水平降低的研究,还未形成规模,一般最低氧供为 340~360 mL/(min·m²)。除了监测全身的氧代谢指标指导灌注,目前的 GDP 研究还涉及了近红外光谱(near infrared spectroscopy,NIRS)监测局部组织氧饱和度、二氧化碳(carbon dioxide,CO_2)衍生参数预测无氧代谢、根据脑血流自动调节功能设置最佳血压、监测微循环及线粒体功能等方面,但缺乏各 GDP 标准的温度校正、各系统的非生理性过度激活或炎症反应的研究,国内也尚未引进 GDP 的监测仪器(国外已有 LivaNova CONNECT/GDP,EUROSET-LANDING,Spectrum M4 等品牌)。

二、充分灌注的监测指标

(一)流量

开机后一般在 30~60 s 内动脉流量逐步增加至接近患者正常心输出量的水平,成人约 2.2~2.4 L/(min·m²),这被称为"全流量"。此时左心室射血明显减少,中心静脉压降为 0 或负数。值得注意的是,若 CPB 管路中有减少微/气栓的分流、血液浓缩或超滤、血液吸附、心脏停搏液血路部分、膜肺三通抽血检验等人为造成的分流时,还有患者本身存在动脉导管未闭、主-肺动脉窗、长期透析患者的动-静脉瘘等病理分流时,要考虑补充部分流量。

(二)氧供

氧供(delivery of oxygen，DO_2)是评价充分灌注最重要的指标，计算公式为：

$$DO_2 = CaO_2_{(动脉血氧含量)} \times 有效灌注流量$$

[最低 DO_2 一般成人>270 mL/(min·m²)，小儿>360 mL/(min·m²)]

$$CaO_2{(单位mL/dL)} = 1.38_{(单位mL/g)} \times Hb_{(单位g/dL)} \times SaO_2{(单位\%)} + 0.031 \times PaO_2{(单位mmHg)}$$

血液稀释会使氧供一定程度地降低，但低温和肌肉放松可以减少氧耗，偏酸性的 pH 状态也会促进氧离曲线的右移更有利于机体对氧的利用。由公式所知，CPB 中可通过提高 Hb 值、提高氧浓度氧分压、降低氧流量使 CO_2 聚集而 pH 偏酸、加大灌注流量等方法来提高氧供，保证灌注的充分性。而在实际工作中，流量不可能无限加大，在氧供低于临界点时将发生组织缺氧和乳酸酸中毒。此时可以通过加入异体血、减少机体氧需(降温、放空心脏、肌松)等措施补充氧供能力或减少氧需。

(三)混合静脉血氧饱和度(saturation of mixed venous oxygen，SvO_2)

SvO_2 给一定氧需下是否存在合适氧供提供了充分的线索。通常，常温的 SvO_2 大于 75%，如低于 50% 可能有组织缺氧。当然，从静脉引流端测得的 SvO_2 是一个全身值，并不能排除局部的缺氧。因此，就算及时纠正了低的 SvO_2，正常或偏高的 SvO_2 也不能代表所有器官都得到了充分灌注。

(四)代谢和乳酸酸中毒

氧供不足导致的缺氧会引起乳酸增高的代谢性酸中毒。三通抽取的临时血气或术中连续的血气监测(如 CDI500)发现 pH 下降，HCO_3 降低、BE 增加，乳酸升高。

(五)脑氧饱和度监测(如 NIRS)

无创性地监测局部脑组织 2 cm 深度 4 cm 范围内的混合血氧饱和度，反应灵敏迅速，除了可以监测脑局部氧供是否充分外，还可用于预估全身氧供。因为脑血流的自动调节功能强于其他器官，脑氧下降表示其他组织的氧供也存在受损。其局限性为监测的深度和范围都比较有限，脑氧的监测满意并不代表全脑的氧供满意(比如小脑、脑桥等深部区域很难监测到)。

第四节　体外循环的温度改变

虽然近年来有常温 CPB 成功用于各类心脏大血管手术的研究报道，但低温 CPB 仍是主流。低温会导致血管收缩、微循环关闭；低温对血液黏滞度、体内各种生化酶的活性、血气等均有影响;低温也可引起包括低血糖或高血糖、高钾血症、代谢性酸中毒、血小板减少以及凝血功能障碍等多种效应。如果因手术需要降至深低温(16~20 ℃),复温后会引发一些生理变化(表 3-1)。

表 3-1　深低温的生理变化

出血倾向:血小板计数减少

　　　　　血小板脾脏隔离[*]

　　　　　循环中血小板的部分激活导致聚集和黏附

　　　　　凝血级联反应中酶促反应的减缓

　　　　　血管损伤导致纤维蛋白溶解增强

　　　　　组织因子活性受损

　　　　　体外循环的炎症反应

　　　　　缺血再灌注损伤进一步加重凝血障碍

　　　　　可能发生弥散性血管内凝血

心血管效应:心电图 PR 间期和 QRS 波群的延长

　　　　　　心率减慢

　　　　　　心输出量减少

　　　　　　降温和低温期间的血管收缩

　　　　　　复温和再灌注期间的血管舒张

高血糖:应激反应、糖皮质激素、儿茶酚胺类药物

代谢率的变化:低温期间代谢率和耗氧量降低,复温期间代谢率增加

药物代谢降低

麻醉药需求减少

氧-血红蛋白解离曲线左移,血红蛋白与氧的结合力增加

　　血小板脾脏隔离[*]　　指脾脏增大血小板被困于脾脏内,导致循环血内的血小板浓度下降,一般也伴有血红蛋白和血容量下降。

一、低温对心血管系统的影响

CPB 开机进入平稳后,一般会降温,虽然人体有调节体温的自主机制,但这种生理反应能力有限。血温下降导致皮肤毛细血管收缩,皮肤血流减少,减少体内热量丢失;组织新陈代谢降低、神经活动和心电活动部分抑制,可发生心律失常(因为低温导致通过钾通道的脉冲传导减慢,心电图可表现为所有间期延长,包括 RR、PR、ORS 和 QT 间期)。体内的大血管主要表现为收缩反应,血压升高;肺动脉压上升和肺血管阻力加大,脑血流自动调节功能可被低温减弱或破坏。

二、低温对血液黏滞度的影响

低温以增加血液黏滞度为主,主要由红细胞变形能力降低引起,但低温导致的血小板活性物质释放减少、凝血功能下降、纤溶激活作用也可以降低血液黏滞度(作用次于红细胞)。有意思的是,法-林效应(Fahraeus-Lindquist effect)告诉我们在直径≤300 μm 的小血管中红细胞的变形能力又会增强,故小血管的血液黏滞度小于大血管,用以维持各

器官足够的血流和氧供。在当今实践中,CPB 期间 Hct 被稀释到 20％～30％(由于无血预充液的使用)。尽管血液稀释降低血液携氧能力,但血液黏滞度降低改善了微循环,所以氧供可能反而增加。实验数据表明低温期间如果 Hct 和体温匹配,血液黏滞度仍可维持恒定。然而低温 CPB 期间最佳的血液稀释程度仍无定论。近来的研究已经证实 CPB 中过度的血液稀释(血细胞比容低于 20％～24％,取决于具体的研究)与并发症发生率、死亡率有一定的关系。在低温 CPB 期间,灌注医师应该尽量避免过高的 Hct(增加血液黏滞度和减少微循环血流)和过低的 Hct(氧含量不足)。CPB 转流过程中,血液黏滞度一般为 1～3 mPa·s,温度由 37 ℃降至 27 ℃,血细胞比容越低,血液黏滞度增加越少,并且与流量关系不大(表 3-2)。

表 3-2　血液黏滞度(η)与压力阶差(ΔP)的测量

	Q	Hemotocrit	37 ℃	35 ℃	33 ℃	31 ℃	29 ℃	27 ℃
η_e(mPa·s)		21.8％	1.80	1.86	1.87	1.92	1.96	1.98
		31.0％	2.36	2.41	2.47	2.54	2.57	2.68
		39.8％	3.46	3.59	3.71	3.83	3.93	4.03
ΔP(mmHg)	at 2 L/min	21.8％	26	28	29	30	31	32
		31.0％	36	37	38	40	41	43
		39.8％	56	59	61	63	64	65
	at 4 L/min	21.8％	63	66	68	71	74	76
		31.0％	84	87	90	93	95	98
		39.8％	119	124	128	132	135	139
η_e(mPa·s)	at 2 L/min	21.8％	1.77	1.86	1.91	1.95	2	2.05
		31％	2.25	2.3	2.35	2.46	2.51	2.62
		39.8％	3.36	3.55	3.67	3.87	3.93	4
	at 4 L/min	21.8％	1.74	1.84	1.85	1.92	1.99	2.03
		31％	2.23	2.31	2.39	2.47	2.53	2.62
		39.8％	3.32	3.52	3.69	3.88	4.01	4.22

　　η,血液黏滞度测量值;ΔP,氧和器压力阶差(Terumo FX15 膜肺入口与出口压力之差);Q,流量;η_e,血液黏滞度公式计算值(引自 Shigeyuki O, Zu S, Satoshi M, et al. A novel blood viscosity estimation method based on pressure-flow characteristics of an oxygenator during cardiopulmonary bypass. Artificial Organs. 2016;1-5.)

三、低温对生化反应的影响

　　Q_{10}在化学反应中用于衡量温度每增加 10 ℃化学反应速率的改变。对于人体组织,Q_{10}大约为 2,也就是体温每降低 10 ℃,化学反应速率(即代谢率或氧耗量)大约降低一半。体温每降低 1 ℃,脑氧代谢率(cerebral metabolic rate of oxygen,CMRO₂)降低约 7％。低体温亦可降低颅内压。由于凝血级联反应中酶的作用减弱,低温影响血凝块形成和血小板功能。值得注意的是,并不是温度无限下降,代谢率就会无限下降,15 ℃以下

似乎不会再降低 $CMRO_2$，23 ℃以下的深低温或 37 ℃常温 CPB 的全身炎症反应均比 26～28 ℃的中低温要高。

四、低温时的血气改变

(一)氧-血红蛋白解离曲线变化

随着温度降低，血红蛋白与氧亲和力升高(氧-血红蛋白解离曲线左移)。从血红蛋白中释放出相等量的氧只需要更低的组织氧分压。

(二)氧气(O_2)和 CO_2 溶解度的改变

随着温度降低，气体更容易溶解在液体中。对于某个给定的气体分压，低温时有更多的气体将溶解在血浆中。这对 CO_2 更明显，因为在任何温度下 CO_2 在血浆中的溶解度都较高。氧的溶解增加部分抵消了氧-血红蛋白解离曲线左移。

(三)水的中性度

中性水是指[H^+]与[OH^-]相同。37 ℃时，中性水的 pH 是 6.8;25 ℃时，中性水的 pH 是 7.0。温度每下降 1 ℃，中性水 pH 以线性方式增加 0.017 单位，这影响了 CPB 期间 pH 和二氧化碳分压($PaCO_2$)的优化管理。

(四)CPB 期间血气测量和管理的不同策略

目前主要为 α 稳态和 pH 稳态管理模式。血温降低时随着气体溶解度增加，而 CO_2 比其他气体溶解更多，所以血中 $PaCO_2$ 降低，动脉血 pH 升高，产生表观上的呼吸性碱中毒。而 α 稳态和 pH 稳态的区别就在于是否进行温度校正。

1. α 稳态不添加外源性 CO_2，维持 37 ℃时 pH=7.40，$PaCO_2$=40 mmHg，故读取血气结果时无需温度校正，pH、$PaCO_2$ 和 PaO_2 直接取 37 度时的结果即可。举个例子(此例暂不考虑血流经过组织时发生了耗氧和产生 $PaCO_2$)，离开心脏的动脉血温度为 37 度，pH7.40，$PaCO_2$ 为 40 mmHg；当同样的血流过运动时的骨骼肌时，周围的温度可能达 40 ℃，则此时 pH 约 7.35，$PaCO_2$ 会大于 40 mmHg；当血流经暴露在外的皮肤时，寒冷天气可能只有 20 ℃，则此时 pH 会达到 7.65，$PaCO_2$ 会有相应比例下降。换句话说，在密闭的注射器内，动脉血标本的 $PaCO_2$ 直接随温度降低而降低(因为总 CO_2 含量不变，温度降低气体溶解增加)，pH 随温度降低而升高。所以床旁没有血气监测的单位，注射器在外放置过久得到的血气结果要考虑温度偏差问题(图 3-2)。

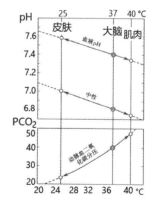

图 3-2　皮温 25℃、脑温 37℃、运动肌肉 41℃时血液内 pH 和 $PaCO_2$ 的变化

中性水与血液 pH 的变化相平行。(引自姚尚龙，龙村主译. 体外循环原理与实践，2009，人民卫生出版社.)

α 稳态理论的关键在于保持细胞正常的跨膜 pH 梯度，在此策略中蛋白的静电荷(解离形式)在温度改变时保持不变。α 稳态主要由体内组氨酸咪唑基团的缓冲能力完成。未质子化的组氨酸咪唑基团与 H^+ 的比值在化学中被称为 α,它是恒定的,总 CO_2 也是恒定的,pH 随温度变化而变化,这样大量呼吸酶如乳酸脱氢酶、Na^+-K^+-ATP 酶、乙酰 CoA 羧化酶、脂肪酸合成酶、NADH(还原型烟酰胺腺嘌呤二核苷酸)、细胞色素 C 还原酶、琥珀酸细胞色素 C 还原酶等都表现出随温度变化而最适宜的催化功能。

2. pH 稳态即追求稳定的 pH,一般是添加外源性 CO_2 保持温度校正后血样本的 pH=7.40,$PaCO_2$=40 mmHg,故读取血气结果时,根据当时低温的值来调整通气。显然,降温阶段若采用 pH 稳态,要维持 $PaCO_2$ 40 mmHg 必须增加 CO_2,这样细胞内外 $[H^+]$ 与 $[OH^-]$ 的比值会改变,总 CO_2 储存会上升。CO_2 有强烈地扩张脑血管的作用,可以增加脑血流。在成人的一般降温手术中,α 稳态都较 pH 稳态体现出了神经系统预后更好的优势;但 pH 稳态在小儿的深低温停循环手术、体肺动脉侧支循环(脑血流可能受损)的小儿手术中意义更大,因为 pH 稳态可增加脑血流、加快全脑的冷却、使深部脑组织获得更多血流量、降低脑氧耗。

五、低温后的复温不恰当

手术期间温度降得过低的风险之一为复温过度,尚无普遍公认的定义,一般指手术后鼻咽温大于 37.0 ℃,也有定义为术后 24 h 内核心温度高于 38.5 ℃ 的报道。复温过度的危害主要体现在兴奋性氨基酸分泌过多造成缺血性神经功能损伤,表现为术后 6 w 内的认知功能障碍,增加脑梗死的面积、增加卒中发生率或更差的预后。虽然恶性高热罕见,但心脏手术的大部分恶性高热病例发生于 CPB 停机后的较短时间内,少量发生在 CPB 转流中,因为体温低于 35 ℃ 不太可能发生恶性高热。

复温的速度可能也是影响神经系统预后的影响因素之一。在一个包含 658 例成人患者、因意外低温至 24.5 ℃ 而用体外生命支持手段复温的研究中,≤5 ℃/h 的复温速度比快于这个速度的另一组预后较好。另一个包含 100 例 2.5 kg 以下新生儿复温的 RCT 研究中,5.05 ℃/h 的复温速度与 0.71 ℃/h 的复温速度相比有相似的临床结局。大鼠动物实验中,90 min 把体温从 19 ℃ 复温到 35 ℃,与 45 min 快速复温比较,速度慢的一组海马区炎性因子分泌更少、脑血流较多而脑水肿较轻。

第五节　体外循环的全身影响

一、体外循环造成全身不良反应的可能原因

CPB 触发了"爆发式"非生理反应(图 3-3),可能会导致或促成组织器官的损伤,程度轻时可无任何临床症状,仅表现为实验室检验结果轻度异常或与术前相比有变化;程度

重时可导致并发症发生。CPB 促成和导致全身不良反应发生的原因主要有以下几个方面：1. 血液——血液暴露于管路、空气等异物表面，血液稀释，限制性贫血，COP 降低，凝血系统激活，促炎和抑炎因子释放、补体等炎症激活，高氧血症；2. 术中出血或再回输、异体血制品输注；3. 温度——主动或被动降温、主动复温引起的温度改变；4. 微栓——气体、脂肪颗粒、小血栓、微粒状物质等；5. 血流动力学改变：搏动性灌注变为平流灌注，异常流速、异常的动脉压、静脉压；6. 缺血再灌注：主要是心、肺，涉及深低温停循环的主要有肾、胃肠道、下肢肢体等。

二、CPB 对血液的影响

(一)CPB 对血小板、凝血、纤溶系统的影响

1. 血小板

CPB 后对血小板的影响主要是两个方面：仅用血液稀释无法解释的血小板数量下降；血小板早期和/或晚期的功能(黏附和聚集)缺陷。临床上可无任何症状，严重时可表现为出血、栓塞、炎症。

(1)临床上表现为血小板数量低于正常的原因：除血液稀释外，术中术后或管路中无法回收的失血；自体血回收后只留下了红细胞而无血小板等其他成分；体外膜肺、管路等生物材料表面吸附纤维蛋白原，血小板表面受体 GP Ⅱ b Ⅲ 3a(α Ⅱ bβ3 受体)可与其粘连；CPB 中负压吸引、泵碾压等的机械性破坏；CPB 中抗凝不充分造成体内或管路中的微血栓形成对血小板的消耗；CPB 中的气体、脂质颗粒等微栓被蛋白和血小板包被形成了聚合体被微栓滤器等清除；CPB 术后发生的肝素诱导性血小板减少症；CPB 术后发生脾肺等器官隔离：如鱼精蛋白激活血小板使之暂时隔离于肺脏，术后大量血小板聚集于脾脏内造成脾脏隔离而血循环中数量下降。

(2)血小板功能缺陷表现为临床的出血倾向或栓塞。

表现为出血倾向的原因有：术前停药时间不够造成的阿司匹林、氯吡格雷等抗血小板聚集药物影响血小板功能；肾上腺素、腺苷二磷酸、凝血酶、胶原等引起血小板聚集反应下降；受损血小板介导的血凝块破碎；血小板破碎、膜受体丢失；幼稚血小板(功能最强)的选择性丢失；补体、纤溶酶介导的血小板黏附/聚集功能下降；在可溶性凝血中与其他活性因子生成复合物后失去了表达表面受体的能力；低于 33 ℃黏附和聚集功能明显下降，33～37 ℃的浅低温仅黏附能力下降；缺血再灌注造成的反应性氧簇(reactive oxygen species，ROS)增多使血小板表面受体脱落、聚集功能受损。

表现为栓塞的可能原因：CPB 期间 GPⅣ(Glycoprotein Ⅳ，指糖蛋白Ⅳ，血小板表面受体之一，能结合血栓反应蛋白和胶原蛋白)的上调增加血小板凝血酶反应蛋白结合，增强血小板聚集；血小板 a 颗粒含有凝血酶反应蛋白，激活时分泌，与血小板表面结合，促进血小板活化聚合；血小板也与单核细胞相互作用，受刺激的单核细胞表达 CD11b，其结合凝血因子-Ⅹ并激活凝血级联；P-选择素诱导单核细胞表达组织因子，更容易血栓形成。

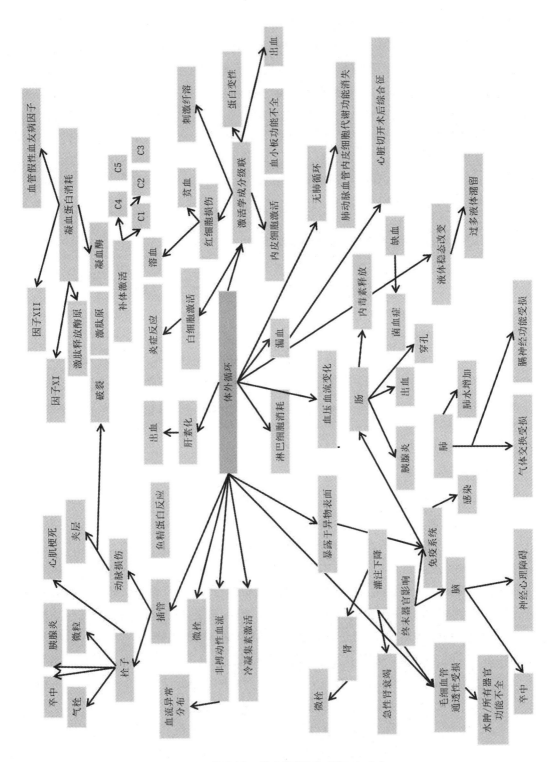

图 3-3　体外循环触发的"爆发式"不良反应

（引自 Eleferiades J A. Mini-CABG. A step forward or backward? The "pro" point of view. J Cardiothorac Vasc Anesth. 1997;11:661. 本章作者翻译）

2. 凝血系统

(1)凝血级联反应　CPB 会启动凝血级联反应引发凝血障碍:接触途径主要是血液与管路异物表面接触激活Ⅻ因子形成酶复合物;细胞途径主要是激活组织因子(tissue factor,TF)-Ⅶ因子途径,形成内源性和外源性Ⅹ因子酶复合物,两种途径均提高循环中凝血酶及抗凝血酶复合物水平。使用液体预充的 CPB 初始阶段,所有的凝血因子及凝血抑制因子浓度约下降 30%～40%;而凝血酶和纤维蛋白随着接触系统激活,在转机 5 min 左右时迅速增加,随后以一个相对下降、稳定的速度分泌。随着转流时间延长,各凝血因子的变化水平不会完全一致,因子Ⅱ、因子Ⅹ、凝血酶功能等可降低至 50%,而因子Ⅷ基本无变化(若因肺损伤行体外膜肺氧合支持 24 h 后因子Ⅷ亦可显著下降,显示其是急性期的促炎因子)。在缺血再灌注后、或鱼精蛋白中和后,凝血酶和纤维蛋白又会有一个快速上升期。

(2)凝血酶活性降低　低于 33 ℃所有凝血酶的活性下降。

(3)抗凝药物　CPB 前使用的高剂量肝素能促进抗凝血酶Ⅲ与因子Ⅱ、因子Ⅹ结合生成复合物阻止血循环中的因子Ⅱ、因子Ⅹ活化,阻断凝血级联反应的最后阶段,但无法抑制凝血酶的生成。约 20%～50% 的 CPB 手术抗凝血酶Ⅲ水平偏低,易造成肝素耐药(发生率为 4%～26%)、活化凝血时间(activated coagulation time,ACT)不达标等。

(3)补体　CPB 也会激活补体系统,激活后产生的裂解产物和过敏毒素释放入血循环中,增加 TF、选择素、vWF、弹性蛋白酶等,主要以改变因子Ⅺ、因子Ⅻ的水平来与凝血系统发生复杂的交互作用,可增加毛细血管渗漏、导致肺水肿等。

3. 纤溶系统

CPB 初始阶段组织纤溶酶原激活物 t-PA 水平升高 6 倍,诱导促纤溶介质的成百倍增加,但其拮抗剂 PAI-1 即使到 CPB 结束也不会增加,所以整个转流期间机体是一种高纤溶状态。一般 PAI-1 要 CPB 结束后 2 h 才开始升高。另温度低于 33 ℃纤溶系统激活。从机制上来说,t-PA 作用于纤溶酶原形成纤溶酶(负责纤溶的丝氨酸蛋白酶),纤溶酶切割关键的凝血蛋白,如纤维蛋白和纤维蛋白原,导致纤维连接蛋白、vWF 等关键蛋白的水解。当纤维蛋白增多,相互之间形成纤维蛋白交联时也促进 D-二聚体、纤维蛋白降解产物的增加促进纤溶。

另外,CPB 造成的白细胞激活释放的氧自由基、弹力蛋白酶、组织蛋白酶 G 等能降解纤维蛋白,导致新形成的血凝块不稳定。

(二)CPB 对各细胞成分和蛋白的影响

1. 红细胞

(1)转流期间红细胞暴露于非生理表面、机械挤压、负压吸引、流体剪切力、体外管路气液界面增大等均可造成红细胞机械性地破坏,溶血增加。红细胞裂解时,产生的游离血红蛋白与血浆中的结合珠蛋白(又称触珠蛋白)结合,形成分子量较大的复合物,阻止血红蛋白从肾小球滤过,避免游离血红蛋白对肾小管的损害。复合物形成后也能被单核、巨噬细胞识别吞噬,从而降低了游离血红蛋白。当游离血红蛋白生成的数量超过珠蛋白的结合能力,游离血红蛋白浓度增加,肾开始滤过血红蛋白导致血红蛋白尿。一般来说,转流中红细胞破坏的最主要原因是术中的吸引,所以无论左心引流、心外右心吸引还是血液回收器、负压辅助引流等的负压吸引,只要能产生作用,负压应尽量调小。(2)转流时红细胞的变形能力减弱,更僵硬,可能影响微循环血流,并更易溶血。

2. 白细胞

CPB 主要影响 N,激活后释放弹性蛋白酶、L-选择素促进与内皮细胞的黏附,迁移至受损组织、表面脱颗粒和胞吞,造成转流早期的白细胞减少。复温后,循环中的 N 增加主要由肺循环中的 N 释放和骨髓幼稚细胞释放引起。

CPB 对白细胞宿主防御功能的影响存在争议。有研究表明,N 对趋化性和聚集性刺激的反应降低,表示防御机制受损。然而也有其他研究发现在 CPB 后的 3 d 内,其杀菌活性可增加。

3. 血浆蛋白和胶体渗透压(colloid osmotic pressure,COP)

血浆中的蛋白在暴露接触于气液界面时可发生变性,导致蛋白结构的改变、溶解度改变、酶功能改变,其他细胞如红细胞和血小板也会变形,加上蛋白变性、脂质释放入血等一起聚集,在毛细血管造成微循环栓塞。

如果 CPB 预充未加胶体,血液被稀释的同时,COP 和血浆蛋白的浓度也将降低。然而是否需要在预充液中使用白蛋白或人工胶体(如明胶、淀粉)来避免 COP 的下降仍存在争议。成人正常的 COP 大约 25 mmHg,一般来说在 CPB 术中维持大于 17 mmHg 时不会造成不良临床后果,而维持 28 mmHg 过度使用人工胶体反而对凝血功能有害。2岁以下的小儿正常 COP 低于成人,CPB 术中也应相应降低(14~17 mmHg),然而 CPB 中最佳的 COP 没有定论。

三、液体平衡和组织间液聚集

(一)CPB 引起组织间液聚集的因素

CPB 通过激活全身炎症反应以及间断的器官缺血再灌注,导致糖萼层的破坏及内皮细胞的损伤,使毛细血管膜通透性增加;无血晶体预充液的使用,导致血浆 COP 下降;不充分的静脉引流可增加毛细血管静水压;而病人制动、非搏动性血流、以及胸腔内负压的丧失可阻碍淋巴的回流。上述几个因素均使液体在组织间隙聚集,可能引起器官损伤。

(二)血管内外的液体平衡

1. 常用公式

目前对维持血管内外液体平衡的理解主要是修正后的 Starling 公式:对于连续的内皮细胞,单位面积(A, area)的滤过(F, filtration)速率 $F/A = C_H \times [(P_{HV} - P_{HI}) - \sigma \times (\pi_{ov} - $

π_{og})],C_H 是一个常数,表示水力传导率,又叫渗透系数;($P_{HV}-P_{HI}$)指血管壁和组织间隙的静水压差;σ 反映半透膜的特性取值在 0～1 之间;($\pi_{ou}-\pi_{og}$)反映的是血管壁和糖萼层的渗透压差。

2. 新理念

在发现了糖萼层对液体平衡的重要性后,人们对血管内外的液体平衡有了一些新的理解,用这些新理念来指导补液更符合临床实际:(1)血管内容量包括糖萼容量、血浆容量和细胞成分。(2)窦状组织(骨髓、脾脏和肝脏)有不连续的毛细血管及其分支,间质液(interstitial fluid,ISF)本质上是血浆容量的一部分。(3)开窗(有孔)的毛细血管如肾小球、组织中的隔膜开窗毛细血管(内分泌、脉络丛、肠黏膜等),组织独立供应液体到间质,可以维持 ISF 到血浆的吸收。(4)连续毛细血管显示"无吸收"(图 3-4)。(5)内皮细胞的糖萼对蛋白质是半透膜性质的,蛋白质在糖萼下微区的浓度随经内皮滤过而变化;而糖萼对水和电解质是可以自由通过的。(6)重要的 Starling 力是跨内皮压差和跨连续糖萼的血浆-糖萼下 COP 差。(7)经动脉和毛细血管滤过、而经静脉端吸收回循环的液体实际上较少(老的 Starling 定律),大多数靠淋巴吸收回循环。

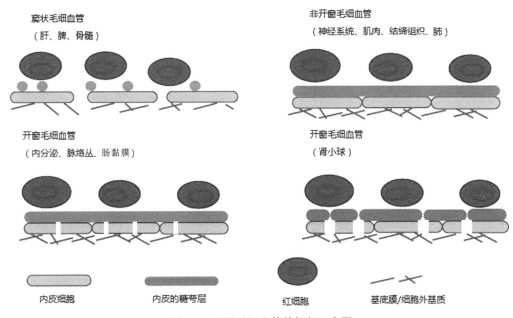

图 3-4 不同毛细血管的解剖示意图

提高血浆 COP 可降低经内皮的滤过,但不会导致 ISF 的持续吸收。在低于正常毛细血管压力时,滤过接近零。突然失血后的自动输血是一种暂时的、有限的现象,仅限于大约 500 mL。在超过正常毛细管压力下,当 COP 差最大时,滤过与经内皮压差成正比。输入的胶体液最初通过血浆容量分布,而输入的等渗盐溶液通过血管内容量分布。超正常毛细血管压力时,输入胶体溶液可保持血浆 COP,提高毛细血管压力,增加滤过;在超正常毛细血管压力下,输等渗盐溶液也会增加毛细血管压力,但它降低 COP,因此比相同容量的胶体更增加滤过。在低于正常毛细血管压力下,输胶体溶液增加血浆容量,输等渗盐溶液增加血管内容量,但在这两种情况下滤过都接近于零。

所以,完整糖萼层的存在给糖萼和内皮细胞之间造成了一个无蛋白质的狭窄空间,无论内皮细胞是不是属于"有孔型",都可以有效地避免过多蛋白质进入组织间隙,不会造成组织水肿。当机体容量负荷足够、COP 正常时,再输入胶体只会增加蛋白质从糖萼层滤过到糖萼与内皮细胞之间,血管内仍维持一个正常的 COP;而糖萼层一旦被破坏,输入再多的胶体也无法将组织间隙中的液体拉回血管内,因为蛋白质将迅速进入组织间隙。研究表明,预充液中加入一定量的白蛋白有助于保护糖萼层,降低炎症反应程度,减少氧自由基、心房利钠肽的释放,也有利于保护糖萼层。

四、炎症

CPB 的非生理性过程引起全身炎症反应,其表现形式多样,从循环中促炎因子升高无任何临床表现,到轻微炎症表现(发热、白细胞增多)、然后到典型的临床体征(心动过速、心输出量增加、体循环阻力降低、氧耗增加、毛细血管通透性增加)等,再到显著的器官功能障碍(心、肾、肺、胃肠道、肝、中枢神经系统),甚至多器官功能不全综合征,直至死亡。当然,手术创伤、侵入性监测(置入漂浮导管、有创血压监测等)、异体输血等也引起炎症反应,但 CPB 加重这一反应。

(一)CPB 激活炎症的几个机制

CPB 激活的炎症反应分为早期和晚期两个关键阶段。早期主要指血液与非内皮的异物管路表面接触激活的结果,晚期主要指缺血-再灌注损伤和内毒素血症引起的结果。这两个过程所涉及的成分和机制有不同但也有交叉(图 3-5)。

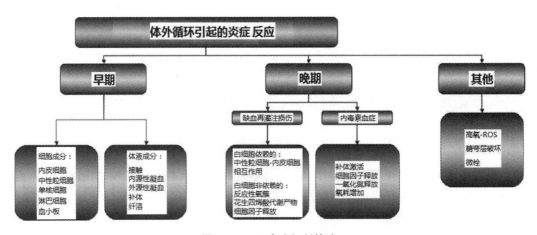

图 3-5 CPB 炎症机制简述

1. 早期

CPB 人工材料与血液接触,Ⅻ因子接触激活缓激肽和补体系统,后两者会促使 NO、肿瘤坏死因子、白介素等促炎(如 IL-1β、IL-6)和抗炎因子(IL-10)的释放。接触系统激活也会激活内源性和外源性凝血系统,产生大量凝血酶;凝血酶促进内皮细胞和血小板释放 E-选择素、P-选择素等进一步促进 N 的黏附和激活,进而 N 释放各种促炎介质。血小板激活后释放的血小板颗粒中也含有趋化因子、促炎细胞因子、蛋白酶、黏附分子等促炎成分。补体产物和白介素又会反过来作用于内皮细胞,内皮细胞损伤暴露组织因子、与激活的Ⅶ因子进一步激活凝血和纤溶系统,内皮细胞释放黏附分子吸引白细胞,进一步放大炎症级联。

2. 晚期

(1)缺血再灌注损伤 组织缺氧缺血一段时间后,氧和营养物质缺乏、代谢产物堆积,在复灌氧供恢复后导致大量氧自由基、ROS 形成,缺血细胞释放大量促炎因子、线粒体、细胞膜损伤,造成内皮细胞、白细胞等进一步激活和损伤,毛细血管通透性增高、组织水肿、白细胞增多、凝血功能障碍、终末器官损伤等。

(2)内毒素血症 CPB 中的内毒素有很多来源,一般认为肠道菌群移位为其主要来源。CPB 转中内脏血管收缩,导致肠黏膜缺血,被认为会导致微生物活力改变和肠道通透性升高。内毒素激活补体刺激促炎细胞因子和 NO 的释放,并增加术后组织耗氧量。

(3)其他:高氧导致的 ROS 增多、内皮糖萼层损伤导致的组织水肿、微气栓激活补体等等。高氧指 CPB 中维持的动脉血氧分压(PaO₂)高于生理正常值。研究表明 PaO₂ 高于 400 mmHg 显著增加 ROS 造成类似于再灌注损伤的炎症反应;但目前 CPB 中使用的膜式氧合器膜面积显著小于生理性肺的气体交换面积,气体交换的不充分导致动脉血氧饱和度无法达到 100%,需要提高 PaO₂ 大于 150 mmHg 来代偿,所以转流中一般 PaO₂ 维持在 150~250 mmHg(仅临床经验,并无依据)。COP 过低时内皮糖萼层脱落,血循环中降解产物 syndecan-1 和硫酸乙酰肝素增加,使促炎和抗炎的细胞因子分泌均增加。CPB 中产生的气体微栓等成分进入血循环后被认为是一种异物,表面包裹蛋白质造成体积增大,气体无法溶解,白细胞聚集于微栓周围、补体激活产生组胺等促进炎性反应。

3. 代偿性的抗炎反应综合征(compensatory anti-inflammatory response syndrome,CARS)

与其他生理过程一样,炎症反应有其对立的自身调节系统,可起到降低炎症反应程度的作用,以白细胞释放抗炎的 IL-10 增加为特点。除此之外,CARS 还表现为免疫细胞的抗原递呈能力下调、对不良刺激的反应程度下降。这个可以通过测量单核细胞表面人类白细胞抗原 D 相关(human leukocyte antigen-antigen D related,HLA-DR)减少的程度来量化。有多个研究发现单核细胞的 HLA-DR 阳性率低于 30% 时(正常高于 90%),继发感染和重症导致的死亡风险增加。能维持促炎与抗炎的平衡被视为 CPB 术后免疫调节的最佳目标。

(二)炎症蔓延的因素

一旦炎症反应被触发,接触系统、免疫系统、凝血及纤溶系统、各种细胞成分均被激

活,使炎症反应蔓延。这些成分包括:

(1)补体 血液暴露于异物表面、胃肠道释放的内毒素、肝素-鱼精蛋白复合物激活都可使补体系统激活,导致多种物质(如 C3a,C3b,和 C5a)释放,进而导致细胞因子、白三烯产生增加,毛细血管渗透性增加,白细胞黏附于内皮细胞。

(2)细胞因子 指由单核细胞、巨噬细胞、淋巴细胞和内皮细胞等细胞激活后释放的小分子,有促炎和抗炎作用。

(3)NO 产生增加,引起血管扩张、血管通透性增加,导致潜在的终末器官功能障碍。

(4)白三烯 强效的血管收缩物质。

(5)血小板活化因子(platelet activatied factor,PAF) 由血小板释放,可促进凝血激活和炎症反应。

(6)组织因子 在很多细胞特别是内皮细胞中表达,可启动凝血和细胞因子的释放。

(7)激肽酶-缓激肽系统 增强炎症反应,增加血管通透性。

(8)金属基质蛋白酶(胶原酶、凝胶酶) 在 CPB 后升高。由激活的 N 释放,可溶解细胞膜基底的胶原。同时促进 N 迁移到组织中,扩大炎症反应和器官损伤。

(9)内皮素 内皮细胞产生的一种强效血管收缩物质。

(10)凝血-纤溶级联反应 与炎症反应密切交叉,也能被心脏手术和 CPB 激活,引起出血和血栓栓塞并发症。

(11)内皮细胞 参与多种病理生理过程,在调节血管张力、细胞膜通透性、凝血和血栓形成、纤溶以及炎症反应中起着重要的作用。它通过表达黏附因子吸引、诱导白细胞到炎症区域。由于 CPB 存在缺血再灌注、暴露于异物表面、外科手术操作、血流动力学剪切力改变等原因,引起内皮细胞广泛激活和功能障碍。黏附分子的表达介导 N 与内皮细胞结合并转移至组织间隙,结果导致 N 脱颗粒,加重内皮细胞屏障功能的损伤,进一步导致毛细血管渗漏引起组织水肿。

(12)N、单核细胞、巨噬细胞和淋巴细胞 激活的内皮细胞和 N 相互作用,通过微血管阻塞和释放毒性代谢产物、酶,引起组织损伤和终末器官功能障碍。CPB 后 B 和 T 淋巴细胞数量减少且功能下降,引起患者术后免疫抑制并增加感染风险。

(13)血小板 通过产生并释放白三烯、血清素、趋化因子、PF4 和其他物质,血小板可促进参与炎症反应。

为了阻止炎症反应过度,CPB 的优化管理措施,如膜肺或管路表面生物相容性涂层、白细胞过滤、超滤和/或吸附等血液净化技术、使用小型化及变径化或缩短的管路、吸引或心内引流血不直接入血循环、减少器官缺血再灌注、均匀复温、减少 CPB 时间等可以减少某些促炎产物的产生,但单一措施都没有发现明显的临床益处。而一些避免 CPB(如不停跳冠脉搭桥、介入方式放置人工瓣膜或封堵器等)手术的临床研究,能否减少全身炎症反应综合征(systemic inflammatory response syndrome,SIRS)发生率一直存在争议。

(三)炎症反应的结果

由于 CPB 理论和技术的进步,CPB 引起的术后 SIRS 发生率并不高,报道在 2%~10%,仅占心外科术后 SIRS 的 30%左右,术后 SIRS 还与手术创伤本身、药物及手术管理等其他因素有关。大多数患者仅表现为术后短时间的促炎及抗炎因子升高,有些患者可有血管损伤、组织水肿、发热、小的器官梗死灶/出血灶等表现,严重的少数患者可能发生凝血障碍和弥散性血管内凝血、感染或休克、终末器官损伤,多器官功能不全甚至死亡。CPB 相关炎症反应的表现个体差异相当大,影响因素可能包括患者术前的状况、手术类型及复杂程度以及最重要的可能因素——潜在的遗传多态性。

(四)减轻 CPB 炎症的几个方法

1. 优化 CPB 管理

(1)避免 CPB 或采用密闭式 CPB、或尽量减少 CPB 转流时间;(2)减少早期的接触反应:膜肺或管路表面生物相容性涂层、使用小型化变径化或缩短的管路、密闭式软性储血罐减少气血接触;(3)减少炎性产物释放:术中吸引或心内引流血不直接入血循环、减少器官缺血再灌注、均匀复温、避免深低温或复温过度、减少异体血制品输注、自体血预充或自体血分离回输、搏动性灌注、目标导向灌注避免流量过高或过低;(4)增加炎性产物的祛除:白细胞过滤、超滤和/或吸附等血液净化技术、吸引或回收血的丢弃等。

2. 药物

(1)糖皮质激素:通过调节基因表达来抑制促炎反应、放大代偿型抗炎反应。目前证据显示在成人心脏手术中糖皮质激素不降低死亡和重要器官损伤发生风险。(2)抗凝药物:抑制凝血和纤溶的激活可以减少血栓形成、减轻炎症反应,但过多使用会增加术后出血。肝素涂层的 CPB 管路在一些研究中可以减少炎性介质的释放;比伐卢定、阿加曲班等抗凝药已被用于对肝素过敏或发生过肝素诱导性血小板减少的 CPB 病例中;新一代因子Ⅻ和因子Ⅺ抑制剂 Ir-CPI(ixodes ricinus-contact phase inhibitor,蓖麻硬蜱接触相抑制剂)在动物 CPB 实验中显示了其阻止血栓形成且不会增加出血的优势。(3)丝氨酸蛋白酶抑制剂:通过结合丝氨酸位点抑制胰蛋白酶、糜蛋白酶、各种弹性蛋白酶、皮肤胶原酶、肾素、尿激酶和多形核蛋白水解酶、淋巴细胞的激活来减少补体激活、减轻组织损伤、减少出血。代表药物如抑肽酶、乌司他丁等。(4)他汀类、维生素 C 等药物,降低术后氧化应激;抗血小板聚集药物、血管紧张素转化酶抑制剂(Angiotensin Converting Enzyme inhibitors,ACEI)类药物等提供促纤溶环境。(5)抗生素预防性使用,防止内毒素、肠道菌群移位产生感染;(6)氧自由基清除剂、促炎因子抑制剂或清除剂、促 NO 合成剂等,已用于临床前或临床试验。

3. 电刺激与神经调节

减少交感活动,刺激抗炎反射增加,目前是临床前试验阶段。

五、应激反应

CPB 也是一种不良刺激,会出现全身性的非特异性适应性保护反应,目前的研究不多,结果显示与其他应激,比如手术等产生的反应类似。

(一)神经内分泌反应

1. 交感-肾上腺髓质系统　表现为血浆肾上腺素、去甲肾上腺素和多巴胺浓度增高,对外周阻力血管和容量血管有收缩作用,可改变局部和器官血流量分布,也增加心肌耗氧量,这样可能损害再灌注时氧供和氧需的平衡。促肾上腺皮质激素释放激素和肾上腺皮质激素释放激素释放增加,使胰高血糖素分泌增加,这样促进糖原分解,血糖升高。

2. 下丘脑-垂体-肾上腺皮质系统　应激时兴奋使血浆糖皮质激素浓度升高,促进内啡肽的释放,从而促进蛋白质分解和糖异生;也可提高心血管对儿茶酚胺的敏感性,维持血压;能抑制多种炎性介质和细胞因子的生成、释放和激活,还具有稳定溶酶体膜和减轻有害因素对细胞的损伤作用。

3. 肾素-血管紧张素-醛固酮系统　在 CPB 中一般都升高,促进水和电解质钾的排出。

(二)细胞反应

1. 急性期反应蛋白如补体、凝血酶原、纤溶酶原、C 反应蛋白、转运蛋白等合成增加,促炎与抗炎反应均加强。

2. 热休克蛋白合成增加,修复受损蛋白质,使细胞维持正常的生理功能,从而提高细胞对应激原的耐受性。

(三)代谢和机能变化

1. 总的特点是代谢率升高,分解增加,合成减少。

2. 随着转机时间的延长,血糖一般表现为升高;蛋白质和脂肪的分解加强,合成减弱。

3. 各系统机能变化　对心血管系统主要影响是有利于维持血压、保证心脑等重要器官的血流分布,但也增加氧耗;对消化系统主要是产生应激性溃疡等不良影响;对神经系统主要是术后的情绪和行为障碍;对免疫系统主要是下调了免疫功能而对感染易感。

(四)电解质:钙、钾、镁

CPB 期间,Ca^{2+}、K^+ 和 Mg^{2+} 浓度通常降低,而灌注高钾型停搏液 K^+ 浓度可能大幅度升高。维持这些离子浓度正常,通常的做法是预充时或转流中间补液时同时补充某种离子,或用超滤及药物(如胰岛素、碳酸氢钠促进 K^+ 从细胞外转至细胞内)降低某种血浆离子浓度。重要性在于保持正常肌肉和心肌功能以及预防心律失常的发生。

六、对重要器官的影响

(一)心脏

CPB 对心脏的影响巨大。心外科手术操作会对心肌进行牵拉和离断导致细胞变形破裂、机械性损伤;射频消融等操作产热造成心肌蛋白变性;阻断冠脉血供造成缺血或心肌坏死;灌注心脏停搏液造成心肌水肿;恢复冠脉血供造成再灌注损伤等,最终导致心肌酶及肌钙蛋白等心肌损伤标志物升高、心房利钠肽等心衰标志物升高、发生心肌顿抑和心功能不全、发生心律失常或心搏骤停等。但真正的心肌梗死是相对少见的,通过灌注心脏停搏液减少心肌运动和氧耗、心内吸引避免心室过胀、低温等一定程度上能保护心功能。有关 CPB 对心脏具体影响及保护方法的详细阐述请参考第五章、第十二章相关章节。

(二)肺

CPB 期间肺动脉血流缺失,且猪的动物实验显示供应支气管血流会减少 10 倍,所以肺也存在缺血再灌注,并成为了 CPB 后器官损伤的主要靶器官之一。肺的损伤比心、肾更常见,因为每个心室收缩期的全身血液都从肺经过,这些血流中激活的白细胞、蛋白酶、补体等比其他器官更多。第二个原因是转中氧合器的高氧分压($PaO_2 > 400$ mmHg)促进氧自由基和促炎细胞因子产生,抑制抗炎细胞因子生成。第三个原因是促炎的基因多态性,导致 TNF、IL-6、IL-8 等更多导致的 SIRS 促进肺功能损伤。其病理生理包括了炎症反应、毛细血管通透性增加、肺水肿、肺内分流增加、氧合指数下降、呼吸指数增大、肺血管阻力增加、肺顺应性下降、气体交换下降、酸碱失衡等。临床表现包含从术后普遍存在的 PaO_2/FiO_2 下降,到暂时性的低氧血症,再到急性呼吸窘迫综合征(发生率 0.4% ～ 8.1%,死亡率 15% ～ 50%)。尤其当急性呼吸窘迫综合征是多器官功能衰竭的一部分时,死亡率高到 50% ～ 91.6%。CPB 诱发急性肺损伤的因素包括术前的基础肺疾病、心室功能减低、年龄、基因多态性、CPB 引发的凝血激活和炎症反应、CPB 时间延长、肺不张、肺的缺血再灌注(也包括其他器官的缺血再灌注)、胸膜腔的机械损伤、围术期的肺脏管理、微生物感染、左心衰、输血等。其机制未完全阐明,目前认为主要是 CPB 引起的炎症级联和后期的氧自由基、蛋白酶、内毒素移位等。有研究报道术后肺损伤的危险因素为年龄大于 75 岁、体质指数(body mass index,BMI)大于 30 kg/m²、平均肺动脉压大于 20 mmHg、低蛋白血症、感染、脑血管疾病史、慢性阻塞性肺病史、CPB 时间长于 140 min 等。限制急性肺损伤的方法除了上述提到的减弱全身 CPB 炎症反应的措施以外,还有特别针对肺的比如低潮气量保护性肺通气、低呼气末正压(positive end-expiratory pressure,PEEP)、吸入性麻醉药七氟烷、选择性肺动脉灌注或自体肺替代氧合器(Drew-Anderson 技术)等。急性肺损伤发展到 ARDS 阶段没有特别的治疗方法,主要是抗感染、体外膜肺氧合(ECMO)等支持治疗让肺休息和等待机会恢复。有关 CPB 对呼吸系统具体影响及保护方法的详细阐述请参考第六章相关章节。

(三)中枢神经系统

CPB对中枢神经系统、特别是大血管手术的CPB对中枢神经系统影响巨大。低温可降低脑氧代谢、增加脑血流再分配或损害脑血流的自我调节功能;微栓或凝血紊乱导致脑梗或脑出血;非搏动性灌注影响脑的灌注;高龄、高血压、糖尿病、动脉硬化、既往脑血管病史、房颤、全身炎症和手术误操作都是脑损伤的危险因素。某些特殊的手术或插管方式可能导致的一侧脑或脊髓某节段的灌注不足引起术后永久性的神经损伤。目前没有完备地监测整个中枢神经系统的仪器:NIRS监测混合脑氧饱和度,无创且灵敏度和特异度均高,但仅能监测2~4 cm较浅表的局部脑组织;颈静脉血氧饱和度(oxygen saturation of jugular venous,$SjvO_2$)能反映全脑但无法反映局部的氧代谢平衡状态;脑电图(electroencephalogram,EEG)和体感诱发电位(somatosensory evoked potential,SEP)监测受温度影响大,脑电双频指数(bispectral index,BIS)易受麻醉和电子设备干扰。CPB期间的神经系统保护措施,对脑而言主要是在尽量维持脑血流自动调节功能的基础上加强监测、对脊髓而言是维持脊髓灌注、脑脊液引流及监测等。有关CPB对神经系统具体影响及保护方法的详细阐述请参考第七章相关章节。

(四)肾脏

CPB术后的急性肾损伤很常见,主要与异常血流动力学状态、非搏动性灌注有关,且复温容易加重肾的缺氧性损伤。肾损伤往往是综合因素联合导致:比如肾动脉夹层、术中停循环、心输出量降低、血流动力学不稳定、相对血容量不足等影响肾灌注的因素;炎症应激或肾毒性药物、造影剂等导致肾血管收缩或肾实质损害的因素;微栓导致的肾小动脉栓塞,血栓性微血管壁等影响肾血供的因素等等。因急性肾损伤无特异性治疗方法,所以预防显得格外重要,比如术前评估肾功能储备、识别高危因素;术中优化CPB管理(目标导向灌注)、避免肾毒性药物、避免容量不足或超负荷;术后维持心肺功能、稳定的血流动力学等等。有关CPB对肾脏具体影响及保护方法的详细阐述请参考第八章相关章节。

(五)消化系统

CPB对消化系统的不良影响常被忽视,有体内研究表明CPB虽然维持了消化系统各器官的血流量,但胃肠道黏膜和肝窦微循环仍可能变化,导致内脏缺血。内脏缺血可导致肠黏膜破坏和内毒素移位,进一步激活SIRS,并导致其他终末器官损伤。CPB术后转氨酶和胆红素的升高很常见,但肝功能衰竭少见,除了低灌注和炎症反应,CPB术中静脉回流不佳、心脏停搏液灌注时右心功能保护不足导致的肝淤血损伤也是常见原因之一。目前并无CPB中特别有效的消化系统保护方法,除了常规的维持灌注、减少栓子、减轻炎症等优化CPB管理的措施,针对胃肠道保护的主要有术前的肠道净化、术中的通畅引流和停循环期间的下腔静脉逆灌、术后尽早恢复肠内营养等,有关CPB对消化系统具体影响及保护方法的详细阐述请参考第八章相关章节。

(六)CPB是否放大了心脏手术的不良反应

既往一个假说认为CPB因炎症反应、微栓、缺血再灌注、非搏动性灌注等原因加重了心脏手术的不良反应。近二十年来大量研究(特别是CORONARY、ROOBY、GOPCABE等均发表于《新英格兰医学杂志》的高质量随机对照研究)对比了CPB与非CPB的冠脉搭桥手术后,这个假说被基本推翻。尽管CPB组通常会发现更多的炎症指标上升,但死亡率、重大并发症发生率等指标,CPB组与非CPB组基本无差别;值得注意的是,大型Meta分析仍表示CPB增加了异体血输注、机械通气时间和ICU停留时间等临床指标。

随着CPB管路尖端设备的应用和对灌注医师良好的培训和教育,CPB已经能够安全有效地在全球大多数患者应用。灌注医师、麻醉医师和外科医师应共同承担保证CPB安全实施的责任,以尽量降低心血管外科手术病人的风险。尽管在过去的几十年里CPB管路设计不断改良,但CPB仍可能对正常生理产生影响而导致术后器官功能障碍。CPB后器官功能障碍的程度包括从单个器官系统轻度功能障碍直至多器官功能衰竭甚至死亡,避免CPB引起显著损伤主要取决于患者对CPB引起异常的代偿能力。

(段　炼)

参考文献

[1]Slater J M, Orszulak T A, Cook D J. Distribution and hierarchy of regional blood flow during hypothermic cardiopulmonary bypass[J]. Ann Thorac Surg,2001,72:542-547.

[2]Gravlee Glenn P. Hensley's practical approach to cardiothoracic anesthesia, 6th Edition, 2013.

[3]Murphy G S, Hessel E A, Groom R C. Optimal perfusion during cardiopulmonary bypass:an evidence-based approach[J]. Anesth Analg,2009,108:1394-1417.

[4]Kyriakos A, Polychronis A, Helena A. Principles of miniaturized extracorporeal circulation[M]. London,Springer Heidelberg New York Dordrecht,2013:50.

[5]Wolberg A S, Meng Z H, Monroe D M, et al. A systematic evaluation of the effect of temperature on coagulation enzyme activity and platelet function[J]. J Trauma,2004;56(6):1221.

[6]Warren O J, Smith A J, Alexiou C, et al. The inflammatory response to cardiopulmonary bypass:part 1—mechanisms of pathogenesis[J]. J Cardiothorac Vasc Anesth,2009,23(2):223-231.

[7]Warren O J, Watret A L, de Wit K L, et al. The inflammatory response to cardiopulmonary bypass:part 2—anti-inflammatory therapeutic strategies[J]. J Cardiothorac Vasc Anesth, 2009, 23 (3):384-393.

[8]Shigeyuki O, Zu S, Satoshi M, et al. Continuous blood viscosity monitoring system for cardiopulmonary bypass applications[J]. TBME,2016,2610968:1-10.

[9]Shigeyuki O, Zu S, Satoshi M, et al. A novel blood viscosity estimation method based on pressure-flow characteristics of an oxygenator during cardiopulmonary bypass[J]. Artificial Organs,2017,41

(3):1-5.

[10]Michenfelder J D, Milde J H. The relationship among canine brain temperature, metabolism, and function during hypothermia[J]. Anesthesiology,1991,75(1):130-136.

[11]Pacini D, Pantaleo A, Di Marco L, et al. Visceral organ protection in aortic arch surgery:safety of moderate hypothermia[J]. Eur J Cardiothorac Surg,2014,46(3):438-443.

[12]Saczkowski R, Kuzak N, Grunau B, et al. Extracorporeal life support rewarming rate is associated with survival with good neurological outcome in accidental hypothermia[J]. Euro J Cardio-Thorac Surg,2021,59(3):1-8.

[13]Jain P, Dalal J S, Gathwala G. Rapid vs. slow rewarming for management of moderate to severe hypothermia in low-birth-weight pre-term neonates—an open label randomized controlled trial[J]. J of Tropic Pediatrics,2020,67(1):1-10.

[14]Linardi D, Walpoth B, Mani R, et al. Slow versus fast rewarming after hypothermic circulatory arrest:effects on neuroinflammation and cerebral oedema[J]. Europ J Cardio-Thoracic Surg,2020,58 (4):1-9.

[15]黄伟明,周成斌. 体外循环新进展[M]. 北京:人民卫生出版社,2017,50-55.

[16]段炼,胡国潢,蒋萌,等. 儿童先天性心血管病手术后的肝功能异常临床分析[J]. 中南大学学报(医学版),2018,43(9):1007-1013.

[17]刘晋萍. 减少围CPB期的血制品输入对低体重先天性心脏病患儿的临床研究[D]. 北京:协和医学院,2014:15-17.

[18]Duan L, Hu G H, Wang E, et al. Cheng-liang Zhang, Ling-jin Huang, and Yan-ying Duan. Del Nido versus HTK cardioplegia for myocardial protection during adult complex valve surgery:a retrospective study[J]. BMC Cardiovasc Dis,2021,21(604):1-10.

[19]Duan L, Zhang C, Luo W, et al. Does magnesium-supplemented cardioplegia reduce cardiac injury? a meta-analysis of randomized controlled trials[J]. J Card Surg,2015,30(4):338-345.

[20]Duan L, Wang E, Hu G-H, et al. Preoperative autologous platelet pheresis reduces allogeneic platelet use and improves the postoperative PaO_2/FiO_2 ratio in complex aortic surgery:a retrospective analysis[J]. Interact Cardiovasc Thorac Surg,2020,31(6):820-826.

[21]Duan L, Hu G, Li Y, et al. P2X7 receptor is involved in lung injuries induced by ischemia-reperfusion in pulmonary arterial hypertension rats[J]. Mol Immunol,2018,101:409-418.

[22]Hu G-H, Duan L, Jiang M, et al. Wider intraoperative glycemic fluctuation increases risk of acute kidney injury after pediatric cardiac surgery[J]. Ren Fail,2018,40(1):611-617.

[23]Eugene A Hessel. What's new in cardiopulmonary bypass[J]. J Cardiothorac and Vasc Anesth, 2019:1-151.

[24]Zhang Y, Wang B, Zhou X J, et al. Nadir oxygen delivery during pediatric bypass as a predictor of acute kidney injury[J]. Ann Thorac Surg,2022,113(2):647-653.

第四章

体外循环对血液系统的影响

第一节　体外循环的血液稀释

血液稀释是指外源性的液体输入血管内,或某种原因(如失血性休克)引起组织间液经毛细血管进入血液循环系统内,使血液黏滞度下降的状态。在 CPB 开始前,为避免管道、氧合器以及动脉滤器等中的气体进入患者体内,需使液体充盈其中,这个过程叫 CPB 预充。CPB 开始后,这部分液体与患者自身的血液混合,使血液稀释,从而降低血液黏滞度。

一、血液稀释的目的

(一)减少血液破坏

滚压泵和心内吸引装置等可造成红细胞的机械性损伤,血液稀释可减少这部分红细胞破坏。另外,血液在人体外与管道等非血管内皮细胞成分大面积接触,可改变红细胞表面的电荷,使红细胞形态发生改变,聚集增加,红细胞的破坏也随之增加。

(二)降低血液粘度,改善微循环灌注

血液中存在有多种细胞成分和蛋白质等物质,影响这些成分变化的因素都能影响血液黏滞度,例如红细胞比容(hematocrit,Hct)、管径、温度等多种因素,血液稀释使 Hct 降低,从而降低血液黏滞度,减少血液在血管内流动时的阻力。毛细血管的管径要比红细胞直径小,因此,红细胞通过毛细血管时需要消耗能量变形才能够顺利通过毛细

血管,所以红细胞通过毛细血管时需要一定的压力,血液稀释后单位时间内通过毛细血管的红细胞数量减少,所需要的压力也相应减少,故血液稀释能改善微循环灌注。

(三)改善血流动力学

血液稀释降低了血液黏滞度,减少了血流通过毛细血管网时所需要的压力,有利于增加静脉回流,同时也可以降低心脏的后负荷。

(四)改善微循环氧供

血液中的氧含量与血细胞比容呈线性相关,血液稀释会降低单位体积内血红蛋白的含量,一定程度的血液稀释虽然降低了血液整体的携氧能力,但由于黏滞度降低、微循环的灌注得到改善,所以反而组织的氧供可能更好。但较大程度的血液稀释将会导致单位体积内能用于携氧的血红蛋白含量以及含氧量下降,导致血液内含氧量不足以满足组织耗氧需求,从而导致组织乳酸堆积。

(五)减少血制品的应用

使用晶体预充液已被证明是可行的,除特殊情况需要使用血制品预充外,如新生儿及小儿的心脏直视手术,大部分手术可仅采用晶体预充,以减少血制品的使用。

二、血液稀释对机体的影响

(一)对血浆蛋白的影响

血液稀释导致血浆蛋白浓度降低,小分子蛋白质在血管内、细胞间液以及细胞内液移动,而大分子蛋白不能自由通过血管壁以及进出细胞,因此血管内胶体渗透压及渗透压梯度得以维系。

(二)对凝血功能的影响

血液凝固性主要与纤维蛋白原、凝血因子以及抗凝物质的浓度有关,血液稀释使得血液中纤维蛋白原和凝血因子的浓度下降,血液凝固性下降。研究表明,若患者本身无凝血功能障碍且肝功能良好,适度的血液稀释并不会增加患者渗血或出血的风险。

(三)对循环系统的影响

血液稀释可使血液黏滞度下降,血压下降,这种现象在 CPB 刚开始时尤为明显。血液稀释使 Hct 降低,此时小血管血流速度加快,静脉回流增多,心脏后负荷降低。

(四)对重要器官的影响

1. 脑　低温时,适度的血液稀释对脑部血管的灌注是有利的。血液稀释可改善微循环,加快小血管内的血流速度,使脑部血管得到更均衡的灌注,对脑缺血和血管狭窄的改善有一定作用。同时,血液稀释还会影响脑血管对于二氧化碳分压的反应,使血管扩张且血流速度加快。

2. 心脏　心肌由冠状动脉供血,正常情况下,心内膜血流量大于心外膜。在适度血液稀释时,心内、外膜的血流量比例与正常情况相似,但在血液稀释程度较大时,冠状动脉内血流重新分布,心内、外膜血流比例甚至会<1,出现心内膜缺血的表现。血液稀释时血红蛋白含量下降,若含氧量无法满足心肌的耗氧需求,可能会诱发心肌缺血的表现,因此,对于患有冠心病的患者或老年人,不能在血液稀释时扩张冠状动脉,否则可能致使心脏及其他器官发生缺血改变。

3. 肺　肺组织具有易水肿的特点,短时间内较大程度的血液稀释会增加肺水肿的发生率,当血浆胶体渗透压(colloid osmotic pressure,COP)下降至 15 mmHg,肺毛细血管压上升至 13 mmHg 时,就可能发生肺水肿。血液稀释适度会使血管滤过增加,淋巴回流增加,避免肺水肿的发生。

4. 肾　适度的血液稀释可以增强肾脏的利尿功能,当血液稀释至 Hct 10% 左右时,肾脏的滤过功能及维持酸碱平衡功能仍可以维持。但若血液进一步稀释,可能造成肾小球缺血性损伤。

(五)对药物作用的影响

血液稀释一方面降低药物浓度,扩大分布容积,消除半衰期延长,血浆清除率降低;一方面降低与药物结合的蛋白的浓度,部分药物作用需通过与蛋白结合起作用,血液稀释将影响这类药物的药效动力学。

第二节　血液与异物界面相互作用

正常情况下,体内的促凝血成分与抗凝血成分维持平衡,血液与血管内皮细胞接触时,并不会激活体内的凝血系统。在 CPB 中,血液与 CPB 管路的非内皮细胞表面以及手术伤口接触,可引起一系列的细胞及体液反应,导致不同程度的体液及功能紊乱。

一、生物材料与血液接触

CPB 中,血液大面积与 CPB 管道材料接触,引发体内防御反应,因此,需要无促凝作用的生物材料来减少这种反应。这种生物材料应该是无溶血性、无毒性和免疫原性、可以被灭菌、不会与血液成分及药物发生化学反应,且制造成本低。但目前这种生物材料并未能被成功研制。

生物材料表面与血液接触,它们之间产生的反应是复杂的。在血液与生物材料表面接触后的 1 s 内,大量的血浆蛋白被吸附到材料表面,形成单分子蛋白层并紧紧黏附在材料表面,这个过程是不可逆的。血浆蛋白被选择性吸附,发生构象改变并暴露出可被特定血细胞或血浆蛋白识别的氨基酸序列,这种构象改变使血液内各成分黏附于单分子蛋白层,例如,血小板可与吸附的粘连蛋白相粘连、N 和外围单核细胞与蛋白质镶嵌体等。不同生物材料或者血浆中各种蛋白成分浓度不同时,吸附的蛋白质成分不同,形成的单分子蛋白层的表面镶嵌形式也不同。并且,形成单分子蛋白层的蛋白质浓度会随时间而变化。因此,蛋白质与生物材料的相互作用非常复杂。

二、气体与血液接触

CPB 手术中,需要利用氧合器来进行血液的气体交换,目前使用较为广泛的是微孔聚丙烯膜氧合器,这种材料制成的氧合器具有许多直径小于 1 微米的微孔通道,这些微孔通道在 CPB 初期可产生短暂的直接血-气界面,直到血液中的蛋白质覆盖膜表面并产生气体界面,此时将不再有直接的血-气接触,但这并不意味着不会产生气栓。当气体界面两边的压力平衡被打破,如气室中的压力超过血液的表面张力,可能导致气体进入血液中形成气栓。气栓进入血液,激活补体系统从而引发炎症介质的释放,引发炎症反应。另外,气栓在循环系统中,可能阻塞毛细血管网的血流,从而引起器官的一过性缺血,因此,气栓可能参与缺血再灌注诱导的全身氧化反应。在建立 CPB 的心脏手术中,若伤口处出现血凝块或管道内出现空气,应尽快查明气体来源并采取相应措施。管道内的空气可来自 CPB 装置及管道、松弛的荷包线、心脏中的残余气体等。

三、手术创面与血液接触

CPB 中血液与 CPB 管道内表面及手术伤口接触,发生一系列反应,改变血液内成分,从而引起心脏和血管内皮细胞的反应,并可进一步导致全身性的炎症反应和血栓形成。凝血酶是血栓形成的关键酶,其主要作用是将纤维蛋白原转化为纤维蛋白、激活血小板和促使组织纤溶酶原激活因子的生成。在 CPB 中,凝血酶多由伤口的组织因子启动的外源性凝血途径产生,这个过程需要单核细胞、血小板或 N 等的参与。血小板可通过 GPⅡb/Ⅲa 受体与黏附于管道内表面的纤维蛋白原结合,粘连的血小板被激活后表达受体,释放颗粒内容物,促进凝血酶的形成。血液与生物材料表面接触以及手术操作均能产生纤维素血栓,血栓的生成量与 CPB 转流时间相关。此外,晶体溶液中的无机碎屑、CPB 管道中的粉尘、心内吸引器吸入的伤口处微血栓、血液内的血小板聚集体、白细胞聚集体以及脂肪球等都是微栓的来源。滤器的使用可以滤除大部分的栓子,但并不能完全清除。

四、血液异物界面作用的调控

生物材料的改善无疑会减轻炎症反应强度,减少血栓形成。肝素涂层 CPB 管路能降低凝血酶形成率,减少促炎细胞因子的释放,但没有证据显示可以减轻炎症反应或减少出血。磷酸胆碱涂层管路以及含有表面修饰添加物的生物材料虽然一定程度上炎症指标有所下降,但未能取得降低全身炎症反应综合征发生率的临床效果。

在 CPB 中,当血液接触到生物材料、气体、破损的基底膜等时,促凝血的趋势将大于抗凝血,从而引起血栓形成以及体内不同程度的防御反应。因此,CPB 的应用离不开抗凝。肝素可以被鱼精蛋白中和,所以应用较为广泛,它可以增强抗凝血酶的活性,从而部分抑制凝血酶的生成,但不能直接抑制凝血,且对血凝块中的凝血酶无抑制作用。重组水蛭素、比伐卢定和阿加曲班可以抑制凝血酶的合成,后两者更是可以完全抑制凝血酶的合成,但由于不能被快速中和,在临床上的使用受限。

在机体产生炎症反应前对血液成分进行选择性抑制,可以减轻机体炎症反应强度,有利于患者术后恢复。CPB 中炎症反应的主要成分为 N、单核细胞和补体,这些也是选择性抑制的主要目标。随着对血液异物界面作用理解的加深,更多有效的调控方式将被研究出来并在临床应用,帮助患者术后更快更好地恢复。

第三节 体外循环对凝血、纤溶系统的影响

正常人体内的凝血过程是机体内血液凝固与抗凝、纤溶与抗纤溶互相协调、互相抑制的结果,可以达到凝块形成并保持体内血液正常流动的状态。若血管内皮细胞受损,则平衡立即向凝血方向倾斜以快速止血,当受损部位修复后,平衡向纤溶方向倾斜。在 CPB 中,血液大面积接触非内皮细胞表面,触发凝血机制形成血栓,为保持血液的持续流动,CPB 中必须抗凝。

一、止血与凝血

建立 CPB 过程中,插管可使血管连续性遭到破坏,首先局部受损血管受交感神经调控产生反射性收缩,减少流经受损局部的血流。同时,受损的血管内皮暴露,血液中的血小板与血友病因子结合后不断黏附于受损血管内皮处,此时血小板开始被激活。激活的血小板释放介质如 ADP、血栓素 A_2(thromboxane A_2,TXA_2)、5-羟色胺、因子 V、因子 Ⅷ等,其中 ADP 以及 TXA_2 可促进血小板的聚集形成血小板血栓,同时 TXA_2 还可使血管收缩。血小板血栓形成后暴露出血小板因子 3,参与凝血酶的形成。

当 CPB 开始,体内血液与 CPB 管道大面积接触,将启动体内凝血途径。当血液与带负电荷的异物表面接触时,血管壁受损使内皮下组织暴露并与血液接触,将因子 Ⅻ激活为因子 Ⅻa。因子 Ⅻa 可将激肽释放酶原激活转变为激肽释放酶,促使激肽的生成,同时,激肽释放酶可作用于因子 Ⅻ并使其活化。除了促进激肽的生成,因子 Ⅻa 还可通过激活

因子Ⅺ从而激活Ⅸ因子。因子Ⅸa在血小板因子3、Ca^{2+}以及因子Ⅷ的作用下,参与因子Ⅹ的活化,此时内源性凝血途径启动。当存在于细胞质膜中的特异性跨膜蛋白与血液中因子Ⅶ接触并将其活化为因子Ⅶa,因子Ⅶa与组织因子和Ca^{2+}形成复合物,继而将因子Ⅹ活化为因子Ⅹa,此时外源性凝血途径启动。因子Ⅹ活化后经共同途径生成凝血酶并使纤维蛋白形成。在因Ⅴ子、Ca^{2+}和血小板因子3的共同作用下,因子Ⅹ使凝血酶原活化为凝血酶,凝血酶将纤维蛋白原活化为纤维蛋白单体。同时,凝血酶和Ca^{2+}激活因子ⅩⅢ,使纤维蛋白单体共价交联,形成稳定的纤维蛋白凝块。

动脉和静脉内血流存在明显不同的血流动力学特点,因此,动脉与静脉对凝血系统的要求也不一样。动脉系统内压力较高,血液流速快,即使很小的血管损伤也可能产生快速的血液丢失,因此需要快速止血,此时,血小板占主导地位。静脉系统内血流速度较缓慢,则凝血酶的产生十分重要。这种差异在预防脑卒中和冠状动脉血栓、治疗深静脉血栓的临床用药中更为明显。

二、抗凝

正常情况下,体内的血液能保持流通而不产生血凝块,有赖于抗凝成分的作用。正常的内皮细胞具有抗血栓的功能,内皮细胞形成阴离子表面,并分泌 ADP 酶、PGI_2 以及局部抗凝物质,使得血小板的黏附和聚集减少。抗凝血酶Ⅲ是体内重要的抑制凝血酶的抗凝物质。抗凝血酶Ⅲ是一种丝氨酸蛋白酶抑制物,与具有蛋白酶作用的凝血因子如因子Ⅱa、因子Ⅸa、因子Ⅹa等结合,将凝血因子的活性中心封闭。CPB 中使用肝素,至少增加 1000 倍这种结合能力,使抗凝血酶的活性增强。

蛋白 C 系统包括多种具有抗凝血功能的蛋白质,如蛋白 C、蛋白 S、凝血酶调节蛋白 TM、活化的蛋白 C 抑制物,该系统在体液抗凝系统十分重要。蛋白 C 是一种丝氨酸蛋白酶,在肝脏合成,通常以无活性的酶原形式存在于血浆中,凝血酶将其激活为活化蛋白 C。活化蛋白 C 可灭活凝血因子Ⅴa 和Ⅷa,减少凝血酶的生成。此外,活化蛋白 C 还可刺激内皮细胞释放纤溶酶原激活物,参与促纤溶作用。

组织因子途径抑制物(Tissue Factor Pathway Inhibitor,TFPI)是外源性凝血途径的抑制物,可以从多个位点抑制凝血反应。TFPI 可与因子Ⅹa 的活性位点结合形成复合物,阻断因子Ⅹa 的酶解,并且复合物还可与组织因子-因子Ⅶ复合物结合,阻断因子Ⅹa 的生成。

三、纤溶与抗纤溶

凝血过程产生的纤维蛋白凝块在血管内皮细胞修复后必须予以清除,这是对于保持血流畅通有重要意义。纤维蛋白凝块可被纤维蛋白溶酶系统溶解,溶解过程包括纤维蛋白溶解酶原激活和纤维蛋白溶解。纤维蛋白酶的激活需要纤溶激活物,纤溶激活物包括组织激活物和血液激活物两类,均为蛋白水解酶,分别存在于组织细胞溶酶体和静脉的血管内皮细胞中,通常受到凝血酶激活而释放。CPB 本身或低温能激活纤溶蛋白酶原,与纤维蛋白结合使血凝块溶解,最终分解为纤维蛋白降解产物,并经肝、肾或网状内破系统被清除。若纤维蛋白降解产物在体内蓄积,高浓度的纤维蛋白降解产物可干扰血小板的黏附于聚集、抑制凝血酶,并阻止纤维蛋白多聚体形成。

体内广泛存在的纤溶抑制物,又称抗纤溶酶,与血液中的纤溶酶维持平衡。抗纤溶酶包括快作用的抗纤溶酶和慢作用的抗纤溶酶。快作用的抗纤溶酶是纤溶酶的竞争抑制剂,慢作用的抗纤溶酶与纤溶酶形成牢固的复合物。纤溶酶原与纤维蛋白凝块结合后,在纤维蛋白凝块内部被活化为纤溶酶,此时血液中的抗纤溶酶被纤维蛋白凝块隔离在外,无法与其内部的纤溶酶接触。当纤溶酶将纤维蛋白凝块逐步溶解后,纤溶酶重新接触到血液,被血液中的抗纤溶酶灭活。CPB 一般是通过氧自由基、炎性产物等激活纤溶,而抑制抗纤溶物质,所以表现为不稳定血凝块的居多。

第四节　体外循环的抗凝技术

CPB 中,血液暴露于非内皮细胞表面,活化凝血因子和血小板,从而启动凝血反应和全身炎症反应。因此,抗凝对降低血栓形成的风险、减少血小板以及凝血酶的损耗、减轻炎症反应有重要意义。CPB 期间成功抗凝的目标包括分别在操作期间和结束时限制凝血和安全逆转抗凝作用,肝素因其抗凝血作用可被鱼精蛋白快速拮抗而被广泛应用于 CPB 中。肝素的使用存在一定风险,如出血、肝素诱导的血小板减少症以及肝素抵抗等,然而肝素的理想替代方案仍在探索中。

一、肝素

肝素是一种由多硫酸葡萄糖结合形成的直链黏多糖,由于首先在肝脏中发现而得名,分子量在 3000~4000D 之间,主要通过与抗凝血酶Ⅲ(AT-Ⅲ)结合并使其活性增强,从而导致凝血酶和因子 Xa 的下调而达到抗凝血效果。CPB 中,若肝素不足可导致血栓形成,若肝素过量可能导致纤溶亢进、凝血酶及血小板消耗以及凝血异常。对此,体外生命支持组织(Extracorporeal Life Support Organization,ELSO)建议:在插管时以 50~100 U/kg 的剂量推注普通肝素,然后以 7.5~20 U/(kg·h)的剂量开始泵入普通肝素。2018 年发布的 CPB 中抗凝治疗的实践指南中认为,在 CPB 过程中保持活化凝血时间在 480 s 以上是合理的。但个体差异、血液稀释、CPB 期间患者低体温等多种因素可影响肝素的作用效果。普通肝素的药效学高度依赖于血浆 AT-Ⅲ 的水平和功能,术前 24~48 h

内使用过肝素可能导致抗凝血酶水平下降,肝硬化或营养不良也可能导致抗凝血酶合成减少,这些情况都可能影响 CPB 过程中肝素的药效。Garvin 等对 3880 名患者的回顾性研究中,发现获得目标 ACT 所需的肝素推注剂量存在很大差异,且初始普通肝素推注剂量与肝素后第一次 ACT 没有很好的相关性($r=0.03$)。因此,肝素的使用需实时监测。对于 CPB 期间的凝血监测,将在下一节进一步阐述。

当标准剂量的肝素不能达到预期的效果,需要比平时更大剂量的肝素来维持 CPB 管路的抗凝时,称为肝素抵抗。其原因可能是 AT-Ⅲ 水平较低或活性不足,或者与血小板聚集后释放的血小板因子 4 拮抗肝素有关。通常,增加肝素用量、输注新鲜冰冻血浆或浓缩 AT-Ⅲ 可解决肝素抵抗,但大剂量应用肝素可能会导致纤溶亢进、血小板功能障碍以及肝素反跳。若增加肝素用量至 700 U/kg 时 ACT 仍<400 s,可输注新鲜冰冻血浆或浓缩 AT-Ⅲ,也可选用其他抗凝方案。有文献报道过少数患者应用肝素时出现过敏反应,可能是对肝素或者肝素来源过敏。对可疑肝素过敏的患者,应尽快接受检测,一旦确诊,后续治疗中应避免使用肝素。

解除肝素抗凝作用的方法有多种,目前认为鱼精蛋白是逆转肝素抗凝的首选药物。不同学者提出多种 CPB 结束时鱼精蛋白用量的评估方法,尽管也有不同意见,但大多数研究都支持滴定法,因为术后失血较少和浓缩红细胞输血减少。并且,若鱼精蛋白中和过量将抑制血小板功能,增加术后出血风险。由于部分患者无法接受鱼精蛋白,也有研究对重组血小板因子 4、亚甲蓝、万古霉素和肝素酶 Ⅰ 中和肝素的抗凝作用进行探索,但还需进一步研究。当使用鱼精蛋白中和肝素后,血液从短暂的高凝状态再次转变为低凝状态,这种情况称为肝素反跳。可能的原因是鱼精蛋白拮抗不完全、细胞和组织中的肝素大量释放或鱼精蛋白代谢较肝素快等。

二、比伐卢定

比伐卢定是一种人工合成的凝血酶抑制剂,起效迅速,且具有高度可预测的剂量依赖性抗凝作用。但目前尚未找到其拮抗剂。已有比伐卢定在需要 CPB 的常规心脏手术中成功应用的文献报道,特别是其应用于肝素诱导的血小板减少症、对鱼精蛋白或肝素过敏以及血栓性综合征的患者。使用时通常以 50 mg 为泵启动剂量,2.5 mg/(kg·h)为维持剂量,首剂后 3~5 min 测 ACT,此时 ACT 需≥2 倍基础值且>480 s,此后每 20 min 监测 ACT。对照试验表明,比伐卢定可以为所有患者提供足够的抗凝作用。在这些试验中,比伐卢定治疗的患者和肝素抗凝并使用鱼精蛋白逆转的 CPB 患者的死亡率、24 h 出血量、总输血率和手术持续时间无明显差异。

由于没有有效的拮抗剂,应用比伐卢定主要的风险是大出血。同时,在低血流量区域,比伐卢定的活性水平降低,凝血酶被逐渐激活并造成血栓形成;因此,必须通过充分冲洗 CPB 管路来避免血液淤滞。最后,在 CPB 期间,无法准确地监测直接凝血酶抑制剂的水平仍然是一个主要障碍。

对于无法应用肝素或鱼精蛋白过敏的患者,比伐卢定可能是合适的替代药物,尽管它可能会增加过度出血的风险。在需要应用比伐卢定的情况下,除了使用新鲜冷冻血浆、冷沉淀和血小板进行平衡止血、复苏外,还可能需要结合改良超滤、血液透析和输入重组因子Ⅶa,直到比伐卢定的抗凝作用被逆转。

三、水蛭素及其同源物

水蛭素是从水蛭唾液中提取的凝血酶抑制剂,是一种多肽,分子量大约为7000D。水蛭素可抑制与凝血块结合的凝血酶,其作用不依赖AT-Ⅲ,也不需要凝血因子的参与。并且,可同时抑制血小板的活化,但机制目前尚未明确。目前已经可以通过人工制备水蛭素。但由于水蛭素没有拮抗药物,临床使用受限。

四、阿加曲班

阿加曲班是人工合成的一种精氨酸衍生物,可以抑制血液中游离的和与纤维蛋白结合的凝血酶,经肝脏代谢后随胆汁排泄。使用时首次给予 $0.1\sim0.2$ mg/kg,然后以 $5\sim10$ μg/(kg·h)持续泵入。由于不需要经由肾脏排泄,故需要肾脏替代治疗的患者可使用阿加曲班。由于尚无有效拮抗剂,基本仅用于需要使用比伐卢定作为抗凝剂但肾功能下降的患者。

五、其他新型抗凝药

蓖麻硬蜱接触相抑制剂(Ir-CPI,Ixodes ricinus-Contact Phase Inhibitor)是一种新型Kunitz型丝氨酸蛋白酶抑制剂,具有67个氨基酸,因在蓖麻硬蜱唾液腺中发现而得名。Ir-CPI可同时抑制因子Ⅺa和因子Ⅻa,且以非常高的亲和力与靶酶的活化形式结合。但此药仅用于动物模型,并无人体试验数据,目前并未在临床使用。

第五节　凝血监测

CPB过程中抗凝技术的使用可以使血液中促凝和抗凝处于动态的平衡状态,减少甚至避免CPB中血栓形成。CPB中使用抗凝药物时,必须实时监测抗凝程度,避免抗凝不足或过度。患者的基线特征也影响患者的术中抗凝。临床上使用肝素作为抗凝剂的主要监测指标包括ACT、肝素浓度以及其他凝血参数。

一、激活全血凝固时间

ACT 监测设备的作用原理是将全血与激活物质混合,启动血凝块的形成进程,通过检测是否有血凝块形成并计算血凝块的形成时间。以 ACT 为横坐标,以单位公斤体重肝素剂量为纵坐标绘制肝素剂量-效应曲线,可以观察到 ACT 值与血液中肝素含量呈线性关系。肝素剂量-效应曲线可用于指导肝素中和时鱼精蛋白使用剂量。普通的 CPB 转机要求 ACT 达到 400～480 s 以上(各中心标准或检验机器不同,但一般都超过 400 s),插管、搭桥、Fonton 等手术要求术中 ACT 300 s 左右;左心转流是不需氧合器的部分转流,故 ACT 200～250 s 即可;ECMO 更短,150～200 s。

虽然 ACT 的检测十分简便、快捷,但其可重复性差。有研究表明,在 CPB 期间仅使用 ACT 检测时可能会高估肝素浓度。在体温过低、血红蛋白浓度降低以及低纤维蛋白原血症时,检测到的 ACT 值可能会虚假升高。也有研究表明,低温 CPB 期间 ACT 值将延长,而复温、超滤、灌流等缩短 ACT。值得注意的是,ACT 值仅能反映纤维蛋白形成之前的凝血过程,其延长并不能提示凝血因子缺乏或相对缺乏。

二、肝素浓度测定

测定肝素浓度的方法包括鱼精蛋白滴定法和荧光底物分析法。鱼精蛋白是肝素的拮抗剂,1 mg 的鱼精蛋白可以中和 100 U 肝素,这也是鱼精蛋白滴定法的原理,即一定量的鱼精蛋白可以中和一定量的肝素。将全血加入装有不同含量鱼精蛋白的试管中,全血中肝素含量与鱼精蛋白含量越接近,血栓形成越快,透光度变化越快,则透光度变化最快的试管中鱼精蛋白的含量则对应所检测样本中的肝素含量。荧光底物分析法可以更准确的测量血浆中的肝素含量。为了避免因缺少 AT-Ⅲ 而引起的误差,在全血中样本中加入含有 AT-Ⅲ 的正常血浆以及标准凝血酶原液,样本中的肝素与以上物质形成复合物,剩余的凝血酶原将纤维蛋白原样物质裂解形成荧光样物质,分析其荧光强度并与标准曲线比较,从而得出样本中的肝素浓度。

临床上,肝素浓度测试与凝血功能测试(如 ACT)同时进行,因为这些检测为抗凝状态的评估提供了重要的安全性数据。在一项 200 名患者的随机对照试验中,Koster 及其同事发现,与单独的 ACT 监测(480 s)相比,坚持肝素浓度维持方案可显著减少凝血酶生成、纤维蛋白溶解和 N 活化。Despotis 及其同事将患者随机分为基于 ACT(使用 5000 U 普通肝素剂量以维持 ACT＞480 s 与基于肝素浓度(最小 ACT＞480 s)管理的两组进行研究,结果基于肝素浓度管理组患者的肝素使用总量更高。与基于 ACT 的对照组相比,肝素浓度组的患者使用鱼精蛋白与肝素的比例也较低,并且血液制品输注(血小板、血浆和冷沉淀)显著减少。另一项研究发现,与常规 ACT 监测相比,肝素浓度监测可降低血小板活化并减少凝血酶生成。总之,这些研究认为在 CPB 期间以全血肝素浓度来进行管理抗凝虽然使用了更大剂量的普通肝素,但可以改善凝血抑制。但也有文献持不同意见:一项涉及686名患者的回顾性分析倾向于基于ACT监测,而不是肝素浓度监测,因为基于ACT监测的一组术后出血和输血需求较少。

三、血小板功能的监测

现在有多种即时血小板功能测定,相对快速且便宜。其中,血液黏滞性测试是对血小板功能的不敏感测量,因为使用的激活剂(例如高岭土和组织因子)会产生凝血酶爆发,通过激活蛋白酶激活受体,可以绕过和掩盖血小板二磷酸腺苷受体的功能障碍。因此,大多数血液黏滞性测试被认为对阿司匹林、氯吡格雷和替格瑞洛等抗血小板药物的作用不敏感。功能性血小板对于凝血酶的局部产生至关重要,从而导致稳定的纤维蛋白凝块形成。血小板功能的定量和定性缺陷都可能是围手术期凝血障碍的重要原因。虽然已知CPB会导致无法恢复的血小板消耗,但与CPB相关的血小板功能障碍至少是部分可逆的,并在术后第一天或更短的时间内恢复。尽管如此,患者在CPB结束后不久可能需要输注血小板。

四、激活部分凝血活酶时间(APTT)及凝血酶原时间(PT)

APTT和PT在CPB中并不常规监测,但它们可以反映患者术前的凝血功能,帮助CPB中抗凝计划的制订与实施。APTT和PT分别监测内源性和外源性途径以及共同途径的凝血过程。当凝血因子Ⅷ、Ⅸ、Ⅺ或者Ⅻ缺乏时,APTT延长。当凝血因子Ⅶ缺乏、华法林治疗或维生素K缺乏时,PT延长。

第六节 肝素中和以及鱼精蛋白反应

一、肝素中和

(一)中和肝素的药物——鱼精蛋白和其他

鱼精蛋白是一种由约32个氨基酸组成的带高正电荷的肽,它通过鱼精蛋白的阳离子精氨酸基团和阴离子肝素以1:1的比例静电结合来中和肝素的作用。由此产生的中性鱼精蛋白-肝素盐聚集体作为白色悬浮液清晰可见,并在几秒钟内形成。同时,鱼精蛋白与肝素的结合使抗凝血酶/肝素复合物解离,从而恢复原来的抗凝血酶活性。鱼精蛋白对肝素的中和作用进一步受到血小板因子4(PF4)的影响,这是一种由活化的血小板分泌的肝素结合蛋白。PF4 在肝素中和方面与鱼精蛋白互补,在 CPB 期间,PF4 的释放有助于鱼精蛋白-肝素复合物的稳定。

肝素中和,除了鱼精蛋白以外,还有几种实验性替代方案,包括 PF4、肝素酶、己二甲胺。尽管可以证明它们的肝素中和能力,但尚未实现在临床上广泛使用。

(二)鱼精蛋白的代谢

鱼精蛋白起效迅速,普通肝素在 5 min 内产生肝素中和作用,高效液相色谱法测定,在未服用肝素的健康志愿者中,半衰期相对较短,约为 10 min。在接受 CPB 心脏手术的患者中,在肝素存在的情况下输注 250 mg 鱼精蛋白超过 5 min,显示鱼精蛋白的中位血浆清除率为 1.4 L/min,中位半衰期为 4.5 min,由体积分布为 0.066 L/kg 两室指数模型估计。鱼精蛋白对低分子量肝素的清除取决于肝素的分子量,小肝素片段比大分子更难中和。对中性鱼精蛋白-肝素盐复合物的代谢了解甚少。一项使用放射性标记肝素的动物研究表明,肝素-鱼精蛋白复合物主要在肝脏中代谢,而在一项大鼠研究中,在没有肝素的情况下输注放射性标记的鱼精蛋白表明它主要由肾脏代谢和排泄。

(三)鱼精蛋白过量

虽然鱼精蛋白主要中和肝素,但鱼精蛋白具有抗凝特性,这归因于与血小板功能的相互作用、干扰凝血因子和刺激凝块分解。在接受 CPB 心脏手术的肝素化患者中,鱼精蛋白可减少 50% 的血小板聚集。然而,这项研究受限于 1∶1 的鱼精蛋白与肝素剂量比,该比例是针对 CPB 期间给予的初始肝素剂量计算的,无论肝素消耗量,并且允许额外的鱼精蛋白剂量。在接受深低温的肺动脉内膜剥脱术患者接受鱼精蛋白与肝素的比率超过 1 时,也报告了类似的结果。一项体外研究还表明,加入 1∶1 至 10∶1 的鱼精蛋白与肝素剂量比的血液以鱼精蛋白剂量依赖性方式减少二磷酸腺苷(ADP)诱导的血小板聚集。总之,鱼精蛋白会降低血小板活性和聚集,但其潜在机制是多因素的。减少凝血酶生成,抑制糖蛋白 Ib-vWF 活性,以及释放细胞内储存的 ADP 和 PF431 可能都解释了鱼精蛋白的血小板调节作用。

在接受高(1.3∶1)或低(0.8∶1)鱼精蛋白与肝素比例的研究中,高鱼精蛋白剂量组肝素中和后凝血酶生成的恢复受损。特别是,与低剂量比相比,高鱼精蛋白与肝素剂量比与延迟时间增加、内源性凝血酶潜能降低和凝血酶峰值浓度降低有关。鱼精蛋白对凝血酶生成的抑制作用可以通过添加血小板或增加因子Ⅷ/vWF 浓度来中和。上述观察结果也可以在功能性粘弹性测试期间得到证实,表明增加剂量的鱼精蛋白或鱼精蛋白与肝素的剂量比超过 1∶1 会导致内在凝血测试的凝血时间延长。旋转血栓弹性测定实验进一步表明,在 CPB 后 ACT 异常的心脏外科患者中给予额外的鱼精蛋白会导致凝血时间短暂延长。与 1∶1 的剂量比相比,以 3∶1 的鱼精蛋白与肝素剂量比体外给药可使血栓弹力图的凝块起始时间延长 6 倍,并损害凝块动力学和血小板功能。所以剂量较高的鱼精蛋白可能会干扰与凝块形成有关的凝血因子。

理想情况下,鱼精蛋白的剂量应根据其对患者止血的影响或通过测量肝素浓度来指导,同时考虑 CPB 期间的肝素消耗。由于 ACT 不能反映 CPB 后的肝素浓度,与 CPB 前水平相比,基于 CPB 后 ACT 延长的额外鱼精蛋白给药可能对患者止血有害而不是有益。为了了解鱼精蛋白剂量不足的影响,理论上应该区分鱼精蛋白剂量不足和过量的影响。因此,目前的鱼精蛋白给药实践越来越多地基于鱼精蛋白与肝素的给药比例、低抗凝策略、基于模型的滴定或基于测量的滴定等多个方面综合考虑。

在基于鱼精蛋白与肝素的给药比例方面,既往研究提示两者比例不能超过 1:1。此外,人们对肝素和鱼精蛋白给药的数学或药代动力学(PK)算法的应用越来越感兴趣,以支持心脏手术中围手术期全身抗凝的优化。特别是,CPB 后肝素浓度的估计,考虑到肝素随时间的消耗,可以提高鱼精蛋白给药的准确性。既往研究表明,以肝素对因子 Xa 的抑制作用为验证方法,药动/药效学模型可用于监测 CPB 后的抗凝效果和计算足够的鱼精蛋白剂量。还有研究开发了一种基于抗凝血酶(因子 Ⅱ a)浓度的两室 PK 模型,以预测低温心脏手术期间的肝素浓度。特别地,肝素/抗凝血酶复合物的凝血酶抑制水平被用作估计血浆肝素浓度的指标。其他人开发了一个基于围手术期高岭土 ACT 测量的模型来计算 CPB 后的鱼精蛋白剂量,与传统组相比,鱼精蛋白剂量减少了 17.8%。该模型包括基线和肝素后 ACT、患者体重和给予患者的肝素剂量,并基于患者的个体肝素反应和 1 mg 鱼精蛋白中和 1 mg 肝素的假设。然而,该研究因两组胸管引流量过多而存在偏差。基于测量的 CPB 后肝素浓度滴定鱼精蛋白可提高肝素中和的准确性并有助于保持患者止血。鱼精蛋白滴定通常基于测量的肝素浓度、抗 F Ⅱ a 或抗 F Ⅹ a 浓度。有几篇文献专注于鱼精蛋白滴定对心脏手术术后出血和输血的影响,但结果相互矛盾。

当鱼精蛋白中和后 ACT 超过 CPB 前的基础值时,一些医院通常会增加额外的鱼精蛋白剂量以中和残留的肝素。然而,鉴于鱼精蛋白后 ACT 水平与残留肝素之间的弱相关性,尚不清楚这些额外的鱼精蛋白剂量是作为肝素中和剂还是抗凝剂。因此,在补偿肝素剂量后给予额外剂量的鱼精蛋白可能导致鱼精蛋白过量和出血增加。

(四)肝素反跳

肝素反跳是肝素与蛋白结合位点释放肝素引起的鱼精蛋白中和后抗凝活性的复发,通常归因于鱼精蛋白剂量不足。肝素反跳是一个可怕的现象,因为它可能导致术后出血和增加输血需求。然而,由于肝素反跳定义的多样性以及大多数用于检测肝素反跳的凝血测试缺乏准确性,这一现象变得复杂。在大多数研究中,肝素反跳的定义仅限于血液中肝素的存在,而没有研究其对术后出血并发症的影响。最近的研究表明,肝素反跳作为术后出血的原因可能不如以前假设的那么重要,研究显示鱼精蛋白后肝素浓度与失血总量之间没有相关性($r=0.35$;$P=0.106$)。其他研究表明,从 1.1 到 0.8 的不同鱼精蛋白与肝素的剂量比与相似的肝素反跳发生率相关。此外,研究发现鱼精蛋白给药后 3 min 的鱼精蛋白后肝素浓度在高(1.04 U/mL)和低(1.21 U/mL)鱼精蛋白给药比例组中相似,术后无肝素反跳的报道。也有学者发现,肝素中和后的 6 h 低剂量鱼精蛋白输注(25 mg/h)可防止肝素反跳。

二、鱼精蛋白不良反应

鱼精蛋白最常报道的不良反应是肺血管收缩、低血压、心动过缓和过敏。对报告由鱼精蛋白给药引起的严重过敏反应的前瞻性和回顾性研究的系统评价显示,不良反应的发生率从 0.06% 到 10.6% 不等,尽管该比率并未涉及这些不良反应的临床影响和相关性。过敏反应的患者风险因素包括用含鱼精蛋白的胰岛素治疗糖尿病和对鱼蛋白过敏。

(一)早期不良反应

据估计,接受心血管手术的患者中有 0.13% 术中经历了鱼精蛋白的灾难性事件,这增加了并发症发生率和死亡率的风险。

1. 肺动脉压升高而全身血压下降

鱼精蛋白的输注通常与血压的短暂下降和肺动脉压的升高有关。实验和临床数据表明,以肝素中和剂量给药的鱼精蛋白会增加肺动脉压并降低全身血压、心肌耗氧量、心输出量、心率和全身血管阻力。确切的机制尚不清楚,可能涉及直接毒性作用、免疫原性反应或内皮依赖性松弛。肺动脉高压危象是鱼精蛋白诱导的严重并发症之一,1.78% 的患者在给予鱼精蛋白后出现肺动脉高压伴右心衰竭,术前可用乙酰水杨酸预防、术中发生肺动脉高压(定义为平均肺动脉压升高 >7 mmHg,发生率 0.6%)时可用前列环素 E1 治疗。若考虑血压下降的机制为一氧化氮介导的血管麻痹,可以用抑制一氧化氮合酶和鸟苷酸环化酶的亚甲蓝治疗。

2. 气道高反应性

输注鱼精蛋白过程中,可能会出现气道峰压骤然增高,可能与鱼精蛋白的毒性反应引起的补体激活、嗜酸性粒细胞释放组胺,从而导致气管痉挛有关。当出现气道压增高时,可减缓或暂停鱼精蛋白的输注,待气道压下降后缓慢输注。鱼精蛋白注射后气道压升高,而再次注射时反应会减轻甚至消失,可能与鱼精蛋白脱敏有关。

3. 过敏反应

(1)发生率和术中表现 鱼精蛋白过敏反应发生率从回顾性研究中的 0.19% ~ 0.69%,到前瞻性研究中的甚至 10.7%,并且患者病情恶化的范围可能从轻微的血流动力学不稳定到致命的心血管衰竭等。给药后出现荨麻疹、潮红、瘙痒、皮疹、血管阻力降低并伴有全身性低血压等等。

(2)危险因素 先前用中效胰岛素治疗被认为是静脉注射鱼精蛋白过敏反应的重要危险因素。每 100 U 中效胰岛素含有 0.35 ~ 0.45 mg 鱼精蛋白,每 100 U 含鱼精蛋白锌的胰岛素含有 1 ~ 1.7 mg 鱼精蛋白。这种少量的鱼精蛋白不会引起过敏反应,但致敏作用会导致记忆细胞的形成,后续相对适量的鱼精蛋白可能会导致快速和危及生命的反应。

（3）过敏机制　补体系统的激活导致绝大多数过敏事件；组胺释放，刺激一氧化氮的产生，导致血管舒张，以及接下来的心血管衰竭、心肌抑制和肺动脉高压；交叉反应：鱼的鱼精蛋白和人类精子之间存在相似性，人类可产生抗鱼精蛋白的抗体。

（4）过敏患者的治疗一般为补液和使用肾上腺素等缩血管药物。使用组胺受体拮抗剂或氢化可的松进行术前用药会产生不确定的结果。缓激肽受体拮抗剂可减轻鱼精蛋白引起的低血压。

(二)晚期不良反应

1. 抗原-抗体复合物

鱼精蛋白具有免疫原性，既往研究发现在 1 m 内反复向小鼠注射鱼精蛋白后形成了鱼精蛋白特异性 IgG 抗体。多达 30% 的患者在心脏手术后 1 m 内输注鱼精蛋白会诱导短暂的免疫球蛋白 E(IgE)、免疫球蛋白 G(IgG) 和鱼精蛋白-肝素复合物抗体形成，与男性和胰岛素依赖型糖尿病相关。

2. 对血小板和红细胞的不良影响

鱼精蛋白-肝素复合物抗体的热灭活血清可通过 FcγⅡa 受体的交联激活血小板。使鱼精蛋白与血小板和粒细胞紧密结合，并与血小板聚集减少、血小板减少症有关。尽管出现了鱼精蛋白-肝素抗体，但尚未证实与不利的临床结果有关。

鱼精蛋白还能诱导红细胞聚集和溶血。

3. 对肾脏的不良影响

既往研究显示鱼精蛋白可能会抑制肝脂肪酶活性或引起肾病，导致高胆固醇血症。注射鱼精蛋白导致毛细血管血栓形成和肾小球和肾小管上皮的严重损伤。尽管鱼精蛋白肾毒性的机制尚不明确，但似乎鱼精蛋白对肾小球和肾小管的细胞成分具有毒性，即使是小剂量也是如此。鱼精蛋白可以中和肾小球中的阴离子位点并引起可逆的上皮损伤。不过，任何剂量的鱼精蛋白对肾小球基底膜的形态学外观都没有影响。

(三)减少鱼精蛋白不良反应的措施

与 15 min 的输注期相比，当鱼精蛋白在 3 min 内快速输注时，与鱼精蛋白相关的血流动力学副作用会扩大。此外，与快速推注给药相比，30 min 内缓慢输注鱼精蛋白与良好的术后凝血曲线相关。既往研究调查了鱼精蛋白输注的位置是否影响不良事件发生率。研究表明，与中心静脉给药相比，升主动脉给药与血压和动脉氧合变化的相关性最小，尽管这些变化没有临床相关性。这些观察表明，通过选择缓慢的输注和正确的输注位置，可以减少鱼精蛋白给药的不利影响。

第七节　体外循环术后出血、栓塞及肝素诱导性血小板减少

一、体外循环术后出血

(一)出血原因

出血的病因通常是多因素的,外科止血不彻底、纤溶亢进、残留肝素、血小板数量和功能下降、红细胞比容过低影响凝块形成等。手术创伤和CPB回路本身也能上调炎性细胞因子促进凝血和纤溶失调。CPB后的典型紊乱主要包括PT和国际标准化比值(INR)增加33%,以及APTT增加约20%。纤维蛋白原浓度平均下降36%,血小板计数平均下降45%,血小板功能下降50%至70%。凝血酶功能显著降低、凝血因子活性降低约10%至50%、凝血时间延长、凝块强度降低、基于纤维蛋白的凝块硬度降低、纤维蛋白溶解增加,表示粘弹性紊乱。因此,在CPB结束和肝素逆转时,凝血障碍是由多种病因引起的,通常难以准确诊断和治疗。虽然炎症加重凝血障碍,但几乎没有数据支持免疫或抗炎治疗可有效改变患者预后。

(二)出血的预防与处理

1. 识别高危因素

术前加重出血的影响因素有高龄、肝肾功能不全、既往心脏手术史、植入或取出心室辅助装置、心脏移植等。其他如抗血小板药物和其他抗凝剂停药时间短、术前贫血和血小板减少、CPB中血红蛋白水平低等危险因素属于可调节因素。因此,我们应评估每位患者的基线凝血状态,如果时间允许,纠正术前贫血和凝血障碍。可以与相关的治疗专家一起决定停用抗血小板或抗凝药物。近期接受经皮冠状动脉介入治疗(PCI)的患者停用抗血小板药物可降低出血风险,同时增加冠状动脉血栓形成的风险。阿司匹林通常在围术期继续使用,但非紧急心脏手术通常推迟5 d以停用氯吡格雷,替格瑞洛3至5 d,普拉格雷7 d,维生素K拮抗剂一般停药5 d。

2. 准备

高出血风险的病例应该让所有手术人员都了解。术前确认手术人员在发生重大事件时的角色分工、交叉配血制品足够、快速获取复苏药物和血液制品的流程、通畅足够的静脉通路、动静脉监测部位可靠且易于取样、提前备好液体加温器、快速输液器、红细胞回收装置和患者加温装置。

3. 处理

在心脏手术中可以使用抑肽酶、氨甲环酸、和ε-氨基己酸(EACA)等抗纤溶药物来解

决纤溶亢进,并且首次给药的时间应在 CPB 开始之前。最近一项荟萃分析证实,氨甲环酸可以减少输血[相对风险(RR)0.71,95%置信区间(CI)0.65~0.78,$P<0.01$]、减少围术期失血(平均 247 mL,95% CI 207~288,$P<0.01$)和再次手术(RR 0.62,95% CI 0.49~0.79,$P<0.01$),不会增加死亡、主要终末器官并发症或血栓事件的风险。

纤维蛋白原是出血期间首先消耗的因素之一,在这种情况下,可以进行纤维蛋白原浓缩物和冷沉淀治疗以将纤维蛋白原水平提高到大于 2.0 g/L。一项大型多中心随机对照试验表明,与冷沉淀相比,纤维蛋白原浓缩物虽没有降低输血需求,但在标准化纤维蛋白原剂量递送、储存和重构以及由于纯化和减少病原体而带来的安全性方面比冷沉淀具有优势。所以预计高出血风险的患者术前应准备好足够的纤维蛋白原浓缩物。

有时,心脏手术患者会出现创面广泛渗血即持续的微血管出血,但凝血测试正常(即难治性出血)。血浆与特定凝血因子浓缩物[纤维蛋白原浓缩物和凝血酶原复合物浓缩物(PCC)]均能有效制止难治性出血。PCC 可以快速、有效地恢复凝血酶生成,同时减少容量负荷和同种抗原暴露。用于逆转维生素 K 拮抗剂时,因子Ⅳ PCC 的剂量通常由 INR 升高的程度决定,单次剂量一般不超过 2500 U。低剂量的因子Ⅳ PCC(10~15 U/kg)可考虑用于止血和代谢参数正常的顽固性出血。重组活化因子Ⅶ(rFⅦa)是一种顽固性出血有效的止血剂。一项Ⅱ期剂量递增安慰剂随机对照试验显示 rFⅦa 组出血和输血、再手术率均降低。rFⅦa 的治疗成功可能特别取决于足够的纤维蛋白原水平,尤其是稀释性凝血病。

在血小板计数正常但功能失调的患者,去氨加压素或 1-deamino-8-D-arginine 加压素(DDAVP)可改善血小板聚集功能,从而减少出血。

出血患者的预后取决于快速、有效的复苏和外周灌注的维持。面对灾难性出血,可以根据经验以 1∶1∶1 的红细胞、血浆和血小板单位比例输注异体血液制品,目的是防止发生严重凝血病并在实现手术止血的同时维持灌注。在经历大出血的复杂心脏手术患者中,该比例输血可能与降低终末器官功能障碍和死亡率有关。

二、体外循环术后栓塞

CPB 术后的栓塞主要见于神经系统、四肢血管以及肺动脉,本部分主要讨论神经系统。四肢血管及肺动脉栓塞主要继发于肝素诱导性的血小板减少,将于第三点讨论。

(一)脑栓塞的栓子类型

神经损伤的表现从轻微、短暂的神经认知功能障碍到永久性的脑梗,CPB 中动脉粥样硬化碎片、钙、空气、脂肪、血小板血栓或 CPB 插管形成的脑栓塞是主要原因。三种类型的栓塞可发生在 CPB 过程中:①颗粒大栓子,由来自患者主动脉或大动脉的动脉粥样硬化和钙化碎片组成;②由于空气进入 CPB 回路或在心脏直视手术过程中进入心室而引起的气态微栓子;③来自纵隔和心包的脂肪、骨髓和其他来源的微粒微栓子,通过心脏切开术抽吸进入 CPB 回路。

(二)神经保护药物

不能减少脑栓塞发生,但理论上可以改善脑栓塞的预后。动物模型中已有药物经被证明有神经保护作用,但临床研究中很少。比如 Nussmeier 等检查了 192 名心脏手术中随机接受芬太尼(对照)或高剂量硫喷妥钠的患者,后一组术后 10d 神经精神异常较少。而另一项冠状动脉搭桥手术后接受大剂量硫喷妥钠的随机研究表明,中风发生率并没有减少,而且硫喷妥钠与麻醉苏醒延迟、肌力和血管收缩剂使用增加以及 ICU 住院时间延长有关。由于这些原因,大剂量硫喷妥钠目前还未推荐用于心脏术中的神经保护。另一项使用异丙酚来实现脑电图突发抑制的临床研究未能降低神经心理功能障碍的发生率或严重程度。钙通道拮抗剂、抑肽酶、抑制血小板聚集的前列环素和 n-甲基-d-天冬氨酸(NMDA)拮抗剂等都无法确定它们是否在 CPB 中具有脑保护作用。

(三)术中减少脑栓塞的措施

1. 监测　TEE 可无创评估主动脉弓和降主动脉动脉粥样硬化斑块。NIRS、TCD、脑电图和体感诱发电位几种术中监测技术可降低心脏手术中神经并发症的发生率。

2. 手术操作　严重动脉粥样硬化时,主动脉的操作必须尽量减少,且不能使用主动脉钳。非体外循环冠状动脉搭桥术时避免近端主动脉吻合;深低温停搏下完全替换升主动脉后进行搭桥,可以避免主动脉钳夹操作。主动脉插管的类型和位置也会影响术中栓子的产生。远端主动脉弓插管比传统的升主动脉插管脑微栓产生更少。Schmitz 等使用主动脉内过滤装置,截住了 98% 患者的颗粒栓子。手术中用 CO_2 覆盖术野以减少气栓。用荷包缝线密闭静脉插管周围可防止空气进入 CPB 回路。

3. CPB 管路改进　膜式氧合器产生的栓子比鼓泡式氧合器少。动脉入血管路使用 $20\sim40~\mu m$ 微栓过滤器可使进入大脑的微栓子显著减少。生物相容性涂层管路的使用可减少凝血路径激活从而减少脑栓塞。以上这些临床均常规使用。注射药物前小心地清除注射器中的空气可减少气栓的数量。抽吸的纵隔血液通过分离出碎片后再进入血循环,可以显著减少脑脂肪栓塞的数量。

三、肝素诱导性血小板减少

(一)概述

肝素诱导的血小板减少症(heparin-induced thrombocytopenia,HIT)是一种因接受肝素类药物治疗而引起的以血小板减少为特征的自身免疫反应,通常在接受肝素治疗后 $5\sim14~d$ 发生,临床上分为两型:Ⅰ型患者只出现血小板计数锐减(降至基础值 50% 以下),不继发动静脉血栓形成;Ⅱ型患者除血小板计数的变化外,还合并动静脉血栓和栓塞性皮损,称为 HIT 伴血栓形成综合征(heparin-induced thrombocytopenia-thrombosis syndrome,HITTS)。

(二)发病机理

1. 血小板途径

血小板活化后释放的血小板第四因子(PF4)在遇到肝素时,可发生构象改变暴露出抗原部位。肝素治疗后可产生肝素依赖性抗体 IgG、IgM 或 IgA,此抗体(即 HIT 抗体,主要是 HIT-IgG)识别 PF4,组成肝素-PF4-IgG 多分子复合物促进血小板释放额外的 PF4,PF4 释放出微粒促使血栓形成。由于肝素的存在,机体不断地形成免疫复合物,血小板不断地被激活,并且不断地产生一系列具有高度促凝作用的微粒,导致机体出现血小板减少和相关血栓栓塞并发症。

2. 内皮细胞-白细胞相互作用途径

此外内皮细胞表面的肝素也可与 PF4 结合形成复合物,此复合物也可被 IgG 抗体识别后形成 HIT-IgG 抗体。它和白细胞结合到激活的内皮细胞表面,促使其释放组织因子,纤溶酶原激活物以及细胞因子,并上调黏附因子的表达,从而促进局部的血小板和单核细胞发生聚集。

(三)流行病学

HIT 的总体发病率估计为 1‰~5‰。其发病率主要与肝素种类、病人群体有关。一般来说,肝素较低分子量肝素、女性较男性、黑人较白人、外科病人较内科病人、心外科病人较其他外科病人更易引起 HIT。发生 HIT 的风险随着肝素的用量增加及使用时间的延长而增加,且静脉注射肝素的发生率高于皮下注射肝素。HIT 抗体阳性的患者并不一定会出现血小板减少和动静脉栓塞,目前国内缺乏 HIT 的流行病学调查结果。国外文献报道大约有 22%~52% 的心脏手术患者术后产生抗体(HIT-IgG 出现数周后即减弱或消失),但是只有不到 2% 的抗体阳性患者出现 HIT 的栓塞并发症。湘雅医院曾报道心脏手术患者围术期抗体阳性率为 36.5%,HIT 发生率为 3.5%,其中 HITTS 患者占 HIT 的 18.2%,未成年及先天性心脏病患者抗体阳性率更高,但 HIT 发病率与抗体阳性率并无线性关系,可能与先天性心脏病患者手术时年龄普遍较小而低龄患者免疫系统不稳定有关。湘雅医院心脏外科婴幼儿 HIT 发病率与成人类似,但 HITTS 比例似乎更高。

(四)诊断

临床上 HIT 的诊断主要依靠临床表现(如血小板减少和动静脉栓塞,皮肤损害等)和实验室检查结果(血小板计数减少和抗体阳性等);目前应用比较普遍的是 Warkentin 等 2004 年设计的 4Ts 诊断标准和特殊注意事项,具体见第十三章第二节的表 13-3。经 4Ts 评分系统评出的低分值(0~3 分)患者基本可排除 HIT。

在心脏手术患者中,HIT 引起的血小板计数下降必须与手术和 CPB 引起的血小板下降区分(CPB 后,血小板计数平均下降 40%,术后 48~72 h 降至最低点,然后开始恢复），术后第 5 d 和第 14 d 之间血小板计数的第二次下降应高度怀疑 HIT。在已有抗体的患者中，再次接触肝素可能会导致血小板计数立即下降或所谓的快速发作 HIT。此类患者在最近一段时间内接触过肝素，通常是在过去 30 d 内。心脏手术患者近期有肝素暴露史（例如，在术前心导管插入术中）的情况并不少见。因此，必须考虑此类患者发生快速发作 HIT 的可能性。血栓栓塞发生在 30％至 50％的 HIT 患者中，四肢小血管血栓栓塞的指端缺血、下肢深静脉血栓形成和肺动脉栓塞在心脏手术患者中很常见。需要注意的是其他病因如低血压、血管加压药和潜在的外周动脉疾病等，指端缺血可能更常见。

（五）治疗

临床上一旦确诊为 HIT,应及时停用肝素，进行有效的抗凝治疗、血小板及栓塞的监测，主要措施有：

1. 停用肝素　高度怀疑或确诊的 HIT 患者应立即停用肝素，包括未分级的普通肝素或低分子肝素、肝素涂层管路、肝素冲洗的导管、肝素化透析和其他任何来源的肝素药物；并开始接受非肝素类抗凝药物治疗，特别是 HITT 或存在继发血栓风险的患者。研究显示，HIT 患者如果不替代抗凝治疗，单纯停用肝素而未接受非肝素类抗凝药物，30 d 内血栓风险至少为 17％，有可能高达 55％。

2. 监测　留取血液标本送实验室检查（检查 HIT 抗体、血小板计数、肝素诱导的血小板聚集试验；对患者常规进行超声检查，密切监测动静脉血栓形成情况；监测患者的血小板计数，直至血小板计数恢复正常；应避免血小板输注，以免加重血液高凝状态，导致机体形成新的血栓。

3. 非肝素类抗凝药物治疗　包括直接凝血酶抑制剂例如阿加曲班、来比卢定和比伐卢定和磺达肝癸钠。药物剂量可以根据 APTT 或 ACT 值来调整抗凝强度。由于低分子肝素也可以诱发 HIT,因此在如果高度怀疑或确定发生了 HIT,不可以使用低分子肝素替代普通肝素。同时，替代抗凝过程中注意检查有无下肢动、静脉血栓。替代抗凝治疗至少持续 2～3 m;华法林对急性 HIT 无效，且易诱发微血管血栓形成，应该用阿加曲班、比伐卢定等抗凝治疗。需要进行四肢超声检查，以排除血栓。对于有症状的血栓栓塞或无症状的近端深静脉血栓形成的患者，应进行了三个月的抗凝治疗。在没有血栓形成的患者中，在血小板计数恢复后停止抗凝。在血小板计数恢复（即亚急性 HIT）之前，不建议患者转换为口服抗凝剂，可以使用比伐卢定进行抗凝。

4. 避免应用维生素 K 拮抗剂及输注血小板。血小板计数恢复正常后，非肝素类抗凝药和维生素 K 拮抗剂治疗之间至少交叉 5 d。

（六）HIT 患者的体外循环处理原则：请见第十三章第二节。

（赵 枫 段 炼）

参考文献

[1]姚尚龙,龙村.体外循环原理与实践[M].北京:人民卫生出版社,2009:317-410.

[2]黄伟明,周成斌.体外循环新进展[M].北京:人民卫生出版社,2017:45-115.

[3]Na S, Shim J K, Chun D H, et al. Stabilized infective endocarditis and altered heparin responsiveness during cardiopulmonary bypass[J]. World Journal of Surgery,2009,33(9):1862-1867.

[4]Garvin S, Fitzgerald D C, Despotis G, et al. Heparin concentration-based anticoagulation for cardiac surgery fails to reliably predict heparin bolus dose requirements[J]. Anesthesia & Analgesia,2010, 111(4):849.

[5]Shore-Lesserson L, Baker R A, Ferraris V A, et al. The Society of Thoracic Surgeons, the Society of Cardiovascular Anesthesiologists, and the American Society of Extra Corporeal Technology:clinical practice guidelines—anticoagulation during cardiopulmonary bypass[J]. The Annals of Thoracic Surgery,2018,105(2):650-662.

[6]Hansen R, Koster A, Kukucka M, et al. A quick anti-Xa-activity-based whole blood coagulation assay for monitoring unfractionated heparin during cardiopulmonary bypass:a pilot investigation[M]. Anesthesia & Analgesia,2000:533.

[7]Despotis G J, Joist J H, Hogue C W, et al. The impact of heparin concentration and activated clotting time monitoring on blood conservation. A prospective, randomized evaluation in patients undergoing cardiac operation[J]. J Thorac Cardiovasc Surg,1995,110:46-54.

[8]Despotis G J, Joist J H, Jr H C, et al. More effective suppression of hemostatic system activation in patients undergoing cardiac surgery by heparin dosing based on heparin blood concentrations rather than ACT[J]. Thromb Haemost,1996,76(6):902-908.

[9]Hofmann B, Bushnaq H, Kraus F B, et al. Immediate effects of individualized heparin and protamine management on hemostatic activation and platelet function in adult patients undergoing cardiac surgery with tranexamic acid antifibrinolytic therapy[J]. Perfusion,2013,28(5):412-418.

[10]Newsome J, Stipanovich K, Flaherty S. Comparison of heparin administration using the Rapidpoint Coag and Hepcon HMS[J]. J Extra-corporeal Technol,2004,36(2):139-144.

[11]Boer C, Meesters M I, Veerhoek D, et al. Anticoagulant and side-effects of protamine in cardiac surgery:a narrative review[J]. British J Anaesthesia,2018,120(5):914-927.

[12]Rossmann P, Matousovic K, Horacek V. Protamine-hep-arin aggregates. Their fine structure, histochemistry, and renal deposition[J]. Virchows Arch B Cell Pathol Incl Mol Pathol,1982,40:81-98.

[13]Nielsen V G, Malayaman S N. Protamine sulfate:crouching clot or hidden hemorrhage? [J]. Anesth Analg,2010,111:593-594.

[14]Bartoszko J, Karkouti K. Managing the coagulopathy associated with cardiopulmonary bypass[J]. Journal of Thrombosis and Haemostasis,2021,19(3):617-632.

[15]Lemmer J H, Despotis G J. Antithrombin Ⅲ concentrate to treat heparin resistance in patients undergoing cardiac surgery[J]. J Thorac Cardiovasc Surg,2002,123:213-217.

[16]Raphael J, Mazer C D, Subramani S, et al. Society of cardiovascular anesthesiologists clinical practice improvement advisory for management of perioperative bleeding and hemostasis in cardiac sur-

gery patients[J]. Anest Analg,2019,129:1209-1221.

[17]李汝泓,李艳. 鱼精蛋白引起气道压升高原因的探讨[J]. 承德医学院学报,2004,21(4):2.

[18]Hirsh J, Anand S S, Halperin J L, et al. Guide to Anticoagulant Therapy:Heparin[J]. Circulation, 2001,103:2994-3018.

[19]Brunner N E. CORA (Coagulation Resonance Analysis) System In:System MFIVCS, ed[M]. Niles, Illinois:Coramed Technologies LLC. 2015:51-69.

[20]Sokolowska E, Kalaska B, Miklosz J, et al. The toxicology of heparin reversal with protamine: past, present and future[J]. Expert opinion on drug metabolism & toxicology, 2016, 12(8): 897-909.

[21]Shenoi R A, Kalathottukaren M T, Travers R J, et al. Aþnity-based design of a synthetic universal reversal agent for heparin anticoagulants[J]. Sci Transl Med,2014,6(260):260ra150.

[22]Kamiński K, Plonka M, Ciejka J, et al. Cationic derivatives of dextran and hydroxypropylcellulose as novel potential heparin antagonists[J]. J Med Chem,2011,54(19):6586-6596.

[23]Prasongsukarn K, Borger M A. Reducing cerebral emboli during cardiopulmonary bypass[J]. Seminars in Cardiothoracic and Vascular Anesthesia,2005,9(2):153-158.

[24]Schmitz C, Weinreich S, White J, et al. Can particulate extraction from the ascending aorta reduce neurologic injury in cardiac surgery? [J]. J Thorac Cardiavasc Surg,2003,126:1829-1838.

[25]Pishko A M, Cuker A. Heparin-induced thrombocytopenia in cardiac surgery patients[J]. Seminars in thrombosis and hemostasis,2017,43(7):691-698.

[26]Rauova L, Poncz M, McKenzie S E, et al. Ultralarge complexes of PF4 and heparin are central to the pathogenesis of heparin-induced thrombocytopenia[J]. Blood,2005,105(1):131-138.

第五章

体外循环对心血管系统的影响

　　CPB 提供足够的氧合血液供应身体的器官和组织,使心脏外科手术得以成功进行。由于基础疾病的影响,患者本身可能存在心肌损伤,加上 CPB 的特殊病理生理过程,会不可避免地出现不同程度的心肌损伤。

第一节　心肌损伤的理论基础

一、致病因素

(一)术前心功能异常

　　大多数心脏手术病人,术前冠状动脉和(或)心肌都已有不同程度的损伤。肥厚心肌的心室壁结构,使得内膜下心肌组织更难以获得再灌注。慢性心力衰竭的心脏已经处于慢性能量储备消耗中,血流动力学不稳定或者心源性休克的病人心脏已经处于能量快速消耗的状态,对缺血再灌注过程中进一步出现的急性能量耗竭极其敏感。

(二)缺血性损伤

　　心肌对各种引起缺血缺氧的因素非常敏感。大多数体外循环手术中升主动脉阻断,停止冠脉供血。缺血早期,心脏储备的能量还可以维持心肌代谢,随着时间延长,一些重要的代谢过程不能顺利进行,最终心肌出现不可逆病理改变。心肌损害程度受心肌缺血时间、心肌侧支循环情况、心肌氧及能量需求、缺血前心肌组织的基础状况及术中采集的心肌保护等因素影响,这些因素往往决定了阻断期间心肌受损害的程度。

(三)再灌注损伤

开放升主动脉,恢复心肌血液灌注后,心肌损伤会进一步加重,称为心肌缺血再灌注(ischemic reperfusion,IR)损伤。心肌 IR 损伤是由于心肌恢复供血后生成的大量对细胞有毒的氧自由基破坏心肌细胞结构所致。根本原因是长时间心脏血流阻断导致心肌高能磷酸盐耗竭。再灌注损伤轻者表现为短暂的可逆性变化,如心肌顿抑;严重时出现心肌梗死等不可逆性损伤。

(四)炎性损伤

CPB 期间,由于血液与 CPB 装置的异物表面接触、IR 损伤及内毒素作用等原因,引起不同程度的全身炎性反应,造成毛细血管通透性增高,血管张力改变,体液平衡打破,心功能紊乱。

(五)栓塞

CPB 意外引起的空气栓塞(如:储血器内血液排空、人工肺或泵管破裂、管道接头松脱等)、开放升主动脉前左心排气不充分导致开放升主动脉后冠状动脉空气栓塞、心脏停搏液灌注时空气意外进入冠状动脉、主动脉粥样硬化斑块和组织碎屑也可造成冠状动脉栓塞。

(六)机械性损伤

心脏手术中的机械性损伤包括:1. 心肌的牵拉;2. 心室膨胀;3. 外科切口局部心肌坏死;4. 插管等引起的心肌挫伤/撕裂伤等;5. 局部低温伤害。

二、缺血性损伤机制

(一)心肌缺血缺氧损伤的代谢改变

主要表现为心肌高能磷酸化合物减少、糖酵解和脂肪氧化障碍。

在正常有氧条件下,心脏能量来源于脂肪酸,为 ATP 的合成提供 60% 至 90% 的能量。其余的能量(10%~40%)来自于糖酵解和乳酸氧化形成的丙酮酸的氧化。一旦发生缺血,氧化代谢、电子传递及氧化磷酸化生成 ATP 迅速下降。糖酵解会导致细胞浆内乳酸和氢离子聚集,造成细胞内酸中毒。脂肪分解增加,脂肪酸氧化障碍,使脂酰 CoA、游离脂肪酸增多,膜通透性增加,导致酶漏出及细胞外离子分布异常。离子泵转运障碍,细胞代谢和 ATP 生成接近停止,糖原储备耗竭,细胞肿胀,心肌收缩力和心肌 pH 都迅速下降。

(二)心肌缺血性损伤的病理表现

1. 可逆性损伤病理改变

超微结构上,可逆性损伤的心肌细胞因渗透超载而水肿,细胞大小随糖原含量的减少而增加核胞质染色质轻度凝结。细胞膜(肌膜)是完整的,不能确定断裂。线粒体肿胀,正常致密线粒体颗粒缺失,线粒体基质清除不完全,但无定形或颗粒状絮状高密度物质。

2. 不可逆性损伤病理改变

不可逆损伤的肌细胞细胞核萎缩,染色质边缘明显。不可逆损伤的两个特征是细胞膜破裂和线粒体存在小的嗜锇无定形高密度物质。高密度物质由脂质、变性蛋白质和钙组成。胞浆游离 Ca^{2+} 增加和线粒体损伤导致磷脂酶激活、溶血磷脂和游离脂肪酸的释放,溶血磷脂和游离脂肪酸被纳入细胞内,并被自由基和过氧化物损伤。裂解细胞骨架蛋白的断裂和细胞膜渗透性的逐渐增加导致物理破坏和细胞死亡。

(二)心肌缺血性损伤的病理表现

1. 可逆性损伤病理改变

超微结构上,可逆性损伤的心肌细胞因渗透超载而水肿,细胞大小随糖原含量的减少而增加核胞质染色质轻度凝结。细胞膜(肌膜)是完整的,不能确定断裂。线粒体肿胀,正常致密线粒体颗粒缺失,线粒体基质清除不完全,但无定形或颗粒状絮状高密度物质。

2. 不可逆性损伤病理改变

不可逆损伤的肌细胞细胞核萎缩,染色质边缘明显。不可逆损伤的两个特征是细胞膜破裂和线粒体存在小的嗜锇无定形高密度物质。高密度物质由脂质、变性蛋白质和钙组成。胞浆游离 Ca 增加和线粒体损伤导致磷脂酶激活、溶血磷脂和游离脂肪酸的释放,溶血磷脂和游离脂肪酸被纳入细胞内,并被自由基和过氧化物损伤。裂解细胞骨架蛋白的断裂和细胞膜渗透性的逐渐增加导致物理破坏和细胞死亡。

三、缺血再灌注损伤机制

一般情况下,如果在缺血发作后 2～3 h 内开始再灌注,心肌挽救介质是钙负荷、氧自由基和 N。

(一)钙超载

缺血时 ATP 水平急剧下降,Na^+/K^+-ATP 酶抑制,导致细胞内 Na^+ 的增加。这一过程导致 Na^+/H^+ 逆向转运蛋白的抑制,从而降低 pH,使 Na^+/Ca^{2+} 逆向转运蛋白受抑,储存在线粒体中的 Ca^{2+} 增加。再灌注后 ATP 水平恢复,导致 Na^+/K^+-ATP 酶泵激活,使线粒体中的 Ca^{2+} 向胞浆中转移增加,则细胞内 Ca^{2+} 进一步增加。

(二)氧自由基增加

缺血期间,细胞内超氧化物歧化酶(superoxide dismutase,SOD)等氧自由基清除剂水平持续降低,同时 ATP 代谢的终末产物如次黄嘌呤等不断增多。再灌注时,黄嘌呤氧化酶的底物、铁离子等参与了氧自由基的生成。同时,重新激活的能量转导和收缩,导致反应性氧簇(reactive oxygen species,ROS)的释放和额外的离子失衡。

(三)中性粒细胞激活

再灌注心肌局部也会出现其他细胞来源的化学趋化因子、激活的内皮细胞、激活的补体片段和细胞因子,这些都会激活血液中的 N,缺血时期 N 在心肌内聚集,再灌注释放出大量的氧自由基和花生四烯酸代谢产物,进一步引起内皮损伤、血管收缩和血小板聚集。

第二节　不同病种的心肌病理生理特点

一、先天性心脏病

成人和儿童先心病都占一定比例,此处主要对未成熟心肌进行探讨。未成熟心肌比成熟心肌耐受缺血的能力要强,但是在紫绀型和慢性心力衰竭的病儿心脏上,这种优势并不明显。未成熟心肌和成熟心肌的发育差异体现在表 5-1:

表 5-1　未成熟心肌和成熟心肌的差异比较

	项目	未成熟心肌	成熟心肌
结构	心肌细胞数占比	60%～80%	25%～50%
	线粒体和肌浆网数量	少	多
	T 管含水量及胶原含量	多	少
	顺应性	差	好
能量代谢底物	以葡萄糖还是脂肪酸为主	葡萄糖	脂肪酸
	氨基酸储备	多	少
Ca^{2+} 转运	肌浆网发育	差	好
	钙通道密度	低	高
	肌浆网钙 ATP 酶(SERCA)	低	高
酶活性	氧自由基清除物	低	高
	5-核苷酸酶(5-nucleotide, 5-NT)	低	高
	细胞色素氧化酶	低	高
对儿茶酚胺敏感性	β-肾上腺素能受体与腺苷酸环化酶偶联	低	高

二、心脏瓣膜病

欧美国家的心脏瓣膜病以退行性病变为主,而我国以风湿性为主。由于炎症、黏液样变性、退行性改变、先天性畸形、缺血性坏死、创伤等原因,引起瓣膜腱索、乳头肌等机械功能或结构异常,瓣膜开闭功能失调,导致血流动力学改变(心脏前、后负荷的改变)。心脏瓣膜病变中,以二尖瓣最常受累,其次为主动脉瓣。心肌损伤以心肌慢性缺氧、心肌肥厚、心腔扩大为主要表现。患者的临床表现以心力衰竭为主。

(一)瓣膜解剖改变引起心肌负荷过度

瓣膜解剖改变可导致狭窄和(或)关闭不全,引发心脏压力负荷和容量负荷过度。

1. 压力负荷

压力负荷又称为后负荷,过度时心室后负荷增大,排空受到严重阻碍,心室收缩压增高,代偿期使心室肥厚,失代偿期可导致心力衰竭。

2. 容量负荷

容量负荷又称为前负荷。左室容量负荷过度常见于二尖瓣关闭不全和主动脉关闭不全。二尖瓣关闭不全可分为急性二尖瓣关闭不全和慢性二尖瓣关闭不全。急性二尖瓣关闭不全由于左心房短期内接受从左心室反流的血液,左心房容量负荷明显增大,左心房压力急剧增高,使肺静脉压和肺毛细血管压明显增高,导致急性肺淤血和肺水肿;慢性二尖瓣关闭不全是反流量逐渐增加,左心房和肺循环均有适应性代偿,症状出现较晚。主动脉关闭不全也可分为急性主动脉瓣关闭不全和慢性主动脉瓣关闭不全。主动脉关闭不全时,舒张期血液由主动脉反流到左心室,左心室容量负荷过重,舒张末期心室壁张力增加,逐渐引起左心室代偿性肥厚、扩大。长期慢性主动脉瓣关闭不全可逐渐导致心肌间质纤维化,心肌相对缺血等损害,引起左心室功能减退,出现左心功能失代偿。

(二)心肌张力的改变引起收缩和舒张功能减退

1. 心肌收缩力减退 引起心肌收缩力减退的主要机制有:

(1)心肌能量不足:长期心室内高压可造成心内膜下心肌缺血。当心肌供氧不足时,心肌虽然可加强对氧的摄取和无氧酵解过程等代偿作用获得部分能量,但若仍然不能满足心肌收缩的需要时,则可导致收缩功能减弱甚至停止。

(2)需能增加:心脏负荷过度、心室壁应力增大以及交感-肾上腺素兴奋所致心率加快和心肌收缩力加强,使心肌需能增加。

(3)能量利用障碍:线粒体对心力衰竭的发展和维持起到重要的作用。线粒体的功能和体积改变也可导致心肌产能障碍。ATP 酶活性降低,致使心肌收缩时对 ATP 的水解减弱,从而不能为心肌收缩提供足够的能量,使化学能变为机械能的过程变弱、变慢,结果导致心肌收缩功能抑制。

(4)心肌细胞数量减少和收缩蛋白结构的改变。

(5)心肌兴奋-收缩偶联障碍。

(6)β-肾上腺素受体-G 蛋白-腺苷酸环化酶系统的改变。

2. 心肌顺应性异常 心肌顺应性是指心肌在单位应力作用下,引起的长度改变(应变),即心肌顺应性=应变/应力。心脏的射血能力不仅取决于心肌的收缩功能,还决定于心室的舒张功能。若舒张顺应性发生障碍,同样可导致心力衰竭。一旦心肌舒张顺应性降低,一方面可造成心室舒张充盈受限,另一方面可造成心室舒张充盈受限。

(三)继发心肌肥厚和心力衰竭

1. 代偿期

长期负荷过度,代偿期心肌逐渐肥大。主动脉关闭不全的病人,左心室代偿性的扩大和心肌肥厚,一方面在舒张末期容量增加的同时,保持左心室舒张末期压力不变,从而使左心房和肺静脉压力保持正常;另一方面,左心室每搏量增加,保持正常的左心室收缩末期容积。

肥大心肌不是正常心肌,解剖特点表现为:(1)微血管数目不随心肌肥大而增加,造成相对稀疏,氧弥散不足;(2)微血管狭窄收缩,致灌注流量不足;(3)因心肌射血阻力过大,肥大的心室壁张力增加和等容收缩时间延长,致使微血管的外在压力增大,也可造成微循环缺血;(4)心肌线粒体的数目不能随着心肌细胞体积成比例增加,线粒体呼吸功能减弱使 ATP 生成不足。

2. 失代偿期

随着瓣膜病所致血流动力学紊乱的加重,心肌细胞肥大和重量增加,超过心内交感神经元突触的增长,使单位重量的心肌的交感神经分布密度降低,加之肥大心肌的去甲肾上腺素储备减少和耗竭增多,致使交感神经-儿茶酚胺系统对肥大心肌正性肌力的调控效应减弱,逐渐失代偿,发生心力衰竭。

三、冠状动脉粥样硬化性心脏病

冠状动脉粥样硬化性心脏病(coronary atherosclerotic heart disease,CAD)是在冠状动脉粥样硬化基础上造成冠状动脉管腔狭窄或阻塞,致使冠状动脉循环障碍,引起心肌氧的供需之间不平衡,导致心肌缺血或梗死的一种心脏病变。

(一)冠脉狭窄到阻塞

1. 冠状动脉狭窄影响心肌供血,若供血与心肌耗氧之间呈负平衡则产生心肌缺血。缺血部分的心肌首先表现为舒张期顺应性下降,收缩力减弱、消失或反向活动,正常供血的心肌往往代偿性增强。左心室受累 20%～25% 时可出现血流动力学变化,当受累心肌达 40% 以上时即可出现心源性休克。大多数心肌在不同条件下可耐受 30 min 到 2 h 缺血,超过 6～8h,绝大多数细胞发生死亡。心肌梗死还可导致心室扩张,使心室壁张力增加,又提高了心肌耗氧量,加重心肌缺血和梗死等不良后果。缺血心肌有时也可出现再灌注损伤,导致细胞结构破坏和心功能减退。

2. 当冠状动脉阻塞时,心肌在缺氧情况下释放去甲肾上腺素等儿茶酚胺类物质,使仅存于心肌的氧、糖原、葡萄糖、ATP 等明显下降,糖酵解产物丙酮酸在缺氧时不能进入三羧酸循环,在乳酸脱氢酶作用下丙酮酸转化为乳酸,并在细胞内和细胞外积聚,引起局部心肌组织细胞内、外酸中毒和心肌缺血性损伤。血小板活化,白细胞黏附,红细胞淤积,血管从扩张到收缩,并最终导致毛细血管结构损伤,最终出现无再流、微血管阻塞和心肌内出血。

(二)冠脉再灌注与复苏

对冠状动脉旁路移植术(coronary artery bypass grafting,CABG)的患者而言,由于手术使缺血心肌重新获得充分的血供,心肌 IR 损伤成为造成 CPB 心肌损伤不可忽视的因素。

1. 再灌注期间,细胞积聚肿胀,磷酸钙迅速向线粒体转移,加速钙内流和钾外流,导致胞浆与血浆的离子成分相似。此时心肌组织虽可获得供氧,但细胞内氧化磷酸化基本停止,无氧酵解产生的 ATP 代谢过程也因胞浆内钙离子大量堆积而停止,导致不可逆性缺血性损伤。此外,缺血可使微粒黏附于血管内皮细胞表面,引起白细胞聚集和激活,并向血管外渗出。激活的白细胞可释放出溶酶体样物质,破坏细胞结构和形成自由基。

2. 心肌复苏主要是补充能量基质、恢复细胞稳定性和使存活细胞部分和完全恢复心肌功能。在经历 IR 损伤后,细胞内高能磷酸通常要保持数小时低水平状态,然后逐步恢复至正常水平。因此,细胞内高能磷酸储备增加并不意味着心肌细胞功能恢复。心肌功能恢复的可靠指标是细胞内磷酸酯酶的水平。因此缺血心肌的复苏应首先测定心肌功能和细胞稳定性的恢复情况,而高能磷酸的恢复则是次要的。

四、主动脉夹层

夹层对心脏的影响主要在于主动脉瓣功能和冠状动脉血流。

(一)累及主动脉瓣

由于夹层近心端剥离累及主动脉瓣环或夹层血栓压迫瓣环,导致瓣叶脱垂引起关闭不全。主动脉根部假腔扩大,可以使内膜片向主动脉根部内推移,导致 1 个或 2 个主动脉瓣叶交界下陷,引起类似于主动脉瓣叶脱垂的机制,出现中或重度主动脉瓣关闭不全。

(二)累及冠脉

假腔持续扩张和真腔受压变窄,不仅可以导致左或右冠状动脉开口受压、或从内膜撕脱,导致急性冠状动脉综合征或严重的心功能不全,而且可以导致主动脉根部假腔外膜的撕裂引起急性心脏压塞和心脏骤停,这也是 A 型夹层的主要死亡原因。

第三节 术中心肌保护及研究进展

心肌保护是体外循环心脏直视手术中的重要组成部分,主要指对心脏缺血时期及再灌注早期采取保护措施,特别是指降低心肌耗氧的心脏停搏、心室减压和低温。目标是保护心功能、减轻 IR 损伤并提供安静无血的手术野。

一、使用心脏停搏液的心肌保护策略

(一)心脏停搏液的基本要求

人们普遍认为,理想的心脏停搏液的特点是:

1. 实现快速而持续的舒张期停搏;

2. 在心脏停搏时尽量减少能量需求;

3. 防止冠状动脉血流缺乏造成的损害;

4. 当血流恢复时,防止 IR 损伤。

(二)心脏停搏液的种类

1. 细胞外液型心脏停搏液

以 St. Thomas 晶体停搏液为代表。研究表明,当 K^+ 浓度在 10 mmol/L 时 Em-65 mv,电压门控快钠通道失活,钠离子内流停止,动作电位无法诱发;当 K^+ 浓度在 30 mmol/L 时 Em-35 mv,钙通道激活,钙离子内流增加,引起钙超载,加重 IR 损伤;当 K^+ 浓度在 15~20 mmol/L 时,通过心肌细胞去极化,抬高动作点位阈值液注入可维持低温,诱导心脏快速舒张期停搏,维持细胞内电解质平衡。晶体停搏液的优点为价格低廉、配置简单,使用方便、心肌保护效果明确、临床使用经验丰富、可配置多种配方、种类丰富、减少血液使用等优点。但也有其缺点,如单次灌注维持时间较短,复杂手术需反复灌注、缺乏供能物质及缓冲系统、反复灌注可能损伤冠脉内皮,增加微血管通透性,造成心肌组织水肿、缺乏酸碱缓冲体系,长时间大量灌注可造成 pH 紊乱。

2. 细胞内液型心脏停搏液

以 HTK[Histidine(组氨酸)-Tryptophan(色氨酸)-Ketoglutarat(酮戊二酸单酰胺)]液为代表的低钠、无钙、轻度高钾停搏液,单次灌注维持时间长,可避免反复灌注、在灌注过程中心肌保护效果确切,复跳效果理想、含有组氨酸-组氨酸盐缓冲系统,减少 H^+ 的堆积,维持适宜的 pH,α-酮戊二酸及色氨酸可作为高能磷酸化合物的底物,促进心肌能量的产生、含有甘露醇,减轻细胞水肿及自由基损伤,灌注后可减低脏器代谢等。值得注意的是,它也存在不足之处,如灌注成本较高、大量灌注血液稀释可引起低钠、低钙血症和低渗透压、输血增加,对机体造成不利影响,特别是低体重婴幼儿。

3. 含血停搏液

(1)常用的含血停搏液(Buckberg 停搏液)是按照 4 份氧合血:1 份晶体的比例进行低温灌注,K^+ 浓度在 22 mmol/L,首灌 20 mL/kg,每 30 min 再次灌注 10 mL/kg。能为心肌提供氧和代谢底物,改善微循环缓冲系统;血液中蛋白成分能维持合理的胶体渗透压,减轻心肌水肿;通过红细胞缓冲作用维持缺血期代谢,尤其在术前存在缺氧应激状态的患者;对转流中血容量影响较小。但对于复杂心脏畸形相对不合适,心脏容易复跳,有妨碍手术野、间断多次注入可能会引起灌注损伤和心肌水肿;单次灌注时间较短,需反复灌注;高浓度钾可能造成冠状血管收缩、心肌顿抑、心律失常、传导系统异常等。

（2）del Nido 心脏停搏液 20 世纪 90 年代用于先天性心脏病手术的心脏停搏液,解决未成熟心肌再灌注时无法耐受细胞内高钙内流的问题。与 Buckberg 停搏液和其他全血(whole blood,WB)溶液不同,del Nido 溶液不是基于葡萄糖的;相反,它是一种含微钙、高钾的溶液,其电解质成分接近细胞外液。它还含有利多卡因,可以阻断钠通道,维持去极化,限制细胞内钙内流。Del Nido 心脏停搏液通常与冷血以 4∶1 的比例混合(与 Buckberg 液以 1∶4 的比例混合相反)。单次剂量灌注的安全性时效高达 90 min。这可能会提高手术的效率和简化流程,因为其他基于 WB 的心脏停搏液通常每 20～30 min 重新灌注一次。del Nido 停搏液已被证实在小儿未成熟心肌保护中效果良好。最近多项研究表明,del Nido 停搏液也可用于成人心脏手术。湘雅医院的研究表明,del Nido 液同样适用于心肌缺血时间大于 90 min 的成人复杂瓣膜手术,对于经济困难或低温运输 HTK 液受限的地区在完成复杂手术时有优势。但也有不足之处,如增加血液稀释和用血量、高浓度利多卡因可推后心脏复跳的时间。

二、不使用心脏停搏液灌注的心肌保护策略

(一)心脏不停跳手术

有学者提出浅低温 CPB 下不停跳心内直视手术,如单纯房缺、三尖瓣的手术、CPB 下冠状动脉搭桥手术、介入下主动脉瓣或二尖瓣瓣中瓣的置入无需心脏停跳。

1. 不停跳心肌保护的优势在于:(1)手术期间冠状血管处于相对正常供血状态,心脏无需经历 IR 过程,对年老体弱、主动脉广泛钙化、巨大心脏、心肌肥厚等高危患者有一定临床价值;(2)不使用心脏停搏液,不存在容量及钾离子超负荷现象;(3)不影响外科医师操作,节省主动脉阻断时间;(4)无需降温,缩短 CPB 并循时间。

2. 缺点也很明显:(1)冠状动脉供血在心肌内部液不均匀,心肌内部的压力和左室壁形态的改变抑制了冠状动脉侧支循环对潜在缺血区域心肌心肌的灌注;(2)术野回血多,暴露较差,影响术者操作;(3)心内回血多,增加了血液有形细胞的破坏,导致溶血、血红蛋白尿,影响肾脏功能;(4)术中及术毕有发生气栓的危险;(5)术中可能发生室颤。浅低温 CPB 下不停跳心脏手术虽然在理论上具有优势,但对外科医师的手术技巧要求较高。

(二)心脏空跳

CPB 转流时,上下腔静脉阻断,心脏空跳,3 h 内可以维持左心室功能正常。但现在认为这种方法对心肌保护不理想,空跳下的冠脉血流得不到有效保障,心肌内部的挤压力和左心室壁形态会改变,影响冠状动脉侧支循环,导致心肌细胞水肿,心肌舒张顺应性下降。

(三)全身低温和选择性室颤

全身低温(26～30 ℃)和维持系统灌注压在 80～100 mmHg 是此项技术的两个重要组成部分。该项技术的优点是特别适用于主动脉不易阻闭或者心脏停搏液不适合使用

的病人。当面对高度钙化的主动脉时,阻断主动脉会显著增加主动脉夹层和卒中的风险,这种技术就特别适用。它可以完全避免对主动脉的操作。但不足是:1. 由于侧支循环的存在,术野有时不清楚;2. 室颤情况下外科医师对心脏的搬动和吻合口的显露受到限制;3. 可能会加重主动脉瓣反流;4. 无法完成心内操作。

(四)深低温全心缺血

采用灌注液或冷盐水置于心包内,将心肌温度降到很低,然后阻闭主动脉,完成全部心脏手术操作。在临床实践中,这种方法通常可以将心肌温度降到 22 ℃左右,多数外科医师相信,这个温度下全心缺血 45～60 min 是安全的。随着心脏停搏液技术的进步,这种方法很少单独使用。

三、先天性心脏病术中心肌保护策略

这里主要讨论新生儿和婴幼儿围术期心肌保护,其最佳策略尚无统一的认识。心脏停搏液的配方在各心脏中心的差别也很大。

(一)低温

是新生儿和婴幼儿心肌保护策略中重要的部分。低温对心肌保护的作用包括:

(1)降低心肌代谢,使心脏在缺血期间氧合能量的消耗减少,并能保存高能磷酸键储备,增加心脏对缺血的耐受性;

(2)促进电机械活动终止,维持心脏的有效停搏;

(3)延缓缺血性损伤的发生,低温降低心肌代谢率,减少细胞内代谢产物蓄积和 ATP 降解,从而避免 H^+ 蓄积和酸中毒对细胞的有害作用。

(二)心脏停搏液配方

目前还没有一致认可的适合新生儿和婴幼儿的最佳心脏停搏液配方,比较共识的是低钙、减少反复灌注次数是未成熟心肌保护的要点。未成熟的心脏比成人心脏对钙通道阻滞剂更敏感。一些报告描述了含有正常或高钙浓度的心脏停搏液的有害影响,建议使用含有低于生理钙水平的溶液。在主动脉阻断期间,钙离子水平极低是一种优势,然而,具体多低的钙水平更有优势,研究并不一致。

(三)心脏停搏液灌注方法

1. 灌注路径和压力

未成熟心肌先天性心脏病手术中,基本都是从主动脉根部进行灌注,但也有一些特殊情况使用冠状动脉灌注。儿童冠脉灌注的时候,既需要保持一定的压力以确保心肌细胞得到有效灌注,又要避免因关注压力过高而导致血管内皮细胞损伤,一般来说灌注压力应低于常规灌注压力。有些多次手术病例由于心脏附近解剖结构粘连,无法进行主动脉插管,需要股动脉插管,这时的心脏停搏液则需要从冠状静脉窦逆行灌注。

2.灌注频率

(1)顺行单次灌注法　单次灌注能达到较长时间心脏停搏且能顺利复跳是最理想的灌注方法。但停搏液灌注心脏停搏后,特别是侧支循环丰富的复杂先心病患儿,因为非冠状动脉侧支血可能排出心肌血管中的停搏液,在预定时间之前提前复跳。加上心肌摄氧能力提高、心肌氧储备少、无氧代谢效能低等,所以单次灌注后心脏停跳时间非常受限。在心脏停跳时,随着时间的延长心肌内无氧代谢不断亢进,心肌内产生酸中毒,ATP糖原等基质也不断下降。与多次灌注法相比,单次灌注法有利于控制因多次灌注引起的再灌注损伤和心肌水肿。与持续灌注法相比,单次灌注法有利于维持术野清晰。

(2)间断多次灌注法　为每20~30 min灌注一次的心肌保护方法。与单次灌注法相比,多次灌注法有利于维持低温和清除代谢产物,可使心脏停跳下仍保持心肌内ATP在较高的水平;同时能清除包括冠状血管床在内的心肌组织内无氧代谢产物,减轻心肌内酸中毒。但多次灌注法易引起灌注损伤和心肌水肿。

(3)持续灌注法　经泵持续灌注心肌保护液的方法,常在使用含血停搏液时使用。持续灌注相当于心脏停搏却没有缺血缺氧,维持了所需的心肌温度,清除了代谢产物,可消除心肌缺血缺氧状态和由此引起的再灌注损伤,改善再灌注后心肌的机能。但持续灌注法不利于手术视野清晰,也有引起灌注性损伤和心肌水肿的可能。

四、冠心病的术中心肌保护策略

CAD术前就存在严重的心肌缺血和不同程度的心功能不全,手术过程要经历心肌IR损伤,因此,术中加强心肌保护至关重要。CPB期间,心肌保护方法很多,其重点是:(1)保护尚未缺血的心肌;(2)防止已缺血的心肌进一步缺血;(3)促使受损和能量耗竭的心肌尽可能复苏,增加未缺血的心肌活力。

(一)低温或常温

国内目前大多数中心采取全身32~34 ℃浅低温,4 ℃灌注或单纯冷心肌含血停搏液和心包腔局部降温的方法来行心肌保护。大多数人认为阻断期间心肌局部降温很重要,局部冰屑的添加也不局限于诱颤阶段和阻断初期。也有人认为现在心肌保护中低温降低7%的氧耗,所占权重比例不高,心肌保护第一要素是停搏液灌注均匀与否,心肌电机械活动停止,已经把氧代谢降低90%。温度降到4 ℃,虽可抑制细胞膜钠钾泵避免心肌水肿,但也可能冻伤心肌,所以不主张在停搏液灌均匀的前提下把心肌温度降很低,而且低温只滞后炎症反应并未阻止炎症反应。

而常温可提供接近正常的氧和血红蛋白黏附度、正常的酶活性和红细胞变形能力,能保证更好的心肌氧输送。常温避免高氧分压带来的并发症,避免心脏停搏后氧自由基释放所致的IR损伤。由于提供了离子泵正常的ATP,很好地保护了离子状态和水稳态,不管是细胞内pH还是酸碱平衡都稳定,氧输送更好。温血心肌保护开放主动脉阻断钳之后的自动复律更多见,心肌梗死更少见。

(二)灌注停搏液

1. 顺灌与逆灌相结合

对冠状动脉病变严重、累积多支病变或心肌血运阻断时间较长的患者,单一的心肌停搏液灌注可能不足以达到良好的心肌保护效果,此时需结合多种灌注途径。先做顺灌诱导停跳,后作逆灌维持停跳状态,两种方法协调作用,优点是可以快速诱导心脏电机械活动消失,防止心脏停搏液分布不均匀,进而可以最大限度延长心肌缺血时间并避免心脏停搏液用量过大,以达到更好的心肌保护效果。在心脏灌注停搏液的同时,可在心脏表面放置一层薄冰泥降温,给心脏局部低温保护。避免左心室和右心室的过度膨胀,放置左心室减压引流、经主动脉根部插管吸引或者简单的经室间隔穿刺进行左心室吸引都可用于术中左心室减压。

2. 桥灌

适用于多支病变的旁路移植术。当血管桥远端和堵塞冠状动脉远端吻合后,可从血管桥的近端向局部心肌灌注心肌保护液 $50\sim100$ mL,监测灌注压力在 50 mmHg 以下,除给予心肌保护外,还可以观察血管桥的通畅程度和吻合效果。随后每当做主动脉根部灌注时,停搏液亦可同时经分支导管灌注到已做吻合的狭窄远端缺血心肌,从而进一步加强主动脉顺行灌注对缺血心肌的保护效果。在做血管桥灌注时需注意:(1)监测灌注压下缓慢灌注,防止压力过高损伤血管桥。(2)与术者沟通,避免血管桥扭曲。(3)血管桥灌注方法需与其他灌注方法联合应用。

五、心脏瓣膜病的术中心肌保护策略

(一)温度

因瓣膜手术大多数需要打开心脏内部需要停跳,故还是用低温保护较常见。

(二)心脏停搏液

1. 停搏液种类

临床上冷 HTK 液和氧合血停搏液(传统的 4∶1 Buckburg 含血停搏液或 1∶4 del Nido 液)的应用均很常见,可能与外科医师偏好、经济情况有关。

2. 灌注方式

通常采用经主动脉根部顺行灌注。对于需要处理主动脉瓣的手术可切开主动脉后经冠状动脉开口直接灌注。对于心肌肥厚严重的病例,注意适当加压和加量灌注、心功能差/心脏扩大明显及合并冠脉狭窄者,可采用顺灌和逆灌相结合的方式灌注、以及左右冠脉分别进行灌注。心脏停搏液首次灌注应该及时、充分、均匀。

(三)其他

CPB 开始阶段应防止心室膨胀引起的心室纤颤,尤其是对主动脉瓣关闭不全的患者更有意义。如遇插管困难,及时与外科医师沟通,避免降温速度过快引发的室颤。当鼻咽温复温达到 34 ℃以上后开放升主动脉,可以降低室颤的发生率。通常在开放升主动脉前给予利多卡因,可降低心室纤颤的发生率。开放升主动脉后,避免过早的进行电击除颤复律,会造成心肌能量大量消耗。可适当应用升压药物帮助复跳,因为血压升高后可增加肥厚心肌的冠脉血流量。

六、心肌保护研究进展

总的来说,目前术中心肌保护已经取得了较满意的临床效果,但随着危重复杂心血管手术的比例不断增加,高危患者的心肌保护仍面临着挑战。故有学者提出了综合保护的理念:术前心肌代谢优化准备;维持适宜的灌注压和温度;缩短 CPB 及阻断时间;创造有利于心脏复苏的条件,防止冠脉气栓;防止心脏过胀及空瘪;尽量减少外科性损伤等。如何减少心肌缺血再灌注损伤(myocardial ischemic reperfusion injury,MIRI),下面简要介绍一些研究热点。

(一)硫化氢(hydrogen sulfide,H₂S)

H_2S 是一种气体信号分子,在心血管系统中,可调节血管平滑肌细胞、扩张血管、降低血压;此外,H_2S 可促进细胞凋亡抑制血管平滑肌细胞增殖。H_2S 还能抑制单核细胞的迁移及其与内皮细胞的黏附,减少炎症因子的释放,减缓动脉粥样硬化的进展。H_2S 主要通过抗凋亡(如抑制线粒体途径和抑制内质网途径)、抗氧化应激和抗 Ca^{2+} 超载来减少 MIRI。

(二)超极化停搏液

许多研究表明,ATP 通道开放可引起外向钾离子流,使细胞膜超极化。超极化停搏液指使用 ATP 敏感性 PCOs(药物名称),使心肌细胞膜电位超极化,减少 Ca^{2+} 内流而使心脏停搏,对心肌的保存起重要作用,可以明显改善复苏后的心功能。ATP 敏感性钾通道开启剂 pinacidil 诱导的超极化心脏停搏可对 CPB 中缺血心肌有保护作用,在低温状态下尤为明显。超极化停搏液保护作用在常温下较弱,但仍优于传统的去极化高钾停搏液。

(三)缺血预处理

1. 概述

心肌在遭受一次或多次反复短时间的 IR 后,使其对随后的长时间缺血损伤抵抗力提高,称为缺血预处理(ischemic preconditioning,IPC)。经过 IPC 的心肌不但能够缩小心肌梗死的面积,而且可以改善心肌收缩力、保护冠状动脉内皮和心肌细胞的超微结构、降低再灌注所致心律不齐的发生率、保护微循环功能、改善生存和更快使心肌从再灌注诱导的心肌抑顿中恢复。急性心肌缺血导致高能磷酸盐的迅速下降,经过缺血预处理后,高能磷酸盐水平得到更好的保存,且在随后的长时间缺血后,乳酸的增加缓慢。IPC 的有益作用已经在包括人类在内的多个物种中得到了实验证明。除了心肌缺血,其他生理和药物刺激也被证明可以触发预处理,包括非心脏的远端器官缺血、快速心房起搏、热休克、腺苷、阿片类药物、挥发性麻醉药、内毒素等其他刺激。

2. 可能的心肌保护机制

人们发现 IPC 包括两个不同的阶段:早期阶段发展很快(接触刺激后几分钟内),但时间很短,持续 2~4 h;晚期阶段发展较慢(需要 12~24 h),但持续时间长得多(3~4 d),这两个阶段的机理是完全不同的。早期阶段是由先前存在的蛋白质翻译后快速修饰引起的,而晚期阶段是由新合成的心肌保护蛋白引起的。保护的范围也不同:早期是通过 C 蛋白激酶作用于依赖 ATP 的钾离子通道,以激活细胞膜的受体产生作用,它对限制致命 IR 损伤(即梗死)非常有效,但对可逆缺血后收缩功能障碍(心肌休克)没有保护作用。短的 IPC 发作导致释放诸如腺苷和缓激肽等物质。这些物质与肌细胞表面的 G 蛋白偶联受体结合,激活信号转导级联,包括磷脂酰肌醇-3 激酶(PI3K)Akt4 细胞外信号调节激酶(Erk1/2)。这些促生存介质的激活集中在线粒体上,导致 ATP 依赖的线粒体钾通道打开。然后释放出 ROS,进一步的信号激酶被激活,如蛋白激酶 C,它负责传递 IPC 的记忆效应。晚期保护梗死和昏迷,尽管它在限制梗死面积方面不如早期。

3. IPC 的方法

研究表明,人体心肌可以自行进行 IPC。例如,在梗死前心绞痛中,事先发生的心绞痛可改善心肌梗死后的临床结局。此外,在 CPB 手术阻断升主动脉之前,间歇性阻断主动脉可以提供心脏保护。湘雅医院发现,甚至是进行远隔器官比如肢体的 IPC 也对心肌有保护作用。几种 IPC 模拟药物已进行了心肌 IR 的临床研究,但效果有限。只有尼可地尔被认为是一种真正的预处理剂。这种药物被认为可以打开 ATP 依赖的线粒体钾通道,并使冠状动脉舒张。其他药物,如腺苷和氢钠交换抑制剂,已经作为再灌注的辅助药物进行了研究,需要在心肌缺血之前给药。临床前研究表明,在心肌缺血前对氢钠交换剂进行药物抑制,可以通过减少心肌钙积累减少梗死面积,达到与 IPC 相当的水平。

4. IPC 的效果

IPC 对动物的心肌保护作用已经肯定,但临床研究结果并不一致,毕竟反复的机械性操作会造成血管壁损伤,且较难操作,所以不能完全被外科医师所接受。临床工作中,更多的是使用麻醉药物 IPC,它可以避免机械性操作的不利因素,但药物也存在它的副作用。

吸入麻醉剂(volatile anesthetics, VA)主要指异氟醚、七氟醚和地氟醚维持全身麻醉(general anesthesia, GA),静脉复合麻醉(total intravenous anesthesia, TIVA)主要是指使用异丙酚、芬太尼、瑞芬太尼、舒芬太尼、咪达唑仑、氯胺酮、依托咪酯和硫喷妥钠,VA 由于其直接和间接的预处理和对 IR 损伤的保护作用,已经在心脏外科手术中使用了几十年。VA 降低心率和收缩力,引起冠状动脉舒张,从而降低氧需。近年来,也有使用 TIVA 进行 GA 改善心脏手术预后,VA 和 TIVA 对心脏手术结局影响的研究很多,结果也是不一致的。尽管一些中心已经采用 TIVA,但据报道 VA 提供的预处理保护已经使一些中心提倡继续常规使用。在实践中,麻醉在降低缺血性风险方面的重要性可能在诱导时最为明显,此时的血压变化可能会给本已紧张的心脏带来巨大压力。

(四)缺血后处理

缺血后处理是指全面恢复再灌注后的早期,快速间断地阻断冠脉血流产生的保护效应。通过启动内源性保护机制,最大限度地减轻 MIRI。这对急性心肌梗死病人的治疗有积极意义。外科医师可以将后处理操作作用于主动脉开放时。它可以降低围手术期肌钙蛋白(cTnT)、肌酸激酶心肌同工酶(CK-MB)的释放和术后正性肌力药物的应用。它对成人瓣膜病人和先天性心脏病人同样适用。

(五)减轻全身炎症反应综合征

抑制炎症反应的药物、外科技术、CPB 系统的改良等等,通过减少促炎因子的产生,减少凝血酶、纤维蛋白原和缓激肽的生成、升高血压、改进左室舒张及收缩功能,从而减少 CK-MB、cTnT 的分泌,减少术后肌力药物的使用,减轻心肌损伤。

(六)监测指标

早期发现围术期缺血后及时采取干预措施,可能会减轻缺血并将随后的梗死发生率降至最低。经食管超声心动图(trans-esophageal echocardiography,TEE)已成为大多数心脏中心围手术期监测的标准组成部分,为心肌缺血和梗死的诊断提供了非常有效的辅助手段。在手术操作完成后,正常的心壁运动表明血运重建有效,而新发现的局部心壁运动异常通常反映缺血或梗死。

血清 cTnT 作为心肌损伤的生化标志物和不良预后的预测因子具有较高的敏感性和特异性。围术期心肌损伤(perioperative myocardial injury,PMI)通常由缺血再灌注损伤引起,可表现为心肌损伤标志物的释放(6～10 倍正常上限)和死亡率升高。临床试验中用于量化 PMI 的常用生物标志物包括 n-末端脑利钠肽(NT-proBNP)、CK-MB、血清心肌酶、cTnT 和肌钙蛋白 I(cTnI)。

第四节　体外循环压力管理及控制

一、体外循环中的血流动力学

CPB 中需经历液体预充、血液稀释、低温、肝素化、心脏停跳、复温、复跳等一系列过程;CPB 初期肺动脉血流量减少,术中失血、出血,麻醉药物对血管扩张作用,可导致 CPB 早期为低血压期。低血压刺激位于颈动脉窦和主动脉的压力感受器,随之交感神经兴奋分泌儿茶酚胺增加,麻醉手术应激、非生理性搏动灌注等众多因素激活肾素－血管紧张素系统(renin-angiotensin-system,RAS),使血管收缩、阻力增加;血压回升并维持一定水平。血压的回升随之出现血液的再分布,心脑对灌注量减少敏感,皮肤外周肌肉血管、肠系膜上动脉收缩血流较少;以保证重要脏器的灌注。CPB过程中机体处于低灌注、低血流量状态,通过神经内分泌、血液再分布,以保持维持生命最低的生理状态,这一过程是可控制性"休克"过程。

CPB期间血流动力学的变化是一个复杂的过程。受到患者自身调节能力、容量、外周阻力和神经内分泌等多因素影响;同时需考虑到外科手术方式、不同的转流方式、病种、温度、血液稀释、胶体渗透压、患者基础疾病等影响,在CPB过程中需要密切观察。

二、动脉压(平均动脉压、肺动脉压、左房压、外周动脉阻力)

无创性血压测量简单方便,也比较准确,但测量周期至少需要1～2 min,并且要有搏动性血流,故不能用于CPB时的血压监测。CPB期间需要有创性血压或直接动脉内测压。CPB建立初期,由于存在患者自身的心跳和控制性呼吸,CPB带动的血液循环和患者原有的血液循环并存,动脉压力依然有明显的收缩/舒张血压。上、下腔静脉和主动脉阻断后,心脏空跳或完全停搏,CPB完全取代了心脏对血流的驱动作用,血流的形式变为平流,动脉压力往往表现为平均动脉压(mean artery pressure,MAP)水平,期间主要受心脏射血、外周阻力和血液充盈度的影响;如果采用搏动性灌注,是可以有一定波形的动脉压力变化。一般情况下,灌注流量与动脉压力呈正比关系,但也同时受到血管张力的影响。恢复心脏自主跳动后,由于心脏前负荷少,心脏做功的影响力小,动脉压力的脉压较小;当逐渐增加心脏的前负荷时,如果心功能恢复,可见明显的收缩/舒张血压。当患者的心脏做功能够维持体循环的正常血压、就可以考虑撤离CPB。

(一)平均动脉压

1. 测压方法

一般采用将动脉套管针放置在动脉内,用压力换能器转换,连续显示血压数字和波形。动脉穿刺测压常用部位为左侧桡动脉,也可选用肱动脉、股动脉、足背动脉及腋动脉。正常动脉压波形可分为收缩相和舒张相。动脉压波形下降支出现的切迹为重搏切迹。身体各部位的动脉压波形有所不同,脉冲传向外周时发生明显变化,越靠近远端的动脉,压力脉冲到达越迟,上升支越陡,收缩压越高,舒张压越低,重搏切迹越不明显。异常动脉压波形:(1)波峰钝圆,波幅降低,上升支及下降支减慢,重搏切迹消失,见于套管针堵塞,心肌收缩力降低,血容量不足。(2)波幅高低不等,形态不一,波形间距不等,见于心律失常,如心房纤颤。(3)波幅高,波形尖,上升支陡,重搏切迹不明显,脉压增大,见于高血压,主动脉瓣关闭不全。(4)低平波,波幅低,上升支、下降支斜率变大,见于严重的低血压,低心排综合征。通过压力换能器,将压力转换为电信号,以血压波形和数值的方式显示出来,更准确、即时、持续和直观,是心脏外科围CPB期监测血压的金标准。

2. 最佳 MAP

CPB 期间 MAP 的最佳值一直尚未确定,一般成人的桡动脉 MAP 维持范围为 50～80 mmHg;婴幼儿 MAP 可适当降低,维持范围为 30～70 mmHg。高龄、高血压病、糖尿病等患者因基础血压较高、脑的血流自主调节功能向高压偏移,应维持较高的动脉压。颈动脉狭窄的患者,也应该维持较高的动脉压,以满足脑部灌注。低限值设定很大程度上要考虑,维持个体化的大脑自动调节功能的下限血压。低温麻醉、CPB 状态、中度血液稀释时,大脑血流自动调节的下限可以下移。低温也影响脑血流自动调节功能,据统计 CPB 期间有约 20% 的病人脑血流自动调节功能短暂丧失,多见于深低温病例。

3. CPB 中 MAP 过低的原因

(1)CPB 开始时,预充液使患者的血液骤然稀释,血液黏滞度下降,血压下降。血管活性物质快速稀释,血管张力下降,外周阻力下降。复温时,外周血管扩张,外周阻力下降,血压下降。(2)搏动血流消失,微循环血液淤滞,有效循环血量下降。(3)出入量不平衡,静脉引流量多于动脉灌注量。(4)药物过敏,造成毛细血管通透性增加,有效循环血量减少,产生低血压。(5)动脉灌注流量不足造成低血压,如:腔静脉引流不畅;或合并其他畸形,如动脉导管未闭、肺静脉异位引流等,造成血液分流。心脏停搏液灌注或超滤时,由于分流造成动脉灌注相对不足。主动脉插管位置不当,包括错位、插入主动脉夹层、插入主动脉某一分支等,使全身灌注不足。但此现象能通过体外循环机的泵压早期诊断。(6)CPB 前基础差,如血容量不足、酸碱失衡等,小儿血容量较少、缓冲能力差,当预充液温度或 pH 过低时,易造成心肌收缩无力,使血压下降。

4. CPB 中 MAP 过高的原因

(1)术前精神过度紧张,体内蓄积过多的儿茶酚胺等血管活性物质。应激造成儿茶酚胺等血管活性物质增多,引起血管阻力持续升高。深低温停循环时,由于流量减低过于迅速,体内应激反应产生大量的儿茶酚胺,在恢复流量时,血压会急剧增高。(2)CPB 开始时,转机前吸入的麻醉药被吹走,血液稀释使血液麻醉药浓度降低,麻醉变浅,血压升高。CPB 中,麻醉深度不够,应激反应强烈,外周阻力升高。静脉麻醉剂被体外循环管道吸附,吸入麻醉剂排放至空气中,也使麻醉变浅。(3)CPB 降温时,外周血管收缩,阻力增加,血压可升高。(4)出入不平衡,灌注流量过高。(5)晶体液向细胞间质转移、利尿、超滤等造成血液浓缩,加之温度下降,使血液黏滞度升高。

5. MAP 不准确的原因分析

技术原因造成的血压变化:不同的测量部位存在压差,如仰卧时,从主动脉到周围动脉,收缩压递增,舒张压递减,脉压增大,足背动脉收缩压较桡动脉压高 10～20 mmHg,舒张压低 15～20 mmHg。零点漂移和传感器损坏,造成测量误差。固定压力换能器于心脏水平,即相当于第 4 肋间腋中线水平,低或高均可造成误差。动脉穿刺针的方向逆向血流,所测值偏高。偶有桡动脉压比主动脉压低 30%～40% 的情况,原因可能是前臂和手存在大量动静脉短路,复温造成血管扩张不平衡,使桡动脉压偏低。胸骨牵开器过度扩张,特别对肥胖患者,可能压迫腋动脉,引起外周动脉波递减。

血压检测不准造成外科大夫判断失误,可能会引起严重后果。这时可用以下方法鉴别:请外科医生触摸主动脉,根据主动脉壁张力估计动脉压。用小针头插到主动脉上连接传感器测压,或直接用体外循环机的泵压(需阻断管道测压部位的远心端)测量。选用对侧的桡动脉测压或选用股动脉(即中心动脉)置管测压。

(二)肺动脉压

1. 监测方法　通常应用 Swan-Ganz 气囊漂浮导管监测,经肘静脉、股静脉、颈内静脉、锁骨下静脉穿刺置管,导管经上腔静脉或下腔静脉进入右心房、右心室到达肺动脉,以此来测量。

2. 意义　肺动脉压反映右心的后负荷和肺血管的压力变化,间接反映左心的射血功能。在左心衰的患者中,左房压和肺动脉压力都增高,比静脉压对心脏充盈度的反应更快速与准确。正常肺动脉收缩压 20～30 mmHg,等于右心室收缩压,肺动脉舒张压 8～12 mmHg,等于左心室舒张末压。指标包括右心房压力(right atrial pressure,RAP)、肺动脉压力(pulmonary artery pressure,PAP)、肺毛细血管楔压(pulmonary capillary wedge pressure,PCWP)、心排血量(cardiac output,CO)。根据肺动脉导管测压的数据,通过肺动脉舒张压了解左室舒张末压;测量肺 PCWP,评价左心房压。监测中心静脉压,评价右心充盈。肺动脉测压有助于评价心功能,指导正性肌力药物的应用。在心脏中度充盈(肺动脉舒张压 5～8 mmHg)时,动脉收缩压能达到 90 mmHg 以上,心脏工作良好,可以不需给予辅助药物。左室充盈压足够高(肺动脉舒张压 10～15 mmHg)时,如果收缩压徘徊在 60～70 mmHg,反映心室功能不良,需使用正性肌力药物。也可用于停机后指导血流动力学管理。

3. 影响肺动脉压的因素　(1)肺动脉压升高有以下影响因素考虑:药物过敏如鱼精蛋白,或应用缩血管药物等;肺血管阻力增加如原发性肺动脉高压,或引起肺内血管器质性病变的先心病;使肺血流增加的疾病如心内的左向右分流;左心室过度膨胀时,心室内压力通过二尖瓣相对关闭不全传入左房及肺循环,导致肺动脉压力增高。(2)肺动脉压降低有以下影响因素考虑:低血容量;肺动脉或肺动脉瓣狭窄;右心室功能不全。

4. 肺动脉导管监测心肌缺血　心肌缺血时,心室壁顺应性降低,造成左(右)心室舒张末压升高,是心肌缺血的早期指征。肺动脉导管可以通过测量肺 PCWP 来判断左室舒张末压。心肌缺血引起的左室舒张末压增高可从肺 PCWP 升高、肺动脉舒张压增高及 v 波峰增加反映出来。

临床意义:心外科手术中,肺动脉压是评价左心功能的一项间接指标。另外它还可以间接在心肌缺血监测及预防中起到作用:肺动脉导管对轻度局部心肌缺血监测并不可靠,但对全心缺血:如左主干狭窄、严重的三支病变和近期心肌梗死的患者是非常有用的监测方法,对于严重心肌缺血,怀疑影响心室功能时,肺动脉导管测量心排血量可以证实缺血性心功能损害。肺动脉导管监测可以避免同时出现肺 PCWP 升高和主动脉血压下降,在预防心肌缺血上发挥重要作用。

(三)左房压(left atrial pressure,LAP)

1. 监测方法　在心外科手术中通常在房间沟与右上肺静脉连接处置管直接测压,也可切开右房通过房间隔置管测压,也可采用 Swan-Ganz 导管所测的肺 PCWP,它间接反映 LAP。如果患者无二尖瓣病变,LAP 基本可以反映左室舒张末期压(left ventricular end-diastolic pressure,LVEDP),是左心室前负荷的可靠指标。左房压的正常值为 6~12 mmHg,CPB 中最高不宜大于 10 mmHg。LAP 代表左室前负荷,可反映左室血容量的变化,并灵敏地反映 LVEDP,如心功能正常,LAP 与 LVEDP 基本一致。因此,LAP 是左心室前负荷的可靠指标。左房压过高,表明左心功能不全,可引起肺水增多,甚至肺水肿;左房压低,表明回左心血容量不足。

2. 意义　LAP 是反映左室前负荷的可靠指标之一,比静脉压更能准确、快速地反映左心的射血功能和心脏的充盈度。应用 LAP 可调节最适的左室充盈度,以期达到合适的心排血量,防止左室过度扩张,监测左心功能和血流动力学变化。但重症瓣膜病或某些复杂先心病患者,常需维持较高的 LAP 才能保持动脉压的正常。心功能差,左室发育不良,完全性大动脉转位矫正术患者,监测 LAP 具有特殊的意义。第一,LAP 监测存在进气风险,测压管道内要持续保持液体;第二,有形成凝血块风险,导管保留时间短。即便左房管静脉置管处通过人为的肝素盐水(3~10 mL/h)持续冲洗的情况下,一般不要超过 3~5 d,经肺静脉置管者,要在拔除胸腔引流以前拔除导管。第三,存在心包填塞的风险,所以在心外科中不作为常规监测指标。

(四)外周动脉阻力

CPB 早期一过性的外周血管和肾动脉血流动力学的改变,改变了血管的顺应性,增加了血管的阻力,而术后随着应激、炎症反应等 CPB 相关因素的消除,血管的功能又逐渐恢复,体现出人体血管具有很强的自适应能力和修复水平。外周动脉血管管壁附有血管内皮细胞,内皮细胞具有内分泌、代谢功能,对血液分布、血管收缩反应、血管通透性等方面有着重要的作用。

CPB 时外周动脉阻力与组织的灌注流量有关,即阻力高的区域血流往往减少。其他制约因素有:神经内分泌和体液因素、非搏动性灌注、低温引起的血管张力变化、血液稀释、血液分布及手术失血引起的有效血容量的变化等。特别是神经内分泌调节机制受麻醉药物部分抑制,血管平滑肌肌源性自身调节能力下降,各器官的血管阻力与局部的代谢状况有关,血供量与灌注压力的变化呈正相关。

三、静脉压(中心静脉压)

(一)中心静脉压(central venous pressure,CVP)

1. 测量　CVP 采用经皮穿刺,经颈内静脉和锁骨下静脉,将导管值入到上腔静脉。

也可经股静脉或肘静脉,用较长导管插入到上腔静脉或下腔静脉。

2. 临床意义 CVP 监测有助于评估血容量、静脉张力、右心功能。CVP 正常值:6～12 cm 水柱(5～10 mmHg)。CVP 压波形分析,有助于评价心律失常,三尖瓣反流、右心室功能不全。正常 CVP 波形:由三个正相波 a、v、c 和两个负相波 x、y 波组成。a 为心房收缩波;c 为三尖瓣关闭并膨向右房;x 为心房舒张波;v 为心房充盈,右心收缩,三尖瓣关闭向心房;y 为三尖瓣开放,心房排空形成。严重的三尖瓣关闭不全,CVP 波形接近于右心室波形。出现"大炮波"波形时,提示右心室功能不全。

3. CPB 期间的 CVP 变化 CPB 期间,静脉引流是利用重力落差虹吸效应,将大量血液引流到体外。CVP 监测有助于了解静脉引流情况。(1)CPB 初期,一般监测显示静脉压逐渐下降,充分引流后 CVP 往往显示为零或负值,其最高值不能高于 10 mmHg。(2)CPB 转中,CVP 过高提示静脉引流不畅,原因可能是插管型号不当、大量气体栓阻、引流路径阻塞或落差不足等。CVP 过高的主要副作用是脏器有效灌注压下降,组织缺氧,而静水压升高,加剧水肿的发生。上腔引流管插入过深,可至一侧颈静脉,影响对侧静脉引流。上腔静脉压升高易造成术后脑水肿。右房插管过深,第二梯引流口被下腔静脉壁闭塞,使上腔静脉引流不佳;CVP 增高,左上腔夹闭时间过长,脑部和上肢血液回流受阻,CVP 增高。当下腔静脉引流不畅时,因为没有下肢静脉压的监测,压力的升高我们很难知晓,往往通过液平面不足,灌注流量难以维持可以观察到。下腔静脉管插管过深可越过肝静脉,易造成腹腔脏器水肿。特别是肝脏的水肿,或插入肝静脉肾脏及下肢静脉回流受阻。近几年 CPB 中常加用负压辅助静脉引流,腔静脉引流不畅的现象明显减少。(3)在 CPB 即将结束时,在不断给患者体内补充容量时,中心静脉压逐渐恢复或接近正常数值。若静脉夹闭时 CVP 仍过低,提示低血容量。心脏有器质性病变,右心有效排血量减少,肺动脉高压或左心功能不全的患者,静脉压需要同动脉压、左房压相结合判断,防止动脉压降低,静脉压增高导致的心脏过度膨胀。一般是大于术前 1～2 mmHg。瓣膜疾病(如三尖瓣、肺动脉瓣狭窄或关闭不全)、心肌病所致的右心功能不全(如右心室心肌缺血)、左心功能不全所致的右心功能不全(如二尖瓣狭窄)都会直接或间接导致静脉压升高。

4. 注意事项 及时关注动脉灌注流量是否能够维持,储血室内血液是否充足,怀疑引流不好时立即提醒外科医师调整插管位置或更换插管、排除气栓、左上腔的存在等,必要时加用负压辅助引流。如上腔静脉引流不好,上腔静脉压升高,导致脑部灌注不足,观察瞳孔是否扩大,及对光反射情况等脑缺氧的表现。观察额面部浅表静脉是否怒张,黏膜颜色是否发绀,及是否有水肿现象,如口唇肿大、眼球突出、耳垂胀大。如下腔静脉引流不好,需观察踝部和腿部是否有水肿现象。但这些表现比较滞后,若发生说明已有一段时间的静脉淤滞。

四、外周阻力

外周阻力的改变主要是骨骼肌和腹腔器官阻力血管口径的变化。CPB 初期外周阻力下降除了与组织的灌注流量有关,即阻力高的区域血流往往减少;亦可能与体内的血管活性物质被灌注液迅速稀释所致。随后是代偿性机制引起血管收缩反应,使外周血管阻力进行性升高,并持续到术后数小时甚至继续发展。对其病理机制至今尚有争议,以前对血管加压素的释放研究较多,最近,有的作者认为交感神经-肾上腺系统活动增强起重要作用,也有人认为肾素-血管紧张素系统的作用更为主要。其他制约因素有:神经内分泌和体液因素、非搏动性灌注、低温引起的血管张力变化、血液稀释、血液分布及手术失血引起的有效血容量的变化等。特别是神经内分泌调节机制受麻醉药物部分抑制,血管平滑肌肌源性自身调节能力下降,各器官的血管阻力与局部的代谢状况有关,血供量与灌注压力的变化呈正相关。

五、CPB 期间血压的调节

1. 神经(压力感受性)调节

压力感受性反射机制是对动脉血压波动最为敏感的一种调节机制,也是心血管系统中主要的调节机制之一。压力感受性反射机制的调节实际上是一种负反馈活动,其生理意义是当动脉压受到生理扰动后发生突变时,该机制能够对这种急剧的变化起到缓冲作用,通过神经调节来维持动脉血压的相对恒定。

大量的动脉压力感受器分布在主动脉弓和颈动脉壁上,通过感受血管壁的机械扩张程度来间接感受动脉压的变化,同时感受器通过感受血管壁扩张变化的频率,产生变化的动作电位,通过传入神经传导,进入到中枢神经,导致交感神经和迷走神经的兴奋经过反射中枢的处理会发生相应的变化,从而改变效应器的大小起到调节动脉压的功能。

2. 体液调节

深度麻醉可以减少儿茶酚胺分泌,CPB 期间高流量使儿茶酚胺分泌减少,而停循环时可大幅增加。搏动性灌注时较非搏动性灌注时血浆儿茶酚胺浓度显著降低。

CPB 期间对 RAS 的刺激能引起血浆血管紧张素Ⅰ(angiotensin Ⅰ, AI) 浓度升高,伴之继发性血管加压反应。在 CPB 直视心脏手术病人,全身血管阻力(systemic vascular resistance,SVR)升高与血浆 AI 浓度升高二者之间有很显著的一致性,灌注前后血浆 AI 浓度平均升高大约 3~5 倍,而 SVR 平均升高大约 33.4%~52.8%。

3. 容量调节

CPB 可引起抗利尿激素(antidiuretic hormone,ADH)分泌增加,且增加的程度明显高于其他手术,并且可持续至术后几小时。多种因素可能导致 ADH 分泌的增加,如体外循环开始后一过性的循环血量降低和血压降低、左心引流导致的左房压力降低。搏动灌注可部分减少 ADH 分泌的增加。阿片类麻醉药物可部分抑制 CPB 开始后 ADH 水平的上升。

第五节 体外循环期间对血管内皮系统的影响与研究进展

循环系统由心脏和血管构成,构成血管内膜的内皮系统是人体最大的内分泌器官之一,一名成年男性的血管内皮总面积高达近 $1000 \ m^2$,相当于半个足球场。内皮细胞既是感应细胞又是效应细胞,它能感知血液中的炎性信号、激素水平、切应力、压力等信息,同时通过释放活性物质而对这些信息作出反应。内皮细胞可合成分泌多种舒缩血管因子、生长因子、炎性介质与细胞因子,短期内参与血管舒缩、凝血与纤溶、炎症与免疫反应等多种功能调节。

CPB 期间的内皮损伤是引起器官功能障碍发展的一个重要因素,直接导致心脏术后多种并发症。既往研究表明,CPB 期间的内皮屏障功能会因挥发性麻醉、非搏动血流、促炎介质的释放、内皮细胞活化、血液稀释、使用肝素和低温而改变。

一、体外循环影响血管内皮系统的机制

(一)外源性接触激活内皮细胞,调节炎症级联

血液一旦与体外管路异物表面接触,因子Ⅻ接触激活缓激肽和补体系统,后两者会促使内皮细胞激活,内皮细胞特异性分子 endocan 和 NO 释放增加。如果内皮细胞与肿瘤坏死因子(TNF)、白介素等促炎因子(如 IL-1β、IL-6)接触,会促进黏附分子的释放。TNF-α 和 IL-1 在体外已被证明可直接损伤内皮细胞,导致细胞通透性增加并诱导细胞凋亡。内皮细胞与 TNF-α 或 IL-1 的接触还可增加环氧合酶产物的产生。N 释放的弹性蛋白酶进入内皮细胞,将黄嘌呤脱氢酶转化为黄嘌呤氧化酶。黄嘌呤氧化酶可以与其底物黄嘌呤(ATP 的分解产物)反应,导致内皮细胞内产生超氧阴离子,然后导致细胞内铁蛋白结合的 Fe^{3+} 转化(还原)为 Fe^{2+},介导内皮细胞毒性。以上这些都可以促进炎症级联,而 NO 有抵抗炎症级联作用,除了促进血管舒张,NO 可以通过与超氧阴离子反应形成过氧亚硝酸盐阴离子来"清除"超氧阴离子。因此,NO 可增加 N 诱导的细胞毒性的抵抗力。另外,血管生成素-1(Ang-1)通过调节内皮细胞-内皮细胞连接处黏附蛋白(最重要的是钙粘蛋白)的积累,促进连接完整性,有助于维持内皮屏障功能。相反,血管生成素-2(Ang-2)也在内皮细胞激活过程中表达增加,并且通过与 Ang-1 竞争,可能会破坏内皮细胞的稳定。已有研究证实在 CPB 心脏手术后,Ang-2/Ang-1 比值增加 3 倍。

(二)内皮细胞与血液中各类细胞相互作用

N 急性炎症期间产生的可溶性介质可直接损伤内皮细胞。居住在组织中的巨噬细胞群,受到促炎介质的刺激表达细胞因子和趋化因子。这会促进 N、巨噬细胞黏附到血

管内皮,或迁移到血管外区域。选择素、整合素等促进内皮黏附分子表达,可以促进白细胞、血小板黏附于受损的内皮表面。

(三)内皮细胞通透性增高

CPB 后内皮细胞的通透性增高,可能与细胞-细胞结合紊乱有关,而不是与细胞-基质结合有关。肌球蛋白轻链激酶和 Ca^{2+}-钙调蛋白依赖性激活导致内皮细胞黏附连接的改变。Bianchi 证明转流后获得的内皮细胞和心肌细胞黏附连接被降解。在猪模型中,黏附连接复合物的解离导致钙粘蛋白、β-连环蛋白和 γ-连环蛋白浓度降低。这些研究表明,CPB 诱导内皮屏障的改变主要是通过改变细胞间的相互作用来解释的。CPB 后造成内皮缝隙和肌动蛋白应力纤维数量增加,而重组 Ang-1 治疗可阻止这些变化。

(四)内皮糖萼层受损

内皮糖萼是血管腔的内皮细胞表面一层糖蛋白组成的膜。厚度在 0.1～4.5 mm 之间,可容纳 700～1000 mL 的非循环血浆。它由寡糖和多糖链组成,称为糖胺聚糖(例如,硫酸乙酰肝素、透明质酸、硫酸软骨素、硫酸皮肤素和硫酸可拉坦)。这些成分通过共价键与膜蛋白[称为蛋白多糖(如抗凝血酶Ⅲ、整合素和选择素)和膜结合蛋白多糖(如 syndecans、glypicans 和 perlecans)]以及其他血浆蛋白结合。完整的内皮糖萼层维持血管内胶体渗透压,结合抗凝因子,调节白细胞与内皮细胞的相互作用,防止管腔内内皮细胞受损,并有助于微循环的血管张力。容量负荷、高血糖、高氧、IR、高脂血症和炎症可能通过蛋白酶降解内皮糖萼层,导致糖萼蛋白的脱落。随后,底层内皮细胞暴露于血液流变力下,激活血小板、N 和内皮细胞,也导致组织水肿、通透性增加和局部炎症。

(五)凝血级联导致的内皮损伤

CPB 也会激活内源性和外源性凝血系统,产生大量凝血酶;凝血酶促进内皮细胞和血小板释放 E-选择素、P-选择素等,进一步促进 N 的黏附和激活,进而 N 释放各种促炎介质。血小板激活后释放的血小板颗粒中也含有趋化因子、促炎细胞因子、蛋白酶、黏附分子等促炎成分。补体产物和白介素又会反过来作用于内皮细胞,内皮细胞损伤暴露组织因子,与激活的因子Ⅶ进一步激活凝血和纤溶系统。

(六)IR 导致的内皮损伤

缺氧的血液返回组织时,可能会造成组织损伤。缺氧会导致代谢产物增加,再灌注后,组织损伤甚至增加,氧自由基骤增。这些单磷酸腺苷、次黄嘌呤、ROS 等细胞毒性因子诱导细胞表面黏附分子的上调和促炎细胞因子的表达,细胞肿胀和损伤,改变血栓形成前和抗凝状态之间的平衡。血小板和 N 可能黏附堵塞在毛细血管内,导致所谓的"无复流现象"。

(七)微气栓导致的内皮损伤

CPB 期间产生的微气栓进入血管内空间,被视为异物,随后被蛋白质(白蛋白)、血小板和白细胞包裹,使得血液中微气栓的表面组成和厚度与水中微泡的表面组成完全不同。在这种情况下,微气栓表面厚度的改变使其难以在微血管系统中被吸附或溶解。包裹微气栓的血小板已活化,可能黏附在内皮表面,导致局部血栓形成。微气栓还可以激活补体因子,释放组胺;微气栓与内皮表面的接触导致钙摄取增加,并伴有内皮细胞的线粒体功能障碍,增加渗透性,增加肿胀。

二、内皮系统受损引起的器官功能障碍

(一)脑的内皮细胞

其损伤可导致内皮依赖性血管舒张功能受损和脑血流压力自动调节功能受损。对动物、儿童和成人的研究表明,CPB停止后,脑血流压力自动调节紊乱。

(二)肺的内皮细胞

肺泡内皮屏障受损导致通透性肺水肿和肺顺应性降低;呼气末肺容积减少,导致通气-灌注不匹配和低氧血症。

(三)心脏的内皮细胞

心脏内皮细胞损伤,尤其是再灌注后,导致冠状动脉血流受损,冠状动脉舒张储备减少、NO缺乏导致促炎症和血栓形成环境。炎症介质直接抑制心肌细胞缩短而损害收缩功能,血管源性和细胞源性水肿降低心室顺应性。心肌细胞钙超载、过度收缩和"无复流"现象。心肌细胞凋亡增加,这本是正常胎儿和出生后成熟的一部分,但新生儿心肌在手术后可能更容易发生凋亡相关过程,从而导致术后心室功能障碍。

(四)肾内皮

损伤后致肾小球滤过率和肌酐清除率降低,导致相关肾小球和肾小管损伤。

(五)肠系膜内皮

损伤后与NO生成受损进一步损害肠系膜血管功能,并导致肠系膜缺血。CPB中无论是否使用停循环,手术期间细菌易位都很常见,肠道通透性增加,导致细菌移位,增加全身性内毒素血症。

三、体外循环相关的内皮保护措施

内皮系统的损伤与炎症关系密切,所以在促炎和抗炎作用之间取得平衡被视为避免体外循环内皮损伤的最佳目标。为了减轻CPB引起的全身炎症反应,已经研究了多种优化体外循环管理、药理学、外科学、神经调节等方法(具体见第三章"减轻炎症的几个方法"相关内容)。这些措施抑制了炎症标志物,但大多数未带来临床益处,可能最有效的干预措施需同时打击多个炎症靶点。

　　另外,白蛋白的预充有助于保护内皮糖萼层、外源性地补充 NO 有助于血管舒张、甲基巴多唑酮调节内皮完整性、阿片类拮抗剂抑制或减少内皮细胞增殖和迁移等专门针对内皮细胞的保护措施,但很多并未在临床广泛使用。

第六节　体外循环期间血流动力学紊乱的对策

　　在 CPB 中更注重器官灌注,器官灌注主要取决于血压(或灌注压)和局部血管阻力。器官灌注压和局部血管阻力的关系受压力的自我调节支配。器官灌注和组织代谢活动的匹配,决定了灌注的充分性,这是器官运作良好的前提之一。充分的器官灌注是血流动力学管理的主要目标。

一、"诊断—决策—干预"的流程

　　CPB 中出现血流动力学的不平稳,我们需做出"诊断—决策—干预"的流程。第一步是基于临床经验和现有的共识来诊断。第二步是决定对血流动力学紊乱是否需要处理,这是一个复杂的过程,需要考虑到患者的基础状态、对器官灌注的影响、患者结局证据和手术的本质。如果决定要纠正,则是第三步干预。干预措施可分两种:一是处理直接引起血流动力学不平稳的因素,二是纠正导致血流动力学不平稳的病理生理学。这两种方法有时可能会重叠。

二、并行循环期间低血压的对策

(一)灌注充分后仍低血压

　　CPB 并行阶段对于血压的要求,主要考虑血压对脑和心脏灌注的影响,防止脑低灌注性缺血和心脏室颤。一般将灌注压力控制在成人 $50\sim80$ mmHg,婴幼儿为 $30\sim50$ mmHg。低血压如果是短时间的(低于 5 min)可能不会导致不良后果,较长时间的低血压是不可接受的。从能量代谢的角度来说,前并行循环早期温度尚未降低,要求有一定的灌注压为组织提供氧供。合并高血压或冠状动脉阻塞性病变的成年人特别是老年患者,即使在 CPB 早期也应尽量避免 MAP 的过度降低。

(二)前并行循环对于低血压的预防

　　首先流量是缓慢过渡到全流量转流,期间适当控制静脉,使静脉引流量逐渐增加,避免因回流过多,使动脉血压急剧下降。与此同时,静脉引流又不能太少,以免发生心室过胀,导致心肌纤维的过度拉伸,发生这种损伤对心脏的复苏极为不利,特别是对左心室功能不全,如左心室扩大、冠脉搭桥患者、新生儿和婴幼儿患者心肌纤维也极易受过度牵拉的损伤。所以,在开始期间,维持动静脉血流的出入平衡,保持心脏适当的前负荷尤为重要。

(三)过敏

在前并行期间,导致动脉压下降的另外一个重要的特殊原因就是过敏。人工胶体、库血、肝素、抗生素等都有可能成为过敏源,发生过敏时关键要作出快速的判断,比较典型的临床症状可表现为动脉压的快速下降,氧合器回流室液面降低,有效循环容量不足,其他可能还有皮疹、面部发红等。此时通过单纯的提高灌注流量往往不能达到目的,而且随着回流室液面减低提高灌注流量也不太现实,严重过敏使血压偏低,心脏冠状动脉灌注压力下降,心肌缺血,会导致心室过胀,甚至心室纤颤。因此,处理此类的低血压是在补充血容量,提高灌注流量的同时,适当地给予升压药物,如去甲肾上腺素,增加血管的外周阻力和张力,减少血管内液体向组织间隙的转移,也可适当使用激素及抗过敏药物如苯海拉明、钙剂等。

三、长时间转流血管麻痹综合征的对策

(一)定义

据报道心脏手术中,血管麻痹综合征(vasoplegia syndrome,VS)的发生率高达20%,在某些类型的心脏手术中甚至更高。VS是指心指数正常或升高,而体循环阻力降低导致MAP降低,常规剂量的儿茶酚胺类缩血管药物难以纠正,CPB中定义为流量>2.2 L/$(min \cdot m^2)$时,给予大剂量缩血管药物($0.2 \sim 0.5 \mu g/(kg \cdot min)$去甲肾上腺素当量)后MAP<60 mmHg。

(二)可能机制

血管麻痹可发生于心脏手术中和手术后,其机制目前尚不明确,可能与NO调节失调、血管加压素耗竭、内皮细胞功能失调、硫化氢代谢异常、抗坏血酸隔离及前列腺素释放有关。与CPB后出现血管麻痹的患者相比,CPB期间出现血管麻痹的患者术后心脏和神经系统风险更大。患者的性别、年龄、BMI、左室射血分数、CPB开始时低血压、感染性心内膜炎等均与血管麻痹相关。CPB中因血液稀释导致的血液黏滞度降低,以及血液与非生理材料接触导致的炎症反应是可能导致血管麻痹的两个重要因素,在脱离CPB后部分患者的低血压状态会自动缓解。

(三)处理

在处理CPB期间的血管麻痹时,首先应排除机械/设备导致低血压的因素,比如动脉压力监测错误、过敏、主动脉夹层、人工心肺机的机械故障、插管口径过小、给药错误、插管打折或意外钳夹插管,除外这些情况后,需立即采取药物或非药物方式纠正血管麻痹。

体外循环期间的 MAP 受到血管和非血管因素影响。血管因素包括血管长度、内径和数量，以及毛细血管前分流，通常无法改变。非血管因素包括流量、血液温度、红细胞压积和血液黏滞度，需优化这些参数尽可能减轻血管麻痹。对于术前评估存在血管麻痹高风险的患者，可以选择更大口径的动静脉插管以利于提升流量，采用更高的心指数目标。在排除大量出血后，根据红细胞压积采取快速超滤或输注红细胞（贫血时）提高血液黏滞度来应对体循环阻力的下降。同时评价有无过敏或给药错误，调整麻醉深度，改用对血流动力学影响较小的静脉麻醉药（比如瑞芬太尼、右美托咪定、芬太尼、咪达唑仑、氯胺酮）。

在治疗 VS 方面可使用的常规缩血管药物（肾上腺素、去甲肾上腺素、去氧肾上腺素、间羟胺、血管加压素、特利加压素及其组合用药），亦可考虑超说明书使用的缩血管药物：亚甲蓝、羟钴胺素（长效维生素 B_{12}）、血管紧张素 Ⅱ（说明书中可用于分布性休克）、维生素 C、前列腺素抑制剂。如果怀疑肾上腺功能不全，可给予氢化可的松 50～100 mg（表 5-2）。

表 5-2　**血管麻痹治疗药物及剂量**

药物	剂量
血管加压素	0.02～0.1 U/min
特利加压素*	1～2 μg/(kg·h)
亚甲蓝*	2～3 mg/kg 维持 10 min，之后 0.5 mg/(kg·h)维持 6 h
羟钴胺*	5 g，15 min 内输注完毕，必要时可重复一次
血管紧张素 Ⅱ（贾普雷扎）	10～40 ng/(kg·min)
维生素 C*	每 6 h 1.5 g
氟比洛芬（罗皮恩）*	50～100 mg
氢化可的松	50～100 mg，之后每 6 h 输注 50 mg

*：为超说明书使用

四、长时间转流高血压的对策

在保证足够的麻醉深度后，可使用不同的静脉血管扩张剂（硝酸甘油、酚妥拉明、硝普钠、米力农、依诺酮、乌拉地尔），尽量用起效快、半衰期短的药物，同时注意避开药物的副作用，可参考第十章第六节药物的相关内容。但目前，现有文献尚没有足够的证据来推荐选择合适的血管舒张剂。

五、后并行阶段心律失常的对策

据报道主动脉开放后，有 10%～80% 的患者发生室颤。在左心室肥厚性患者行主动脉瓣置换术时，预防性使用胺碘酮、利多卡因可预防心室颤动。心率慢且有心律改变的患者，比如：窦性心动过缓，房室传导阻滞，在停机前常规留置心脏起搏导线并连接好双腔起搏器（右房右室顺序起搏）以应对，可使用阿托品、异丙肾上腺素等提升心率。室上性心动过速和房颤,如果不是慢性病例,需要电复律治疗。胺碘酮、艾司洛尔和钙通道阻滞剂可用于持续或早期复发的室上性心动过速,需考虑到可能的副作用:心动过缓、低血压和心力衰竭。地高辛可考虑作为二线治疗来控制速率。

六、机体缺氧引起低血压和心率失常的对策

如肺功能不全导致停机困难等情况,请见第六章第四节相关内容。

总之:CPB 中血流动力学紊乱的处理原则应尽量明确病因,改善灌注、保持合适的 MAP 和机体氧供、氧耗,处理心肺功能不全和心律失常。

(封承会　李　旭　段　炼)

参考文献

[1]Stanley W C. Cardiac energetics during ischaemia and the rationale for metabolic interventions[J]. Coron Artery Dis,2001,12(Suppl 1):S3-7.

[2]Buja L M. Myocardial ischemia and reperfusion injury[J]. Cardiovasc Pathol, 2005,14(4):170-175.

[3]Konstantinidis K, Whelan R S, Kitsis R N. Mechanisms of cell death in heart disease[J]. Arterioscler Thromb Vasc Biol,2012,32:1552-1562.

[4]Kalogeris T, Baines C P, Krenz M, et al. Cell biology of ischemia/reperfusion injury[J]. Int Rev Cell Mol Biol,2012,298:229-317.

[5]Moens A L, Claeys M J, Timmermans JP, et al. Myocardial ischemia/reperfusion-injury, a clinical view on a complex pathophysiological process[J]. Int J Cardiol,2005,100(2):179-190.

[6]Kong L H, Xiong FM, Su X L, et al. CaMKII mediates myocardial ischemia/reperfusion injury-induced contracture in isolated rat heart[J]. Mol Med Rep,2019,doi:10.3892/ mmr. 2019. 10550.

[7]Webster K A. Mitochondrial membrane permeabilization and cell death during myocardial infarction: roles of calcium and reactive oxygen species[J]. Future Cardiol,2012,8:863-884.

[8]Karwi Q G, Bice J S, Baxter G F. Pre-and postconditioning the heart with hydrogen sulfide (H_2S) against ischemia/reperfusion injury in vivo:a systematic review and meta-analysis[J]. Basic Res Cardiol,2018,113:6.

[9]Xiao J, Zhu X, Kang B, et al. Hydrogen sulfide attenuates myocardial hypoxia-reoxygenation injury by inhibiting autophagy via mTOR activation[J]. Cell Physiol Biochem,2015,37:2444-2453.

[10]Matte G S, del Nido P J. History and use of del Nido cardioplegia solution at Boston Children's Hospital[J]. J Extra Corpor Technol,2012,44(3):98-103.

[11]Piel D A, Khan A R, Waibel R et al. Chronic hypoxemia increases myocardial cytochrome oxidase [J]. J Thorac Cardiovasc Surg,2005,130:1101-1106.

[12]Fedele F, Severino P, Bruno N, et al. Role of ion channels in coronary microcirculation:A review of the literature[J]. Future Cardiol,2013,9:897-905.

［13］Lian Duan，Guo-huang Hu，E Wang，et al. Del Nido versus HTK cardioplegia for myocardial pro-tection during adult complex valve surgery：a retrospective study［J］. BMC Cardiovascular Disorders，2021，21（604）：1-10.

［14］王春乐，刘福荣. del Nido 停搏液在成人二尖瓣联合三尖瓣成形手术中的应用［J］. 中国体外循环杂志，2021，19（3）：136-140.

［15］Ucak H A，Uncu H. Comparison of del Nido and Intermittent Warm Blood Cardioplegia in Coronary Artery Bypass Grafting Surgery［J］. Annals of Thoracic and Cardiovascular Surgery，2019，25（1）：39-45.

［16］Rahul G，Pradeep N，Emmanuel R，et al. Myocardial protection following del Nido cardioplegia in pediatric cardiac surgery［J］. Asian Cardiovascular & Thoracic Annals，2018，26（4）：267-272.

［17］Koh Y，Kim W Y，Ryoo S M，et al. Lactate level versus lactate clearance for predicting mortality in patients with septic shock defined by sepsis-3［J］. Critical Care Medicine，2018，46（6）：489-495.

［18］Harb S C，Griffin B P. Mitral valve disease：a comprehensive review［J］. Current Cardiology Reports，2017，19：11-12.

［19］Zhang P，Yu Y，Wang P，et al. Role of hydrogen sulfide in myocardial ischemia-reperfusion injury ［J］. J Cardiovasc Pharmacol，2021，77（2）：1-3.

［20］Swyers T，Redford D，Larson D F. Volatile anesthetic-induced preconditioning［J］. Perfusion，2014，29：10-15.

［21］Richard P，Whitlock P J，et al. Methylprednisolone in patients undergoing cardiopulmonary bypass （SIRS）：arandomised，double-blind，placebo-controlled trial［J］. Lancet，2015，386（10000）：1243-1253.

［22］Lomivorotov V，Kornilov I，Boboshko V，et al. Effect of intraoperative dexamethasone on major complications and mortality among infants undergoing cardiac surgery：The DECISION randomized clinical trial［J］. JAMA，2020，323（24）：2485.

［23］娄闯翔. 生命活动的运输主线——血液循环系统［J］. 世界最新医学信文摘，2016，5（87）：405.

［24］Vergnaud E，Vidal C，Verchre J，et al. Stroke volume variation and indexed stroke volume meas-ured using bioreactance predict fluid responsiveness in postoperative children［J］. Br J Anaesth，2015，114（1）：103-109.

［25］Bronicki R A，Hall M. Cardiopulmonary bypass-induced inflammatory response：pathophysiology and treatment［J］. Pediatr Crit Care Med，2016，17（8）：s278-278

［26］Corral-V V，Lopez-Delgado J C，Betancur-Zambrano N L，et al. The inflammatory response in car-diac surgery：an overview of the pathophysiology and clinical implications［J］. Inflamm Allergy Drug Taret，2015，13（6）：367-370.

［27］Kats S，SchiSnberger J P，Brands R，et al. Endotoxinrelease in cardiac surgery with cardiopulmo-nary bypass：pathophysiology and possible therapeutic strategies. An update［J］. Cardiothorac Surg，2011，39（4）：45-458.

第六章

体外循环对呼吸系统的影响

第一节　体外循环相关肺循环病理生理特点

一、体外循环期间的肺循环

肺的供血比较特殊,既有体循环又有肺循环,CPB 时静脉血流入储血罐而不是右心房和右心室,所以肺循环被阻断;但仍有少量支气管动脉即体循环的供血,所以既往观点认为肺脏有较强的耐缺血能力。但近年来体外循环、肺移植等技术都取得了较大进展,大量的动物研究以及临床观察发现,肺脏同样也存在着缺血再灌注损伤。CPB 开始后,降温不完全时肺脏的肺循环就被阻断,整个降温时期和复温心脏复跳后一段时期都无肺循环,开放肺循环后全身已基本恢复正常体温,所以整个 CPB 过程肺都无法有效降温而处于相对"高温、高代谢"状态,开放肺循环后,大量体循环产生的白细胞、免疫细胞和炎性细胞因子在肺内聚集,造成急性肺损伤。

二、体外循环相关的肺损伤表现

CPB 期间产生的微小肺栓塞、出血或低心排、肺动脉压力增高、术中侧枝结扎会导致肺的生理死腔扩大,动脉血 $PaCO_2$ 明显升高。CPB 期间代谢性酸中毒、炎性细胞因子的释放以及某些药物过敏(鱼精蛋白)均可增加肺动脉压或降低心排量。侧卧位 CPB 手术,同侧肺的受压和对侧肺叶萎缩、纵隔的压力、呼吸道阻力增加等因素可引起通气不足,产生通气/灌注比率失调。CPB 期间,左心引流不佳或大的体肺侧枝情况下,导致肺毛细血管压力过高,肺充血、水肿,严重时毛细血管破裂,大量血液进入肺泡,加大通气不足,产生严重的低氧血症,形成急性肺损伤。

当然,机体在面对损伤时也会采取一系列"措施"来对抗或保护自己:细胞受损时可分泌大量的 ATP,ATP 与细胞表面的嘌呤受体结合后激活细胞内的多个炎症反应通路,但同时 ATP 水解酶的分泌也会增多抑制其炎症反应的强度;在缺血缺氧时,细胞分泌的腺苷会上升数倍,与 ATP 消耗成正比,腺苷可抑制 N 的毒性作用和舒张血管;促炎细胞因子 IL-1、TNF-α、IL-6 等的表达会直接促进抑炎细胞因子 IL-10 的表达,IL-10 可抑制内皮细胞间黏附分子-1(intercellular adhesion molecule-1,ICAM-1)的表达,减少白细胞黏附于内皮的机会;促炎因子的表达可激活凋亡(caspase-1,caspase-3)途径,减轻坏死性炎症反应的强度;核因子-κB(nuclear factor-κB,NF-κB)在细胞受刺激时可激活其释放,NF-κB 可进入细胞核与促炎因子 IL-1β、TNF-α 的 DNA 的结合,促进目的基因的转录参与炎症反应,但转录的同时也产生高水平的自身抑制剂 IκB,使 DNA 上的 NF-κB 解离,恢复静息状态。当促炎和抗炎的平衡能维持时,机体可仅表现为一过性的实验室检验异常或氧合指数轻微下降而无任何症状;当平衡被打破、促炎方面占上风时,机体可表现为氧合指数明显下降、低氧血症、最后到急性呼吸窘迫综合征,甚至多器官功能衰竭。

第二节　体外循环相关全身炎症反应与肺损伤

CPB 是非生理性循环,血液与许多非生理性人工管道的接触,激活凝血、纤溶、补体、激肽等几大系统,激活巨噬细胞、N、内皮细胞和血小板,可引发炎症级联反应,产生 CPB 相关的全身炎症反应综合征(systemic inflammatory response syndrome,SIRS)。另外,肠内毒素移位也是造成或加重 CPB 后炎症反应的重要因素。由于肺一个器官接受了全身循环的血液,补体因子和炎症细胞因子随血流进入肺组织,并在肺毛细血管滞留,可以直接造成肺的血管内皮细胞损伤。受损的血管内皮细胞会进一步释放趋化因子,包括细胞间黏附分子-1(intercellular adhesion molecule-1,ICAM-1)、单核细胞趋化蛋白-1(monocyte chemokine protein-1,MCP-1)等。在这些趋化因子的作用下,外周血中炎症细胞不仅会向受损部位的肺血管内皮细胞迁移、黏附、浸润,而且会使受损部位的肺血管内皮细胞活化。活化后的肺内皮细胞也会分泌炎症因子,从而加重肺损伤。

一、全身炎症反应综合征促进肺损伤

(一)补体激活导致炎症扩大

补体的激活联合 SIRS,会导致 SIRS 的程度加重。补体通过经典途径和旁路途径激活大概 20 种蛋白质。旁路途径激活是由于血液与体外管路的异物表面接触导致 C3a 和 C5a 的形成,肝素被鱼精蛋白中和后会激活经典途径导致 C4a 和 C3a 的增加。内毒素释放入全身血循环也能激活经典途径和旁路途径,扩大炎症反应导致 TNF-α、降钙素原和 IL-1、IL-2、IL-6 的释放,这种炎症的扩大会导致肺内皮细胞肿胀、血浆和蛋白质渗出到间质,释放蛋白溶解酶,导致肺泡充血,或肺泡内含有血浆、红细胞和其他碎片。

(二)中性粒细胞加重肺的充血水肿

肺接受每一次心室收缩的全部心输出量,其中的 N 会困于肺血管系统导致肺床充血。这些 N 通过血栓素 A2 聚集,并在 CPB 停机后 2~4 h 达到峰值。激活的 N 增加肺毛细血管通透性,并导致间隙中的液体积聚,增加血管外肺水肿。这种水肿会导致气体交换、胸壁和肺机械运动的恶化。水肿也是导致气道阻塞、加重气管痉挛的原因之一。

(三)高浓度氧扩大炎症

CPB 动物模型中高于 400 mmHg 的动脉血氧分压使 TNF-α、IL-6 等促炎细胞因子增加,乳酸脱氢酶、谷丙转氨酶和谷草转氨酶等生化标志物增加,肺的湿干比增加,表明血管外肺水肿增加。临床研究中,高氧浓度的 CPB 会加重肺损伤,CPB 后早期氧合指数下降,氧合恢复的时间延迟,支气管肺泡灌洗液中 TNF-α 升高。

过度的氧化应激可能是急性肺损伤的核心环节。肺泡巨噬细胞和激活的 N 释放 ROS,通过与蛋白质、脂质、DNA 的相互作用产生细胞损伤,体内铁离子稳态受破坏,无法抑制 ROS 产生,压倒肺内源性的抗氧化系统。

(四)异体输血引起肺损伤

异体输注血制品引起全身复杂的免疫和炎症反应,引起输血相关的循环超负荷和输血相关的急性肺损伤(transfusion related acute lung injury,TRALI)。TRALI 指输血 6 h 内发生的呼吸窘迫,氧合指数(PaO_2/FiO_2)<300 的低氧血症,X 线胸片示双肺浸润,可有发热和低血压。即便不发生 TRALI,异体输血也增加肺毛细血管渗漏的程度,延长机械通气时间。输长时间储存的库血比输新鲜血增加肺损伤,输 1 U 血小板比输等量的红细胞、血浆更增加肺损伤。肺的气道与外界相通,所以肺是含大量单核巨噬细胞进行防御的器官,除了 CPB 激活的自体血小板,异体血小板更会被体内的单核巨噬细胞看成异物而受到攻击,巨噬细胞激活后释放大量促炎介质。

(五)基因多态性使肺损伤易感

相对来讲,这方面研究比较缺乏,令人信服的证据不充分。比如血管紧张素转换酶(angiotensin converting enzyme,ACE)基因的多态性引起急性肺损伤更高的死亡率;表面活性蛋白 B(surfactant protein B,SP-B)基因的多态性引起急性呼吸窘迫综合征(acute respiratory distress syndrome,ARDS)更易发生,特别是女性或需机械通气的 ARDS 更易发生。铁离子稳态相关的血红蛋白/珠蛋白、NADPH 氧化酶和过氧化氢酶等基因多态性引起脓毒症相关的急性肺损伤发生率增加。

二、代偿性抗炎反应综合征(compensatory anti-inflammatory response syndrome,CARS)对肺是否有保护作用

近年有人提出了 CARS 理论,认为内源性抗炎介质可对抗炎症介质的致炎作用,有助于防止炎症过度引起的自身细胞组织损伤,从而产生保护作用。但抗炎过度将引起机体免疫功能降低,加重难以控制的感染和器官损伤。糖皮质激素是抑制炎症反应最重要的内源性介质之一,IL-10 是白细胞分泌的众多细胞因子中一个重要的内源性抗炎细胞因子。机体产生的具有氧化还原活性或抑制脂质过氧化的酶(如超氧化物歧化酶、硫氧还原蛋白、磷酸二酯酶抑制物等)、具有修复或加强免疫功能的细胞(如 M2 型巨噬细胞、Th 淋巴细胞)、抗炎或舒张血管的气体分子(如一氧化碳、硫化氢、一氧化氮等)、清除游离血红蛋白的珠蛋白等也都有代偿性抗炎的作用。在炎症处于过度状态即 SIRS 占优势时,抗炎治疗对急性肺损伤起一定的促进肺恢复作用;但 CARS 占优势时的抗炎治疗反而加重免疫抑制,加重肺损伤。临床上 SIRS/CARS 哪种为主的辨别有时非常困难,单核细胞表面 HLA-DR 的减少可能一定程度上代表 CARS。

第三节　体外循环缺血再灌注与肺损伤

一、肺缺血再灌注损伤定义

肺缺血再灌注损伤指临床上肺移植、失血性休克、肺栓塞、体外循环、肺袖状切除手术等均造成肺缺血,再恢复血流灌注后,肺缺血引发的肺损伤不但没有减轻,反而加重的现象。

二、肺缺血再灌注损伤的分子生物学机制

(一)炎症反应

参与炎症反应的细胞有巨噬细胞、N、单核细胞、淋巴细胞等。肺缺血再灌注损伤分 2 个阶段,早期以肺内巨噬细胞引起的损伤为主,晚期则以循环中的 N 引起的损伤为主。$CD4^+$ T 细胞在再灌注期间被激活后,浸润肺脏要早于多形核中性粒细胞(polymorphonuclear neutrophils,PMN),它介导了 PMN 在再灌注期间黏附集聚,加重 PMN 在肺组织的浸润。腺苷 A 受体激活剂能够通过抑制 $CD4^+$ T 细胞活性和随后的 PMN 浸润来减轻肺缺血再灌注损伤。活化的 PMN 可合成与分泌多种细胞因子,包括 TNF-α、IL-1、IL-

6、IL-8、巨噬细胞炎性蛋白-1α等促炎细胞因子,转化生长因子β、IL-10等抗炎细胞因子,以及干扰素α、巨噬细胞集落刺激因子(macrophage colony stimulating factor,M-CSF)、中性粒细胞集落刺激因子(granulocyte colony stimulating factor,G-CSF)、中性粒细胞巨噬细胞集落刺激因子(granulocyte-macrophage colony stimulating factor,GM-CSF)和IL-3等。PMN通过上述因子在PMN内部及其他细胞间产生通讯,形成细胞因子网络,共同调控炎症反应。肺缺血再灌注引起急性肺损伤时,上述促炎与抗炎因子间的平衡被打破,促炎因子产生骤增,而抗炎因子产生不足,导致炎症失控。释出的炎症因子又可以激活核转录因子-κB(NF-κB),使单核-巨噬细胞分泌大量炎性细胞因子,出现细胞因子的"瀑布样"级联反应。

(二)氧自由基

氧自由基(oxygen free radicals,OFR)在肺的缺血再灌注损伤中起重要作用。缺血肺组织再灌注时注入氧分子,由线粒体细胞色素 P450 系统产生毒性氧代谢产物;黄嘌呤脱氢酶转化为黄嘌呤氧化酶,促进 OFR 生成。

OFR 引起肺损伤的机制有:

1. 直接损伤 DNA,使 DNA 链断裂,导致 DNA 耗竭及 ATP 合成减少;

2. OFR 与脂质作用使脂肪酸过氧化,致细胞膜受体、膜蛋白酶和离子通道的脂质微环境改变;

3. OFR 与蛋白质作用可使氨基酸氧化与破坏,导致酶失活及多肽链断裂;

4. 影响核基因的转录,上调凋亡基因,诱导炎症相关基因(如 NF-κB)的表达,产生IL-1、TNF-α、CSF、IL-8、/CAM-1 等,进而促进炎症效应细胞的增殖与活化。

(三)蛋白酶

1. 蛋白酶-抗蛋白酶系统失衡

正常情况下炎症细胞会分泌各种蛋白酶来清除体内的病原体和无功能细胞,同时为了防止蛋白酶分泌过多而损伤正常组织,机体会产生多种蛋白酶抑制剂,形成蛋白酶-抗蛋白酶平衡系统。内源性的蛋白酶抑制剂有 α1-蛋白酶抑制剂、α2-巨球蛋白、分泌性白细胞蛋白酶抑制剂、特异性蛋白酶抑制剂、α-抗糜蛋白以及金属蛋白酶抑制物等。肺缺血再灌注后,释放中性粒细胞弹性蛋白酶(neutrophil elastase,NE)、金属基质蛋白酶和髓过氧化物酶等多种蛋白酶,导致蛋白酶-抗蛋白酶系统失衡,并通过损伤毛细血管内皮细胞和肺泡上皮细胞、消化和降解细胞外基质(extracellular matrix,ECM)以及上皮连接结构损伤肺组织。其中 NE 是最具破坏性的酶类之一,约占全部蛋白水解酶总水解活力的 80%。大量的 NE 在炎症部位能够逃逸内源性弹性蛋白酶抑制剂对其多方面的调控,使肺内 NE 持续具有活性。

2. NE 有降解组织、促炎、抑制 PMN 凋亡作用

NE 可降解 ECM,其最适底物弹性蛋白是气血屏障的主要成分,占人肺干重的 20%,

NE 通过降解 ECM 导致血管内皮细胞及肺泡上皮细胞损伤,肺通透性增加,出现非心源性肺水肿伴 PMN 大量浸润。表面活性蛋白 D(surfactant protein-D,SP-D)特异性作用于 PMN,在防御细菌、真菌、呼吸道病毒感染的先天免疫中极为重要,而 NE 可裂解 SP-D,破坏其生物学功能,促进感染进展。另外,NE 可引起免疫球蛋白、C3bi 的降解,降低人体对病菌的清除率,增加细菌感染的机会。NE 可激活前明胶酶原(一种金属蛋白酶原,可降解胶原蛋白),破坏血管内皮细胞基膜及内皮上皮细胞间紧密连结,利于炎症细胞向组织浸润。

(1)放大炎症反应 NE 具有促炎因子效应,它可诱导上皮细胞释放 GM-CSF、IL-6 及 IL-8 等,进一步激活单核-巨噬细胞、淋巴细胞、PMN 等活性细胞,形成细胞因子复杂网络,放大炎症反应。

(2)影响炎症细胞凋亡 细胞凋亡是炎症反应灶内 PMN 清除的主要途径。急性肺损伤时肺泡内渗出的 PMN 发生凋亡延迟。流式细胞分析显示,NE 裂解巨噬细胞表面磷脂酰丝氨酸受体和 CD14,特异性地阻断了巨噬细胞对凋亡细胞的识别。还有研究表明:IL-6、IL-8 及活化的 NF-xB 对 PMN 凋亡有抑制作用。

(四)脂类介质

1. 白三烯

主要由 PMN 通过脂质过氧化酶途径合成,是强有力的 PMN 趋化因子,并能使 PMN 产生呼吸爆发和脱颗粒,能促进平滑肌收缩,增加血管壁通透性。白三烯的特异性抑制剂 MK-886 能够通过干扰炎症反应和氧化通路,减轻白三烯在失血性休克中导致的肺部炎症性损伤。

2. 血小板活化因子(platelet activating factor,PAF)

它不仅活化血小板使血小板聚集,还直接作用于血管壁,使内皮细胞连接松散、缝隙增大,血管通透性增加,而且还可诱导 PMN 呼吸爆发和脱颗粒等。此外,PAF 还能诱导 PMN 表面 CD11b/CD18 表达增加,下调 E-选择素表达水平,从而有利于 PMN 进入组织中。

(五)钙超载

当缺血发生时,细胞内 ATP 含量减少,钠泵活性降低,造成细胞内 Na^+ 含量增多,细胞水肿;再灌注时,细胞内高 Na^+ 迅速激活 Na^+/Ca^{2+} 交换蛋白,Na^+ 得以向细胞外转运,同时,大量 Ca^{2+} 进入细胞,这是缺血再灌注钙超载形成的主要途径。另有人提出,细胞内 Ca^{2+} 的增多可能是细胞黏附蛋白介导 PMN 释放的磷脂酶及氧自由基对细胞膜结构及肌浆网钙泵功能破坏的结果。钙超载可以使细胞膜、线粒体和肌浆网膜损伤,进一步增加膜的通透性,使内皮细胞水肿;干扰线粒体氧化磷酸化,使 ATP 生成减少;还可以增强 Ca^{2+} 依赖性蛋白酶活性,加速黄嘌呤脱氢酶转化为黄嘌呤氧化酶,促进 OFR 生成。

(六)微循环障碍

1. 肺内的毛细血管长度增加,流量减少,流速降低,导致血细胞易于在毛细血管壁沉着、黏附。

2. 微血管壁上的受体密度发生改变(主要是血管舒张的β肾上腺素能受体减少)而导致血管收缩异常。

3. 体液调节产生的缩血管物质大量增加,如内皮素1、血管紧张素-Ⅱ、血栓素A等。而扩血管物质如一氧化氮、前列环素类物质(PGE1、PGI2)等合成和释放减少,造成微血管舒缩功能的改变,加重细胞的损伤和坏死。

4. 血管内皮细胞损伤导致内皮细胞膜通透性增加,细胞和细胞间隙水肿,进而限制微血管扩张,体积大和黏滞性高的白细胞可嵌顿、堵塞毛细血管导致无复流现象。白细胞聚集可引起细胞黏滞性增加10~20倍。红细胞膜受损,膜电荷发生改变,静电斥力下降,导致红细胞聚集,同时缺氧情况下,红细胞变形能力下降。

5. 血循环中凝血因子和凝血酶增多,使血液呈高凝状态。

(七)能量代谢障碍

1. 缺血期能量代谢障碍的产生。由于缺血组织内的氧合血红蛋白被消耗,能量代谢从线粒体的有氧氧化转变为以糖酵解为主,糖酵解产生的ATP并不能满足细胞需求,细胞内储备的高能磷酸化合物开始降解,其中磷酸肌酸较ATP提前降解。糖酵解使细胞内乳酸增加,细胞内pH下降,而高能磷酸化合物的降解使细胞内的无机磷酸含量升高。随着缺血时间的延长,乳酸等代谢终末产物在细胞内积聚增加,使细胞内pH进一步下降,增强钙超载。

2. 再灌注期能量代谢障碍的加剧。再灌注后,虽然氧供增加,但由于缺血期线粒体的损伤,导致再灌注时线粒体不能有效利用氧进行有氧氧化。因此,在再灌注后的相当一段时间内细胞仍靠糖酵解和脂肪酸氧化代谢提供能量。葡萄糖氧化和脂肪酸氧化相对不平衡。

(八)肺表面活性物质缺失

肺缺血再灌注后,肺组织水肿,表面活性物质失活,损害肺泡内气体交换。肺泡Ⅱ型上皮细胞是一种具有缓慢自我修复能力的细胞,在肺缺血再灌注早期数量显著减少,再灌注7 d后恢复,缺血前应用表面活性物质疗法能通过减少肺泡细胞凋亡,增加抗炎组织因子水平,显著改善肺组织病理变化,有趣的是它还可以增加肺一氧化氮的表达。研究表明,肺缺血再灌注所造成的严重肺损伤可延续到再灌注后的90 d,在肺缺血前1 h应用表面活性物质可增加肺组织顺应性,显著减轻肺缺血再灌注损伤,并能减缓纤维增生。

肺的缺血再灌注损伤是一个复杂的病理生理过程,涉及宏观和微观等多个方面,具体的机制目前还未完全明了,可能急性炎症反应作为其始动因素导致PMN在肺内激活、聚集和黏附,释放炎症因子、OFR、蛋白酶和脂类介质等造成肺损伤;能量代谢障碍和微循环障碍为 OFR 损伤、Ca^{2+} 超载等创造了基础条件,表面活性物质的减少可加重细胞凋亡和炎症反应,并且各种因素相互促进、相互加强导致肺的进一步损害。

三、其他器官的缺血再灌注引起的肺损伤

(一)心肌缺血再灌注与肺损伤

CPB 手术中,心脏作为最容易发生缺血再灌注损伤的器官之一,其产生的大量炎症因子、凋亡因子伴随血流输送到肺,导致肺内促炎介质和抗炎介质的平衡失调,亦会造成肺的损伤。

(二)脑缺血再灌注与肺损伤

脑缺血再灌注也常引起急性肺损伤,引发肺部感染,其发生机制与心肌缺血再灌注引起的肺损伤类似,比如血浆中内皮素增加、NO 变化、OFR 清除系统功能障碍、炎症因子释放等因素导致肺组织的病理改变。损伤肺的病理特点为微血管通透性增加引发的肺泡腔和弥漫性肺间质水肿,进而导致持续、难以纠正的低氧血症。另一方面,脑缺血再灌注后若发生急性脑卒中,血脑屏障损伤使颅内压升高,从而激活交感神经系统。而交感神经过度活跃可使心脏后负荷增加,导致左心衰竭,使肺动脉血容量增加,肺动脉压上升,肺循环阻力增大,进一步使肺静脉肾上腺素超敏,损伤肺毛细血管内皮,使肺泡毛细血管和上皮通透性增大,含有蛋白的液体进入肺泡腔内,进一步导致肺水肿。

(三)肾缺血再灌注与肺损伤

肾缺血再灌注所致的急性肾损伤(acute kidney injury,AKI)是围术期常见并发症,死亡率较高。AKI 常导致远端多种器官(肺、肝、脑、心、肠等)功能障碍甚至衰竭,其中 AKI 并发急性肺损伤时,死亡率甚至高达 80%。研究表明,肾脏替代治疗改善肾功能后,患者死亡率未明显改善的主要原因之一就是并发急性肺损伤。因此,针对此类患者,除了改善肾功能外,远端肺的保护也具有重要意义。既往研究证实,肾脏缺血再灌注所释放到循环中的各种炎症因子和细胞因子是导致肺损伤的主要原因,其表现为肺脏的急性炎症及肺细胞的凋亡。肺微血管内皮细胞(pulmonary microvascular endothelial cells,PMVECs)系肺微血管内壁连续单层细胞群,其形态和功能的完整性保障了正常的气体交换及肺内液体平衡。AKI 后,PMVECs 内的促炎和促凋亡基因大量表达;肺脏细胞凋亡检测发现,凋亡细胞以内皮细胞为主,而不是肺泡上皮细胞;PMVECs 损伤可使肺血管通透性增加,导致肺水肿。右美托咪定(dexmedetomidine,Dex)可以减轻 AKI 时肾脏损伤和远端肺损伤,其机制是 Dex 在 AKI 致急性肺损伤的保护作用中发挥了抗肺脏 PMVECs 凋亡的作用。

(四)肠缺血再灌注与肺损伤

肠缺血再灌注在各型休克发展进程中普遍存在,可引起肺微血管通透性增高为特征

的继发性肺损伤,但迄今为止其损伤机制尚未完全阐明,目前研究认为是与肠源性细菌迁移和内毒素血症;N 的肺内聚集和激活;细胞因子和炎性介质的激活与释放等有关的多因素参与的复杂的病理过程。

(五)肢体缺血再灌注与肺损伤

肢体缺血再灌注所继发的急性肺损伤或 ARDS,在急救医学中是发病率和死亡率都很高的一种并发症。急性肺损伤是 ARDS 病程早期阶段,指机体遭受严重感染、创伤、休克等打击后,出现以弥漫性肺泡毛细血管膜损伤导致肺水肿和肺不张等病理特征,临床上的表现是呼吸窘迫,伴有顽固性低氧血症、肺顺应性下降和扩散性炎症浸润,进行性加重表现为 ARDS,其病死率高达 $45\% \sim 50\%$。因此积极防治本类疾病在急危重领域具有非常重要的意义。盐酸米诺环素对大鼠下肢肢体缺血再灌注所造成的远隔脏器肺损伤有一定的保护作用,其机制可能与米诺坏素抑制炎症反应有关。

四、其他器官缺血再灌注引起急性肺损伤的机制

(一)内皮素(endothelin,ET)增加

ET 是目前所知最强的内源性缩血管物质。研究发现肺脏是 ET 含量较为丰富的器官,同时肺脏也是体内 ET 灭活降解的关键器官。缺血、缺氧、感染或应力刺激等诱因可致 ET 合成和释放增加,并且肺脏内皮及肺泡壁的结构破坏及功能障碍使 ET 吸收清除减少,导致血液中 ET 含量增加。体内 ET 过表达可使肺血管平滑肌发生强烈收缩,增加血管紧张度,并且使肺血管平滑肌细胞增多,导致肺血管阻力增大,从而产生肺动脉高压,造成肺损伤。

(二)NO 增加

NO 是一种血管内皮舒张因子、支气管扩张剂、非肾上腺素能和非胆碱能递质,内源性释放的 NO 可以防止肺血管收缩。同时 NO 也能刺激炎症反应,参与调节肺功能和某些肺部疾病的病理生理过程。一氧化氮合酶(nitric oxide synthase,NOS)是 NO 合成的关键酶,目前发现存在 3 种亚型:内皮型一氧化氮合酶(endothelial nitric oxide synthase,eNOS)、神经元型一氧化氮合酶(neuronal nitric oxide synthase,nNOS)以及诱导型一氧化氮合酶(inducible nitricoxide synthase,iNOS)。有研究发现,大鼠缺血再灌注后 NO 增加可导致肺组织水肿、血管充血、肺泡内出血、血管周围水肿、N 浸润和肺泡破裂。而 NO 在肺和脑组织中的增加表明这些器官的细胞凋亡可以被活性氮物质诱导。

(三)自由基清除系统功能障碍

人体内正常情况下可产生一定量的自由基,体内的谷胱甘肽、过氧化氢酶、SOD 等自由基清除系统会迅速清除 OFR,使其不至于堆积过多而引起细胞损伤。病理情况下,人体内自由基清除系统功能下降,自由基氧化细胞膜的不饱和脂肪酸,产生脂质过氧化,致

组织损伤。在脑缺血再灌注导致的急性肺损伤中，机体的代偿机制有核因子 E2 相关因子 2(Nrf2)/血红素加氧酶-1(HO-1)和低氧诱导因子-1(hypoxia inducible factor,HIF-1)血管内皮生长因子(vascular endothelial growth factor,VEGF)信号通路上调抗氧化应激活性，实现自我保护。SOD3 是在肺中高表达的抗氧化酶，可通过启动 OFR 向较小中间体的转化来减轻自由基的损害，从而防止肺组织在高氧病理条件下引起的氧化应激。丙二醛(malondialdehyde,MDA)是 OFR 作用于生物膜脂质后发生过氧化反应的终末产物，其含量变化可直接反映脂质过氧化反应的程度，还可间接反映自由基的含量，在器官缺血再灌注后通常检测结果是增加的。

(四)炎症因子的释放

炎症因子在促使 PMN 聚集过程中也起着非常关键的作用。相关动物实验研究发现，肺部炎症反应极其迅速，并且早于其他组织器官发生病理改变。其中 P 物质、TNF-α、IL-1β、IL-6、IL-8 等则为参与肺损伤的主要炎症因子。炎症因子可相互协同对肺血管内皮产生破坏作用，细胞间黏附分子如 P-选择素、细胞间黏附分子-1 等也会随之上调。

(五)核转录因子

NF-κB 是一种参与炎症反应的中心转录因子。由分子量为 50 kD 和 65 kD 的两个亚单位组成，两者通常与抑制蛋白 IκB 结合，存在于细胞浆中，可快速反应激活，被释放的 NF-κB 复合物被转入细胞核，可调控其下游的 TNF-α、IL-1、IL-6、IL-8 等炎症因子基因表达，造成系统的炎症反应，从而参与缺血再灌注后肺损伤的病理过程。大量研究表明，器官缺血可激活 NF-κB，而激活 IL-13 和 NF-κB 炎症通路可诱导气道黏液高分泌。

第四节　围体外循环期间的肺保护策略

肺功能障碍是心脏手术的常见并发症，可以影响患者的预后和健康经济。多年来，不同的肺保护策略不断演变；然而，这些技术的广泛接受和临床应用仍然受到证据水平低或研究样本量小的阻碍。更好地理解可用的模式和/或组合，可以为不同的患者群体专门定制策略，从而有可能使患者和机构受益最大化。

CPB 肺保护措施中研究最多的是运用药物抑制炎症反应的方法来达到减轻术后肺损伤的目的。目前大量的研究都致力于对炎症反应不同水平、不同层次、不同阶段的抑制。炎症和氧化应激在肺功能障碍的发展中发挥了关键作用，这一事实导致了多项研究，旨在通过在实验动物模型或接受心脏手术的患者中给药血管扩张剂和抗氧化和抗炎药物来调节这些事件。

一、体外循环中药物介入与肺保护

(一)皮质激素

抗炎是皮质激素的主要药理作用之一,静脉应用地塞米松和大剂量甲基强的松龙可以有效抑制 CPB 患者白三烯和组织纤溶酶原的激活。

(二)抑肽酶

为非特异性的蛋白酶抑制剂。它可抑制 CPB 激肽原的激活和缓激肽形成。大剂量抑肽酶可防治 CPB 中的肺损伤。另外一些蛋白酶抑制剂,如乌司他丁、甲磺酸萘莫司他,据研究提示可能有利于 CPB 中的肺保护。

(三)前列腺素类药物

前列腺素、前列腺素 E1(prostaglandin E1,PGE1)在 CPB 中对肺保护作用比皮质激素强,它可有效地抑制白细胞在肺血管内的聚集、激活及自由基释放。PGE1 促进 cAMP 形成,稳定白细胞溶酶体。前列环素、PGE1 及伊洛前列素已经用于 CPB 中抑制血小板聚集、血栓素释放、降低术中出血。但由于这些药物可导致低血压,所以限制了它们的使用。

(四)山莨菪碱

山莨菪碱即 654-2 作为抗炎药物用来抑制白细胞与肺血管内皮细胞之间的黏附,提高白细胞的变形力,进而阻断肺损伤发生早期病白细胞在肺内聚集。654-2 不仅可抑制白细胞和血小板的聚集、抑制血栓素合成和提高白细胞的变形力,还可显著减轻氧自由基对肺泡上皮细胞的损伤,因此也开始用于治疗 ARDS 和心脏手术中的肺保护。

(五)补体抑制

由于补体在 CPB 所产生的系统性炎症反应中很早即被激活,其与 CPB 术后肺损伤的发生关系密切。近来研究较多的是在补体激活的各个水平封闭或阻断它的作用。可溶性补体受体-1(soluble complement receptor-1,SCR-1)是一种很强的 C3 和 C5 抑制剂,在动物实验中发现它能抑制 CPB 后 2 h 肺血管阻力的增加。最近有学者使用 SCR-1 同时加用肝素结合的 CPB 管路技术从而达到完全的补体抑制,起到保护内皮功能、防止肺水肿的作用。

(六)中性粒细胞抑制

N 的激活在引起 CPB 术后肺损伤过程中起着极其重要的作用,抑制 N 激活及其释放的炎症介质的研究正方兴未艾。使用白细胞黏附抑制剂 NPC15669,可减少 N 黏附分子(CD11b/CD18)的表达,从而改善肺功能。单克隆抗体技术能直接抑制某些特定的炎症介质,具有良好的发展前景。已有使用抗 CD18 单克隆抗体减轻 CPB 术后肺功能障碍的报道;也有动物实验证实使用 P-选择素(一种促进 N 黏附的炎症介质)单克隆抗体

ARP2-4,其术后 IL-6、IL-8 以及呼吸指数值都有明显降低。

(七)磷酸二酯酶抑制剂(phosphodiesterase inhibitor,PDEI)

如己酮可可碱(PTX),它是一种已知的非选择性 PDEI,可导致细胞内 cAMP 水平升高和血管舒张。虽然 PTX 是用于跛行等外周血管疾病的典型药物,但已被证明具有抗炎和抗氧化特性,从而调节急性肺损伤。更多选择性的 PDEI,如米力农,在雾化吸入时,可作为肺血管阻力增加和右室衰竭的心脏外科患者一种有利的治疗策略。它可引起选择性肺血管舒张,增强吸入性前列环素的血管舒张作用。

(八)NO

NO 被认为在血管内皮细胞稳态和氧化应激和炎症反应的调节中发挥关键作用。术中缺血再灌注损伤与 NO 显著损失相关;因此,NO 预处理被认为可以减少围术期肺功能障碍及其后遗症。其保护作用可能与逆转缺血后肺低灌注和减少肺 N 隔离有关。严重左室功能不全的患者给予 NO 可导致肺血管扩张,并可能增加左室充盈。缺血或再灌注期间吸入 NO 的时间和/或浓度是其作用的一个非常重要的决定因素,因为 NO 在再灌注早期是有毒的,因为它与超氧化物相互作用可能导致 2 型肺泡上皮细胞的损伤。

大量其他药物的使用也取得了不同程度的成功。抑肽酶(丝氨酸蛋白酶抑制剂)已被证明能降低接受心脏手术患者支气管肺泡灌洗液中 NE、MDA 和促炎细胞因子水平。使用抑肽酶可改善肺功能,减少再灌注肺损伤。CPB 前给予皮质类固醇可能会减少多种促炎介质的激活。促炎介质的降低能否改善临床结果仍存在争议,文献中的大多数证据来源于小型随机对照试验或以生物标志物为主要终点的观察性研究。

二、体外循环系统的改进与肺保护

多年来,试图减少促炎的活化和氧化应激的不同策略已经在 CPB 中广泛使用,如生物相容性涂层的管路、去除白细胞的过滤器、超滤、减少稀释等。

(一)改善管道材质或涂层

肝素涂层被认为通过减少 IL-6、IL-8、E-选择素、乳铁蛋白、髓过氧化物酶、整合素、选择素和血小板血栓球蛋白的释放和减少 OFR 的产生来减少与血小板和白细胞有关的炎症反应。有研究表明,与传统管路相比,肝素涂层管路虽不影响机械通气时间和 ICU 住院时间,但可提高肺顺应性,减小肺血管阻力,从而减少肺内分流。

(二)祛除白细胞

CPB 过程中,外周血白细胞被激活,从而释放大量炎症因子。这些炎症因子经过血液循环在肺内沉积,导致肺毛细血管的损伤。白细胞过滤可以减轻 CPB 引起的炎症反应,并减轻肺损伤,但是临床研究结果却不一致。有研究发现白细胞过滤可以改善患者 CPB 后氧合指数、减少血管外肺水积聚,并缩短术后机械通气时间。而另一项研究表明,使用白细胞清除过滤器,肺功能的改善仅在术后早期显著,但这并没有降低死亡率或改善临床结果。

(三)血液超滤

CPB 期间的血液稀释会造成机体内水分增多,造成前负荷过高,引起肺水肿。超滤则可以滤除体内多余的水分,提高血液的渗透压,从而减轻机体水肿,改善患者术后肺功能。在手术结束时使用超滤或改良超滤可以减少术后水肿,特别是肺水肿,从而使术后氧合更好,改善肺顺应性。此外,超滤可以从循环中去除促炎介质如 IL-6 和 IL-8,但对临床结果并没有显著改善。

(四)持续肺灌注

在 CPB 中尝试提供持续肺灌注。动物模型实验显示,该策略可减少炎症和凋亡通路的激活。临床研究发现肺灌注对冠脉搭桥患者的肺顺应性、氧合和血管阻力有良好的影响。而最近一项对慢性肺气肿患者进行 CPB 心脏手术时持续肺灌注对肺没有显著的保护作用。

(五)迷你/微型 CPB(mini-CPB)管路

因能减少空气血液接触表面积,mini-CPB 的应用已被证明与促炎细胞因子降低、氧化应激标志物降低、补体激活降低和白细胞激活减弱有关。此外,mini-CPB 减少肺脏等器官损伤,术后气体交换更好,肺损伤评分更低。但大多数关于 mini-CPB 的临床试验都评估了不同复杂性和微型化程度的不同技术,这可能会导致研究结果存在异质性。

(六)缩短 CPB 操作时间

CPB 时间>77 min 是 CPB 后肺损伤的独立性风险因素之一,提高手术技巧,缩短 CPB 时间可能是预防术后炎症反应和肺损伤的重要措施。

(七)膜式氧合器

相对鼓泡式氧合器,膜式氧合器能减少微气泡对血液中细胞和蛋白质的破坏,降低微栓栓塞、溶血、白细胞激活、血小板激活,对 CPB 相关肺并发症有一定的预防作用。

(八)无血预充

可避免异体血液对机体造成的危害,对肺脏也有一定保护作用。

(九)肺保护性通气

通过维持一定程度的肺通气来消除 CPB 中肺无膨胀的状态通常可能是有益的。在 CPB 中使用持续气道正压通气(continuous positive airway pressure,CPAP)可以减少分流,从而气体交换更好;在猪模型实验中已经证实了在 CPB 中使用低频通气和 CPAP,肺气体交换明显更好,腺嘌呤核苷酸更高,乳酸脱氢酶水平更低,肺活检组织损伤更少,支气管肺泡灌洗中 DNA 水平更低,能减少 CPB 后肺损伤。然而,一项针对心脏手术患者的临床研究比较了低容量通气与常规不通气策略的效果,发现两组肺血管阻力、氧合指数、术后住院时间和术后肺部并发症均无显著差异。此外,一项对 16 项随机对照试验中的 814 例患者进行的 CPB 中三种肺保护策略荟萃分析表明,CPAP、低容量通气、CPB 期间的肺活量调整等指定技术的效果可能是短期的,长期临床结果的影响值得怀疑。非体外循环冠状动脉搭桥术(off-pump coronary artery bypass,OPCAB)似乎可以通过维持肺通气和避免 CPB 来消除肺和心脏的缺血再灌注损伤,从而提供更好的肺保护。许多研究一致报道,与传统的 CPB 冠脉搭桥术相比,OPCAB 术后的呼吸并发症更少,机械通气时间和 ICU 住院时间更短,肺炎发生率更低。

(十)物理治疗

术前预防性物理治疗结合吸气或呼气肌肉训练可作为肺保护的预防措施。术后物理治疗可以使用不同的技术来改善通气灌注不均,增加肺顺应性,并帮助塌陷的肺泡重新充气。这些技巧包括深呼吸练习,屏气慢速最大吸气,间歇深呼吸练习,使用或不使用激励肺活量计,以及使用呼气阻力的深呼吸练习。

(十一)术后无创通气(non-invasive ventilation,NIV)

NIV 指的是不使用有创人工气道(气管插管或气管造口管)的通气支持。NIV 主要通过呼气末正压的应用对肺和心血管系统产生影响;无论吸气时是否有压力支持,NIV 通过打开肺不张区恢复肺容量,增加肺泡通气,并减少呼吸的工作量。双水平气道正压通气(bi level positive airway pressure,BLPAP)是一种持续气道正压通气伴压力支持呼吸。它在吸气和呼气气道正压期间提供一个预设的吸气气道正压。BLPAP 通过监测患者呼吸回路中的气流来感知患者的呼吸力度,并通过辅助吸气来调节其输出。因此,它的生理作用可以使患者在呼吸的两个阶段都受益。BLPAP 应用只能在神志清醒、配合良好、血液动力学稳定、能自主呼吸、有足够的呕吐和咳嗽反射,并能在需要时摘下口罩的患者上进行。多项研究表明,BLPAP 在减少肺部并发症和心脏手术后总住院时间方面具有有益作用。此外,早期拔管后预防性使用 BLPAP 已被证明是安全有效的。

(十二)吸入 NO

当吸入 NO 时,它会在肺的局部产生血管舒张,并且解除由于低氧和其他血管收缩刺激因素引起的肺血管收缩。它可选择性的舒张肺部血管却不引起体循环中的血管收缩。另外,选择性的舒张肺部通气好的血管可以提高通气/血流比(V/Q),是治疗肺动脉高压的理想药物。NO 应该作为心脏病合并肺动脉高压的治疗常规在术中及术后应用。

综上所述,CPB 后肺损伤的发生机制十分复杂,仍未完全清楚,但目前已有较多的肺损伤保护方法与措施应用于临床,相信随着研究的深入及技术的提高,新的、更有效的肺保护措施将不断出现,以降低肺损伤发生率、提高患者预后。

（王　营　段　炼）

参考文献

[1]Monaco F，Di Prima A L，Kim J H，et al. Management of challenging cardiopulmonary bypass separation[J]. J Cardiothorac Vasc Anesth,2020，34(6):1622-1635.

[2]Diaz-Rodriguez N，Nyhan S M，Kolb T M，et al. How we would treat our own pulmonary hypertension if we needed to undergo cardiac surgery[J]. J Cardiothorac Vasc Anesth, 2022, 36 (6): 1540-1548.

[3]Cui W W，Ramsay J G. Pharmacologic approaches to weaning from cardiopulmonary bypass and extracorporeal membrane oxygenation[J]. Best Pract Res Clin Anaesthesiol,2015,29(2):257-270.

[4]Haj R M，Cinco J E，Mazer C D. Treatment of pulmonary hypertension with selective pulmonary vasodilators[J]. Curr Opin Anaesthesiol,2006,19(1):88-95.

[5]Feinstein J A. Evaluation, risk stratification, and management of pulmonary hypertension in patients with congenital heart disease[J]. Semin Thorac Cardiovasc Surg,2009:106-111.

[6]Estrada V H，Franco D L，Moreno A A，et al. Postoperative right ventricular failure in cardiac surgery[J]. Cardiol Res,2016,7(6):185-195.

[7]Carr J A，Silverman N. The heparin-protamine interaction. A review[J]. J Cardiovasc Surg (Torino), 1999,40(5):659-666.

[8]He S，Chen B，Li W，et al. Ventilator-associated pneumonia after cardiac surgery: a meta-analysis and systematic review[J]. J Thorac Cardiovasc Surg,2014,148(6):3148-3155.

[9]Mavroudis C，Mavroudis C D，et al. Ethical considerations for post-cardiotomy extracorporeal membrane oxygenation[J]. Cardiol Young,2012,22(6):780-786.

[10]Fukutomi M，Kobayashi S，Niwaya K，et al. Changes in platelet, granulocyte, and complement activation during cardiopulmonary bypass using heparin-coated equipment[J]. Artif Organs, 1996, 20 (7):767-776.

[11]Li W，Wu X，Yan F，et al. Effects of pulmonary artery perfusion with urinary trypsin inhibitor as a lung protective strategy under hypothermic low-flow cardiopulmonary bypass in an infant piglet model[J]. Perfusion,2014,29(5):434-442.

[12]Yewei X，Liya D，Jinghao Z，et al. Study of the mechanism of pulmonary protection strategy on pulmonary injury with deep hypothermia low flow[J]. Eur Rev Med Pharmacol Sci, 2013, 17 (7): 879-885.

[13]Siepe M，Goebel U，Mecklenburg A，et al. Pulsatile pulmonary perfusion during cardiopulmonary bypass reduces the pulmonary inflammatory response[J]. Ann Thorac Surg,2008,86(1):115-122.

[14]van Boven W J，Gerritsen W B，Waanders F G，et al. Mini extracorporeal circuit for coronary artery bypass grafting:initial clinical and biochemical results:a comparison with conventional and off-pump coronary artery bypass grafts concerning global oxidative stress and alveolar function[J]. Perfusion, 2004,19(4):239-246.

[15]Vohra H A，Whistance R，Modi A，et al. The inflammatory response to miniaturised extracorporeal circulation:a review of the literature[J]. Mediators Inflamm,2009:707042.

[16]Royston D，Alston R P. Cardiothoracic anesthesia and critical care in the united kingdom (uk) part

1：some insights into the history and development[J]. J Cardiothorac Vasc Anesth，2021，35（12）：3746-3759.

[17]刘海峰,孙莹杰,张铁铮,等．体外循环相关肺损伤的肺保护策略[J].创伤与急危重病医学,2014, 2：175-178,182.

[18]Ravishankar C，Tabbutt S，Wernovsky G. Critical care in cardiovascular medicine[J]. Curr Opin Pediatr,2003,15(5)：443-453.

[19]Kiziltug H，Falter F. Circulatory support during lung transplantation[J]. Curr Opin Anaesthesiol, 2020,33(1)：37-42.

[20]朱祺,陈振强,叶生爱．体外循环术后肺损伤机制的研究进展[J].山西医药杂志,2013,42：395-397.

第七章

体外循环对中枢神经系统的影响

CPB心脏手术围术期的中枢神经系统并发症日益受到重视,一旦发生可严重影响患者预后、延长住院时间、提高死亡率、增加住院费用。近年来,主动脉夹层手术日渐增加,使得CPB过程中,特别是低温停循环手术过程中的神经系统保护备受关注。通过各种方法,进行神经系统保护,改善患者预后已成为近年来的研究热点。本章主要从CPB期间,中枢神经系统的影响因素、各种并发症的流行病学、损伤与监测以及保护策略等方面进行介绍。

第一节　低温、血气、灌注压力及流量
对中枢神经系统的影响

一、低温对中枢神经系统的影响

(一)低温的病理生理变化

CPB期间常采用鼻咽温、鼓膜温、直肠温和膀胱温等进行温度监测。根据患者鼻咽温或鼓膜温,可将温度分为:常温(35～37 ℃)、浅低温(30～35 ℃)、中低温(25～30 ℃)、深低温(20～25 ℃)、超深低温(20 ℃以下)。大部分的生理和生化功能都是在酶促反应下进行的,酶促反应随温度的降低而减弱。在低温状态下,各种耗能减弱,从而使细胞的高能物质得以保存。研究表明,温度每下降 1 ℃,全身代谢率下降 7%,氧耗量下降 9%。进一步研究证实,氧耗量的下降与温度的变化不是成正比关系,而是曲线关系。人体各器官的氧耗量不同。在呼吸系统,低温可以导致肺循环阻力增加,氧离曲线左移,使得 O_2 解离减少,CO_2 溶解增

加。在心血管系统,低温对心脏的总体作用是抑制,心率在浅低温时可增快,低于34 ℃后,由于机体的代谢速率降低,窦房结功能受抑制,心率逐渐减慢。低温可以导致钾离子进入细胞内,引起血清钾离子一过性降低。低温可使心肌细胞对钙离子的敏感性增加,容易导致室颤。由于低温时大量液体转移至血管外,使得血液浓度增加,血容量减少。低温引起血小板减少,肝中滞留血小板增加,血小板聚集能力降低,血小板活性降低,出血时间和凝血时间延长等。

(二)低温对中枢神经系统的影响

1. 低温降低代谢

低温可以使脑氧耗量下降,脑血流下降,同时脑灌注压下降。25 ℃时,脑代谢降至正常的25%。温度每下降1 ℃,脑血流量减少6.7%,颅内压和静脉压下降约5.5%。25 ℃以下,脑氧耗量下降速度减慢。正常人脑血流自动调节血压为50~150 mmHg。低温可以阻断神经纤维的传导活动。中枢神经系统功能抑制随着温度降低而加重,记忆力逐渐减退、消失,出现嗜睡和麻醉作用,直至意识消失。低温对脑电图也有明显的抑制作用,温度下降,脑电波振幅下降,频率减慢。31 ℃时,可出现麻醉镇痛作用,18 ℃时意识丧失。颅内压随温度下降而降低,温度每下降1 ℃,颅内压下降5%。25 ℃时脑体积减小约4.1%,脑组织周围间隙增加约30%。

2. 低温的其他保护机制

低温使脑对缺血的耐受时间呈不成比例的延长,这种脑保护放大效应除与降低脑代谢有关外,还包括:(1)降低代谢、氧耗和延缓ATP耗竭;(2)抑制兴奋性氨基酸及神经递质释放;(3)减慢自由基产生及其导致的脂类氧化;(4)减轻酸中毒和乳酸堆积;(5)抑制异常离子流产生。其中抑制兴奋性氨基酸释放所起的作用比降低代谢更为重要。

3. 低温的不利影响

近年来,人们开始对传统的中度低温及深低温在脑保护中的作用提出质疑。主要依据包括:(1)低温在降低氧耗的同时,减少了ATP的生成;(2)低温时氧离曲线左移,不利于向组织中释放氧;(3)低温时血液黏滞度增高,单位时间内进入组织的血液量减少,脑组织氧供减少;(4)低温可导致细胞膜和肌浆网的离子泵活动减少,膜流动性降低,细胞肿胀;(5)低温下周围血管收缩,组织灌注不足;(6)低温CPB中降温和复温不但延长了CPB时间,而且是CPB中造成脑缺氧最危险的两个时期;(7)低温对暂时性脑缺血有保护作用,但脑卒中往往是永久性缺血引起的。

(三)不同程度低温CPB对中枢神经系统的影响

1. 浅、中低温CPB对中枢神经系统的影响

低温导致体循环血管收缩,通过血流再分配可保证大脑有较多的血液供应。虽然此时有相对较多的血液供应大脑,但脑血流与脑代谢率仍随温度下降而降低。脑血流的自我调节功能仍未消失,脑血流能与脑代谢保持一致。而浅、中低温对中枢神经系统造成

的损伤主要是由于 N 对血管内皮细胞的黏附和在微循环的聚集,造成内皮细胞功能进一步受抑制和微循环机械性阻塞有关。

2. 深低温 CPB 对中枢神经系统的影响

深低温时脑血流随温度呈线性方式下降,而脑代谢随温度呈指数方式下降。其结果为脑血流相对过剩,导致流量-代谢偶联丧失,脑血流/脑代谢率比值由常温时的 20:1 上升至 75:1。此为深低温时低流量灌注的理论依据。如能保证足够的脑氧传递,理论上深低温低流量灌注可维持长期有效的脑灌注,为防止脑组织奢灌,流量必须随温度下降而下降。而深低温对中枢神经系统的损伤主要与 CPB 炎症反应、低温损害线粒体有氧代谢及血液有形成分机械损伤等因素有关。

二、血气对中枢神经系统的影响

(一)CPB 中血气管理的基本概念

请见第三章第四节相关内容。

(二)血气管理方式对中枢神经系统的影响

正常生理状态下,脑血流(cerebral blood flow,CBF)具有自主调节机制。当平均动脉压(mean artery pressure,MAP)在 50～150 mmHg 范围内变化时,脑血管可通过自身的收缩与扩张调节脑部血管阻力,从而使 CBF 保持稳定。大量研究证实,在中度低温中 α 稳态能保持 CBF 的自身调节功能。CBF 的多少主要依赖于脑代谢的需求,使 CBF 与脑氧代谢率(cerebral metabolic rate for oxygen,CMRO$_2$)匹配。pH 稳态由于血中 CO$_2$ 含量增加,可显著的扩张脑血管,增加 CBF 的同时也破坏了 CBF 的自身调节机制,使 CBF 与 CMRO$_2$ 失匹配,而直接受 MAP 及泵流量的调节,易产生脑组织奢侈灌注,增加颅内压及脑血管微栓形成的机会;对部分脑血管病患者,CO$_2$ 增加可能产生脑血管间的"盗血"现象,即尽管脑的血流量增加,但要以加重缺血区的缺血程度为代价,CO$_2$ 诱导的脑血管扩张,还可显著减少 Willis 环的血流。

三、灌注压力对中枢神经系统的影响

(一)脑循环的基础

供给脑的动脉分两大系统,即颈动脉系统与椎-基底动脉系统。大脑靠动脉系统带来所需要的氧和能量,而由静脉系统带走不需要的代谢产物。当动脉系统供血或静脉系统血液、脑脊液回流障碍,而又不能很快代偿时,都可引起急性脑血管病或颅内压增高,并出现相应症状、体征。正常情况下,MAP 是维持脑灌注压的条件,也是脑血流自动调节的基本保证。当动脉压 50～150 mmHg 之间变化时,脑血流变化不大。当 MAP 低于 60 mmHg 时,脑血管阻力下降,血管扩张,以保证其灌注流量。

(二)CPB 期间压力对脑血流的影响

既往的研究表明,在低温 CPB 期间,二 CO_2 对中枢神经系统血流的影响依然存在。压力对流量的影响在 CPB 状况下也始终存在,致使氧离曲线左移,这表明压力能够自动调控的低限由正常状态下的 50 mmHg 降为 30 mmHg。压力调控低限的下降与低温导致的氧耗降低有关。在血流量与代谢相互匹配的情况下,随着温度的降低,中枢神经系统的灌注压力逐渐下降,CPB 中平均动脉压一过性偏低。临床实践证明,CPB 早期的血压偏低,只要保证充分的灌注流量和低温状态,脑血流的下降不明显。这也是 CPB 早期的血压偏低而血管收缩药使用不积极的原因之一。而对于老年患者、严重动脉硬化、长期高血压、糖尿病患者,CPB 早期的血压偏低的纠正则较为积极。虽然临床实践取得上述结论,但动物实验的研究则表明平均动脉压在 40 mmHg 时动物明显出现脑缺血的证据。因此,部分学者认为 33 ℃时,平均动脉压 45 mmHg 时脑血流量可能不够,并提出 CPB 在 27～37 ℃范围内应该维持相对正常的平均动脉压。同时,由于许多患者都有脑血管疾病或高血压,所以平均动脉压至少应维持在 50～55 mmHg。

(三)CPB 期间压力与脑血流关系的研究进展

由于动物实验与临床实践的差异,加上患者存在的个体差异,CPB 期间的最佳灌注压力可能也存在着较大的差异。随着脑血流监测技术的进步,目前已可以通过经颅多普勒技术确定脑自主调节血压的上限与下限。通过临床研究,在 CPB 期间测定脑自主调节压力的上限与下限,并计算最佳灌注压力。结果表明,最佳灌注压力介于脑自主调节压力的上限与下限之间,该最佳灌注压力与患者的年龄、高血压病史、糖尿病等无关。CPB 期间平均动脉压低于脑自主调节下限与术后脑卒中相关,而平均动脉压高于自主调节上限与术后谵妄相关。同时,另有研究通过对比高目标灌注压(70～80 mmHg)与低目标灌注压(40～50 mmHg)的 CPB 管理发现,两种管理方式围术期脑梗发生率与脑损伤发生率无显著差异,术后 30 d 神经和认知结果亦无差别,并且高目标灌注压组术后肌酐水平较高。我们发现 CPB 期间灌注压力与脑损伤的关系尚不能通过近几年的临床研究得出确切的结论,在有条件的情况下,通过实时监测脑血流变化从而调整灌注压力可能是比较理想的方法。但这种通过复杂的方法调整灌注压力的方式临床中是否易于推广和实施仍值得深入考量。

四、流量对中枢神经系统的影响

(一)脑血流量的生理

成人脑平均重量为 1.4 kg,常温清醒状态下血液量占心排血量的 14%,约 750 mL,氧耗占全身的 18%。虽然脑重量仅占全身体重的 2%,但是能量需求却是 7 倍于其他组织。在低温 CPB 和 α 稳态管理下,脑血供占心排血量的 5%～7%。脑血管具有一定的自主调节功能,在血压 50～150 mmHg 之间时进入脑的血量为每分钟 10 mL/100 g。研究表明,脑温每下降 1 ℃,脑氧代谢率降低 5%,与脑氧消耗呈直线正相关。随着脑氧代谢率的降低,脑血流量减少,在保证适当氧供的同时避免了脑的过分灌注。

(二)CPB 期间脑血流量的影响因素

CPB 期间影响脑血流量的因素较多,主要包括:温度、红细胞比容、平均动脉压、二氧化碳分压等。

1. 温度

在 CPB 过程中,温度是决定脑血流量的主要因素,起着直接或间接作用。脑血流的调节主要是为了满足其氧需,比如随脑血流成比例的改变而增加或降低脑氧代谢率,这种关系被称为"脑血流-代谢偶联"。Q_{10} 或中枢神经系统呼吸商描述了温度每增加 10 ℃ 脑氧代谢率也随着增加。27～37 ℃ 之间,脑氧代谢率值约改变 2.4～3.0。因此,温度下降 10 ℃ 代谢率降低超过 50%,脑血流量也成比例减少。Q_{10} 并非线性变化,如体温在更低的水平(15～27 ℃)时,Q_{10} 会显著升高。随着温度的下降,低温对 CPB 的影响变得更加复杂,除了代谢率变化,血液流变性改变甚至脑血管反应性也会发生变化。在 22 ℃ 以下时,脑血流量与代谢不再偶联。

2. 红细胞比容

成人 CPB 中血液稀释通常会降低 1/3 的红细胞比容(hematocrit,Hct)。这也降低了血液黏度、血管阻力并增加了脑血流量。随着 Hct 的降低,这种流变性造成的脑血流量增加保证了脑氧供,所以脑氧代谢率在很大范围内不依赖于 Hct。然而,进一步的血液稀释,脑血流量不能代偿动脉血氧含量的降低和氧摄取能力的耗竭。低温 CPB 中,血液稀释增加的脑血流量可被脑血流量降低和脑氧代谢率下降所抵消。因此,低温下脑血流量可增加,降低或保持不变。脑血流量改变是温度和 Hct 改变的综合结果。常温 CPB 中脑血流量和脑氧代谢率的比率升高,这种升高是非病理性的,因为脑血流量的增加构成 Hct 降低的适当生理代偿,相应的氧供在 CPB 中并无改变。因此,CPB 变化可说明 Hct 改变的效应。尽管实验证明,在 CPB 中能耐受非常低的 Hct,但目前仍未检测到 Hct 的低限。最后,血液稀释增加了器官血流量,从而增加低血压的耐受性。尽管血液稀释增加脑血流量,但对低血压的耐受性并未提高。即使脑血流量可能在低平均动脉压时"正常",但脑氧耗却减少了。随着血液稀释,脑的自主调节曲线重建,绝对脑血流量水平在每个血液稀释水平提高了,平均动脉压的最小自主调节阈值却仍保持与非血液稀释状态一致。

3. MAP

MAP 对脑血流的影响主要基于脑的自主调节功能。当 MAP 在 50～150 mmHg 之间波动时,脑自主调节功能存在,MAP 的变化对于脑血流量的影响较小。当 MAP 在 50 mmHg 或更低时,脑血流量和脑氧供则变为压力依赖性,成为近似线性关系。但 50 mmHg 时并未见脑缺血发生,这是因为脑氧摄取率的增加补偿了脑血流及脑氧供的减少。

动物实验研究指出,CPB 在 27～37 ℃范围内应该维持相对正常的 MAP。从生理上讲,安全的 MAP 至少应该在 50～55 mmHg,在这个压力下大脑才存在一些安全保护机制(如增加氧的摄取)来弥补脑血流及脑氧供的不足。因为临床中很多病人都有脑血管疾病或高血压,这部分病人对于 CPB 期间 MAP 的需求可能本来就偏高,相对低的 MAP 可能会进一步加剧脑的缺氧。

4. 二氧化碳分压

尽管低温增加了脑缺血耐受性,但他也会引发异常的生理问题。最关键的问题之一就是如何适当控制 CO_2。CO_2 是脑血流最主要的决定因素之一,大部分研究表明 CPB 期间 CO_2 的反应性依然存在,不同的 CO_2 管理方法,脑血流量的变化可能超过 50%。$PaCO_2$ 改变脑血流量多数情况与脑氧代谢率的改变无关,因此当血液稀释时,$PaCO_2$ 变化可能会非病理性的改变脑血流量和脑氧代谢率的比率。Henriksen 证实了 CPB 中 $PaCO_2$ 对脑血流量和脑自动调节的影响。CPB 期间,无论 MAP 的高低,升高 $PaCO_2$ 都会使脑血流量增加。即使采用 α 稳态管理 CPB,脑保持自主调节期间,$PaCO_2$ 的升高也会使脑血流变为压力依赖性。

5. 其他因素

影响脑血流量的其他因素还包括 CPB 泵流量、搏动性血流等。CPB 期间泵流量的改变常常引起 MAP 的改变,进而影响脑血流量。然而两者之间的关系并非呈线性。在高流量时,血管阻力的降低可缓冲泵流量的改变对 MAP 的影响;在低流量时,MAP 也可能随泵流量的改变成正比下降。泵流量是脑灌注的主要决定因素,但对脑血流量的影响呈间接作用。研究表明,只要维持适宜的 MAP,泵流量对脑血流量无影响。而当泵流量正常时,如果 MAP 降低也会降低脑血流量。关于搏动性血流对脑血流的影响,目前尚存争议:一般认为,搏动性血流可以改善脑血流量、微循环灌注、低流量 CPB 状态下的脑血流量状态。

第二节　高危人群及各种神经系统并发症的流行病学

随着 CPB 技术的发展,心脏外科手术的病死率已有明显下降,但术后神经系统并发症仍是影响治疗效果、威胁患者生命安全的主要影响因素,导致住院时间延长、治疗费用增加、术后生活质量降低、死亡率显著增加。

一、神经系统并发症的病因、分类与流行病学

(一)神经系统并发症的病因与危险因素

神经系统并发症的发病原因复杂,涉及许多因素。虽然已经进行了广泛研究,但对

CPB 术后神经系统并发症的相关机制仍未达成一致。目前,普遍认为栓塞、灌注不足、奢灌、缺血再灌注损伤以及 CPB 导致的全身炎症反应等因素导致了并发症的发生。神经系统并发症在特定的人群发生率较高,主要危险因素包括高龄、高血压、糖尿病、动脉硬化、既往脑血管病史、心房颤动、全身炎症和手术误操作等。

(二)神经系统并发症的分类与流行病学

1. 分类

心脏手术继发的神经系统并发症包括多种疾病,主要有中风、短暂脑缺血性发作、昏迷、癫痫发作、术后谵妄(postoperative delirium,POD)和术后认知功能下降(postoperative cognitive dysfunction,POCD)。根据并发症持续的时间又分为永久性神经系统功能不全(permanent nervous dysfunction,PND)和短暂性神经系统功能不全(temporary nervous dysfunction,TND),PND 是指脑卒中,具有脑影像学阳性表现,一般体格检查有阳性体征,很多经治疗难以恢复;TND 是指术后意识不清、精神错乱、谵妄,无脑影像学阳性表现,经治疗可恢复正常。

2. 流行病学

不同研究报道的神经系统并发症发病率有所不同,具有临床症状的显性中风发病率在 1.2%～6%,而需要通过扩散加权 MRI 检测后才发现的无明显临床症状的隐性中风发病率则接近 50%;POD 发病率为 14%～50%;POCD 发病率为 30%～50%。不同类型的心脏手术,神经系统并发症的发生率也有差别,据报道先心病的术后神经系统并发症发生率存在较大的个体差异,国外报道在 1%～10% 之间,国内的发生率可以达到 1%～20%。Stanford A 型主动脉夹层患者术后神经系统并发症发生率为 4%～30%。瓣膜置换和瓣膜修复手术的 PND 发生率分别是 1.3% 和 2.3%;CABG 手术围术期的脑中风发病率为 0.8%～5.2%。

二、神经系统并发症的监测

神经系统并发症危害大,严重影响患者预后,早期识别神经系统并发症有非常重要的临床价值。

(一)影像学监测

计算机断层扫描(computed tomography,CT)与磁共振成像(magnetic resonance imaging,MRI)可以早期识别脑部血管的损伤,对脑血管疾病的诊断、评估更加准确,可用于急性脑缺血的早期检测、脑血栓栓塞以及溶栓后相关脑区的灌注评估。正电子发射断层扫描(positron emission tomography,PET)可以定量测量脑血流量,还可进行脑功能成像,具有较高的空间分辨率。目前,^{15}O 标记水的 PET 被认为是量化脑血流量的金标准。动脉粥样硬化斑块脱落会产生微粒血栓,处理粥样硬化的主动脉时会产生固体栓子,脱落后会导致术后神经功能损伤。使用超声检查钙化严重的主动脉可避免在斑块处插管和钳夹主动脉,能够减少术后由脱落栓子导致的神经系统并发症,该方法较直接触摸判断更准确、灵敏。

(二)经颅多普勒(transcranial doppler,TCD)

TCD采用相控阵探头发出的2MHz的超声波束穿过颅骨薄弱处,测量大脑前、中、后动脉的血流量,评估脑的灌注情况。CPB期间TCD还可以放大栓子信号,提供给术者实时反馈。TCD在监测脑血管病变的早期阶段发挥着重要的作用,可用于急性缺血性脑卒中的诊断和预后评估。

(三)近红外光谱(near infrared spectroscopy,NIRS)

NIRS是目前唯一非侵入式的床旁脑血氧监测技术,广泛用于临床脑血氧的监测。NIRS最早用于评估早产患儿大脑氧合情况,后经过不断改进,现已应用于多种手术麻醉监测尤其是CPB手术。在CPB期间,脑血氧饱和度值低于50%或较基础值下降20%表示大脑对缺氧的耐受性下降,需要及时进行干预。由于不同个体存在差异,NIRS监测无法确定脑组织缺氧的绝对阈值,只能监测脑氧的相对变化。另外,脑血氧饱和度监测无法明确具体病因,仅提供脑氧饱和度的变化趋势,针对脑血氧饱和度监测进行临床干预时需要充分考虑各种影响因素。NIRS监测已在脑灌注不足患者的术前评估、术中监测、术后监护方面发挥重要作用。

(四)颈静脉氧饱和度(oxygen saturation of jugular venous,SjvO₂)

$SjvO_2$监测用于评估心脏外科术中脑氧合状态。生理状态下,脑血流减少或脑代谢率增加会导致$SjvO_2$下降,由于脑血管具有自身调节作用,$SjvO_2$会很快恢复。在深低温停循环期间,脑血管自身调节作用消失,$SjvO_2$升高或下降,意味着脑氧供和脑氧耗已失去平衡。CPB期间$SjvO_2$应维持在55%～75%,$SjvO_2$超过75%提示脑血流量增加或脑代谢降低、脑组织摄氧能力下降以及动静脉瘘;$SjvO_2$低于50%时脑氧供不足,存在局灶性缺血或全脑低灌注,$SjvO_2$长时间低于50%或超过75%均提示预后不良。$SjvO_2$监测需有创操作且反映的是全脑代谢的情况,不能反映局部脑代谢情况。

(五)神经电生理监测

1. 脑电图(electroencephalogram,EEG)

EEG是将脑电信号转化为一种能够定量的二维脑电波图像,通过EEG的振幅改变来判断脑灌注的情况。目前脑电图监测主要用于深低温停循环手术时确定脑部降温的主要终点。另外,EEG监测可检测到术后非惊厥性癫痫发作,指导抗癫痫的治疗。

2. 脑电双频指数(bispectral index,BIS)

BIS常用于评估术中患者意识状态、监测脑血流灌注情况,其参数范围介于0～100,0代表等电位脑电图,100表示完全清醒脑电图。BIS具有操作简单、无创、测量结果实时连续等优点,但灵敏度不如脑血氧饱和度监测,而且易受麻醉药物及电子手术设备的干扰。

3. 体感诱发电位(somatosensory evoked potential,SEP)

SEP是通过获取电位信号和感觉通路的时空数据,进而对脑或脊髓电生理功能进行评估的一种监测技术。SEP较早应用于术中监测脑或脊髓的电生理功能,具有较强的抗干扰性,可与CT、MRI等影像学检测手段相结合,更有效地为脑或脊髓病变提供诊断依据及客观评价。在CPB手术期间体感诱发电位可以识别脑或脊髓的缺血情况,指导采取措施干预,避免神经系统损伤。

4. 运动诱发电位(motor evoked potential,MEP)

MEP是通过直接或间接刺激运动皮质,在脊髓和外周神经或肌肉表面上记录的诱发电位,作为检测运动神经传导功能的有效手段,MEP能够快速、准确、定量地反映运动传导束的机能状态。MEP的刺激方式分为磁刺激和电刺激,刺激部位包括脊髓和皮层,记录部位包括脊髓硬膜外和神经肌肉表面。术中MEP监测可以判断脊髓运动传导通路是否完整,从而尽早采取保护性措施确保脊髓易损害区域的血液供应,防止术后不可逆性神经功能障碍发生。

(六)生化标记物监测

当神经系统发生并发症时,血液或脑脊液中会出现特定的具有标志性的物质。这些生化标记物能够帮助及早发现脑或脊髓损伤,准确判断其损伤程度并对其严重程度及预后进行评估。

1. 神经元特异性烯醇化酶(neuron specific enolase,NSE)

NES是一种特异性地存在于神经元和神经内分泌细胞中的可溶性胞浆蛋白,属于烯醇化酶二聚体的同工酶。脑内NSE含量远高于周围神经中的含量。生理状态下,血液中NSE含量很低,当脑组织发生缺血损伤时,细胞膜的完整性遭到破坏,大量NSE便可从细胞内释放出来。血液中NSE含量的增高,提示神经细胞受损。目前临床上检测NSE的方法尚不成熟,不同方法所测NSE水平存在一定差异。

2. S100蛋白

S100蛋白是研究人员从人脑中分离出来的一种酸性钙结合蛋白,主要分布于神经胶质细胞及相应肿瘤细胞。根据其亚单位结构可分为S100 αα、S100 αβ、S100 ββ三种,其中S100ββ(本书中统一写为S-100β)具有高度神经元特异性,仅存在于神经胶质细胞和(或)施旺细胞。正常情况下,S-100β不能通过血脑屏障,血浆S-100β含量极低,当神经细胞和神经胶质细胞受损,细胞膜反应性及通透性增加,S-100β在病变脑组织表达增加,通过受损的血脑屏障进入血液。研究显示CPB术后24 h内S-100β蛋白明显增高的患者,经CT或MRI证实均发生不同程度的脑梗死。血浆中的S-100β可作为神经系统损伤的标志物,具有较高的特异性和灵敏性。

3. 髓鞘碱性蛋白(myelin basic protein,MBP)

MBP是脊椎动物中枢神经系统少突胶质细胞和周围神经系统施旺细胞合成的一种

单纯蛋白质,是髓鞘蛋白的重要成分,其含有多种碱性氨基酸,约占髓鞘蛋白总量的 1/3。当神经组织细胞破坏时,MBP 即进入脑脊液,少部分随受损的血脑屏障进入血液,此时 MBP 会明显增加。因此,脑脊液和血液 MBP 是反应神经细胞有无实质性损伤的一个灵敏而可靠的指标。

4. 细胞因子

在 CPB 手术中,缺血再灌注等多种因素可触发全身炎性反应,造成心、脑、肺等器官损伤,在脑部表现为血脑屏障通透性增加,脑组织水肿,导致 N 活化并释放大量炎性因子,引起脑组织炎性反应,导致脑损伤。TNF 是具有广泛生物学功能的细胞因子,与其他细胞因子共同参与机体的生长发育和维持内环境稳定、介导感染、创伤及免疫应答反应等生理过程。在中枢神经系统中主要来源于星形细胞、小胶质细胞及巨噬细胞。正常情况下,血液中 TNF 水平较低,在外伤、炎症等应激条件下水平升高,当急性脑损伤时,TNF-α 最早出现升高,促进炎症细胞的激活并释放炎性介质;增强嗜 N 及单核细胞的黏附作用;诱导 IL-1、IL-6 及 IL-8 等细胞因子的产生;增加血管内皮的通透性,广泛参与了脑组织损伤的发生、发展。

5. 肌酸激酶(creatine kinase,CK)

CK 有三种主要的同工酶(CK-MM、CK-MB 和 CK-BB)。其中,CK-BB 在脑和脊髓中含量最高,且均匀地分布于胶质细胞和神经细胞中。血清 CK-BB 活性高低与原发性脑实质损伤程度成正比,脑损伤程度越重,破坏范围越大,CK-BB 活性则越高。虽然脑脊液 CK-BB 活性检测更直接和准确,但对于颅脑损伤患者会增加诱发脑疝的风险性,而血清 CK-BB 和脑脊液 CK-BB 活性密切相关,因此血清 CK-BB 可取代脑脊液 CK-BB 用于检测。

6. 热休克蛋白(heat shock protein,HSP)

HSP 是在应激下细胞合成的一组非分泌性蛋白质,在神经系统主要存在于神经细胞的核周体、核仁及树突中,而在神经胶质细胞内含量较低。HSP70 的表达主要分布在边缘系统,以海马、齿状回、扣带回及原嗅皮质为主,其次为大脑皮质和纹状体,也有少量在丘脑表达,脑干和小脑几乎未见表达。研究表明,HSP70 表达增加可以减轻神经细胞损伤的程度和范围,对大脑缺血再灌注损伤有保护作用。

7. 兴奋性氨基酸(excitatory amino acid,EAA)

EAA 是广泛存在于哺乳类动物中枢神经系统的兴奋性神经递质,主要包括谷氨酸、天冬氨酸和亮氨酸等,参与多种神经变性疾病。缺血、缺氧、创伤等因素均能触发 EAA 升高,导致异常堆积,形成神经毒性作用。研究表明,EAA 的升高与急性缺血性脑损伤程度呈正相关。

三、神经系统并发症的预防与治疗

神经系统并发症显著增加患者致残率及病死率,严重影响患者生活质量,危及患者生命安全,应积极采取措施进行防治。

(一)低温

低温可以有效预防缺血性脑损伤。大脑在受到缺血性或创伤性损伤后,会在细胞和分子水平上发生一系列破坏性改变,这些病理过程都是温度依赖性的,在低温时能得到减轻或被阻断。研究表明,低温通过多种途径发挥脑保护的作用:

1. 低温能够明显降低脑代谢率、使脑氧供需关系得到改善;

2. 低温还可以增加脑源性神经营养因子的水平,不仅降低兴奋性氨基酸的神经毒性作用,而且改变突触形态,进而影响突触的传递与功能;

3. 低温通过抑制线粒体途径的细胞凋亡,能够有效避免脑损伤;

4. 低温还可以减轻缺血再灌注损伤导致的氧化应激及炎症反应,维持离子稳态、抑制自由基产生及补体激活,进而减轻细胞水肿、逆转细胞膜完整性的破坏及缺氧诱导的血管渗漏,发挥维持脑组织内环境稳态和减轻大脑继发性损伤的重要作用;

5. 低温还通过对丝裂原活化蛋白激酶(mitogen activated protein kinase,MAPK)信号转导通路的影响,抑制炎症和细胞死亡。

(二)有效的灌注

CPB期间应维持平稳的灌注压,减小灌注压的波动,灌注压过高或过低均会导致脑细胞损伤。对于主动脉夹层、主动脉弓离断等需要进行主动脉弓部手术操作,必须短暂、部分中断脑血流的患者,应实施有效的选择性脑灌注,可以选择通过左颈总动脉或无名动脉进行顺行灌注,也可以经上腔静脉逆行脑灌注。顺行灌注符合正常生理途径且供血确实可靠,而逆行灌注可以提供氧合能量物质、带走脑内新陈代谢产物、保持脑内持续低温、清除正向灌注或开放的主动脉弓内的动脉微栓。无论选择哪种方式,都应该满足为机体提供充足有效的氧和灌注的目标。当进行胸段降主动脉瘤手术时,应对重要节段的肋间动脉进行重建。应用辅助性远端主动脉灌注技术可以减轻主动脉阻断时的脊髓缺血,提供机械性动力的血液灌注和动脉分流,不仅可增加远端主动脉灌注压,进而增加整个脊髓的血流量,而且也可减轻心脏后负荷。

(三)预防栓塞

CPB期间应采取一系列措施防止气体栓塞,术前预充管路时应充分排净气体;连接动脉插管时要防止微小气泡残留;由于CO_2在血液和组织中的溶解度是空气的25倍,术中应向术野吹CO_2;上、下腔静脉引流管要套带结扎同时保证静脉引流通畅,防止形成气体微栓;复跳前应采取正确的体位充分排气等。固体栓塞是由动脉粥样硬化斑块的碎片、脂肪或手术源性的颗粒物质等组成的栓子而导致的栓塞。对于动脉粥样硬化严重的主动脉,可以采用超声扫描或手法触摸主动脉壁,避开斑块的位置进行主动脉插管或钳夹;采用动脉滤器可以减少管路中固体栓子;对心房内的血栓应彻底清除。

(四)酸碱平衡管理

常用的酸碱平衡管理有 pH 稳态法和 α 稳态法。采用 pH 稳态法有利于氧合血红蛋白向组织内释放氧气,且酸性状态下脑血管扩张,增加血流,有利于脑氧供需平衡。降温时采用 pH 稳态法能使降温更均匀,在深低温停循环期间 pH 稳态能增加皮质下血流、增加皮质氧供、改善脑温。采用 α 稳态法能相对稳定酶及其他功能蛋白质在低温下的活性,从而控制机体代谢的相对稳定,复温时 α 稳态更能减轻细胞内酸中毒的发生。

(五)血液稀释

CPB 期间进行血液稀释,可以缓解微循环损伤和缺血的程度,但过多的血液稀释会增加术后脑卒中的风险,Hct 22% 以下时,Hct 每降低 1%,围术期发生脑卒中的概率增加 10%;较多输注红细胞也会对患者的神经系统产生不良影响,研究显示红细胞输注超过 2 U,术后脑卒中或短暂性脑缺血发作的风险会增加 3 倍。

(六)血糖控制

作为减轻脑损伤的一种手段,血糖控制一直是研究的重点方向。血清葡萄糖水平可以影响认知功能,血糖的轻微升高通过多种途径影响神经系统并发症患者的预后。研究表明,非糖尿病患者围术期控制血糖在 4.4~6.1 mmol/L,可显著降低神经系统不良事件的发生率。虽然对高血糖导致神经系统损伤进行了广泛研究,但仍未获得较一致的围术期血糖控制目标。

(七)血压管理

稳定的血压对防止心脏术后神经系统并发症的发生有重要的作用,急剧升高的血压与出血性脑血管病的发生紧密相连,而血压过低易引起脑灌注不足,引起缺血性脑血管病。有研究发现,在 CPB 期间,当平均动脉压 <64 mmHg 时,脑栓塞的发生率显著增加;若平均动脉压幅度和持续时间的乘积超过大脑自动调节的上限值时,可能导致更高的术后谵妄风险。普遍观点认为,CPB 期间平均动脉压应至少维持在 50~55 mmHg。

(八)药物治疗

1. 抗心律失常药

约一半的患者在心脏术后会发生心房颤动,其发病机制较复杂,目前仍不十分清楚,而心房颤动是神经系统并发症的重要危险因素,因此应采取积极的措施进行治疗。通常采用 β 受体阻滞剂或胺碘酮,必要时可进行心脏电复律。

2. 抗凝药

对于大部分心脏外科术后患者,充足而有效的抗凝治疗对于减少血栓的形成,降低术后神经系统并发症有非常重大的临床价值。同时,需要对发生脑出血的风险进行评估,均衡抗凝治疗带来的风险和益处。

3. 神经保护药物

目前，还没有一种神经保护药物的安全性及有效性得到充分认可。常用的一般神经保护剂包括：钙离子通道拮抗剂、氧自由基清除剂、抗细胞凋亡剂、抗白细胞黏附分子抗体、神经营养因子、一氧化氮合酶等。虽然有临床和基础研究证实上述神经保护剂存在一定的神经保护作用，但目前 CPB 术中的实际应用还很少，尚需要大量的动物实验和临床研究进一步证实其作用机制与实际临床效果。

4. 脑特异性的抗兴奋毒性药物

脑特异性的抗兴奋毒性药物主要包括三大类：兴奋性氨基酸受体拮抗剂、谷氨酸释放抑制剂、γ-氨基丁酸增强剂等。近年来，对此类药物的脑保护作用的研究已逐渐成为热点，但仍未常规应用于预防 CPB 期间神经系统并发症。

第三节　体外循环中脑血流量生理及监测

一、脑血流量的生理

CBF 通常指单位时间内单位重量脑组织的血液灌注量，CBF 与脑灌注压呈正相关，与脑血管内径呈负相关。正常成人脑重量约 1400 g，约占体重的 2%，脑血流量则达心排出量的 14%，而 CPB 期间则降至 5% 左右。CBF 具备的自动调节功能在第一节中已有阐述。

脑的代谢需要是影响 CBF 较重要的因素，脑氧耗是评价脑代谢需要的主要指标。CBF 与脑氧耗存在特殊的关联称为"血流-代谢偶联"，这种偶联作用在全脑的一致性是相对的，而在局部神经核团的功能与代谢上的一致性则是绝对的。例如，睁开眼睛的动作会增加脑血流量 5% 左右，而控制相关视觉的核团则增加约 20% 的血流量。CPB 期间，只有在 α 稳态下这种偶联关系才存在，即血流量随着氧耗的增加而增加；当采用 pH 稳态管理时，"血流-代谢偶联"转变为"血流-压力偶联"。由于人脑的葡萄糖和糖原储备少，而脑部的代谢率较高，为了维持脑部充足的氧供，必须保证脑部的供血持续且稳定。

二、体外循环对脑血流量的影响

CPB 期间脑部的氧耗即 $CMRO_2$ 主要受温度影响，不同温度下的 $CMRO_2$ 是不断变化的，但是 CBF 却维持相对固定。

（一）温度

低温是 CPB 期间 CBF 主要的影响因素，深低温对其影响较大，而中低温下 CBF 具有自动调节功能。另外,随着温度降低,$CMRO_2$ 也会下降,研究显示亚低温(32～34 ℃)对 CBF 具有调节作用,能够有效抑制脑组织的高代谢状态,降低脑组织的耗氧量,减少脑细胞结构蛋白的破坏与损伤,改善脑神经损伤,从而提升重症脑损伤患者的存活率。另有研究发现 NO 是血管内皮细胞产生的重要信息传递分子,能够参与机体多种病理活动,一旦内皮型 NO 短缺,则会造成脑动脉闭塞,降低局部脑血流灌注,而且还会拮抗内皮素,产生加重脑缺血性损伤的作用。亚低温能够抑制内皮素的分泌和产生,加速 NO 的生成和释放,维持 NO 和内皮素的动态平衡。亚低温脑保护的过程主要包括低温诱导、亚低温维持和复温三部分,而复温速度对亚低温治疗效果影响较大,复温过快会引起神经血管功能障碍,使脑血流减少,降低亚低温改善脑部微循环的作用,导致颅内压进一步增加,同时导致氧自由基与炎性介质的产生,加速神经细胞凋亡。因此,亚低温治疗时的复温速度不宜过快。相关研究推荐的复温速度为 0.1～0.4 ℃/h。

(二)平均动脉压(MAP)

在正常状态下,当 MAP 维持在 50～150 mmHg 时,CBF 具备自身调节功能。在 CPB 期间,这种自身调节功能依然存在,但受到其他因素影响。上世纪 80 年代,一些报道显示在低温和维持 MAP 在 20～35 mmHg 时,仍然能够维持 α 酸碱稳态平衡。这表明低温下脑自动调节曲线发生左移。然而,这些实验是在不同患者、不同指标下集中测定的 MAP 和 CBF,由于不同个体存在的差异,这就必然导致了测定结果的高变异性。在动物实验模型中,这些变异性得到有效控制,多个生理测定指标在不同 MAP 下进行严格的控制,得出更低限的自主调节反应,并得出低温并没有使脑自动调节曲线左移的结论。MAP 与 CBF、脑氧供及 $CMRO_2$ 存在压力依赖性及非压力依赖性两种关系,当 MAP 高于 60 mmHg 时,CBF 与脑氧供能够维持;当 MAP 低于 50 mmHg 时,CBF 与脑氧供存在压力依赖关系。CPB 期间,当温度在 27～37 ℃时应至少维持 MAP 在 50～55 mmHg。

(三)$PaCO_2$

$PaCO_2$ 具有扩张脑血管的作用,是 CBF 重要的调节因素。当 $PaCO_2$ 维持在 20～80 mmHg 范围内,CBF 与 $PaCO_2$ 呈现正相关。在 CPB 期间 CO_2 的反应性仍然存在,不同的 CO_2 管理方法,CBF 的变化差别较大,而 $PaCO_2$ 引起的 CBF 变化往往独立于 $CMRO_2$ 的变化,当血液稀释时,$PaCO_2$ 改变可能会引起 CBF 与 $CMRO_2$ 比值的改变。当 $PaCO_2$ 升高时会导致 CBF 增加,此时与 MAP 无关。另外,当 MAP 在 50～95 mmHg 范围内,维持 α 酸碱稳态平衡可使 CBF 保持自主调节功能,然而当 $PaCO_2$ 升高时,CBF 变为压力依赖性。

(四)灌注流量

泵流量是决定脑灌注量的主要因素,可对 CBF 起到间接的影响。CPB 期间,MAP 通常伴随泵流量的变化而变化,但两者并非呈线性关系,当泵流量较高时,血管阻力较低,部分抵消了灌注流量增加导致的 MAP 升高;当泵流量较低时,来自血管阻力的影响消失,MAP 随着灌注流量的减少而降低。研究表明,当 MAP 维持在 50 mmHg 以上时,CBF 可发挥自动调节作用,泵流量的改变不会引起 CBF 的改变,只有当 MAP 低于 CBF 自动调节的阈值时,CBF 变化呈现压力依赖性,泵流量改变会引起 CBF 的改变。因此,充足的泵流量可以维持有效的 MAP,进而保证足够的 CBF。

(五)红细胞比容

在 CPB 手术中,血液通常会发生稀释,血红蛋白浓度降至术前 70% 左右,由于血液黏度及血管阻力降低,CBF 相应增加。尽管血红蛋白浓度降低,导致血液携氧能力下降,但 CBF 的增加抵消了这种携氧能力的下降,保证了脑氧供,CBF 的增加可视为 Hct 降低的生理代偿。当血液稀释程度进一步增加,CBF 的增加无法抵偿血液含氧量的降低,引起脑氧摄取不足,此时,Hct 降至临界值。尽管血液稀释增加了 CBF,但并未增加对低血压的耐受性,在 MAP 降低时,即使 CBF 保持不变,Hct 降低后脑氧供依然降低。由于 CPB 手术常在低温下进行,而低温常可引起 CBF 降低,因此,CBF 的变化受温度和 Hct 的共同影响。

(六)搏动性灌注

常规 CPB 手术中,非搏动性灌注血流取代了生理状态下的搏动性灌注血流,这是 CPB 手术的一个显著特点。有研究发现非搏动性血流会引起脑血流分布不均、小动脉闭塞、氧弥散障碍及"血流-代谢偶联"障碍,而生理性搏动血流能够改善微循环灌注,加快组织液及淋巴液的流动,促进毛细血管与组织液的物质弥散,增加 CBF,但搏动性灌注易产生微小的气栓,增加血液的破坏。另有研究指出,非搏动性血流与搏动性血流对 CBF 及 CMRO$_2$ 的影响没有明显的差异。目前,关于灌注方式对 CBF 及 CMRO$_2$ 的影响尚需进一步的研究。

(七)麻醉药物

绝大部分麻醉药物可对 CBF 及 CMRO$_2$ 产生影响,特别是在 CPB 期间。由于 CPB 能够改变麻醉药物的药代动力学,包括低温、血液稀释、体外管路接触等因素均可对血药浓度产生影响。研究显示,CPB 期间硫喷妥钠可以降低 CBF 及 CMRO$_2$;异氟醚仅降低 CMRO$_2$,对 CBF 无影响。CPB 期间麻醉药物对 CBF 及 CMRO$_2$ 的作用机制是重要的研究方向,对 CPB 期间神经系统功能的保护有重要意义。

1. 右美托咪定

右美托咪定对神经系统保护的作用主要包括:(1)抑制儿茶酚胺的释放,进而调节脑氧供需平衡;(2)抑制炎性细胞及促炎因子的释放,调节神经元凋亡;(3)抑制谷氨酸释放,降低谷氨酸兴奋性毒性。

2. 利多卡因

研究表明,利多卡因作为局麻药及抗心律失常药对大脑具有一定的保护作用。主要机制包括:抑制 NSE 及 S-100β 蛋白的表达;抑制 EAA 释放;下调大脑损伤过程中炎性介质的表达;维持细胞内外离子稳态,降低细胞代谢,增加能量储存,进而对缺氧的神经细胞起保护作用。多个研究表明利多卡因的脑保护作用可能存在剂量依赖性,浓度过高有可能引起毒性反应。

三、脑血流量的监测

近年来,我国社会人口逐步进入老龄化,心血管疾病患者数量呈快速增长,导致临床上心脏外科 CPB 手术逐渐增多。CPB 围术期脑功能损伤可导致严重并发症,患者死亡率高,医疗花费大,因此,脑功能损伤并发症的预防成为研究的重点。脑血流灌注的监测为 CPB 期间脑保护提供了必要条件,能够有效预防脑灌注不足引起的一系列围术期中枢神经并发症。随着脑血流灌注的监测方法不断发展,在 CPB 期间脑功能的评估和管理中发挥关键作用。其中包括影像学监测、经颅多普勒监测、脑血氧饱和度监测、神经电生理监测等,不同的脑血流量监测方法具有各自优势。

(一)影像学监测

1. Kety-Schmidt 法

早在 19 世纪,人们就已经开始对脑血流进行研究,Kety 和 Schmidt 利用 Fick 原理,采用吸入低浓度的氧化亚氮的方法,第一次成功地对人体 CBF 进行了测量。Fick 原理是单位时间器官摄取的物质的量等于通过该器官的血流量与该物质的动静脉浓度差的乘积,这些物质须是惰性的且能够扩散。该方法适用于全脑血流量的测量,但耗时较长,而且在低温下测得的 CBF 较高。

2. 同位素清除法

该方法引入了放射性惰性气体 ^{133}Xe 或 ^{85}Kr,实际上是对 Kety-Schmidt 法的一种改进。具体操作是在 CPB 期间经动脉注入 ^{133}Xe,然后用多通道 γ 探测仪测量 ^{133}Xe 的清除情况,进而可以间接测量 CBF。该方法用于测量局部脑血流,操作相对简单,每次测量需 10 min 左右,但注射时有气体栓塞的风险,而且不能实时连续监测;另外,注入的 ^{133}Xe 会有少量分布在脑外组织,导致测量的值偏低。同时,由于 ^{133}Xe 具有放射性,实际应用过程中需注意防护。

3. CT 的应用

CT 的问世对脑血管疾病诊断技术具有里程碑式的意义。CT 是利用 X 线对人体组织进行断层扫描,而后由探测器接收透过人体组织的 X 线,由于人体不同组织对 X 线的吸收系数不同,凭借计算机的处理,可以获得重建图像。与普通 X 线检查的不同之处在于 CT 检查获得的图像是断层影像,可以更准确地显示病灶的位置。随着该技术的不断发展,先后出现了 CT 血管造影、CT 灌注成像等技术,均可用来获取脑灌注图像,对脑血管疾病的诊断、评估更加准确,特别是 CT 灌注成像技术已用于脑梗死、脑缺血的诊断,脑血管狭窄患者脑血管储备和脑外伤后脑灌注的评估。

4. MRI 的应用

MRI 测量 CBF 有两种方法：一种是动态磁敏对比 MRI 技术，另一种是动脉自旋标记技术，前者需要注射外源性造影剂绘制出高时间和空间分辨率的脑血流图像，再通过一系列复杂的算法算出 CBF 的血流动力参数；后者具有无创性，依靠患者自身动脉血中的质子作为内源性示踪剂，对 CBF 进行定量成像，该方法可以进行实时动态监测，且能够多次重复测量。与常规 MRI 不同，动态磁敏对比 MRI 对急性缺血敏感性强，可用于急性脑缺血的早期检测、脑血栓栓塞以及溶栓后相关脑区的灌注评估。动脉自旋标记技术可用于评价大脑动脉血管的储备，脑血管反应性检查，还可用于偏头痛患者的脑血流动力学的研究，以及阿尔茨海默病的脑灌注评估。MRI 监测 CBF 具有无辐射、非侵入性、精确度高、定性定量评估等优点，但是此方法对设备有要求且费用较高，需要专业技师进行操作，在 CPB 术中使用相对困难，一般用于术前或术后评估。

5. PET 的应用

PET 将发射正电子的放射性核素标记到参与人体组织血流或代谢的化合物上，再将这些化合物注入体内，通过探测器在不同的时间及角度下接收放射性核素产生的光子，经过计算机处理形成图像并获得血流参数。该方法可以定量测量 CBF，还可进行脑功能成像，具有较高的空间分辨率。目前，^{15}O 标记水的 PET 被认为是量化 CBF 的金标准。PET 定量测量 CBF 和脑代谢需使用不同的示踪剂，为防止前一种示踪剂对数据的干扰，两次检查通常需要间隔 1 h 以上。虽然 PET 能定量测定 CBF，还能获得脑代谢方面的参数，但是检测费用较高且有创，近来有研究人员将 PET 与 MRI 两种技术相结合，用于无创定量 CBF。

(二)经颅多普勒(TCD)

TCD 采用相控阵探头发出的 2MHz 的超声波束穿过颅骨薄弱处，经血管中流动的红细胞反射回来，其频率变化与血流速度成正比，由此可测量脑血流的速度。由于较粗脑血管内径相对固定，可根据脑血流速度推断出 CBF，评估脑的灌注情况。TCD 在监测脑血管病变的早期阶段发挥重要的作用，可用于急性缺血性脑卒中的诊断和预后评估，广泛应用在 CPB 手术中，具有方便、快捷、安全性高、价格低等优点，但 TCD 仅能测量较粗的脑部动脉且提供全脑而非局部的脑血流速度参数，其测量结果还受到颅骨密度、探头位置、血管内径、血流信号强弱、操作熟练程度等因素的影响，部分老年女性的测量窗口为盲窗或颅骨，导致超声波的过度衰减无法检测到脑部血流信号，因此在 CPB 期间采用 TCD 判断脑血流速度与 CBF 的关系应慎重。近来发展的彩色三维 TCD 能够准确显示测量血管的空间位置，提高测量值的精确性。总的来看，TCD 在脑血管疾病的术前诊断、脑灌注不足的术中监测及预后评估的方面均发挥显著的作用，未来 TCD 有望成为一项常规监测方法，实时监测脑血流的变化情况，有效预防术中脑灌注不足，降低神经系统并发症，改善预后情况。

（三）近红外光谱（NIRS）

NIRS 是一种非侵入式的床旁脑血氧监测技术,广泛用于临床脑血氧的监测。由于体内有色物质的透射光量随氧浓度而变化,并且每种物质的光吸收特性不同,体内可测量的有色物质是血红蛋白和细胞色素,每种都具有不同的吸收带。通过波长 700～950 nm 的近红外光穿透头皮、颅骨及脑组织达数厘米,在组织中发生透射和散射,再采用近红外光谱仪检测入射光和透射光的强度,经 Lambert-Beer 定律换算后得出氧合血红蛋白和去氧化血红蛋白的浓度,还可通过血氧饱和度的变化与氧合血红蛋白和去氧化血红蛋白的浓度变化来推算出脑血流量和脑血容量。研究表明,术中脑氧饱和度过低可导致发生术后并发症的风险增高,如术后认知功能障碍、呼吸功能衰竭及二次手术等。NIRS 技术具有广泛的临床应用前景,其操作简单、无创,测量结果实时连续、准确稳定,不受低温、低血压甚至停循环等因素的影响,但血红蛋白水平、电极片位置、年龄、颅骨厚度、不同品牌仪器会对脑血氧饱和度数值产生一定影响。由于不同个体存在差异,NIRS 监测无法确定脑组织缺氧的绝对阈值,只能监测相对变化。另外,脑血氧饱和度监测无法明确具体病因,仅提供脑氧饱和度的变化趋势,故针对脑血氧饱和度监测进行临床干预时需要充分考虑各种影响因素。NIRS 监测范围及深度比较局限,即监测部位的氧饱和度数值稳定不代表全脑氧供足够;但它反应十分灵敏,脑血氧饱和度值下降时可立即反应出来,研究显示较基础值下降 20% 以上且超过 1 min 不能恢复,将增加术后神经系统并发症发生率。已在可能存在脑灌注不足患者的术前评估、术中监测、术后监护方面发挥重要作用。

（四）动脉自旋标记示踪法（arterial spin label, ASL）

血液通过反脉冲的原理磁化后对组织器官灌注会减弱磁场,从而获得图像数值,通过对磁化血液和未磁化血液图像数值相减,可以算出脑部的血流,该方法具备无创性且不需要额外注射对比剂。其中,三维准连续式 ASL 克服了传统方法采用平面回波成像受磁敏感伪影影响的缺点,对三维容积进行采集,是一种具备良好重复性的全新 ASL 技术。该方法对磁场设备要求高,花费较大,目前尚处于研究阶段。

（五）神经电生理监测

采用神经电生理方式监测脑血流是在传统脑电图的基础上,将原始脑电信号输入电脑,通过数模转换和傅里叶转换,将脑电信号转化为一种能够定量的二维脑电波图像。根据这种定量脑电图的参数可以检测脑功能障碍,但定量脑电图定位不精确,较难判别细微的异常病灶,将定量脑电图与颅脑模式图相结合制成脑电地形图,可用于缺血性脑血管病的早期诊断和预后评价。为了更进一步方便解读,研究人员将定量脑电图简化为 BIS,BIS 可在围术期监测脑血流灌注情况,清醒状态下为 100,脑电完全停止活动时为 0。CPB 术中一般维持 40～50 左右,突然下降可表示脑灌注不足。但深低温可导致脑电完全停止 BIS 降至 0,此时不能代表脑血流。目前,神经电生理监测可用于术前脑血管疾病的辅助诊断,术中脑功能的监测及防止脑灌注不足,该方法具有操作简单、无创、测量结果实时连续等优点,但灵敏度不如脑血氧饱和度法,而且易受麻醉药物、低温、低血容量及电子手术设备的干扰。

不同监测方法具有各自的优势,通过多种方式联合监测可以更好的监测大脑血流及脑氧的代谢情况。国内有报道联合 TCD 与 NIRS 对深低温停循环患者选择性脑灌注进行监测,该方法在脑血流动力学及脑氧代谢方面进行同步监测,及早识别灌注不良,有效指导术中操作,减少并防止神经系统并发症的发生。

第四节　体外循环中的脊髓损伤与监测

一、脊髓的血供

脊髓较容易受到损伤,一旦主要血管受损或血流调节改变将导致血液供应减少或暂时停止,由此产生的损伤可能是短暂的、急性的,也可能是长期的、慢性的。脊髓的血运系统十分复杂且容易受损,良好的血液供应对于脊髓神经功能具有重要的意义。脊髓的血供主要来自于脊髓前动脉、脊髓后动脉和根动脉。

人体有 1 条脊髓前动脉和 2 条脊髓后动脉,均起源于椎动脉颅内段,分别代应脊髓前 2/3 和后 1/3 的血供。根动脉由其他动脉的节段性动脉的分支发出,通常一般在 C4 或 C5 节段水平开始加入脊髓前、后动脉,对脊髓供血起到补充作用,有重要的意义。不同脊髓节段的血供特点不同,颈段脊髓供血充足,主要血流来自椎动脉和锁骨下动脉分支的神经根动脉;由于存在"分水岭"效应,胸段脊髓的根动脉对脊髓前、后动脉血供的补充非常重要,而在中胸段的根动脉到脊髓前、后动脉的距离最远,因此,中胸段的"分水岭"效应将达到最大;腰髓段根动脉的血供对腰髓的营养特别重要,尤其是 Adamkiewicz 动脉,对脊髓下段的血供最重要。脊髓前动脉供应范围达脊髓 2/3,损伤后容易引起脊髓缺血症状,而脊髓后动脉因分布区域小、侧支循环好,很少见到缺血症状。虽然脊髓组织中的氧含量与大脑中的氧含量相同,但其血流量较大脑低 40% 到 60%。

二、脊髓的损伤

研究表明,导致脊髓损伤的主要因素包括血供中断或改变及缺血再灌注。截瘫或下肢轻瘫是主动脉阻断后的严重并发症,可在术中即刻发生或术后延迟出现,即刻发生多出现在脊髓灌注停止、氧供消失的情况,而延迟出现则发生在术后 3 w 内,原因主要是缺血再灌注导致脊髓组织水肿、充血、灌注减少等。

(一)脊髓灌注的减少或消失

引起脊髓灌注减少或消失的主要因素有动脉阻断、破裂、夹层、栓塞及血栓形成等。脊髓血供中断或改变后,组织及细胞发生缺血缺氧改变,缺血时间越长,损伤情况越严重,发生神经系统并发症的风险越高。

(二)脊髓的缺血再灌注

缺血再灌注损伤是指脊髓供血消失,再次恢复灌注后会出现进一步损伤。当脊髓发生缺血再灌注时,大量 ATP 分解为黄嘌呤和次黄嘌呤,黄嘌呤脱氢酶可以转化为黄嘌呤氧化酶,黄嘌呤和次黄嘌呤在黄嘌呤氧化酶作用下分解产生大量氧自由基。同时,细胞膜发生脂质氧化反应,抑制前列环素合成,使血管收缩,血小板出现聚集。

三、脊髓的损伤监测

(一)脊髓影像学检查

目前,评估脊髓血流的影像学方法包括 CT 血管造影(CTA)、MRI 血管造影(MRA)、数字减影血管造影(DSA)以及对上述技术的改良方法,这些检查能够提供良好的脊髓血管影像,方便临床医生制定合理的手术方案。CTA 对于分析脊柱血管和相邻结构的精确解剖有很大帮助,多层 CT 在很短的时间内能够提供较宽的扫描范围,具有较高的时间、空间分辨率,可以较清晰显示延伸的小脊髓动脉。MRA 是一种非侵入性的,用于检查脊髓血供的成像技术。多相的对比增强 MRA 仅可以显示较大的脊髓血管病变且需要很长的采集时间,扫描范围有限,空间分辨率低,而 3.0T MRA 技术可以在较高磁场条件下,提高图像质量和空间分辨率,减少成像的时间。DSA 属于有创检查,可以对脊髓血管病变进行精确的诊断,但是将导管插入动脉易引起血管损伤,对操作者技术有一定要求,容易引起并发症。

(二)脊髓的电生理监测

在心脏外科手术中,电生理监测尚未广泛开展,术中对脊髓缺血情况缺乏有效的监测手段,仅限于监测下肢血压及核心温度。对脊髓电生理功能的监测可以识别早期脊髓损伤,实现早期干预,减轻脊髓损伤,改善患者预后。诱发电位各波峰潜伏期和波幅的异常可以反映出传导通路中髓鞘和轴突的受损情况,有助于对其进行定量定位评价。目前,体感诱发电位(SEP)监测和运动诱发电位(MEP)监测是两种较常用的脊髓电生理监测方法。

1. 体感诱发电位(SEP)

根据刺激后潜伏期的长短,SEP 分为短潜伏期 SEP(SLSEP)、中长潜伏期 SEP(MLSEP)。目前,SEP 的各波峰潜伏期作为良好的评价指标,可以客观评价脊髓功能,准确地评估脊髓损伤的情况、范围及程度,指导进行早期干预,改善远期预后。SLSEP 的潜伏期延长程度及波幅降低情况能够更好地对脊髓进行定量分析。SEP 较早应用于术中监测脊髓的电生理功能,具有较强的抗干扰性,可与 CT、MRI 等影像学检测手段相结合,更有效地为脊髓病变提供诊断依据及客观评价。由于 SEP 的主要传导通路是在脊髓的后侧柱,因此主要反映脊髓后动脉的供血情况。SLSEP 较少受意识状态影响,在临床上应用较为广泛,而 MLSEP 的应用较为有限,接下来还需要进一步研究。

2. 运动诱发电位(MEP)

术中 MEP 监测可以判断脊髓运动传导通路是否完整,从而尽早采取保护性措施保存脊髓易损害区域的血液供应,防止术后不可逆性神经功能障碍发生。脊髓的运动通路主要存在于侧柱,接受来自脊髓前动脉的血供,因此 MEP 可以监测脊髓前动脉的供血情况。MEP 的波幅随着刺激增强而增大,受温度影响较大,在脊髓早期损伤时,容易受挥发性麻醉药物及神经肌肉阻滞剂的影响,灵敏性不如 SEP,为取得更佳的监测效果,两种诱发电位监测常联合使用。

(三)脊髓的血流动力学监测

脊髓血流的中断将对脊髓神经功能产生严重影响,良好完整的血管对维持脊髓功能有重要的意义。脊髓血管损伤会引起脊髓血液动力学改变,监测脊髓血流动力学有非常显著的临床价值。然而,脊髓组织内部组成不均,血管管径粗细不等,这些因素导致脊髓血流动力学监测仍处于初步阶段,目前对脊髓血流动力学的监测方法主要有激光多普勒血流测定法、双光子显微镜、增强超声、动脉自旋标记示踪法、近红外漫反射光谱法。

1. 激光多普勒血流测定法(laser doppler flowmetry,LDF)

LDF 利用光纤探头对组织进行直接监测,通过光电转换的原理获得连续性血流变化的数据进行分析处理,能够对组织微循环血流进行精确测量,可以有效地反映组织缺血前和再灌后的微循环血流量变化,常应用在浅表组织或深部静脉的小范围区域,具有无创、快速、简便等优点。研究显示,应用 LDF 对犬脊髓损伤模型进行检测,测得血流值与损伤程度密切相关,重复性良好,能够较好地评价脊髓损伤各层面血流的情况,是一种良好的评价手段,具有重要临床价值。

2. 双光子显微镜(two-photon microscope,TPM)

TPM 是激光扫描共聚焦显微镜与双光子激发技术的结合,该方法光漂白性较好、穿透性较强、光毒性较低,可以对深部组织成像,能够对活体进行持续性、重复性的监测,可以在细胞水平实现三维高清图像的微观观察。使用 TPM 法监测脊髓微血管大小及红细胞血流速度,既能够区分脊髓动静脉,又克服了由于脊髓挫伤导致的荧光泄露问题,实现对脊髓同组血管进行动态监测。同时,TPM 可通过对 T 细胞的标记,观察兴趣部位的炎症反应。但是,考虑到 TPM 是一项有创的检查方式,操作过程有一定风险,如损伤硬脊膜及发生脊髓挫伤等,并且 TPM 易受到呼吸运动的影响,周围组织渗液也会对视野造成污染,这些因素都会影响 TPM 的效果。

3. 增强超声(contrast-enhanced ultrasound, CEUS)

CEUS 是在血管内注射微泡对比显影剂,使血管在超声系统下显影,具有一定便捷性。其利用超声对比微泡获得良好的回声,具有空间对比性,能够增加超声对比度,较清晰地显示血管成像,能够检测直径 > 50 μm 的微血管的血流速度,观察脊髓缺血区域,研究分析脊髓组织的营养代谢及电解质变化情况。脊髓微泡对比剂不仅可以反复注射而且可以作为靶向载体起到治疗作用。然而,CEUS 也有其局限性,该方法只能选择脊髓后路进行血流动力学检测。另外,微泡对比剂的使用在一定程度上增加了发生过敏的风险且对肝肾等器官功能具有损害。

4. 动脉自旋标记示踪法(ASL)

如第三节所述,ASL 及三维连续式 ASL 在临床上已经用于脑部血流的检测。但是,ASL 具有较低信噪比及慢时间分辨率的特点,脊髓监测不能达到满意效果。由于 CPB 术中无心跳和呼吸,消除了心脏搏动及呼吸运动对图像质量的影响,但需要用双磁场消除磁化转移不对称引起的图像混淆,对磁场设备要求高,花费较大,目前该方法尚处于研究阶段。

5. 近红外漫反射光谱法(near infrared diffuse reflectance spectroscopy, NIRDRS)

NIRDRS 采用扩散光谱理论,通过物体漫反射光的时间波动检测物体运动情况。光纤通过激光发射器将近红外光传入血管,经红细胞散射后由激光探测器收集获得光强度信号,进而获得血流动力学波形。该方法具有无创、便捷、分辨率高等优势,可以对深部组织进行监测,能够发现早期组织缺血。NIRDRS 通过调整光纤探头的位置,控制监测范围约在 20~50 cm,对脊髓全层血流进行监测,可以对脊髓血流动力学改变做出快速反应,实时调整治疗方案。由于光源具有热效应,使用时应避免损害脊髓功能。针对血流动力学的评估,虽然近红外光断层成像明显优于多普勒,可以先于诱导电位发现脊髓神经功能变化,但临床中尚未开展此技术。

(四)脊髓的生化标记物监测

1. S-100β 蛋白

脑脊液中 S-100β 蛋白浓度上升是脊髓急性缺血损害的一个敏感标记物。由于血清中 S-100β 蛋白非常稳定,其检测结果不受肝素、鱼精蛋白及溶血的影响,脑脊液中 S-100β 蛋白经受损的血脑屏障进入血液,在 CPB 期间可随时取样测定。研究显示,血清 S-100β 蛋白可能由中枢神经系统之外组织损伤释放所致,如黑色素瘤、软骨细胞、肌上皮细胞和脂肪细胞,对实验结果可能造成一定干扰,但在 DHCA 的主动脉手术中,其结果通常还是比较可靠。如在主动脉夹层手术过程中,检测脑脊液中的 S-100β 蛋白,发现术后无脊髓损伤的患者血清中 S-100β 蛋白浓度未发生显著增加,而术后有较大风险发展为截瘫的患者中 S-100β 蛋白浓度超过正常值 3 倍以上。

2. HSP

在及时预测和干预缺血的治疗方面,相比于其他检测脑和脊髓缺血的生物标记物,

HSP 似乎更迅速、有效,从而指导治疗,减少了脊髓永久性损坏的风险或严重程度。

3. NSE

中枢神经系统内 NSE 含量远高于周围神经中的含量。生理状态下,血液中 NSE 含量很低,当脊髓组织发生缺血损伤时,细胞膜的完整性遭到破坏,大量 NSE 便可从细胞内释放出来。血液中 NSE 含量的增高,提示神经细胞受损。目前临床上检测 NSE 的方法尚不成熟,不同方法所测 NSE 水平存在一定差异。

四、脊髓功能的保护

脊髓损伤会引起神经系统功能障碍,致残率高,严重影响患者生存质量,因此对脊髓功能的保护有着非常重要的临床价值。目前,对脊髓功能的保护方法主要包括低温、恢复有效灌注、血液稀释、缺血预处理、滤除白细胞、血糖控制及药物保护。

(一)低温

当脊髓发生缺血再灌注损伤时,低温可以收缩血管,降低血管通透性,减轻脊髓的水肿。低温不仅可以降低白细胞介导的炎症反应,增强脊髓对缺血的耐受,减轻脊髓损伤,而且能够调控凋亡系统,减少神经细胞凋亡。低温除影响代谢率外,还可减少脂质过氧化、膜去极化、超氧阴离子的产生、钙离子内流和兴奋毒性氨基酸的释放,从而发挥神经保护功能。

(二)脊髓的有效灌注

当脊髓供血血管损伤或主动脉血供中断后,脊髓的灌注血流减少或消失,脊髓组织缺血坏死,引发神经功能损伤,当血供中断时间超过半小时以上,导致严重并发症如截瘫或四肢轻瘫的风险显著增加。因此,采取有效措施恢复脊髓血供对于保护脊髓神经功能至关重要。通过提升手术操作的熟练度可以减少主动脉血供中断时间,有效减轻脊髓功能的损伤;术前完善检查,对重要血管进行定位,可以减少血管损伤,有效保护脊髓的血供;肋间动脉和腰动脉的再植对恢复脊髓血供有重要价值;主动脉血供中断后,采用远端灌注的方法也可以通过侧支循环对脊髓进行灌注。另外,一些研究显示针对特殊血管,采用选择性脊髓灌注或逆行脊髓静脉灌注的方式对脊髓的保护作用并不明显。由于脊髓的动脉压与脑脊液压力的差值为脊髓的有效灌注压,因此,提高脊髓的动脉压及适当引流脑脊液均可以维持脊髓灌注。在胸腹主动脉手术中,通常维持脑脊液压力在 10 mmHg 以下。另有研究显示,脊髓灌注压维持在 40 mmHg 以上可以对脊髓起到良好的保护作用。

(三)血液稀释

低温可以引起血管收缩、血浆黏度升高及红细胞变形能力减弱,这些因素共同导致脊髓微循环损伤和缺血。CPB 期间进行血液稀释,可以缓解这种微循环损伤和缺血的程度。

(四)脊髓缺血预处理

研究显示,对脊髓采取一次或多次短暂的缺血处理后,脊髓对于长时间缺血的耐受性增强,发生缺血再灌注损伤的程度减轻。在另一项动物实验中,采取缺血预处理组的 HSP70mRNA 表达时限较未采取缺血预处理组明显增加,因而推测 HSP70 在保护脊髓缺血损伤方面有重要作用。但是,临床上对于合并心脑血管疾病的高龄患者,采用此方法风险性较高,易造成心脑血管意外事件。

(五)滤除白细胞

白细胞可释放多种炎症因子增加脊髓血管通透性,加重脊髓组织损伤,使用具有白细胞滤过功能的动脉滤器可减轻脊髓组织的炎症反应,减轻脊髓损伤。

(六)脊髓神经保护药物

1. 糖皮质激素

糖皮质激素可以减轻炎性反应,通过抑制氧自由基引起的脂质过氧化反应,对脊髓的缺血损伤具有显著的保护作用。研究发现,糖皮质激素还能够减少脊髓细胞的凋亡。另外,糖皮质激素广泛应用在深低温停循环手术中,对脊髓功能有良好的保护作用。

2. 硫酸镁

多个研究表明当脊髓发生缺血损伤后,镁离子能够抑制脊髓代谢,减少组织对糖的利用,非选择性抑制电压依赖性钙通道活性,非竞争性阻断谷氨酸受体进而抑制谷氨酸释放,有效保护脊髓的神经功能。硫酸镁对脊髓的神经保护作用呈现剂量依赖性。

3. 腺苷

腺苷是 ATP 的代谢产物,具有广泛的生理作用,如镇静、扩张血管、减慢心率及调节免疫系统等。腺苷还可以减少白细胞聚集、抑制 EAA 释放、调节 NO 合成、减少血小板黏附,进而对脊髓的神经进行保护。研究显示通过脊髓节段动脉灌注腺苷可以起到良好的脊髓保护作用。但是,腺苷有时会引起低血压及心动过缓等不良反应。

4. 前列腺素

前列腺素可以发挥抑制血小板聚集和嗜 N 活性、稳定溶酶体膜、扩张血管等作用,从而起到对脊髓缺血的保护。实验表明向阻断的主动脉内灌注含有前列腺素的血液具有更佳的脊髓保护效果。

5. 钙通道阻滞剂

钙离子内流是引起脊髓缺血再灌注损伤的重要机制,细胞内钙浓度增加,激活蛋白酶、NO 合酶及磷脂酶 A_2 等一系列酶活性,导致脊髓神经细胞坏死与凋亡。目前,关于钙离子通道阻滞剂对脊髓缺血保护的机制仍不明确,尚需进一步研究。

6. 别嘌呤醇

别嘌呤醇既是次黄嘌呤的类似物,也是黄嘌呤氧化酶的底物和抑制剂。当脊髓发生缺血损伤后,ATP 分解,通过次黄嘌呤和黄嘌呤反应生成氧自由基,导致缺血再灌注损伤。别嘌呤醇能够直接清除氧自由基,减少脊髓缺血再灌注损伤。

7. 美金胺

美金胺作为非竞争性 N-甲基-D-天冬氨酸(N-methyl-D-aspartate,NMDA)受体拮抗剂广泛用于治疗癫痫及抑郁症等神经变性疾病。研究显示美金胺可以促进再灌注后 MEP 的恢复,较好改善术后脊髓神经功能。

第五节　中枢神经系统的体外循环期间保护策略及进展

中枢神经系统的保护主要包括脑保护和脊髓保护,主要的保护原则是降低脑和脊髓的代谢率、提供足够的血供和氧供。

一、体外循环期间脑保护的策略与进展

脑缺血主要通过能量耗竭和兴奋性氨基酸毒性作用造成细胞损伤。CPB 期间脑保护的原则为:维持足够的脑灌注压和脑流量,降低脑代谢,防止脑水肿。主要保护手段和影响因素包括:低温、选择性脑灌注、血气管理方式、药物、脑保护液等。

(一)低温

低温是预防脑缺血性损伤的最有效措施之一。前文已述及,低温与常温 CPB 各有利弊,近年来学者们开始关注于浅低温 CPB 技术。研究表明,脑部温度降低 1～3 ℃即可明显减轻脑缺血缺氧性损伤,而继续降温至 28～30 ℃并无更多的益处。同时,部分研究证明 CPB,包括低温停循环和脑灌注的 CPB 管理过程中,脑损伤主要来源于复温过程,复温过程中温度变化的梯度与脑损伤的发生呈正相关。基于这些研究,国内外学者逐步开展了中度低温甚至浅低温的停循环心脏手术,并取得了满意的疗效。除全身低温、浅低温、常温 CPB 外,局部重要脏器的局部低温也可以减轻低温对全身的危害。

(二)选择性脑灌注

对于主动脉夹层、主动脉弓离断等需要进行主动脉弓部手术操作,必须短暂、部分中断脑血流的患者,实施有效的选择性脑灌注是一种行之有效的方法。

1. 顺行脑灌注

通过左颈总动脉或无名动脉进行单侧脑灌注方法进行脑保护,这种方法简单实用,但术前必须检查患者有无严重脑动脉狭窄和完整的 Willis 基底动脉环,否则不能达到预期的脑保护效果。用左颈总动脉和无名动脉或右腋动脉或右锁骨下动脉联合插管进行双侧脑灌注的方法,脑保护作用确切、可靠,但由于该方法需要多处插管增加操作,还需

要双泵灌注,增加手术或停循环时间、增加插管并发症如血管损伤、栓子增加等。在进行双侧脑灌注时应控制灌注流量,高灌注流量可能导致脑水肿,故一般建议脑灌注流量不超过 500 mL/min 为好。不足之处在于:CPB 管道复杂、影响手术野的暴露,主动脉弓部疾病侵及头臂动脉分支则不能应用此法。随着动脉粥样硬化发生率不断上升,应用此法有发生斑块脱落造成脑栓塞的风险。

2. 逆行脑灌注

经上腔静脉逆行脑灌注最初用来排除 CPB 中大量的气体栓子,后来被用于深低温停循环中脑保护。其保护机制可能是:提供氧合能量物质、带走脑内新陈代谢产物、保持脑内持续低温、清除正向灌注或开放的主动脉弓内的动脉微栓。(1)逆行脑灌注的优点包括:操作简便、减少微栓、暴露良好、无灌注插管或阻断钳的干扰、避免了主动脉阻断钳所造成的远期损害。(2)缺点包括:不符合生理、逆灌时无名动脉扩张、动脉回血影响手术操作;灌注时限较短且必须同时深低温停循环;在夹层动脉瘤手术中可使假腔扩大,真腔受压,产生严重的并发症;条件不易掌握,易引起脑水肿或灌注不足;对于存在上腔静脉瓣的患者无效等。由于顺行灌注脑血流更接近正常,脑组织形态学保持较好,而逆行灌注时脑组织的血流量远远不足且分布不均。因此,目前临床上顺行脑灌注应用显著多于逆行脑灌注。

(三)血气管理方式

低温状态下,维持 pH 和 $PaCO_2$ 在什么水平一直存在两种观点:pH 稳态法和 α 稳态法。支持 pH 稳态法的学者认为,此种酸中毒状态有利于氧合血红蛋白向组织内释放氧气,且酸性状态下脑血管扩张,增加血流,有利于脑氧供需平衡。α 稳态法即非温度矫正法,使组织实际温度下的血气结果呈呼吸性碱中毒状态,支持该方法的学者认为此种状态下能相对稳定酶及其他功能蛋白质在低温下的活性,从而控制机体代谢的相对稳定。传统观点认为,在深低温停循环期间 pH 稳态能增加皮质下血流、增加皮质氧供、改善脑温,优于 α 稳态,还有学者认为 pH 稳态法能使降温更均匀,而复温时 α 稳态更能减轻细胞内酸中毒的发生。

近几年来的研究发现对于中度低温 CPB,α 稳态能够保持脑血流的自主调节功能,脑血流多少主要根据脑代谢需求,只要平均动脉压保持在 $30\sim100$ mmHg 之间,CPB 流量在 1.6 L/(min·m²)以上,CBF 是恒定的,提高 MAP 或 CPB 流量并不增加脑血流。与 α 稳态相反,pH 稳态由于血中 CO_2 含量增多,可显著扩张血管,增加 CBF 的同时破坏了脑血流的自主调节机制,使 CBF 及 $CMRO_2$ 失匹配,而直接受 MAP 及流量的调节,易产生脑组织奢灌,增加颅内压及脑血管微栓形成的机会;同时也可损伤脑血管内皮,导致脑组织微循环失调,对部分脑血管疾病患者,CO_2 增加可能产生脑血管间的"窃血"现象,尽管 CBF 增加,但要以加重原有缺血区的缺血程度为代价。此外,CO_2 诱导的脑血管扩张,还可显著减少 Willis 环的血流。因此,目前临床工作中除了新生儿及婴幼儿的深低温手术外,均以 α 稳态法血气管理方式为主。

(四)药物保护

1. 一般神经保护剂

常用的一般神经保护剂包括:钙离子通道拮抗剂、氧自由基清除剂、抗细胞凋亡剂、抗白细胞黏附分子抗体、神经营养因子、NOS 等。虽然有临床和基础研究证实上述神经保护剂或多或少存在神经保护作用,但在 CPB 术中实际应用较少。其作用机制与实际临床效果尚需要大量的动物实验和临床研究进一步证实。

2. 脑特异性的抗兴奋毒性药物

脑特异性的抗兴奋毒性药物主要包括三大类:EAA 受体拮抗剂、谷氨酸释放抑制剂、γ-氨基丁酸增强剂等。此类药物的脑保护作用是近年来的研究热点,已开发出部分新药并开始进行临床试验,但目前仍未作为 CPB 期间常规的神经保护药物应用。

3. 脑保护液

以脑保护液进行局部间断灌注的方法是根据心肌保护中应用心肌保护液的设想提出的。对脑保护液的研究目前仅限于动物实验阶段。临床意义上的脑保护液是指广义上的脑灌注液。主要指在停循环其间采用不同的插管部位,如锁骨下动脉、颈内动脉、无名动脉、上腔静脉等通路,进行氧合血灌注,起到脑部持续灌注的作用。脑保护液的作用机制为:冷晶体液有效地维持了停循环期间的脑温和体温,使神经细胞对缺血缺氧的耐受性增强;对毒性代谢产物的冲洗作用;以碱性晶体液进入脑内可中和因缺血缺氧造成的酸中毒;由于含有部分氧,有助于维持深低温停循环下的脑氧耗及能量代谢;所含有效成分对减轻脑水肿、减少氧自由基和兴奋性氨基酸的释放避免钙离子细胞内聚集等均有良好作用。脑保护液的最大意义在于对脑部提供持续血供,各种添加的成分对脑的保护作用还有待进一步证实。

二、体外循环期间脊髓保护的策略与进展

(一)总的原则和方法

1. 主要是减少脊髓缺血的程度和时限,其原则包括:(1)增加脊髓供血,如提供机械性动力的血液灌注和动脉分流;(2)提高手术技术和改进方法,如进行适当的脊髓血供重建;(3)利用低温降低代谢率;(4)术中应用药物防止缺血-再灌注损伤。

2. 脊髓保护的主要方法包括:低温、远端动脉灌注、脑脊液压力的监测和引流、重要节段性血管再植、诱发电位监测、神经保护药物应用等。

(二)具体策略

1. 低温对脊髓的保护作用

低温对脊髓有很好的保护作用已经被广泛认可,早期认为低温的神经保护机制主要

是降低了缺血期间的脑和脊髓的氧代谢率,现在的研究表明低温通过改变 EAA 的释放而起到了脑和脊髓的保护作用。在实验和临床上共有 4 种低温的方法用于脊髓保护:(1)CPB 全身降温的方法,该方法可以明显降低术后截瘫的发生率,但术后心律失常、凝血机制障碍和代谢紊乱等发生率明显上升;(2)部分 CPB 灌注,该方法在胸腹主动脉手术中因为可以行脊髓远端灌注并维持脊髓低温,但它的缺点和并发症主要是在病变血管上插管进行灌注会导致远端血栓形成;(3)局部主动脉冷液体灌注,该方法的优点是只在局部形成低温,没有整体降温相关的并发症。但是,颈动脉局部灌注需要占用动脉阻断后的宝贵时间进行操作。(4)脑脊液灌流技术,该方法需要在鞘内放置输入、输出管,在脊髓周围形成液体循环,可以应用低温并配合一定药物,该方法也只是处于动物实验阶段。

CPB 全身降温诱导深低温停循环的优点是减少主动脉的游离操作,不需要阻断近端主动脉,提供了一个无血的术野,并且深低温停循环对脑、脊髓及其他部分脏器提供了有效的保护作用,增强了主要脏器对缺血的耐受性,对于有高度脊髓缺血危险的患者,增加了进行肋间动脉和腰动脉重建的时间。因此,该方法尤其适用于病变广泛、累及主动脉弓和 Crawford Ⅱ型的主动脉瘤等复杂病例的修复术。其缺点主要是技术要求高,脑部缺血时间有限以及全身肝素化导致的出血倾向。

2. 辅助性远端主动脉灌注对脊髓的保护作用

应用辅助性远端主动脉灌注技术可增加远端主动脉灌注压,进而增加整个脊髓的血流量,这样可以减轻主动脉阻断时的脊髓缺血,同时也可减轻心脏后负荷。

(1)左心转流　通常采用左心房-股动脉转流,如有困难则可做肺静脉-股动脉转流。初期,人们常用离心泵结合肝素涂层管道进行左心转流,并使用人工氧合器作为贮血器,既可回收术中失血,又可调节温度;现在已有专门的变温装置用于临床,不再需要人工氧合器。研究者认为,左心转流可以精确地调节主动脉近端和远端的压力,可对血流进行调节,对血液成分的破坏比较小,只需最小量的肝素化,对于创伤性和易破裂的主动脉瘤可以回收失血。已有研究证实,该方法可以降低术后截瘫和其他脏器功能障碍的发生率。缺点是仅对远端主动脉提供血运,如果为前脊髓动脉供血的血管来源于主动脉节段以外,即使应用再好的主动脉灌注,脊髓仍处于缺血状态。左心转流的不足主要是有时不能提供足够的远端主动脉灌注,有些病例的结果并不理想。

(2)暂时性体外分流　用人造血管或分流器在阻断主动脉的远近端建立暂时性分流,使远端主动脉得到灌注。近端插管部位常选用腋动脉、锁骨下动脉、升主动脉或降主动脉上段,远端插管部位多为股动脉。暂时性体外分流的缺点是难以控制血流量,当心功能差或主动脉近端血压下降时可造成分流量减少,远端灌注不足。暂时性体外分流临床应用的效果不一,差异明显,其原因可能在于脊髓动脉解剖学上的特点。

(3)部分 CPB　是指经股静脉或髂静脉插管至右心房,引流出部分静脉血,通过 CPB 人工肺氧合后再将氧合血泵入主动脉或髂动脉的方法。其原理与左心转流基本相似,但避免了左心转流中左心房插管损伤和气栓的形成,简化了手术。Von Segesser 等进行的胸腹主动脉瘤和胸主动脉瘤手术的患者,应用部分 CPB 组比应用左心转流组死亡率显著降低,且术后并发症更少。其缺点是需要全身肝素化,易导致出血倾向,增加术中用血。

3. 脑脊液压力的监测与引流对脊髓的保护作用

脊髓的血流量和灌注压是近端主动脉阻断后引起的神经系统并发症有关的生理学指标,脊髓灌注压(spinal cord perfusion pressure,SCPP)等于脊髓动脉压和脑脊液压之差。主动脉阻断后,相应脊髓因缺血导致神经组织水肿,脑脊液压力升高,如转流不能维持远端血压,可导致 SCPP 降低,影响脊髓血供。如术中进行脑脊液引流减压,便可提高SCPP。据此,胸腹主动脉瘤外科治疗的临床实践中常规放置脑脊液压力监测,保持脑脊液压≤10 mmHg,当压力升高时,引流出部分脑脊液。最近的研究证明,脊髓损伤后负性神经营养因子释放入脑脊液,引流脑脊液在降低脑脊液压的同时也去除了这些有害因子,可减少脊髓继发性损害。最近的动物实验研究,通过向鞘内置入多种感受器导管持续监测脑脊液 PO_2、PCO_2、pH 和温度,发现脑脊液 PO_2 低于 6 mmHg 和(或)PCO_2 高于 90 mmHg 时预示着中度或重度脊髓缺血。

4. 重要节段性血管再植对脊髓的保护作用

胸段降主动脉瘤切除,最大长度不宜超过 30 cm,以避免切除过多的肋间动脉,切除 30 cm 以上则需要进行肋间动脉重建。保护和对重要节段性动脉再植对脊髓和内脏器官的重要性使得外科医生从简单的钳夹-缝合技术外引入了重要动脉再植。将 T8~L2 的肋间动脉和腰动脉所在的主动脉壁椭圆形剪下并吻合到人工血管上,使得脊髓并发症由 9.9%下降到 2.4%,术后截瘫发生率由 8.8%降为 0。应用该技术并未增加主动脉阻断时间,该技术说明外科操作技术在减少阻断时间中占有重要地位。

5. 诱发电位监测对脊髓的保护作用

诱发电位广泛应用于术中监测脊髓功能,其依据是对缺血后电位振幅和潜伏期的分析。然而各种诱发电位的监测方法各有其优缺点。

(1)体感诱发电位(SEP)已广泛应用于胸腹主动脉手术。刺激胫神经和腓神经并在头皮记录脑皮层的电流变化,这些电刺激经过了脊髓后索和侧索的传导,可以反映脊髓的功能情况。对刺激后电波的延迟时间和波幅变化进行分析发现:波幅的降低和反应时间的延迟提示有脊髓缺血的发生,缺血的原因可能是重要动脉的血供中断、缺乏远端主动脉灌注、缺乏侧枝循环和脑脊液压力增高等。其局限性在于,SEP 反映的是感觉传导系统而不是运动传导系统的缺血改变,位于前索的运动传导系统对缺血损伤敏感得多,可能会发生假阴性和假阳性。另外,SEP 对缺血事件发生的时间是滞后的,这些都影响了其临床应用价值。

(2)脊髓诱发电位(ESP)ESP 是通过在硬膜外置入刺激电极而通过另外一个置入硬膜外的电极进行记录。ESP 的波形包含宽度很窄的正向上升波和负向下降波。ESP 监测是反映胸腹主动脉阻断后缺血的最可靠方法,但由于其操作难度和风险,很难得到广泛应用。

（3）运动诱发电位（MEP）　MEP 可以在主动脉阻断的附近刺激运动皮层并在阻断远端脊髓、周围神经和肌肉记录到。研究表明，MEP 比 SEP 的监测对在灌注损伤更能提供有用的价值。主动脉阻断后脑脊液 S-100β 蛋白的浓度变化与 MEP 呈明显的负相关，而 SEP 的变化则无此相关性。其局限性在于 MEP 监测受许多普通麻醉药品影响，但这些问题可以通过技术上的改进加以克服。此外，MEP 的恢复和脊髓缺血的相关性不大，这可能因为 MEP 监测的是脊髓前索白质的功能，而会因缺血损伤导致的截瘫的运动神经元则位于灰质。总之，MEP 仍是比较敏感的脊髓缺血监测方法，可以为外科医生的术中决策提供依据而有效降低并发症发生率。

6. 神经保护药物对脊髓的保护作用

大量的文献报道了有关脊髓保护性药物应用的研究，部分药物证明是有效的。

（1）糖皮质激素　对脑和脊髓的缺血、创伤均具有明显的减轻炎症反应和组织损伤的作用。甲强龙是这类药物中最有效的，可以抑制氧自由基导致的脂质过氧化，能够减少脊髓细胞凋亡的数量。

（2）别嘌呤醇　是次黄嘌呤的类似物，是黄嘌呤氧化酶的底物和有效抑制剂，可以直接清除自由基减少再灌注损伤，但其效果尚有争议。

（3）去铁胺和铁螯合剂　这些药抑制铁催化的脂质过氧化和氧自由基产生，可以减轻再灌注损伤。研究发现，去铁胺能够使再灌注期间 pH 和碳酸氢盐水平恢复。也有报道证实铁螯合剂的神经保护作用和去铁胺的脊髓缺血后的保护作用。

（4）钙通道阻滞剂　钙内流是缺血再灌注损伤的一个主要因素，细胞内钙浓度增加导致一系列酶活性物质激活，从而导致神经细胞死亡和凋亡。目前关于钙通道阻滞剂对脊髓缺血作用的研究广泛而有争议。

（5）硫酸镁　具有缺血后的神经保护作用，其机制可能是增加缺血区域的脑血流，抑制脊髓新陈代谢和糖的利用，对电压依赖性钙通道非选择性抑制其活性，加强缺血后细胞能量代谢的恢复和线粒体钙缓冲的恢复，硫酸镁的神经保护作用是剂量依赖性的。对硫酸镁的作用目前尚有争议，需进一步研究。

（刘　宇　肖　雄）

参考文献

[1]Liu Y, Chen K, Mei W. Neurological complications after cardiac surgery: anesthetic considerations based on outcome evidence[J]. Curr Opin Anaesthesiol,2019,32(5):563-567.

[2]Fantini S, Sassaroli A, Tgavalekos K T, et al. Cerebral blood flow and autoregulation:Current measurement techniques and prospects for noninvasive optical methods[J]. Neurophotonics,2016,3(3):031411.

[3]Muir E R. Preclinical arterial spin labeling measurement of cerebral blood flow[J]. Methods Mol Biol,

2018,1718:59-70.

[4]Ssali T, Anazodo U C, Thiessen J D, et al. A non-invasive method for quantifying cerebral blood flow by hybrid PET/MR[J]. J Nucl Med,2018,59(8):1329-1334.

[5]D'Andrea A, Conte M, Scarafile R, et al. Transcranial doppler ultrasound: physical principles and principal applications in neurocritical care unit[J]. J Cardiovasc Echogr,2016,26(2):28-41.

[6]Slater J P, Guarino T, Stack J, et al. Cerebral oxygen desaturation predicts cognitive decline and longer hospital stay after cardiac surgery[J]. Ann Thorac Surg,2009,87(1):36-45.

[7]Hori D, Nomura Y, Ono M, et al. Optimal blood pressure during cardiopulmonary bypass defined by cerebral autoregulation monitoring[J]. J Thorac Cardiovasc Surg,2017,154(5):1590-1598.

[8]Vedel A G, Holmgaard F, Rasmussen L S, et al. High-target versus low-target blood pressure management during cardiopulmonary bypass to prevent cerebral injury in cardiac surgery patients: a randomized controlled trial[J]. Circulation,2018,137(17):1770-1780.

[9]Liu H, Chang Q, Zhang H, et al. Predictors of adverse outcome and transient neurological dysfunction following aortic arch replacement in 626 consecutive patients in China[J]. Heart Lung Circ,2017,26(2):172-178.

[10]Krüger Tobias. Cerebral protection during surgery for acute aortic dissection type A: results of the German Registry for Acute Aortic Dissection Type A (GERAADA)[J]. Circulation,2011,124(4):434-443.

[11]Hong Liu. Predictors of adverse outcome and transient neurological dysfunction following aortic arch replacement in 626 consecutive patients in china[J]. Heart, Lung and Circulation,2017,26(2):172-178.

[12]Newman M F, Mathew J P, Grocott H P, et al. Central nervous system injury associated with cardiac surgery[J]. Lancet,2006,368(9536):694-703.

[13]Mérie Charlotte. Risk of stroke after coronary artery bypass grafting: effect of age and comorbidities[J]. Stroke,2012,43(1):38-43.

[14]丁文祥,苏肇伉,朱德明. 小儿体外循环学[M]. 北京:世界图书出版社,2009:5-20.

[15]黑飞龙. 体外循环教程[M]. 北京:人民卫生出版社,2011:105-169.

[16]龙村,李欣,于坤. 现代体外循环学[M]. 北京:人民卫生出版社,2017:182-210.

[17]姚尚龙,龙村. 体外循环原理与实践[M]. 北京:人民卫生出版社,2009:289-316.

第八章

体外循环对肝肾等内脏器官的影响

第一节　体外循环肾损伤病理生理基础

一、肾脏的解剖和生理学特点

(一)肾脏的解剖和功能

肾脏是位于腹膜后的实质器官,发挥多种重要的生理功能。从解剖来看,肾脏的冠状切面上,肾实质分为皮质和髓质两部分。肾皮质位于浅层,占三分之一,肉眼可观察到粉红色小颗粒,即为肾小体。肾髓质位于深部,占三分之二,主要由肾小管组成。

肾脏的主要功能是排尿,并通过排尿起到排泄机体代谢产物、调节水电解质和酸碱平衡、维持内环境稳定的作用。肾单位是组成肾脏结构和完成排尿的基本单位,每个肾脏由几十万肾单位构成。肾单位包括肾小体和肾小管,肾小体由肾小球和肾小囊组成,其作用是通过滤过形成原尿,肾小管具有重吸收和排泌功能。另外,肾脏还具有内分泌功能,肾脏可分泌促红细胞生成素和 1,25-二羟维生素 D_3 调节钙磷代谢。

(二)肾血流

1. 肾脏血供

极其丰富,肾血流量占机体心输出量的 $20\%\sim25\%$,约 $1000\sim1200$ mL/min。肾脏血流量远超过肾脏的代谢所需,绝大部分血流从肾小球滤过,以及时清除代谢产物,维持内环境稳定。左右肾脏分别由左右肾动脉供血。肾动脉经叶间动脉、弓形动脉、小叶间动脉和入球小动脉进入肾小球，形成肾小球毛细血管网，再汇集成出球小动脉，离开肾小球后分支形成肾小管周毛细血管网，再汇合成静脉，经小叶间静脉、弓形静脉、叶间静脉和肾静脉，进入体循环。

2. **肾脏血液循环的特殊性**

体现在以下两点：一为特有的毛细血管网结构：肾小球毛细血管网和肾小管周毛细血管网；二为皮髓质血流的不均一性。

（1）肾小球毛细血管网是肾小球的滤过功能的基础。由于肾小球入球小动脉粗而短，出球小动脉细且长，因而可维持较高的肾小球毛细血管压，远高于其他器官的毛细血管压，相当于平均动脉压的60%，有利于血中液体的滤过。入球和出球小动脉之间还存在血管旁路，以调节进入肾小球毛细血管的血流量，控制肾小球滤过率。肾小球毛细血管内皮细胞的窗孔结构使其通透性非常高，约可达其他器官毛细血管的50～100倍，可滤过血液中的中小分子。肾小管周毛细血管网影响了肾小管的重吸收功能。血液经肾小球滤过后，血浆蛋白浓度升高，从而引起胶体渗透压升高，有利于肾小管的重吸收。

（2）肾脏血流灌注皮髓质存在不均一性，外层皮质占肾脏总血流量的80%左右，内层皮质和外层髓质占总血流量的15%，内层髓质和乳头部占总血流量的5%（图8-1）。皮质大量的血流灌注有利于血液快速经肾小球滤过，而髓质区域的血流灌注量少与髓质血流速度慢而迂回有关，缓慢的血流速度可满足肾小管完成充分的溶质重吸收。髓质缓慢的血流的一个重大缺陷是髓质PO₂非常低，健康个体髓质PO₂仅有10～20 mmHg，对于溶质运输活跃耗氧量大的髓袢升支厚壁段容易缺氧，这一现象被称为"髓质低氧"。

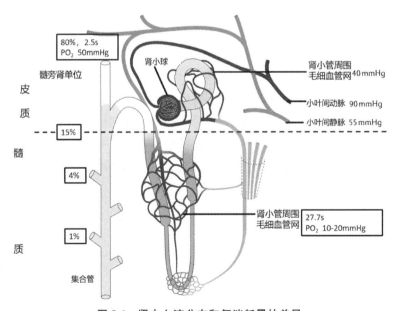

图8-1 肾内血流分布和氧消耗量的差异

3. 肾血流自身调节（图8-2）与神经、体液因素综合调控。

（1）肾血流自身调节。当肾灌注压在80～180 mmHg时，肾血流量相对恒定，约为

1000 mL/min 左右,肾小球滤过率恒定于 120 mL/min。当全身动脉压低于 80 mmHg 或高于 180 mmHg 时,肾血流量随血压变化。一般认为肾血流自身调节主要发生在肾皮质,而肾髓质的血流常随血压而变化。肾血流自身调节机制可维持稳定的肾小球毛细血管压力,从而维持正常的肾小球滤过功能。且离体灌注的肾脏同样存在自身调节机制,说明肾血流调节机制不依赖于神经和体液调节,可能与肾小球入球小动脉肌源性收缩舒张反应、肾小球管球反馈调节有关。

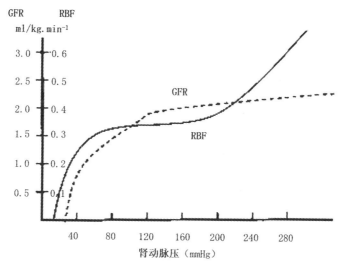

图 8-2 肾血流的自身调节

注:横轴是肾动脉区;纵轴是肾血流量(RBF)和肾小球滤过率(GFR)

(2)肾血流的神经调节。肾脏的神经支配来自 T12-L4 脊髓发出的交感神经纤维。由于交感神经在肾皮质分布多肾髓质分布少,交感神经兴奋主要引起肾皮质血管收缩,使肾小球滤过量减少,可能导致少尿。反之,肾交感神经活动减弱时肾血管扩张,肾血流灌注增多。当机体受到伤害性刺激时(如术中大出血、休克、低心排出量、心力衰竭、感染等),产生应激反应,可激活交感神经系统活性引起全身血流再分布,肾血管收缩,肾血流量减少和肾小球滤过率降低,以及抗利尿激素释放增加,引起少尿和钠的排泄减少,持久而强烈的血管收缩可导致肾小管缺血性坏死。

(3)肾血流的体液调节主要指肾素-血管紧张素-醛固酮、儿茶酚胺、抗利尿激素、前列腺素、内皮素和心房钠尿肽(atrial natriuretic peptide,ANP)。

肾素-血管紧张素-醛固酮　肾素是由肾近球细胞合成和分泌的一种酸性蛋白酶。它使血管紧张素原转变成十肽的血管紧张素 I(angiotensin I,AI),经肺组织中的转换酶作用使 AI 降解,生成八肽的血管紧张素 AII(angiotensin II,AII),AII 可刺激肾上腺皮质合成和分泌醛固酮。AII 是强烈的血管收缩剂,当肾血流量(renal blood flow,RBF)减少时致肾素分泌增加,激活肾素血管紧张素的活性使肾血管收缩,RBF 进一步减少造成肾缺氧和肾功能损害。肾素血管紧张素系统有其自身反馈机制，AⅡ可抑制肾素分泌促使肾血管扩张，增加 RBF。

儿茶酚胺　去甲肾上腺素可使肾小动脉收缩，降低 RBF，同时可使肾皮质血流相对减少、髓质血流相对增加，使尿量减少。肾上腺素可使入球小动脉舒张、出球小动脉收缩，使肾小球毛细血管压增加，引起利尿反应。多巴胺通过肾血管的多巴胺受体减少肾血管阻力，增加 RBF，但是大剂量多巴胺可引起缩血管反应，减少 RBF。

抗利尿激素　作用于血管平滑肌的相应受体，引起血管平滑肌收缩。在生理情况下，ADH 增加时首先出现抗利尿效应，促进肾小管对水和钠的重吸收，尿量减少；血容量过多时抑制 ADH 的分泌，减少水和钠的重吸收，有助于维持血容量和动脉血压的稳定。

前列腺素　是细胞膜磷脂在激活的磷脂酶 A2 作用下生成的一类生物活性物质，具有调控 RBF 和肾小球滤过率（glomerular filtration rate，GFR）的重要作用。实验显示前列腺素 E1（prostaglandin E1，PGE1）能扩张肾血管，增加 RBF，降低血清肌酐水平，维护肾血管内皮和肾小管的完整性。PGE1 和前列环素（prostacyclin I2，PGI2）能对抗肾素-血管紧张素-醛固酮系统，具有肾保护作用。

内皮素　有强烈的缩血管作用，使肾血管收缩，RBF 减少，GFR 降低。在缺血引起的肾损伤型中，内源性内皮素生成显著增加，提示内皮素是急性肾衰发病中的一个重要介质。

ANP 又称心钠素，其主要作用包括：促进钠和水的排出；肾入球小动脉舒张，增加 RPF 和 GFR；抑制肾素分泌；抑制醛固酮和抗利尿激素（antidiuretic hormone，ADH）的分泌。

4. GFR 及其影响因素

GFR 是评价肾小球滤过功能的指标，反映的是体内二百万个肾单位 GFR 的总和。GFR 常用两种方法测定，即菊粉清除率和放射性核素标记法。前者对肾小球滤过功能的判定最准确，但操作繁杂，现已很少应用。目前多用后者，利用放射性核素示踪剂 ^{14}C-菊粉，^{99}TC-DTPA 或 ^{51}Cr-EDTA 测定 GFR。正常人的 GFR 是 120 mL/min，这个数值受年龄、性别影响。一般 40 岁后 GFR 开始下降，约每年减少 1％，80 岁后 GFR 将减少 40％左右。男性 GFR 略高于女性。肾小球滤过受肾小球毛细血管静水压、肾小球毛细血管胶体渗透压、肾小球囊内静水压和滤过系数决定，可由公式表示 $GFR = K_f[(P_{GC} - P_{BS}) - \pi_{GC}]$，$K_f$ 为滤过系数，P_{GC} 是肾小球毛细血管静水压、P_{BS} 是肾小球囊内静水压、π_{GC} 是肾小球毛细血管胶体渗透压。

导致 GFR 下降的原因可包括：（1）肾小球毛细血管内皮细胞损伤导致 K_f 下降，（2）肾脏低灌注导致 P_{GC} 下降，（3）尿路梗阻或肾小管被管型或细胞碎片阻塞导致 P_{BS} 升高，（4）过度脱水或医源性胶体渗透压过高导致 π_{GC} 增加。

二、体外循环肾损伤病理生理基础

CPB 本身即会加重"髓质低氧"。动物实验研究发现 CPB 开始后即出现肾髓质缺氧,尤其是在髓袢升支厚壁段。其机制并不明确,笔者推测可能与 CPB 异常血流动力学状态、非搏动灌注、血压相对降低有关。而且,如上文中所述,当肾脏灌注压发生大幅变化时,肾皮质可在一定程度上通过自身调节机制来维持血流量相对恒定,但是肾髓质却缺乏此种机制。

另外,CPB 期间肾脏血流自动调节机制是否依然存在尚不清楚,因为技术手段有限这类研究很少。仅有的少数研究显示,CPB 期间肾脏血流自动调节可能不存在,他们发现 CPB 期间的肾血流灌注随 CPB 流量增加而增加,而肾血管阻力没有随着 CPB 流量和平均动脉压的变化而改变,这表明肾脏自动调节很可能是无效的。CPB 期间肾脏自动调节功能失效的原因尚不清楚,可能也与低温、血液稀释和非搏动灌注有关。

此外,CPB 中还有其他的肾前性和肾性因素会导致术后肾损伤。肾前性因素包括术中停循环、心输出量降低、血流动力学不稳定、相对血容量不足、炎症应激或药物导致的肾脏血管收缩、肾动脉夹层等;可能的肾实质性因素包括血红蛋白、肌红蛋白、造影剂、肾毒性药物导致的中毒性急性肾小管坏死,肾小动脉栓塞,血栓性微血管壁,等。但是需要注意的是,肾损伤往往是综合因素联合导致。如果肾前性病因未能及时纠正,肾组织持续低灌注则会发展为缺血性急性肾小管坏死。

肾小管坏死的病理生理表现包括肾小管堵塞、肾小管液返漏至肾间质、肾小管管球反馈机制失调。缺血性急性肾小管坏死和中毒性急性肾小管坏死的病理学有一些不同特征。缺血性急性肾小管坏死病变范围与缺血程度有关,一般很难引起真正的肾小管坏死,主要病变为近端肾小管上皮细胞空泡变形、刷毛缘脱落、细胞扁平、管腔扩张和严重肾间质水肿,远端肾小管和集合管可见细胞碎片、颗粒管型、透明管型,对于有血红蛋白或肌红蛋白尿的患者可能还有色素管型。中毒性急性肾小管坏死的病变范围和严重程度于毒物剂量和作用时间有关。一般较缺血性肾小管坏死病变更广泛和严重。各段肾小管上皮细胞均可见细胞严重变性,甚至出现肾小管裸基底膜。

肾小管上皮细胞的损伤修复是肾功能恢复的基础,而急性肾损伤(acute kidney injury,AKI)患者的临床预后取决于肾小管上皮细胞损伤与修复的动态平衡。少部分患者在数月内肾功能可完全恢复,部分患者可转为慢性肾衰竭。

三、体外循环肾损伤危险因素分析

(一)患者相关因素

患者相关危险因素包括高龄、大体重、高血压、脉压大、术前贫血、外周血管或颈动脉粥样硬化、糖尿病、左心室功能减低、阻塞性肺疾病和术前血流动力学不稳定。有意思的是,术前慢性肾脏疾病并不是术后 AKI 的危险因素,但是术前严重肾脏疾病的患者围术期微小额外的肾损伤打击即很有可能需要透析治疗,术前慢性肾脏疾病是肾替代治疗的危险因素。

另外,AKI 存在遗传易感性,与传统临床危险因素相比,其更能解释心脏术后 AKI 的差异。一系列已知影响炎性反应和血管收缩的基因多态性候选位点被纳入研究,结果显示其中部分位点,某些多态性单独或联合出现时,与心脏术后 AKI 存在紧密相关性。例如高加索人群中 IL-6-527C 和血管紧张素原 824C 阳性(占患者 6%)的患者,冠脉搭桥术后平均肌酐升高程度(121%)增加 4 倍。这些研究使我们相信患者术后 AKI 的差异很大程度上受到遗传学影响,提示基因图谱分析及未来的全基因组研究会提供有效的术前危险预测手段,为肾保护策略的制定指引方向。

(二)术中停循环

一些手术中需要应用到不同类型的停循环技术,导致肾脏一段时间内缺血和后续的再灌注。虽然这些停循环手术会同时进行低温保护,但是依然增加了肾损伤风险。多个研究显示,在全主动脉弓置换术中,下半身停循环时间是术后 AKI 的独立危险因素。

(三)栓子栓塞

既往研究显示,升主动脉粥样斑块严重程度与术后 AKI 相关,而主动脉内球囊反搏(intra-aortic ballon pump,IABP)导致的主动脉斑块破裂也可能是肾损伤的病因。不止动脉粥样斑块,血栓、感染性赘生物等均有可能导致肾小动脉栓塞。

(四)游离血红蛋白

CPB 中滚压泵挤压、异常剪切力等因素会导致红细胞破坏,释放出血红蛋白。正常生理范围内的血红蛋白和触珠蛋白结合,迅速被肝脏降解,且不对机体产生影响。当血浆血红蛋白浓度大于 $100\sim150$ mg/L 时,超过触珠蛋白结合能力,血浆中出现游离血红蛋白,血浆游离的血红蛋白降解成 $1\alpha1\beta$ 二聚体,分子量 34 kD,容易从肾小球滤过,进入肾小管的血红蛋白被肾小管上皮细胞重吸收,并降解为含铁血黄素。肾小管上皮细胞脱落自尿中排除,形成含铁血黄素尿。当血浆血红蛋白浓度超出 $1000\sim2000$ mg/L 时,超出肾小管的重吸收能力,出现于尿中,形成血红蛋白尿。游离血红蛋白在肾小管内形成管型堵塞肾小管可能会导致 AKI。此外,游离血红蛋白可消耗一氧化氮,一氧化氮是内皮源性的肾血管的扩张剂,从而导致肾血管收缩。另外,游离血红蛋白有直接的肾毒性作用。有研究显示,游离血红蛋白可作为术后肾损伤的标志物。

(五)肌红蛋白

对于一些特殊的心血管手术,如合并下肢灌注不良的主动脉夹层手术,会因围术期横纹肌溶解导致血浆肌红蛋白升高,导致 AKI。另外,对于需要股动脉插管的手术,也会导致下肢缺血。

肌红蛋白导致 AKI 的机制与血红蛋白的肾损伤机制类似。肌红蛋白分子量 17.8 kD,很容易自肾小球滤过,在肾小管中形成管型。此外肌肉溶解导致尿酸产生增加,还可导致急性尿酸结晶堵塞肾小管。另外肌红蛋白也有直接的肾毒性。

(六)血压、流量、红细胞压积和氧输送

关于血压、流量、红细胞压积、氧供与肾损伤相关性的研究很多,但是尚未得到统一明确的结论。一般认为 CPB 中应维持平均动脉压(mean artery pressure,MAP)50～80 mmHg,有研究显示 CPB 中 MAP 低于 50 mmHg 超过 5 min 与术后 AKI 有关。但是一些比较高 MAP 和低 MAP 灌注策略的随机对照试验并未得到 MAP 与术后肾损伤相关的结论。

相比于血压,CPB 期间氧输送(delivery of oxygen,DO_2)对术后肾损伤的影响更受公认。一系列高质量的研究均显示 DO_2 维持在 280 mL/(min·m²)以上可降低术后 AKI 的发生率。也有一些关于 DO_2 和小儿心脏术后急性肾损伤的研究,建议 DO_2 维持在 340～360 mL/(min·m²)。DO_2 由红细胞压积、血红蛋白氧饱和度和 CPB 流量共同决定。一般认为为了维持 DO_2 在目标范围内,可通过提高 CPB 中红细胞压积或 CPB 流量实现。而由于异体输血可能同样增加肾损伤的风险,更推荐采用减少血液稀释的措施以提高红细胞压积。但是,Lankadeva YR 最新的动物实验研究显示,提高血压和 CPB 流量可改善肾脏髓质缺氧,而单纯增加红细胞压积并不改善髓质缺氧。

(七)平流灌注

CPB 提供的平流灌注是一种非生理性非搏动性血流,可能无法达到生理性毛细血管灌注效果,笔者推测这可能是 CPB 开始后髓质缺氧的原因之一。但是目前搏动灌注技术很难模拟真正的搏动血流。

(八)α肾上腺素能受体激动剂

理论上,去甲肾上腺素会导致肾小球入球动脉收缩,减少肾小球滤过,增加肾前性肾损伤的风险。也有研究显示,心脏手术中应用儿茶酚胺类是 AKI 的预测因素。但是由于儿茶酚胺类一般用于血流动力学不平稳的患者,因此难以分辨儿茶酚胺类是否直接导致 AKI。

(九)造影剂

部分心血管手术患者在术前会应用造影剂完成冠脉造影或其他检查治疗。既往研究显示,血管内注射造影剂后大约 2％～3％ 的患者会出现血清肌酐一过性上升基础值的 25％ 以上。造影剂导致肾损伤的机制包括造影剂引起肾血流减少、造影剂直接的肾小管毒性等。

第二节　围术期肾功能的评估及监测

一、肾脏功能的评估

(一)肾小球滤过功能检查

1. 肾小球滤过率(GFR)

目前,GFR常用放射性核素标记法测定。GFR降低是判断肾功能不全的重要指标。GFR正常值为125 mL/min,男性略高于女性,随着年龄的增长,GFR有下降趋势,40岁以后每增长1岁,GFR减少1 mL/min。

2. 内生肌酐清除率

测定方法较为简便,也能较准确地测得肾小球滤过率。我国成人内生肌酐清除率平均为128 L/24 h尿。

3. 血浆肌酐测定(sCr)

肌酐主要从肾小球滤过,肾小管的分泌量很少。肌酐含量与GFR成反比,当肾小球的滤过功能减退时,sCr含量则升高。sCr测定可作为判定肾功能的一项简易指标,正常值为44~133 mmol/L。

(二)肾血流量(RBF)测定

RBF测定有生化和放射性核素测定两种方法。由于生化方法繁琐,目前常用放射性核素法测定肾有效血浆流量(effective renal plasma flow,ERPF),正常人ERPF在10.0 mL/s左右,与年龄增长有关,50岁以后每增长10岁,ERPF下降1.2~1.4 mL/s,GFR亦相应下降。大多数肾脏疾病均伴有GFR和RBF下降。因此,临床上往往联合判定肾功能。目前采用双核素显影可以真正同时获得GFR和ERPF,并计算出滤过分数,可以全面分析肾小球、肾小管与RBF之间的关系,有助于肾功能的判定。

(三)血浆尿素氮测定

尿素氮(blood urean nitrogen,BUN)是血中非蛋白氮(non-protein nitrogen,NPN)的主要成分。BUN含量的变化受蛋白质摄入量、体内蛋白质的分解程度及肾脏排出BUN能力的影响。蛋白质摄入量过多、发烧、感染、中毒、ARF少尿期或慢性肾功能不全晚期均使BUN升高,因此,BUN作为评价肾功能时不是一个很可靠的指标。

(四)肾小管功能测定

1. 尿比重测定

尿比重反映肾小管的浓缩功能。正常尿比重为1.003~1.025。日间各次尿标本中至少有一次比重应达 1.018,若最高一次比重小于 1.018,提示肾浓缩功能不全。若尿比重每次固定在 1.010～1.012,提示肾浓缩和稀释功能严重受损。

2. 尿蛋白测定

正常人尿中含极微量蛋白,24 h 尿中含量小于 150 mg,常规检查为阴性。功能性蛋白尿,尿蛋白含量低于 1.0 g/24 h 尿,为暂时性。病理性蛋白尿,蛋白尿与肾功能障碍程度成正相关,具有较大的临床意义。此外,测定尿中微球蛋白可早期发现肾功能受损程度。β_2-微球蛋白(β_2-M)测定时判定早期肾功能损害有重要意义。β_2-M 与 GFR 成反比,血清 β_2-M 值增高可反映 GFR 降低,是估计 GFR 的一种较理想指标。尿中 β_2-M 值增高表明肾小管功能障碍。用放射免疫法测定血及尿中 β_2-M 是反映 GFR 或肾小管重吸收功能的一项敏感而可靠的指标,具有较大的临床价值。尿 β_2-M 正常参考值约为 230 $\mu g/L$。

(五)术中近红外光谱(near infrared spectroscopy,NIRS)监测肾区组织氧饱和度

本书第七章已对 NIRS 技术作了一定介绍,肾区皮肤 NIRS 贴片监测肾组织氧饱和度以实时无创反映肾脏灌注具备可行性。

理论上,该技术预期平均穿透深度<2 cm,而成人的肾脏通常位于皮肤和皮下组织以下几厘米处,在这种情况下,信号可能是混合来源的。另一个混淆因素是,在较小的患者中,NIRS 信号可能通过肾髓质,那里的氧张力明显低于皮质。肾静脉血氧饱和度高估了髓质氧合,因为后者主要受皮质影响,与髓质相比,皮质供血过多,耗氧量较低。另外,其数值可能还受到贴片位置、手术台倾斜的影响。

在一些比较肾氧饱和度(renal saturation of oxygen,rSO_2)与侵入性测量的肾静脉血氧饱和度(saturation of oxygen in renal venous,$SrvO_2$)相关性的研究中发现,成人与儿童 CPB 手术中 rSO_2 与 $SrvO_2$ 有很好的相关性。

二、急性肾损伤的诊断标准

急性肾损伤(AKI)是心脏直视手术后最常见的主要并发症之一。根据诊断标准和研究人群的不同,其发病率从 5% 到 42% 不等。存在 AKI 的患者围手术期死亡率是为非 AKI 患者的 3～8 倍。

文献中能查阅到的 AKI 定义有 30 多种,而临床中最广泛应用的定义包括 KDIGO 标准,RIFLE 标准和 AKIN 标准(表 8-1)。研究中应用最多的是 KDIGO 评分。

目前,大家更倾向于将 AKI 理解为一个动态变化逐渐发展的疾病谱,从正常肾功能发展至亚临床 AKI,再至 AKI,最终恢复或发展为慢性肾损伤的过程。这就要求能够在亚临床阶段对 AKI 进行早期识别并及时干预。

表 8-1 AKI 的诊断及分级标准

RIFLE 诊断标准		
期别	肾小球功能指标(sCr 或 GFR)	尿量指标
R(风险)期	sCr 升高>1.5 倍,或 GFR 下降>25%	<0.5 mL/(kg·h),时间>6 h
I(损伤)期	sCr 升高>2 倍,或 GFR 下降>50%	<0.5 mL(kg·h)时间>12 h
F(衰竭)期	sCr 升高>3 倍,或升高>353.6 μmol/L(4 mg/dL)或急性增加>44.2 μmol/L(0.5 mg/dL),或 GFR 下降>70%	<0.3 mL/(kg·h),时间>24 h 或无尿>12 h
L(丧失)期	持续肾衰竭>4 w	
E(终末)期	持续肾衰竭>3 m	
AKIN 诊断标准		
	肾小球功能指标(sCr)	尿量指标
I	sCr 升高≥6.5 μmol/L(0.3 mg/dL)或升高 1.5~2 倍	<0.5 mL/(kg·h),时间>6 h
II	sCr 升高 2~3 倍	<0.5 mL/(kg·h),时间>12 h
III	sCr 升高>3 倍,或升高>353.6 μmol/L(4 mg/dL)伴急性增加≥44.2 μmol/L(0.5 mg/dL),或需要肾脏替代治疗	<0.3 mL/(kg·h),时间>24 h 或无尿>12 h
KDIGO 分期标准		
	肾小球功能指标(sCr)	尿量指标
1 期	sCr 升高≥6.5(0.3 mg/dL)或升高 1.5~1.9 倍	<0.5 mL/(kg·h),时间 6~12 h
2 期	sCr 升高 2.0~2.9 倍	<0.5 mL/(kg·h),时间≥24 h
3 期	sCr 升高>353.6 μmol/L(4 mg/dL)或需要启动肾脏替代治疗,或患者<18 岁,估计 GFR 降低到 35 mL/min	<0.3 mL/(kg·h),时间≥24 h 或无尿≥12 h

三、急性肾损伤的监测和标志物

(一)传统监测指标

尽管 sCr 的升高滞后于肾小球滤过功能下降,它目前依然是公认的判断肾功能的指标。肌酐是骨骼肌代谢中磷酸肌酸的降解产物。内源性肌酐每日生成量几乎保持恒定,几乎全部经肾小球滤过进入原尿,且不被肾小管重吸收,因此测定 sCr 浓度可反映肾功能。主要缺点是它依赖于肌肉质量,发生横纹肌溶解或特定药物(西咪替丁、甲氧苄啶磺胺甲恶唑或丙磺舒)会对 sCr 产生影响。

尿量监测是评价 AKI 的另一个指标,因其在一定程度反映了肾小球滤过率。目前通用的少尿阈值是 0.5 mL/(kg·h)。但是可能 0.5 mL/(kg·h)的阈值不适用于所有情况,尤其是应用袢利尿剂的患者。心脏手术后往往需要通过利尿剂减少液体负荷,最常应用的利尿剂是袢利尿剂,但是袢利尿剂并非通过增加 GFR 而是通过减少重吸收起到增加尿量的作用。因此袢利尿剂可能会掩盖少尿的识别。有研究显示,CPB 中的尿量对术后 AKI 的发生有预测作用,但是 CPB 中的尿量也受到利尿剂的影响。

(二)新的 AKI 标志物

由于 sCr 评价 AKI 的滞后性,科研人员致力于寻找新的生物标记物以在早期诊断 AKI。按照机制分类,研究较深入的早期标志物包括三类:肾小管酶尿标志物(AKI 时肾小管细胞损伤后细胞内容物进入尿中)、肾小管蛋白尿标志物(AKI 时肾小管重吸收功能障碍引起的小分子蛋白尿)和肾脏适应性应激反应标志物(AKI 时涉及有急性应激反应触发的多种病生理反应)。

1. 中性粒细胞明胶酶相关脂质运载蛋白(Neutrophil gelatinase-associated lipocalin, NGAL)

NGAL 在近端肾小管上皮细胞和 N 中表达,是肾损伤后早期和高度上调的基因之一。尽管它被认为是检测心脏手术后 AKI 的最特异、最敏感的生物标志物之一,对 24 项研究的荟萃分析发现总体敏感性为 0.68(95%CI,0.65~0.70),特异性为 0.79(95%CI,0.77~0.80)。研究发现,NGAL 的诊断价值儿童优于成人,不合并慢性肾病的患者优于合并慢性肾病的患者。

2. 肾损伤分子 1(kidney injury molecule-1,KIM-1)

KIM-1 是一种跨膜糖蛋白,在缺血再灌注损伤后近端小管细胞中具有类似的上调。荟萃分析中四项试验的亚组分析报告心脏手术人群的敏感性为 0.73(95%CI,0.45~0.93),特异性为 0.77(95%CI,0.62~0.90)。然而,诊断性能取决于临床设置、人群和测试特征等因素,这限制了确定一致的临界值。

3. 胰岛素样生长因子结合蛋白 7(insulin-like growth factor-binding protein 7,IG-FBP7)×金属蛋白酶组织抑制剂-2(tissue inhibitor of metalloproteinases-2,TIMP-2)

迄今为止,心脏手术相关的 AKI 最有希望的候选生物标志物是两种参与 G1 细胞周期阻滞的分子。在缺血再灌注损伤的早期反应中,肾小管细胞进入 G1 细胞周期停滞期,以进行修复,避免炎症和细胞死亡。IGFBP7 和 TIMP-2 的产物作为早期损伤的标志而增加,在 CPB 后 4 h 出现特征性动力学峰值。这两种标志物均可以在尿液中测定。目前已有商用测量[TIMP-2]×[IGFBP7]的即时(point of care,POC)检测试剂,已在多个欧洲国家上市,并获得美国食品和药物管理局的批准。荟萃分析显示,[TIMP-2]×[IGFBP7]检测心脏术后急性肾损伤的敏感性为 0.79(95%CI,0.71~0.86,I_2=74.2%),特异性为 0.76(95%CI,0.72~0.80,I_2=80.8%)。然而,[TIMP-2]×[IGFBP7]也因其可变的诊断性能而受到挑战。

4. Dickkopf-3(DKK3)

尿 DKK3 是肾小管间质纤维化的调节剂,术前尿 DKK3 水平高的患者,预测术后 AKI 的曲线下面积(area under curve, AUC)为 0.783(95% CI, 0.747~0.820, $p<$ 0.0001)。

5. 尿 C-C-基序趋化因子配体 14(C-C-motif chemokine ligand 14, CCL-14)

最近,在 2~3 期心脏手术相关的 AKI 患者队列中, CCL-14 被引入作为心脏术后 AKI 和肾脏替代治疗的预测因子。肾小管上皮细胞释放 CCL-14,作为趋化性和单核巨噬细胞募集的诱导因子,对肾损伤作出反应。虽然它不是早期诊断的标志物,但它提供了有关疾病预期严重程度和进展的诊断信息。CCL-14 预测心脏手术后持续性 AKI, AUC 为 0.930(95%CI, 0.881~0.979)和 7 d 内的肾脏替代治疗, AUC 为 0.915(95% CI, 0.858~0.972)。

第三节　肾功能保护及替代治疗方法

一、肾功能保护措施

围术期肾脏保护的关键是围术期避免或减少导致肾损伤的因素,因为一旦发生肾损伤,除了尽早启动连续性肾脏替代治疗(continuous renal replacement therapy, CRRT)外很难干预或遏制其进程。CPB 管理中肾保护的基本原则包括维持肾组织氧供氧耗平衡,尤其是肾髓质。另外,灌注压与血液携氧能力(与血液稀释及输血有关)决定了氧供,而低温可调节肾组织氧耗。

(一)术前识别高危患者

术前识别术后 AKI 的高危患者,从而为高危患者制定更合理的手术、CPB 和围术期管理策略,减少围术期肾损伤因素的暴露。目前已知的危险因素包括急诊手术、二次手术、瓣膜手术、停循环手术、长时间 CPB 手术、合并感染与败血症、合并房颤、高龄、大体重、女性、充血性心力衰竭、术前贫血、糖尿病等。

有一些研究团队提出了一些术前临床评分系统,以预测心脏手术后 AKI 且需要肾脏替代治疗或单纯急性肾损伤(非肾脏替代治疗急性肾损伤),包括 CICSS 评分、克利夫兰评分、比较著名的是克利夫兰评分,该评分来自 33217 例患者的数据分析,评分根据 13 项术前指标,评分从最低为 0 分,最高为 17 分,评分指标包括:女性(1 分)、充血性心力衰竭(2 分)、左室射血分数<35%(1 分)、术前使用 IABP(2 分)、慢性阻塞性肺疾病(1 分)、

胰岛素依赖型糖尿病(1分)、既往心脏手术史(1分)、急诊手术(2分)、单纯瓣膜手术(1分)、搭桥联合瓣膜手术(2分)、其他心脏手术(非搭桥或/和瓣膜手术)(2分)、术前肌酐 1.2~2.1 mg/dL(2分)、术前肌酐超过 2.1 mg/dL(5分)。但是这些现有的评分预测效果有限,可能是与这些预测评分仅纳入临床指标有关。来自阜外医院的一项小型研究显示,CPB 冠脉旁路移植术的患者术前五联尿标志物可良好地预测术后肾损伤发生,这些尿标志物包括酪氨酰-γ-谷氨酸、甘氨脱氧胆酸、5-乙酰氨基-6-氨基-3-甲基尿嘧啶、精氨酸和 L-蛋氨酸。纳入了生物标志物的预测评分更能提高其预测能力。

对于高危肾损伤的患者,围术期应更加避免肾损伤因素的暴露,包括:避免肾损伤的药物、减少不必要的造影检查并选择低渗造影剂(详见后文减轻造影剂肾损伤部分)、术中避免低灌注或低氧供、术中避免液体负荷过高、避免应用羟乙基淀粉、避免应用 CPB、术中应用离心泵、采用微创 CPB 等。此外,围术期还可更加积极地应用一些肾保护措施,包括术前缺血预适应、尽早开始肾替代治疗等。

(二)优化手术方式

对于肾损伤高危的患者,可以通过改变手术方式来降低术后 AKI 的发生率。

1. 非体外循环 vs 体外循环搭桥手术

虽然理论上说,CPB 本身是发生肾损伤的重要诱因。很多研究均显示体外循环搭桥手术较非体外循环搭桥手术明显增加患者术后急性肾损伤的风险,减少术后肾脏替代治疗的风险。但是由于进行非体外循环手术的患者基线更健康年轻,所以一般的回顾性研究很难得到真正可信服的结论。尽管如此,笔者认为,在可选择的情况下,对于 AKI 高危的患者可首先考虑应用非体外循环搭桥手术。

2. 减轻组织损伤

减少组织损伤,比如采用更微创的入路也可降低炎性因子损伤,从而减轻肾损伤。

3. 减少升主动脉操作

对于存在升主动脉严重斑块的患者,升主动脉操作可能会导致斑块脱落,脱落斑块进入肾血管可能导致肾脏组织梗死,引发 AKI。可以通过一系列措施降低斑块脱落风险,如操作时避开主动脉斑块区、冠状动脉旁路移植术中避免侧壁钳操作等。

(三)优化 CPB 策略

CPB 肾保护最重要的原则是维持肾脏氧供和氧耗之间的关系。如上文中所述,CPB 后易发生"髓质低氧",提供充分的氧供才能避免或减轻 CPB 导致的"髓质低氧"现象。该现象与 CPB 流量、平流灌注、血液稀释和 MAP 降低均有关系。

1. 流量

流量管理是 CPB 中非常有争议的话题,CPB 医师也存在"低流量派"和"高流量派","低流量派"认为维持该温度下不引起终末器官损伤的最低流量,低流量的优势是减轻血液破坏,增加需维持 CPB 转流的储血罐液面从而减少血液稀释、减少栓子数量,而高流量的优势是确保更高的器官组织灌注、提供更多氧供,很多研究均显示,肾脏血流灌注与CPB流量是正相关、甚至线性相关的,肾脏灌注随CPB流量增加而增加的幅度存在个体差异。因此对于AKI高危的患者,提高CPB流量可以增加肾脏灌注,从而减少肾损伤风险。

2. 氧供

目标导向灌注是近几年新提出的CPB灌注方式,在目标导管灌注的概念里,更关注CPB中的氧供(DO_2),DO_2是主要由流量和血红蛋白浓度决定的指标。一系列高质量研究均肯定了目标导向灌注对降低术后急性肾损伤风险的益处,对于成人患者,DO_2应维持在280 mL/(min·m^2)以上。而小儿可能需要维持更高的DO_2,有研究建议的阈值为340~360 mL/(min·m^2)。因此,对于术前血红蛋白低的患者,术中采用一系列措施尽量避免血液稀释以提高CPB中的血红蛋白水平是很重要的,包括应用缩短管路、微创系统、逆行自体血预充的策略均是可取的方法。也有学者指出,对于肾损伤高危的患者应采用更为宽松性输血阈值而非限制性输血阈值,但是异体输血本身也会增加肾损伤风险,因此对于这类患者更应主动减少血液稀释。另外对于CPB中血红蛋白水平处于红细胞输注阈值边界的患者,需要提高流量以维持一定的DO_2。

3. 血液稀释

CPB中采用血液稀释可降低血液黏度,改善微循环、增加组织灌注。然而,过度血液稀释(Hct低于20%)与心脏术后肾脏不良结局有关。一项纳入1404例冠状动脉旁路移植术患者的研究显示,排除灌注压的影响后,CPB期间最低Hct值和术中输血均是术后AKI的独立危险因素。

4. 低温

低温可以降低氧耗,理论上也是降低AKI风险的措施之一。然而有三项浅低温的研究均未发现浅低温CPB相比于常温CPB的肾保护效果。研究将298例择期CABG手术患者随机分为常温CPB组(35.5 ℃)及低温组(28 ℃),常温组并不增加心脏术后AKI的发生率。另一方面,一些回顾性研究显示,CPB中高温(动脉出口血温>37 ℃)的累积时长是术后AKI的独立危险因素,因此在CPB复温阶段要避免过度积极的复温。

5. 血糖

高血糖会增加肾脏近端小管葡萄糖再摄取从而增加肾脏氧耗。一些回顾性研究显示术前和术中高血糖与术后AKI相关。因此CPB中强化血糖控制可降低肾损伤风险。一项随机对照研究显示,严格控制血糖可降低术后AKI发生率,但是严格控制血糖可能会导致低血糖,增加脑卒中风险。因此,目前的推荐指南为建议中等的血糖控制,即维持150~200 mg/dL。国内湘雅医院一项研究也显示在儿童患者中,心脏手术术中血糖过高与术后AKI(3期)相关,术中血糖波动过大可能与术后AKI相关。

(四)减轻造影剂肾损伤

碘造影剂曾经是住院肾损伤的主要病因,后来随着造影剂的发展、以及低剂量策略,造影剂肾损伤的发生率降低。但是对于心脏外科手术患者,术前可能会进行冠脉造影操作,依然会有较大剂量的造影剂暴露。一项心脏手术回顾研究的 meta 分析显示,当冠脉造影与心外科手术间隔超过 1 d 后,术后 AKI 的风险会降低。

对于中危和高危肾损伤的患者,在术前应尽量避免造影剂的应用,如必须应用造影剂,尽量选择低毒性的造影剂,并尽量减少造影剂用量,造影剂与手术时间的间隔大于 1 d。目前认为等渗非离子造影剂的肾损伤危险最小,其次是低渗非离子型造影剂和高渗离子型造影剂。但是毒性低的造影剂价格也相对昂贵。另外,造影前后应积极水化,可在造影前 12 h 开始,静脉输注 0.9% 生理盐水 1 mL/(kg·h),持续 24 h,对于心衰患者应注意控制输液的速度和总量,避免加重心衰。有研究显示应用非诺多泮和 N-乙酰半胱氨酸也可降低造影剂肾损伤的风险。

(五)减轻血红蛋白/肌红蛋白肾损伤

对于预期 CPB 手术时间长的患者,可使用离心泵,以减少红细胞破坏。此外,水化碱化尿液可降低血红蛋白尿和肌红蛋白尿致 AKI 发生的风险。水化可提高肾脏血流的灌注,增加尿流量,防止肾小管内管型形成或冲刷已形成的管型。对于尿量没有减少的患者可应用甘露醇,甘露醇可提高肾小球球内压,增加肾小球滤过率,提高尿流量。同时甘露醇还有自由基清除的作用,可减轻肾损伤。对于已经出现少尿甚至无尿的患者,可先试用袢利尿剂,如果尿量增加,在保持液体充足的情况下,可适当试用甘露醇,如果应用袢利尿剂后尿量不增加,则不应使用甘露醇,以避免加重肾损伤。碳酸氢钠可碱化尿液,保持尿液 pH 在 6.5 以上可以防止管型形成。

(六)术前缺血预处理

一些研究显示,术前缺血预处理可能可以降低术后肾损伤风险,包括远端组织(如上肢)几次短暂的缺血再灌注。其确切的机制尚不清楚,缺血预处理可能通过利用细胞防御机制来减轻肾损伤,如短暂的细胞周期停滞。缺血预处理对肾损伤的影响的临床研究结果存在矛盾。一项纳入了 79 个随机对照试验 10814 例患者的 meta 分析显示,术前缺血预处理可显著降低术后 AKI 的发生率。

(七)液体管理和选择

围术期液体管理在心脏术后 AKI 的预防中扮演着重要的作用。由于容量不足和容量过多均与术后 AKI 有关,且可能导致不良预后。

此外,液体种类也有肾功能有关。平衡晶体溶液优于生理盐水。一项纳入 21 个研究 6253 例患者的 meta 分析显示,高氯液体会显著增加 AKI 的发生率。另一项研究显示平衡晶体溶液可减低术后 30 d 肾替代治疗和持续性肾损伤的发生率。湘雅医院有研究称,术后 48 h 低白蛋白血症也与小儿心脏手术术后 AKI 相关,提示术后纠正低白蛋白血症可能对降低肾损伤发生率有益。

一般认为羟乙基淀粉具有潜在的肾毒性,会增加危重症患者肾损伤和凝血功能障碍风险。2013 年欧洲药物管理局的药物警戒风险评估委员会(pharmacovigilance risk assessment committee,PRAC)建议限制使用羟乙基淀粉。但因为限制措施实施的效果不佳,在 2018 年 1 月 12 日,PRAC 再度建议将该药品退市。尽管目前有新的研究显示新型羟乙基淀粉不增加术后 AKI 的发生率,但是由于这些研究样本量和设计均存在缺陷,在学术界依然存在很大争议,笔者认为至少对于肾损伤高危的患者不建议应用羟乙基淀粉。

(八)药物

1. 血管活性药物的选择

除了影响术中肾血流的间接血液动力学、体液和自主神经效应外,血管活性药物的使用可能对肾脏灌注产生重要的额外直接影响。

(1)肾上腺素能受体介导的药物是心脏手术中主要应用的药物。儿茶酚胺介导的肾脏效应包括 α_1 肾上腺素能受体介导的血管收缩和多巴胺能、β_2 和 α_2 肾上腺素能受体介导的血管舒张。早期动物实验中,短暂的高剂量注射去甲肾上腺素导致长期严重的肾血管收缩和肾小球滤过减少。但随后的脓毒症动物实验发现,去甲肾上腺素增加了整体和髓质肾血流量。一项随机对照试验表明,在接受去甲肾上腺素与多巴胺治疗的循环休克患者中,肾替代治疗天数减少。总体证据支持去甲肾上腺素是 AKI 高危患者的安全血管升压药。

(2)精氨酸加压素(也称为抗利尿激素)是一种由垂体后叶分泌的肽,用于治疗血管扩张性低血压,并由 V1 和 V2 受体介导广泛作用。低剂量血管加压素激活压力感受器反射,可用于压力感受器反射受损的情况,如感染性休克时。高剂量激活血管平滑肌 V1a 受体,介导直接血管收缩作用并增加全身血管阻力。在感染性休克的动物模型中,加压素增加灌注压,同时保护肾血流。在一项小型双盲试验中,24 名感染性休克患者被随机分为 4 h 输注去甲肾上腺素或低剂量加压素,两组均使用开放标签去甲肾上腺素维持血压。加压素组的尿量显著增加,但去甲肾上腺素组无变化。同样,加压素组的肌酐清除率增加了 75%,而去甲肾上腺素组的肌酐清除率没有变化($P<0.05$)。因此,有人推测,在治疗血管扩张性休克方面,加压素是一种有用的肾脏保护剂。然而,另一项大型随机对照试验并未证实这一点。关于术中血管加压素的使用,一项回顾性研究发现其使用与心脏手术后 AKI 独立相关,但仍不清楚加压素是与 AKI 直接相关,还是加压素应用反映了术中血流动力学不稳定与 AKI 间接相关。因此,尽管血管加压素可能是术后和危重患者首选的缩血管药物,但仍不清楚高肾风险患者是否应避免术中使用血管加压素。

(3)围绕多巴胺输注和肾脏保存的长期争议突出了在广泛采用前仔细评估治疗的重要性。以低于 5 $\mu g/(kg \cdot min)$ 的速率输注多巴胺可选择性地刺激肠系膜多巴胺-1(DA1)受体,导致肾血流量增加、肾血管阻力降低、钠尿和利尿。虽然 40 年前的动物研究促进了多巴胺的肾脏保护潜力,但随后在非手术和非手术环境下进行的大量随机研究并未证实这一说法。随机试验的荟萃分析也未能支持多巴胺作为肾脏保护剂,对死亡率、透析或不良事件没有益处。此外低剂量多巴胺可能导致不良后果,包括内脏氧合恶化、胃肠功能受损、内分泌和免疫系统功能受损、通气驱动减弱以及房颤风险增加。尽管大量文献强烈反对常规使用多巴胺输注来保护肾脏,但这种疗法仍然很常见。

(4)其他血管收缩剂与术后肾损害的关系研究较少。一项针对 20 名术前服用 ACE 抑制剂的患者的小型研究随机分为围术期 24 h 服用苯肾上腺素或血管紧张素 Ⅱ 以控制全身血管阻力,结果未发现 AKI,并得出结论,血管紧张素 Ⅱ 是苯肾上腺素的安全替代品。一项著名的随机试验报告,血管紧张素 Ⅱ 输注可有效提高患者难治性血管扩张性休克的危重患者的血压。本研究的事后分析还发现,与安慰剂相比,接受血管紧张素 Ⅱ 治疗的患者,在随机化时需要 RRT 治疗的 AKI 患者中,28 d 生存率和 RRT 停用率有所提高。尽管需要进一步的研究来支持血管紧张素 Ⅱ 的常规使用,但这些发现表明,严重血管扩张性休克和肾损伤的患者可能受益于该药物。

(5)磷酸二酯酶 Ⅲ 抑制剂(米力农、氨力农、依诺西酮)具有正性肌力和血管舒张作用。少数关于它们对肾功能影响的研究得出了相互矛盾的结论。在一个动物模型中,米力农加剧了内毒素诱导的肾衰竭,人类肾功能不全和肾衰竭的发生米力农的使用有关。在 40 名接受依诺西酮或安慰剂治疗的 CABG 患者的随机研究中,与依诺西酮组相比,对照组的尿 α_1-M 显著升高。目前,没有足够的数据来描述磷酸二酯酶 Ⅲ 抑制剂的肾脏效应;然而,由于它们主要通过肾脏排泄,因此在肾衰竭患者中应谨慎使用。

2. 非诺多泮

甲磺酸非诺多泮为苯并氮杂卓的衍生物,是选择性 D1 受体激动剂。尽管最初是作为降压药使用,后发现其对造影剂肾病可能有预防作用,但是很少有随机对照研究评估非诺多泮对术后肾功能不全的治疗作用。一项前瞻性随机对照研究对 160 例心脏手术前合并肾功能不全的患者应用非诺多泮或安慰剂,非诺多泮组术后肾功能优于安慰剂组,但缺乏远期疗效评估。其他前瞻性随机对照双盲研究并未发现非诺多泮对术后肾功能的保护效果,反而可能对糖尿病患者产生不良后果。荟萃分析指出,由于手术类型、AKI 定义存在异质性,研究存在高偏差性,因此无法得出非诺多泮用于肾脏保护的确切结论。

3. N-乙酰半胱氨酸

N-乙酰半胱氨酸是一种抗氧化剂,可增强内源性谷胱甘肽清除系统的功能,作为肾保护剂可减轻造影剂肾病。但是对于心脏手术后 AKI,meta 分析未显示该药围术期具有肾保护作用。

4. 利尿剂

利尿剂包括抑制溶质主动重吸收(如袢利尿剂)、提高肾小管内渗透浓度减少肾小管重吸收(如甘露醇)两类。利尿剂肾保护作用的主要原理是增加尿量,维持肾小管通畅、防止肾小管内管型形成或冲刷已形成的管型。

(1)袢利尿剂(如呋塞米)舒张肾皮质血管、抑制髓质升支粗段溶质重吸收、增加肾小管内溶质,从而起到利尿作用。多个动物实验显示,呋塞米及其他袢利尿剂增加肾髓质的氧水平,对缺血再灌注及肾毒性损伤后肾小管损伤有保护作用。然而,临床研究并未发现心脏手术围术期应用袢利尿剂的益处。在一项随机双盲对照研究中,126 例患者分为三组,分别于术中及术后48h 内应用呋塞米、小剂量多巴胺与安慰剂,多巴胺组未显示出优势,呋塞米组术后血清肌酐升高幅度最大。尽管袢利尿剂可以通过维持体液平衡避免术后透析,但现有的证据不足以支持其作为肾保护剂常规应用于心脏手术。但是,对于严重血红蛋白尿的患者,袢利尿剂可促进尿液生成,有助肾小管清除具有肾毒性的游离血红蛋白。

(2)甘露醇是一种渗透性利尿剂,一些研究结果显示其可以增加尿量,却很少有研究详细评估它对患者术后肾功能的影响。甘露醇的应用不仅缺乏肾保护证据,另一方面,一些研究还显示大剂量甘露醇可能具有肾毒性,尤其是对于术前已合并肾功能不全的患者。

(3)一些研究评估了钠尿肽的肾保护效应。人类临床试验研究的对象主要包括三种钠尿肽:心钠肽(阿那立肽)、尿舒张肽(乌拉利肽)和脑钠肽(奈西立肽)。钠尿肽的基本作用为受体介导的利尿利钠和扩血管作用,生理情况下容量过多刺激其分泌。阿那立肽通过收缩出球动脉和舒张入球动脉增加肾小球滤过量和尿量。在对一项纳入 504 例 IC-UAKI 患者的随机试验的二次分析中,Allgren 等发现 24 h 静脉输注阿那立肽[0.2 μg/(kg·min)]可改善少尿患者无透析生存率(8% vs 27%; $P=0.008$),但对非少尿患者可能有害(59% vs 48%; $P=0.03$)。遗憾的是,其他研究未能重复出该结论。乌拉利肽的研究很少,未得出明确结论。奈西立肽具有舒血管特性,心功能不全心室扩张时促进其分泌。心内科的研究显示心衰患者使用奈西立肽可能会导致肾功能恶化。然而,两项心脏外科随机研究却发现奈西立肽存在肾保护效应。

5. 碳酸氢钠

围术期输注碳酸氢钠有水化作用,心脏术后患者分别输注碳酸氢钠或安慰剂生理盐水,碳酸氢钠组 AKI 发生率低。但碳酸氢钠可能会增加液体负荷,增高血 Na^+ 浓度,其应用还需要更多考虑。

6. 左西孟旦

具有正性肌力特性的钙增敏剂,最近研究显示出对肾功能有益,并减少了危重患者(包括心血管手术患者)对 CRRT 的需求。这种分子对心室收缩(肌力效应)和舒张(舒张功能的改善)均有益,但不增加心肌需氧量,还具有抗炎作用。所有这些特性,加上其对静脉变性和降低中心静脉压的作用,可能在减少肾充血和增加肾灌注压方面发挥重要作用。为了验证左西孟旦的肾保护作用,需要进一步进行有效的随机对照试验。

7. 内皮素 A 受体拮抗剂[ET(A)-RA]

其基本原理是,CPB 后血管内皮和肾小球中内皮型一氧化氮合酶表达减少,肾小管上皮中 ET-1 表达增加,从而导致内皮功能障碍。ET-1 本身诱导肾血管收缩,这可能在 AKI 的发展和进展中具有关键的致病作用。因此采用拮抗剂转该过程可能是有益的。但只有少数动物研究支持 ET(A)-RA 可能的治疗作用,迫切需要在人类身上进行进一步的试验。

(九)硬膜外麻醉

硬膜外麻醉已被认为是一种有效的麻醉策略,与全身麻醉相结合,可改善围术期相关器官衰竭。

(十)血液吸附装置

血液吸附装置能够清除细胞因子和产生细胞因子的分子,具有潜在的抗炎特性。主要在脓毒症休克动物模型和脓毒症相关器官衰竭患者中进行研究,除游离血红蛋白、肌红蛋白和胆红素外,血液吸附装置似乎能显著降低肿瘤坏死因子(tumor necrosis factor, TNF)、白介素-6(interleukin-6,IL-6)、白介素-10(interleukin-10,IL-10)和降钙素原。血液吸附装置被认为是预防或改善 CPB 术后抗炎相关肾损伤的合理方法,未来需要更大型的随机对照试验研究证据。

二、急性肾损伤的治疗

术后 AKI 的治疗原则是遏制 AKI 的进展、促进肾功能的恢复和治疗 AKI 的并发症。

除了继续避免肾损伤因素的暴露外,对于心脏术后的患者,心功能的治疗和循环状态的优化也是遏制 AKI 进展的重要措施,以避免术后血流动力学不稳定导致的肾脏灌注减少。

目前,AKI 治疗依然缺乏明确有效药物。多巴胺、祥利尿剂、甘露醇、非诺多泮和心房利尿肽的研究均未得到一致有效的结论。

三、肾脏替代治疗方法

(一)适应证

肾脏替代治疗(RRT)即是通过人工设备代替肾脏功能,包括清除超负荷的容量、清除尿素氮等代谢产物、降低血钾、减轻代谢性酸中毒。肾脏替代治疗的适应证包括(1)尿毒症、高血尿素氮和肌酐;(2)容量超负荷和少尿;(3)AKI;(4)严重离子紊乱;(5)严重代谢性酸中毒。

(二)开始时机

AKI 后开始肾脏替代治疗的时机是临床工作中的难点,目前的趋势是将开始 RRT 的时间前移,比如在 AKI 分期早期即开始 RRT,或在出现少尿时而非等到血肌酐明显升高后即开始 RRT。一些随机对照研究、前瞻性研究和 meta 分析显示总体而言早期开始 RRT 更有益处。可减少术后 90d 死亡率,增加肾功能恢复率。而且,开始 RRT 的时机应该更加个体化,除了尿毒症症状、AKI 分期之外,还应考虑患者本身心功能、内环境和其他脏器受损的情况。

(三)方式

RRT 的方式包括间歇性血液透析(intermittent hemodialysis,IHD)和 CRRT。CRRT 的定义是采用每天连续 24h 或接近 24h 的一种连续性血液净化疗法以替代受损肾脏功能。尽管 meta 分析显示,对于死亡率和肾功能恢复而言,CRRT 和 IHD 并无差异,但是 CRRT 的优势是对血流动力学影响更小,更适合血流动力学不平稳和对容量变化敏感的患者,在临床中往往作为心脏手术后 AKI 替代治疗的首选。

(四)停止时机

根据 KDIGO 的指南,终止 RRT 的时机是不再需要 CRRT 的时候,患者的固有肾功能已经恢复到足以满足患者需求的水平或者 RRT 不再符合治疗目标。但是目前尚无确切的终止 RRT 的指征。

很多研究通过评价成功终止 RRT(定义为终止 RRT 后一段时间内不再重启 RRT,不同研究定义不同,可为 7~30 d)的预测因子,从而确定终止 RRT 的时机。这些预测因子包括尿量、RRT 时间、SOFA 评分、血肌酐水平等。其中尿量是成功终止 CRRT 的最密切的临床指标,有研究显示尿量>400 mL/d(不应用利尿剂)或>2300 mL/d(应用利尿剂)是停止 CRRT 的良好指标。

为了在肾脏恢复方面建立相同的标准,急性透析质量倡议(Acute Dialysis Quality Initiative,ADQI)工作组将成功终止 RRT 定义为持续 14 d 以上脱离 RRT,并建议在最后一次 RRT 治疗后 3 d 进行临床和实验室评估。此外,他们建议,一旦治疗完成,在随后的每次临床评估中,必须遵守评估血管通路的维持、调整药物剂量和避免肾毒性药物等参数,以避免重启 RRT。

第四节　体外循环中的内脏器官循环

一、内脏器官循环生理

腹腔干向肝脏、胃、十二指肠和胰腺供血。肠系膜上动脉供应小肠、升结肠和横结肠,以及十二指肠和胰腺,而肠系膜下动脉供应降结肠和乙状结肠。内脏系统接收约 20% 的心输出量,耗氧量占全身耗氧量的 20%。

内脏循环在低血容量和低心输出量时起着重要的防御作用。在儿茶酚胺、交感神经和肾素-血管紧张素刺激下,内脏血管收缩占全身血管阻力增加的 25%,并导致约 15% 的血容量的自体输血。

肠道和肝脏的自动调节能力比其他器官弱,但肝脏可能由于其双重血液供应,比肠道更好地保护其免受缺氧和缺血。在低流量状态下,内脏血流量迅速下降,但当全身血流量恢复时,内脏血流量恢复缓慢。内脏低灌注是一种正常的防御机制,通常耐受良好。然而,当病情严重或持续时间较长,或发生在易受感染的宿主身上时,可能会导致内脏缺血,从而导致内脏器官损伤,此外,肠屏障可能会丧失,导致内毒素、细菌和其他物质的吸收,从而导致炎症感染、远程器官损伤和多器官衰竭。此外,内脏缺血再灌注本身可能诱发全身炎症反应。

肠系膜血管系统可被认为由三个主要的平行的循环回路组成,分别分布于固有肌层、浆膜和粘膜。每个循环回路依次包括小动脉、毛细血管前括约肌、毛细血管、毛细血管后括约肌和静脉血管。阻力小动脉主要控制血管阻力,随着平均动脉压的降低,血管扩张。这既是对平均动脉压降低的直接肌源性反应,也是对局部代谢物(如腺苷)积累的代谢反应。除了自动调节总血流量外,当血流量减少时,血流也在肠壁内重新分布,血流优先供应粘膜、而以牺牲肠壁深层为代价,因为粘膜是肠壁代谢最活跃的部分。然而,在循环性休克中,这些自我调节机制被推翻,局部和全身血管收缩剂作用于阻力小动脉以减少肠系膜灌注,肠道粘膜因其耗氧量最高,最易发生缺血。

二、体外循环对内脏器官循环的影响

关于 CPB 中的内脏器官循环的研究不多,这受限于现有的技术很难对心外科手术中内脏器官灌注进行准确的评估。因此我们现有的对 CPB 中内脏器官的灌注的认知大部分来自于动物实验研究,而且受研究技术限制,仅限于肝脏和胃肠道。

现有的研究内脏器官循环的技术包括:组织标记微球血流量测量法、肝脏吲哚菁绿清除率测量、肝静脉血氧饱和度测量法、激光多普勒血流测量法、活体显微镜技术、胃肠道粘膜测定法。由于不同的研究采用的方法不同,因此可能得到的结论有差异。

(一)动物实验

从 CPB 时程看,20 世纪 70 年代,灵长类动物的高流量、常温、正常 Hct、非搏动 CPB 刚开始时,肝动脉流量下降约 50%,胰腺流量增加约 50%,胃和胃肠道流量增加 100%～200%。CPB1h 后,肝动脉流量增加约 100%,其他流量保持稳定。

从是否搏动灌注看,狗模型中使用搏动灌注时,相比于非搏动性灌注,肝脏(肝动脉、门静脉和总血流)和胰腺血流量更高。

从温度看,猪模型在常温和低温(27°)CPB 期间,随着流量减少[在常温下从 2.3 L/(min·m²)减少到 1.4 L/(min·m²),在低温下从 1.9 L/(min·m²)减少到 1.0 L/(min·m²)],大脑灌注和氧供可保持稳定,而小肠和胰腺血流随 CPB 流量减少而逐渐减少。

从血压与血流量关系看,CPB 兔模型中,无论血压如何,高 CPB 流量时的肠粘膜血流量比低 CPB 流量时高 60%,肝血流量也比也更低 CPB 流量高 40%。因此他们认为,预防内脏缺血的关键是增加 CPB 流量而非 CPB 中的血压。

从微血管方面看,常温转流后小肠的微血管通透性增加,复温后耗氧量增加、肠粘膜酸中毒程度增加、肠粘膜相对缺血。CPB 会导致内脏血流的再分配。肠系膜微循环中,红细胞速度、小动脉直径和毛细血管密度均降低。这些微循环变化不是由于全身灌注不足引起的,可能是 CPB 诱导炎症反应所致。

(二)人体研究

Hampton 等观察到低温 CPB 期间有效肝血流量减少 19%。Haisjackl 等发现,常温 CPB 期间,肝脏内脏血流量和氧供稳定,但术后增加。CPB 期间肝静脉血氧饱和度逐渐降低,术后胃粘膜 pH 下降。Okano 等还观察到,在低温和常温 CPB 期间,尽管肝内脏血流量稳定,但肝静脉血氧饱和度下降,氧提取率上升,肝窦内皮细胞功能受损。几个研究显示 CPB 期间,胃粘膜血流量下降,肠道转运减少,肠道通透性增加,胃粘膜 pH 下降。

综上所述,这些动物和人类数据表明,尽管 CPB 期间内脏血流量保持良好,但胃肠道粘膜血流量、肝窦和粘膜微循环可能发生变化,从而导致内脏缺血。

三、内脏缺血与全身炎症反应综合征

除了导致肝脏和胃肠道并发症以外,内脏缺血可导致肠道粘膜破坏、内毒素释放、激活全身炎症反应综合征,并导致其他终末器官损伤。

研究显示,在 CPB 早期即会出现内毒素血症,并且内毒素血症和心脏手术后全身炎症反应存在相关性。肠道缺血会导致内毒素脂多糖(lipopolysaccharide,LPS)转移到循环中。LPS 结合蛋白(LPS binding protein,LBP),刺激巨噬细胞释放 TNF。TNF 激活 N、淋巴细胞和其他促炎细胞因子(例如 IL-1、-6 和-8)的释放。这些炎症介质损伤内皮细胞,损伤远端器官(如心、肺、肾、脑),并加重内脏缺血。

四、改善内脏灌注的体外循环策略

CPB 会导致内脏缺血,且 CPB 时间被认为是消化道并发症的危险因素,因此有必要优化 CPB 策略而改善内脏灌注降低内脏缺血的风险,下文中提出了一些可能有效的方法,但是由于研究数据有限,所有的建议还需要进一步研究支持,而目前的研究最大的阻力是尚无有效便捷的术中监测手段监测内脏血流灌注或肠粘膜损伤情况。

(一)流量和氧供

根据上文中动物实验的结果,CPB 期间内脏血流量受 CPB 流量影响更大,且肠粘膜血流会发生再分布,肝脏和胃肠道粘膜耗氧量会相对增加,因此维持 CPB 期间的较高的流量和氧供是非常有必要的,尽管目前尚不知道维持肠道灌注的氧供或流量阈值。

(二)搏动灌注

如前所述,有研究显示,与非搏动血流相比,搏动血流能更好地维持内脏血流灌注。

但是目前搏动灌注技术很难模拟真正的搏动血流,各个研究中所采用的搏动灌注方式也存在差异,搏动灌注对胃肠道并发症的临床结局并未得到阳性结果。

(三)微创 CPB

理论上微创 CPB 可通过减少血液人工材料接触表面积、消除血气界面而减少炎症反应,从而减轻内毒素对全身炎症反应综合征的激活。

第五节 体外循环中的肝损伤

一、肝脏的解剖和生理学特点

肝脏是体内最大的器官,是体内物质代谢和生物转化的工厂,也是体内免疫系统重要的组成部分。肝脏承担了很多重要的功能。肝脏是体内糖、蛋白质、脂质、维生素合成和代谢的器官;肝脏也是体内重要的解毒器官,药物、激素、血红蛋白代谢产物等在肝脏分解去毒、灭活排泄;肝脏还是胆汁生成、胆红素摄取分泌排泄的器官;肝脏还参与先天性和获得性免疫反应。

正常肝脏的血流 1500 mL/min,由门静脉和肝动脉双重供血,其中 75% 来自门静脉,25% 来自肝动脉。肝小叶是肝脏的功能单位,其解剖结构特点是由 15~30 个肝细胞以单层细胞排列组成的肝细胞板构成。肝细胞板靠近入肝血管(即肝动脉、门静脉分支)端为第 1 带,顺次为第 2 带和第 3 带,肝细胞板第 3 带的末端组成了中央静脉。由于第 3 带肝细胞离入肝血管最远,最易受缺血损伤。

二、CPB 肝损伤及其机制

CPB 心脏手术后肝功能损伤是常见的,在心脏手术后 2~4 d,约有 67.7% 的患者会出现一过性肝酶升高,通常没有临床意义。很少一部分患者会出现有临床意义的持续性的肝酶升高和胆红素升高,并可能进展至肝衰竭,心脏手术后出现肝衰竭的发生率不到0.1%,一旦发生肝衰竭,死亡率高达 74%。另据报道,先心病儿童心脏术后肝功能异常发生率为 30%,急性肝损伤发生率为 3.5%,急性肝损伤与不良预后相关。

CPB 肝损伤的可能机制可分为三类:CPB 炎症反应肝毒性炎症因子释放导致的肝损伤;CPB 中低灌注低氧供导致的缺血性肝损伤;CPB 中静脉回流障碍导致的淤血性肝损伤。

缺血性肝损伤可由 CPB 中低灌注低氧供导致,或者由 CPB 前后并行期间一段时间低血压或血流动力学不稳定导致。其组织学特征为第 3 带肝细胞小叶中心缺血或坏死。

其严重性与缺血缺氧持续时间和程度、患者肝功能储备情况、术后是否仍伴有血流动力学不平衡、是否存在其他肝损伤因素有关。表现为谷丙转氨酶和谷草转氨酶升高、LDH升高、凝血酶原时间延长。

淤血性肝损伤通常与 CPB 中静脉回流障碍有关,如插管位置异常、插管过深,也可能与 CPB 前后右心功能差、中心静脉压高有关。其病理学特征表现为中央静脉区域的充血性损伤。由于肝细胞、胆管上皮细胞和胆管系统对充血性损伤更敏感,实验室指标以胆红素、碱性磷酸酶和谷氨酰转移酶升高为主,谷丙转氨酶和谷草转氨酶正常或仅轻度升高。

需要注意的是,CPB 心脏手术后血流动力学不稳定和右心功能障碍肝淤血性损伤往往是肝功能继续恶化的重要因素,可能会与 CPB 中心肌保护不良有关。

CPB 心脏手术中的致肝损伤性药物和输血是导致肝损伤的可能因素。导致术后肝细胞损伤和术后肝炎的最常见药物就是氟烷,可能还有围术期应用的中药。其他可能导致肝细胞坏死或胆汁淤滞的药物有:异烟肼,甲基多巴,苯妥英钠,别嘌呤醇,奎那定。氟烷的肝毒性作用发生率为七千分之一。在年龄超过 40 岁肥胖女性中发生率较高,在术后一周内出现发热,右上腹疼痛,恶心等症状。黄疸在大约术后 1～3 w 后出现。患者中发生肝功能衰竭或死亡的占 20%～50%。

三、体外循环肝损伤的危险因素

CPB 肝损伤的预测因素包括:女性、术前心衰病史、长时间 CPB、感染性心内膜炎、输血和低蛋白血症等。

四、体外循环肝损伤的防治

与肾损伤防治相同,肝损伤防治的重点同样是预防。术前可识别肝损伤高危的患者,对于术前已经出现肝功能不全的患者,更应该注意术前术后肝功能的保护,如避免应用肝损伤药物、制定更完善的心肌保护策略、CPB 中维持更高的氧供和灌注、围术期更严密的血流动力学监测和更积极的血流动力学支持、更积极地应用 IABP、ECMO 以维持循环稳定。

术后肝功能障碍的治疗原则是尽快纠正血流动力学不稳定、并避免减轻进一步的器官损伤。严重肝功能障碍会进展出现肾功能障碍,即肝肾综合征,一旦出现,则预示着不良预后。肝脏替代疗法,即通过分子吸附再循环系统(molecular absorbent recirculating system,MARS)进行解毒,已在急慢性肝病患者中进行了广泛试验。尽管 MARS 疗法耐受性良好,并能减少肝脏毒素,但目前尚不清楚这种"肝脏透析"是否能改善肝肾综合征患者的预后。

第六节　体外循环心脏手术的胃肠道并发症

一、体外循环心脏手术胃肠道并发症的发生率

(一)常见的胃肠道并发症

发生率平均约为 $1.2\%\sim2.8\%$。对 34 个研究或数据库的 1675 例胃肠道并发症的研究显示,最常见的胃肠道并发症是消化道出血、其次是肠缺血或梗死、胰腺炎、胆囊炎(表 8-2)。尽管胃肠道并发症发生率很低,但其却与高的死亡率相关,平均死亡率为 33%(范围 $13\%\sim87\%$),约为未发生胃肠道并发症患者死亡率的 11 倍(范围 $4\sim32$ 倍)(平均 3.6%,范围 $2.5\%\sim5.7\%$)。胃肠道并发症很少孤立发生,患者往往合并其他并发症。

(二)消化道并发症被忽视的原因

1. 消化系统有很强代偿功能,表现在消化系统对缺血缺氧耐受力较强;

2. 手术期间机体可动员自身糖原、脂肪和蛋白质储备,并可借用外界能量补充;

3. 消化道并发症往往被心脑肺等重要器官并发症所掩盖;

4. 消化道并发症一般以腹痛为先导,而人工呼吸、麻醉剂使患者难以主述。因此,从腹部的体征出现到医生得出明确诊断,大约需要 3 d 的时间。并且 ICU 的医生往往只注意到心外科手术后心源性并发症而忽略了其他系统的隐性并发症,结果导致失去了最佳的处置时机。为了改变这种现状,早期诊断是非常重要的。

表 8-2　心脏手术后胃肠道并发症:1675 例并发症的占比和死亡率回顾

	占比$[\%(n)]$	死亡率$[\%(n)]$
胃肠道出血	30.7%(515)	26.9%(435)
肠缺血或梗死	17.7%(297)	71.3%(167)
胰腺炎	11.2%(188)	27.5%(138)
胆囊炎	10.9%(182)	26.9%(145)
麻痹性肠梗阻	4.5%(77)	10.8%(37)
消化性溃疡穿孔	4.2%(71)	43.8%(64)
肝衰竭	3.5%(59)	74.4%(39)
憩室炎	2.6%(43)	17.1%(35)
小肠梗阻	2.0%(34)	18.5%(27)
假性结肠梗阻	1.9%(32)	21.4%(14)
其他	6.7%(11)	——

* 引自 Hessel EA 2nd. Abdominal organ injury after cardiac surgery. Semin Cardiothorac Vasc Anesth,2004,8(3):243-263.

二、体外循环心脏手术胃肠道并发症的危险因素

许多研究已经确定了各种术前、术中和术后危险因素。术前危险因素包括:高龄(>75岁),充血性心力衰竭病史、高胆红素血症(>1.2 mg/dL)、复合心脏手术(如冠脉搭桥+瓣膜手术)、二次手术、术前射血分数小于40%、术前部分凝血酶原时间延长和急诊手术;术中危险因素包括:长时间CPB、应用经食道超声、输血;术后危险因素包括:长时间正性肌力药物或缩血管药物支持、低心排综合征应用IABP以及长时间机械通气。这些危险因素提示患者为高危,并同时为消化道并发症的病理生理机制及病因提供了依据。如果说这些危险因素之间存在共性,可能是与减少内脏氧供有关。

三、体外循环心脏手术胃肠道并发症的发生机制

胃肠道并发症的发生机制可能与CPB期间或整个围术期内脏血流重新分配、氧供相对不足、低心排、内脏器官灌注不足有关,其他因素还包括全身炎症反应综合征、动脉粥样斑块栓塞等。

(一)内脏血流灌注变化

第八章第四节已详述了CPB对内脏血流灌注的影响,简单地说,尽管CPB期间内脏总血流量保持良好,但胃肠道粘膜血流量、肝窦和粘膜微循环会发生变化,从而可能导致内脏缺血。

(二)炎症反应

CPB由于血液人工材料相接触、气血界面等因素会导致炎症因子大量激活。这些炎症因子包括C5a、血栓素(A2和B2)和白三烯,他们是肠系膜血管收缩剂。补体激活伴随C3a和C5a的释放,导致血管通透性、血管收缩、N激活和细胞因子表达(TNF、IL-1、-6和-8)增加。

CPB中炎症因子还介导肠系膜内皮功能障碍,导致肠系膜动脉对苯肾上腺素(α1-肾上腺素能激动剂)的收缩反应增强。

(三)动脉粥样斑块栓塞

Blauth等率先提出在心脏手术后肠系膜床的动脉粥样斑块栓塞最常见,可以解释腹部并发症与IABP的关系。

四、体外循环心脏手术中的胃肠道保护

根据CPB心脏手术胃肠道并发症的发病机制,我们提出一些可能有效的胃肠道保护策略,但是这些方法均无大规模高质量的前瞻随机对照研究结果支持,还有待进一步研究。

(一)优化 CPB 策略改善内脏血流灌注

一些研究结果显示维持足够的灌注流量比仅维持血压更有益。当灌注流量不足时,通过人为给予大剂量血管收缩药提高平均动脉压可能反而进一步减少内脏血流。很少有明确的证据支持应用搏动灌注。一些研究显示,在间接指标(如胃黏膜pHi)上,搏动灌注具有优势,但是尚无研究发现搏动灌注对临床结局产生有益影响。类似的,CPB期间消化道保护的理想温度也不清楚,有证据表明复温可增加内脏代谢,复温过热可能会干扰消化道氧供、氧耗的平衡。

(二)减少栓塞

CPB期间,甚至可能在CPB停机后,内脏血管床会发生微栓及大栓子栓塞,尽管如此,目前很少有证据表明减少栓塞的策略可改善术后消化道预后。Mythen和Webb发现经颅多普勒栓子监测结果(可反映全身微栓数量)和胃粘膜pH不良变化存在相关性。然而,针对微栓栓塞方面的临床试验结果显示,用于减少主动脉粥样物质栓塞的主动脉滤器并不能降低消化道并发症的发生率。但对主动脉粥样病变严重的区域进行操作时(如主动脉插管及升主动脉阻断)仍要小心谨慎,这也是预防心脏手术所有并发症的基本原则。

(三)药物

多种血管活性药物可以增加CPB期间的内脏血流。大多数药物(包括磷酸二酯酶抑制剂、多巴酚丁胺及其他正性肌力药物)增加内脏血流的机制可能并非直接作用于内脏血管床,而是通过增加心输出量完成。在选择血管活性药物时需权衡利弊,即使当MAP低至会对其他脏器产生损害的水平,应用血管加压素时,也应注意到其对内脏血流的不利影响。

(四)选择性消化道净化

即患者于心脏手术前口服抗生素以减少肠道内毒素,可以减轻内毒素血症的程度,但是未发现其能带来临床获益。分析原因,可能的解释是口服用药不足以清除消化道内大量革兰氏阴性菌,仍有大量内毒素于肠道残留,另外杀菌本身可能导致内毒素释放,而CPB期间非生理灌注引起粘膜血流受损,促进内毒素吸收进入血液循环。

(五)抗炎治疗

尽管CPB相关炎性反应被认为是心脏术后消化道并发症的病因,但是很少有证据可以用来评估各种抗炎治疗(如糖皮质激素、抑肽酶、补体抑制剂)是否可以降低消化道并发症的发生率。

(六)术后的营养支持

在进行营养支持治疗前我们必须要明确三个重要的问题:一为患者目前的营养状态;二为患者需要的热量和蛋白质;三为患者能否口服或需要静脉高营养。评价患者的

营养状态,可以看各种实验室的指标,也可通过患者的体重低于或超过正常体重的 10%
而作出营养失调的诊断。一些客观指标有利于我们对患者的营养状态作出较为正确的
判断如:肌肉重量,脂肪的厚度,血浆中白蛋白含量以及患者的免疫状态。但是即使评估
为正常的患者,其术后 5~7 d 没有进食仍需要给予肠内外营养。如果患者于术前就存在
营养失调,应在术前就给予一定的营养支持;如患者需要急诊手术,应在术后就给予营养
支持。热量的计算方法有多种,最为常用的为 Harris-Benedict 公式(也称"基础能量消耗
估算"公式,具体公式及算法见第十六章)估算。该公式通过评估患者个体的基础代谢率
引入一系列的活性因素计算患者的热量需要。受过训练的工作人员应用该公式与实际
的需要偏差大约为 10%~15%。蛋白的需要通过体重来进行评估。术后的患者大约需
要蛋白质 1.5~2 g/(kg·d),在正常情况下,脂肪能提供 10%~30%的热量。应避免过
量补充食物,尤其对于正处于机械呼吸支持的患者。呼吸商大于 1 则表明大量的二氧化
碳生成,其次才是脂肪合成。总热量的摄取应提供更多的脂肪而不是碳水化合物。此外
其他营养成分,电解质,维生素和微量元素必须及时给予。心脏手术后的患者需要一个
低盐饮食。通常情况下,只要胃肠的情况允许,就通过胃肠直接给予。一般情况下多数
的心外科术后患者能接受,但是如果患者合并术中长时间的低血压灌注导致明显的消化
道溃疡或严重的腹部并发症如:胰腺炎或肠系膜缺血,这种患者则需要短期大约 1~2 w
通过肠外给予静脉营养。

五、常见的胃肠道并发症

(一)上消化道出血

上消化道出血约占消化系统并发症的 31%(发生在约 1%的心脏手术患者中)。报
告的死亡率变化很大,从 0%到 81%(平均 27%)不等。Van der Voort 和 Zandstrare 回
顾分析了 34 个研究,纳入了 14 万例心脏手术,研究显示消化性溃疡病史是一个危险因
素,但作者得出结论,在没有任何前瞻性对照研究的情况下,数据不支持使用常规预防措
施(即,无论是否使用预防措施,上消化道出血的发生率没有差异)。Rosen 等发现心脏手
术后暴发性消化性溃疡病(出血或穿孔)与出血、低血压、机械通气时间延长和 ICU 住院
时间延长有关。

其表现包括胃潜血阳性或呕血。治疗包括口服质子泵抑制剂、禁食水、胃管减压、冰
盐水冲洗胃腔(可加入去甲肾上腺素)、内镜下止血、尽量解除压迫、严重时需要外科
干预。

另外,口腔、食道由于麻醉操作或 TEE 或动脉瘤压迫、术中手术误操作也可能导致
出血。

(二)肠缺血或梗死

肠缺血或梗死是心脏手术最可怕的并发症之一。它约占所有内脏并发症的 18%(发

生在约 0.4%的患者中），并与极高的死亡率（约 71%）相关。心脏手术后肠缺血大多属于非闭塞性肠系膜缺血，其机制尚不清楚，可能与 CPB 期间或围术期肠道缺血低灌注、肠道微循环改变有关；而闭塞性肠系膜缺血更为少见，可能是继发于粥样硬化斑块脱落或主动脉夹层累及肠系膜动脉。

由于术后患者处于镇静状态、患者缺乏主诉，且肠缺血缺乏早期典型的临床表现，因此早期诊断非常困难，通常是在出现持续乳酸升高、低血压、X 线检查出现肠梗阻表现时才考虑肠缺血诊断。闭塞性肠系膜缺血可在 CT 或介入检查下发现肠系膜动脉血栓、闭塞或夹层受累，而非闭塞性肠系膜缺血则表现为仅出现肠缺血表现而肠系膜上下动脉灌注良好。闭塞性肠系膜缺血如果发现及时并及时恢复肠系膜血流、切除坏死肠段则预后尚可。但对于非闭塞性肠系膜缺血，由于其发病机制尚不清楚，即使切除坏死肠段，死亡率依然很高。其他治疗手段包括增加心排血量、提高肠组织灌注、早期应用广谱抗生素、预防肠道细菌移位和内毒素释放。术后 ICU 医师细致地查房，及时听肠鸣音、观察腹胀及腹膜刺激征、检验排泄物、及时腹腔穿刺等有助于早期发现该类并发症。

（三）胰腺炎

胰腺炎约占内脏并发症的 11%（约 0.3%的患者发生）。Herline 等在回顾他们的经验和文献时发现，与接受其他类型心脏手术的患者（纳入 21 个研究的 109056 名患者）相比，接受心脏移植的患者的胰腺炎发病率增加了 30 倍（纳入 14 个研究的 2128 名患者，为 4%）。然而，两组胰腺炎发生时的死亡率几乎相同，分别为 24%和 23%。

大约三分之一的患者出现高淀粉酶血症。有趣的是，即使在没有明显胰腺炎的情况下，高淀粉酶血症也是死亡的危险因素。一项对 300 名接受心脏手术的患者进行的前瞻性研究中，无淀粉酶升高患者的死亡率为 3.9%，而高淀粉酶血症患者的死亡率为 10%，89%的术后死亡发生在淀粉酶升高的患者中（尽管只有 10%的死亡是由于胰腺炎）。

在一项对 138 名心脏手术后死亡患者的尸检研究中，Hass 等发现了 35 例（25%）胰腺炎的证据（其中 5 例是死亡原因）。术后 24 h 以上死亡者发病率为 40%；90%的患者长期低血压，约 50%的患者出现多器官衰竭。然而，值得注意的是，在一项对 93 例死于心脏疾病但未经心脏手术的患者进行尸检的对比研究中，24%死于低心排血量的患者有胰腺炎的证据。这些数据表明，高淀粉酶血症可能是内脏缺血的标志物，而内脏缺血又可能导致胰腺炎。

胰腺损伤的危险因素包括肾脏功能不全、瓣膜手术、CPB 时间过长、主动脉阻断时间过长、血管活性药物应用、低心排和大量使用钙剂。有研究显示，当术中氯化钙剂量超过 $800~\text{mg/m}^2$（单位体表面积）时会增加术后胰腺细胞损伤，机制是氯化钙会激活胰蛋白酶活性肽，导致胰腺组织坏死，并使淀粉酶分泌增加。另外当细胞内钙超载时，氧自由基清除障碍，也会引起胰腺细胞坏死。

胰腺炎通过腹部症状、腹膜刺激症状和淀粉酶升高诊断，腹部 CT 可明确诊断。对于症状较轻者,采用保守治疗,包括禁食水、胃肠减压、抑制胰腺分泌和抗感染;对于症状较重者,按重症胰腺炎原则治疗。

(四)急性胆囊炎

急性胆囊炎约占内脏并发症的 11％,并与高死亡率相关(约 27％)。这种死亡率可能与延迟诊断和其他器官功能衰竭有关。胆囊炎多发生于术后 1～4 w。临床表现除了急性胆囊炎常规的发热、右上腹痛症状外,还可能会出现急性炎症反应综合征或胆心反射等导致的血流动力学不稳定。CPB 心脏手术后急性胆囊炎的发病机制与内毒素血症、局部炎症介质释放、内脏低灌注和胆汁黏滞度增加有关,非结石性胆囊炎占比较高。危险因素包括外周血管疾病、术中氧供不足、CPB 时间过长、术后心律失常、机械通气时间延长、菌血症和院内感染。

早期诊断是降低病死率的关键,治疗原则包括禁食、禁水、抗感染、解痉止痛,必要时可行胆囊切除术,危重患者无法耐受手术时可行经皮胆囊造瘘术,待病情稳定后再行胆囊切除术。

(闫姝洁　田仁斌)

参考文献

[1]龙村,李欣,于坤. 现代体外循环学[M].北京:人民卫生出版社,2017:247-271.

[2]姚尚龙,龙村. 体外循环原理与实践[M].北京:人民卫生出版社,2009:261-288.

[3]王海燕. 肾脏病学[M].北京:人民卫生出版社,2008:1-200.

[4]Claudio R,Rinaldo B,John A K,et al. Critical Care Nephrology[M]. 3th ed. Salt Lake:ELSEVIER,2017:1-59.

[5]Kaplan J A, Reich D L, Lake C L, et al. Kaplan's cardiac anesthesia[M]. 5th ed. Philadelphia:Elsevier/Saunders, 2006:190-210.

[6]Nadim M K, Forni L G, Bihorac A, et al. Cardiac and vascular surgery-associated acute kidney injury:The 20th international consensus conference of the ADQI (Acute Disease Quality Initiative) Group[J]. J Am Heart Assoc,2018,7(11):e008834.

[7]Massoth C, Zarbock A. Diagnosis of cardiac surgery-associated acute kidney injury[J]. J Clin Med,2021,10(16):3664.

[8]Tian M, Liu X, Chen L, et al. Urine metabolites for preoperative prediction of acute kidney injury after coronary artery bypass graft surgery[J]. J Thorac Cardiovasc Surg,2021,3:1-11.

[9]Long Y Q, Feng X M, Shan X S, et al. Remote ischemic preconditioning reduces acute kidney injury after cardiac surgery:a systematic review and meta-analysis of randomized controlled trials[J]. Anesth Analg,2022,134(3):592-605.

[10]Duan Lian, Hu Guo-Huang, Jiang Meng, et al. Clinical characteristics and prognostic analysis of children with congenital heart disease complicated by postoperative acute kidney injury[J]. Chin J

Contemp Pediatr,2017,19(11):1196-1202.

[11]Hu G-H，Duan L，Jiang M，et al. Wider intraoperative glycemic fluctuation increases risk of acute kidney injury after pediatric cardiac surgery[J]. Ren Fail,2018,40(1):611-617.

[12]SemLer M W, Self W H, Wanderer J P, et al. Balanced crystalloids versus saline in critically ill adults[J]. N Engl J Med,2018,378(9):829-839.

[13]Myburgh J A, Finfer S, Bellomo R, et al. Hydroxyethyl starch or saline for fluid resuscitation in intensive care[J]. N Engl J Med,2012,367(20):1901-1911.

[14]Hu Y, Li Z, Chen J, et al. The effect of the time interval between coronary angiography and on-pump cardiac surgery on risk of postoperative acute kidney injury:A meta-analysis[J]. J Cardiothorac Surg,2013,8:178.

[15]LG Andersson, L E Bratteby, R Ekroth, et al. Renal function during cardiopulmonary bypass:influence of pump flow and systemic blood pressure[J]. Eur J Cardio Thorac Surg,1994,(8):597-602.

[16]Ranucci M, Johnson I, Willcox T, et al. Goal-directed perfusion to reduce acute kidney injury:A randomized trial[J]. J Thorac Cardiovasc Surg,2018,156(5):1918-1927.

[17]Zhang Y, Wang B, Zhou X J, et al. Nadir oxygen delivery during pediatric bypass as a predictor of acute kidney injury[J]. Ann Thorac Surg,2022,113(2):647-653.

[18]Zarbock A, Kellum J A, Schmidt C, et al. Effect of early vs delayed initiation of renal replacement therapy on mortality in critically ill patients with acute kidney injury:The ELAIN Randomized Clinical Trial[J]. JAMA,2016,315(20):2190-2199.

[19]Demirkilic U, Kuralay E, Yenicesu M, et al. Timing of replacement therapy for acute renal failure after cardiac surgery[J]. J Card Surg,2004,19(1):17-20.

[20]Elahi M M, Lim M Y, Joseph R N, et al. Early hemofiltration improves survival in post-cardiotomy patients with acute renal failure[J]. Eur J Cardiothorac Surg,2004, 26(5):1027-1031.

[21]Bagshaw S M, Berthiaume L R, Delaney A, et al. Continuous versus intermittent renal replacement therapy for critically ill patients with acute kidney injury:a meta-analysis[J]. Crit Care Med,2008, 36:610-617.

[22]Mathie R T, Ohri S K, Batten J J, et al. Hepatic blood flow during cardiopulmonary bypass operations:the effect of temperature and pulsatility[J]. J Thorac Cardiovasc Surg,1997,114(2):292-293.

[23]Hessel E A 2nd. Abdominal organ injury after cardiac surgery[J]. Semin Cardiothorac Vasc Anesth, 2004,8(3):243-263.

[24]Ohri S K, Velissaris T. Gastrointestinal dysfunction following cardiac surgery[J]. Perfusion,2006, 21(4):215-223.

[25]Duan L，Hu G，Jiang M，et al. Postoperative abnormal liver function in children with heart surgery [J]. Zhong Nan Da Xue Xue Bao Yi Xue Ban,2018,43(9):1007-1013.

[26]Van der Voort P H J, Zandstra D F. Pathogenesis, risk factors and incidence of upper gastrointestinal bleeding after cardiac surgery:Is specific prophylaxis in routine bypass procedures needed? [J]. J Cardiothorac Vasc Anesth,2000,14:293-299.

[27]Gaer J A, Shaw A D, Wild R, et al. Effect of cardiopulmonary bypass on gastrointestinal perfusion

and function[J]. Ann Thorac Surg,1994,57(2):371-375.

[28]Boston U S, Slater J M, Orszulak T A, et al. Hierarchy of regional oxygen delivery during cardiopulmonary bypass[J]. Ann Thorac Surg,2001,71(1):260-264.

[29]Garofalo M, Borioni R, Nardi P, et al. Early diagnosis of acute mesenteric ischemia after cardiopulmonary bypass[J]. J Cardiovasc Surg,2002,43:455-459.

[30]Tsunooka N, Maeyama K, Hamada Y, et al. Bacterial translocation secondary to small intestinal mucosal ischemia during cardiopulmonary bypass. Measurement by diamine oxidase and peptidoglycan[J]. Eur J Cardiothorac Surg,2004,25(2):275-280.

[31]Herline A J, Pinson C W, Wright J K, et al. Acute pancreatitis after cardiac transplantation and other cardiac procedures:Case control analysis in 24,631 patients[J]. Am Surg,1999,65:819-826.

[32]Fernández-del Castillo C, Harringer W, Warshaw A L, et al. Risk factors for pancreatic cellular injury after cardiopulmonary bypass[J]. N Engl J Med,1991,325(6):382-387.

第九章

体外循环对免疫系统及内分泌系统的影响

第一节　体外循环与全身炎症反应

一、概述

炎症反应是人体识别和消除进入机体内异物的一种免疫防御反应。CPB 期间,由于各种原因不可避免地引起不同程度的全身性炎症反应,造成毛细血管通透性增高,血管张力改变,体液平衡及机体主要器官功能紊乱,严重时甚至造成多器官功能障碍。因而有学者引进了全身炎症反应综合征(systemic inflammatory response syndrome, SIRS)这一概念。认识 CPB 炎症反应,有利于了解术后并发症的发生,并采取适当的措施防治这些并发症,改善患者预后。

在心脏手术过程中,血液与 CPB 系统的直接接触、器官缺血灌注损伤和内毒素血症,均可能引发炎症反应。体液和细胞级联反应的激活导致循环血液中促炎细胞因子的增加,以及白细胞募集的增强,由此产生 SIRS。SIRS 与术后并发症相关,包括心功能不全、呼吸衰竭、急性肾损伤、神经系统功能障碍、出凝血紊乱,最终导致多器官功能衰竭(multiple organ failure,MOF)。MOF 与接受心脏手术患者的发病率和死亡率增加密切相关。CPB 伴随着先天性免疫和获得性免疫反应的激活,导致复杂的炎症反应的发生;同时导致免疫系统中的各种成分发生数量和质量上的变化,导致暂时的免疫缺陷。

二、体外循环炎症反应的机制

(一)接触激活

血液通过接触 CPB 非生理性的管道激活一系列蛋白级联反应,造成接触性的激活反应。这种接触性的激活包括四个蛋白:凝血因子Ⅻ、Ⅺ、前激肽释放酶和高分子激肽原酶(high moleular weight kininogen,HMWK)。这些蛋白激活的结果是凝血系统的激活、缓激肽的形成、纤溶酶原转化为纤溶酶。当因子Ⅻ与异物表面接触时,产生形态改变并与大分子的激肽酶相结合,这种结合物再结合到异物表面,活化因子Ⅻ成为因子Ⅻa,因子Ⅻa进一步激活因子Ⅺ成为Ⅺa,在Ca^{2+}的存在下,活化的Ⅺa又激活了因子Ⅸa,因子Ⅸa与因子Ⅷa使得因子Ⅹ形成酶复合物,最终激活凝血酶原为凝血酶。同时因子Ⅺa也促使前激肽释放酶转变为激肽释放酶,这种激肽释放酶除促进激肽酶原转变为缓激肽外,还能进一步促进因子Ⅻ转为因子Ⅻa,从而形成一个正反馈作用环,形成足够的因子Ⅻa和激肽释放酶。

除了凝血系统、激肽释放酶系统和纤溶系统,补体系统、血小板、白细胞、血管内皮细胞等均被激活。因此CPB造成了多种炎症介质的释放。总之这些反应造成凝血功能的紊乱,激活内皮细胞并释放出多种炎症介质引起全身性炎症反应,并引起中性粒细胞(neutrophils,N)的浸润造成进一步的损伤。血液激活时,其各种组成成分相互作用,不仅激活其他成分,也反馈地抑制或正向激活本身,并分泌大量炎症介质,引发全身炎症反应。此过程极为复杂,临床上难以分辨出各种成分激活的先后顺序。

(二)炎症的级联反应

1. 凝血系统

凝血因子Ⅹa和凝血酶都能结合并激活蛋白酶激活的受体。这些G蛋白偶联受体激活细胞内信号级联。

内源性凝血途径是由带负电荷的非内皮表面暴露于因子Ⅻ启动的,它的自激活需要前激肽蛋白和HMWK的存在。因子Ⅻa有助于导致产生凝血酶的酶级联反应。

2. 纤溶系统

因子Ⅹa能启动纤溶激活;激肽释放酶刺激内皮细胞释放出组织型纤溶酶原激活物(tissue-type plasminogen activator,t-PA),从而产生纤溶;激肽释放酶和缓激肽能刺激纤溶系统的亢进。

3. 激肽释放酶系统

激肽释放酶系统的激活,产生了许多体液炎症介质,这些炎症介质作为炎症反应的启动因子,进一步激活了纤溶系统、补体系统和细胞炎症介质。因子Ⅻ和HMWK的复合物可黏附到CPB管道,释放出激肽释放酶。激肽释放酶促进激肽酶原转变为缓激肽,并刺激N聚集和释放出颗粒成分,导致炎症反应的加重。

4. 补体系统

补体系统的激活是炎症过程中最重要的免疫机制之一。它由30多种蛋白构成,既可以作为免疫反应的效应器,也是最主要的识别系统。补体系统的功能包括调节炎症,识别抗原物质以及造成病原体的膜损害。补体系统的成分彼此之间相互作用,以致这一反应的产物又启动下一反应。因此一个小的刺激就能触发一系列级联反应。

补体系统的激活导致一系列和过敏有关的补体产生,通过受体作用于肥大细胞和嗜碱粒细胞,导致它们脱颗粒并释放出大量的炎症介质。另外补体也可以作为 N 和其他髓样细胞的趋化物和激活剂,导致这些细胞的招募和各种溶解酶、活性氧、各种炎症介质的产生。补体还可结合到靶细胞的表面形成膜攻击复合物(membrane attack complex,MAC),最后在靶细胞上形成一个跨膜的小孔。跨膜的小孔能导致离子和水进入细胞,导致靶细胞不能维持渗透压和化学平衡而溶解。

CPB 之后较短的时间内就能观察到补体系统的激活,其主要是由于血液和 CPB 管道的接触激活旁路通路。随后由于缺血再灌注、鱼精蛋白的使用以及肝素-鱼精蛋白复合物的形成而进一步激活经典通路。这些通路激活又可导致细胞损伤、内皮细胞和白细胞的激活、组胺释放,增加血管的渗透性和进一步加重炎症反应。

(三)器官缺血再灌注损伤

在 CPB 期间,心肺循环被 CPB 替代。在主动脉阻断期间,心脏血流被阻断,尽管术中可以采用间隙性灌注停搏液,但心肌仍存在缺血缺氧现象。主动脉阻断后,肺脏只接受来自支气管动脉的血流,肺缺血导致内皮细胞释放出大量炎症介质。当主动脉钳开放后,心脏和肺脏由于再灌注损伤,致使大量白细胞被扣押在肺脏和心肌的微血管床内,这些白细胞与肺内诱发的炎症物质相互影响,释放出氧自由基等毒性产物,不但导致缺血脏器的损伤,同时引发全身炎症反应。

(四)内毒素血症

内毒素是由革兰氏阴性杆菌释放的一种脂多糖,在环境中普遍存在。在 CPB 期间,胃肠道黏膜因血管收缩引起的缺血缺氧而受损;同时单核-吞噬细胞系统的功能抑制,清除内毒素的能力减弱,使其极易由肠道进入血液循环而形成内毒素血症。内毒素是产生细胞因子级联反应、激活补体和 N 炎症反应的强有力的启动因素。在体循环中出现往往与乳酸血症、全身血管阻力低下及心室功能抑制相伴。

上面所发生的反应不可能独立发生。在全身炎症反应综合征中,这些反应往往同时发生并相互刺激、催化,甚至同时产生致炎和抗炎作用。

三、炎症对血液中各细胞的影响

(一)红细胞

组织的氧合依赖于血液中红细胞血红蛋白持续的氧输送。CPB 使红细胞处于非生理性的环境,改变了其完整性和功能。血流动力学的改变使红细胞遭受到机械损伤,细胞表面离子泵发生改变并导致细胞内阴离子反常堆积。这些因素导致红细胞发生变形,而红细胞的形态对于保持正常的微循环非常重要。此外,红细胞膜功能紊乱将导致红细胞易于受到来自补体膜攻击复合物（membrane attack complex，MAC）的攻击，从而导致血红蛋白的泄漏。血红蛋白的自动氧合将释放细胞毒性的氧自由基。红细胞溶解将释放出二磷酸腺苷（adenosine diphosphate，ADP），ADP 能增强血小板的聚集功能。红细胞的膜脂质层将会堵塞微环境，造成器官功能紊乱。上面这些变化除了削弱组织供氧能力外，还会触发内皮细胞多种信号通路的激活。

CPB 还会影响红细胞的生成。近来的研究显示炎症介质可能会上调或下调促红细胞生成素的表达，这样不仅影响了红系造血祖细胞的分化和扩增，而且导致未成熟网织红细胞的释放。

（二）中性粒细胞和内皮细胞

1. N 和内皮细胞的激活

这两种细胞激活后通过它们细胞膜上黏附分子的表达和血管切应力减弱而黏附在一起。接着白细胞转移至内皮细胞外（图 9-1），释放出蛋白水解酶和氧自由基，破坏内皮细胞和周围组织。因而在临床上可见循环血液中白细胞数目减少，发生白细胞组织隔离。水解酶的释放增加，血管收缩，血管通透性增加，组织水肿、损伤。

N-内皮细胞间的黏附：正常情况下，N 通过毛细血管网依赖于局部血流的速度和细胞的变形能力，其中以变形能力极为重要。细胞的变形能力与其表面积与体积的比值有关，也与细胞膜的流动性有关。CPB 期间，由于组织灌注不足，组织局部血流速度减慢，同时 N 激活，细胞膜过氧化，减少了膜上的不饱和脂肪酸，导致膜流动性降低，使 N 的变形能力减弱，从而使其滞留于微循环中，与内皮细胞接触时间延长。接着通过激活的内皮细胞和 N 细胞膜上黏附分子的表达和黏附分子之间的配体受体式结合使他们黏附在一起。

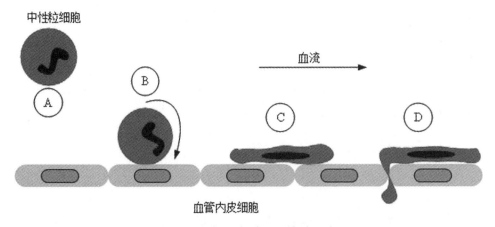

图 9-1 中性粒细胞-内皮细胞黏附过程

A：循环中中性粒细胞的黏附被内皮细胞的激活触发；B：导致中性粒细胞沿着内皮细胞滚动；C：中性粒细胞激活物导致中性粒细胞表面整合素分子激活，这导致中性粒细胞和内皮细胞紧密黏附；D：激活的中性粒细胞穿过内皮细胞进入组织。

参与 N-内皮黏附作用的黏附分子主要有选择素家族(包括 P-选择素、E-选择素、L-选择素)、白细胞整合素亚家族,即 β2 整合素(包括 LFA-1、Mac-1、p150、p95)及细胞间黏附分子(ICAM-1、ICAM-2、ICAM-3、ICAM-4)等。

N-内皮细胞黏附过程如下:由选择素介导 N 的起始黏附。选择素可表达于 N、单核细胞及淋巴细胞表面,P-选择素通常储存于内皮细胞和血小板的分泌颗粒中,在受炎性刺激后数 min 内可表达于细胞及血小板表面,L-选择素、P-选择素可通过相应的配体相互作用,介导起始黏附即滚动作用;E-选择素受细胞因子刺激后数小时内在细胞表面表达达高峰,可锚定 N 继而介导其活化,因而有助于 N 稳定地黏附于内皮细胞。

N 的紧密黏附:β2 整合素仅限于白细胞上表达,ICAM-1、ICAM-2、ICAM-3、VCAM-1 为其配体。在炎性介质刺激下,内皮细胞表面 ICAM-1、VCAM-1 等表达增加,而 N 表面 β2 整合素配体结合区发生改变,ICAM-1 及其他配体与之结合,进一步增强了 N-内皮作用,介导其紧密黏附。

N 跨内皮移行:N 黏附于内皮后发生细胞变形,活化的 N 表面 L-选择素脱落,使 N-内皮细胞黏附减弱,通过 N、内皮细胞表面黏附分子及组织中趋化因子等作用,N 穿越内皮向炎症部位移行,并释放蛋白水解酶、氧自由基、花生四烯酸代谢产物等造成组织损伤。

2.N-内皮细胞黏附与组织损伤

N-内皮细胞黏附在 N 诱导的内皮损伤中起重要作用。研究证实只有当 N 黏附到内皮细胞以后,其释放的产物才能引起内皮细胞的严重损伤与脱落。N-内皮细胞黏附以后,在两者之间形成一个微环境,使 N、内皮细胞释放的有害产物在微环境局部的浓度增高,且此微环境又可阻止循环血液中的蛋白抑制酶和氧自由基清除剂等对上述产物的稀释和清除,加重内皮损伤,并导致其他组织损伤。

内皮细胞与 N 黏附,也是 N 渗出到血管外炎症部位发挥其功能的关键步骤。移至组织中的 N 释放出三种产物导致组织的损伤:蛋白水解酶、氧自由基和花生四烯酸代谢产物。CPB 中,N 受因子XIIa,激肽释放酶,C5a 和 IL-8 刺激后促使细胞内颗粒释放乳铁蛋白、髓过氧化物酶和弹性蛋白酶分泌。CPB 期间血浆中这些酶水平明显升高,在 CPB 结束时达高峰,通常在 24 h 后恢复至基础水平。这些蛋白酶中弹性蛋白酶作用最强,它能损伤内皮、内皮下基底膜和各器官的实质。乳铁蛋白能增加氧自由基的产生。氧自由基能激发细胞膜的脂质过氧化,并损伤细胞内的重要成分,对一系列细胞均有损害作用,特别是内皮细胞和纤维细胞受损最明显。花生四烯酸代谢产物白三烯,在炎症反应中也起重要作用。白三烯 B4 是 N 激活剂,刺激 N 释放蛋白酶和氧自由基,白三烯 C3、D3、E2 能强烈收缩血管,增加血管通透性。

(三)血小板

除了凝血功能外,血小板还参与了多种炎症反应。肝素化、低温治疗和手术创伤会激活血小板。活化的血小板会改变其形状并释放多种介质,包括炎症细胞因子。血小板颗粒含有趋化因子(chemokines)配体 CCL3、CCL5、CCL7、CCL17 和趋化因子(C-X-Cmotif)配体 CXCL4、CXCL5、CXCL7 和 CXCL8)、细胞因子(IL-1β、CD40 配体和血栓调节蛋白 b)、黏附因子(选择素、GPⅡb/Ⅲa 和血管性血友病因子)、生长因子(血小板源性生长因子、转化生长因子-β、表皮生长因子和血管内皮生长因子)和凝血纤溶相关因子(凝血因子 V、因子 XI、纤溶酶原激活剂-1、纤溶酶原和蛋白 S)。

血小板被 CPB 系统激活,导致其表面膜上的 P-选择素的上调。血小板 P-选择素与白细胞上表达的 P-选择素糖蛋白配体-1(P-selectin glycoprotein ligand-1,PSGL-1)结合,从而介导第一个细胞相互作用。P-选择素与 PSGL-1 结合促进单核细胞活化,导致细胞因子如 IL-1β、IL-8 和单核细胞趋化蛋白-1(monocyte chemoattractant protein-1,MCP-1)的分泌。在细胞因子的胞吐作用过程中,活化的单核细胞在其表面出现 TF,从而启动外源性凝血途径,有利于血栓的形成。整合素进一步加强了血小板和白细胞之间的初始接触。整合素是一个跨膜 ab 异二聚体受体家族,几乎在所有细胞表面都有表达。它们与细胞外基质和免疫球蛋白样黏附分子结合,但在与配体结合之前,需要这些分子的构象变化。白细胞整合素 αMβ2(CD11b/CD18)识别血小板 GPIb 和纤维蛋白原,这些蛋白原与血小板 GPⅡb/Ⅲa 受体结合。血小板 ICAM-2 与白细胞整合素 αLβ2(CD11a/CD18)相互作用。

血管内皮细胞分泌黏附分子 CD40,它与血小板上的互补 CD40 配体(CD40L)结合。跨膜 CD40L 在结构上与 TNF-α 相关,并促进内皮细胞分泌促炎细胞因子(IL-8 和 MCP-1)。因此,与内皮结合的血小板通过直接的血小板白细胞相互作用、释放促炎颗粒或刺激内皮细胞分泌,有助于 N 招募和单核细胞激活。在心脏手术期间接受 CPB 的患者中,血小板聚集水平显示增加。

血小板颗粒同时还含有抗炎细胞因子和化学因子。例如血小板含有一种强效免疫抑制因子 TGF-β。免疫性血小板减少患者 TGF-β 较低,同时伴有 CD4+、CD25+、FOXP3+ 调节 T 细胞(Treg)缺乏;而当治疗(如静脉注射免疫球蛋白、地塞米松、利妥昔单抗、血小板生成素)后血小板数量恢复至正常,TGF-β 含量随之恢复,Treg 的数量和功能随之恢复。因此循环血小板是 TGF-β 的主要来源,其重要的炎症调节作用可见一斑。另有研究报道,激活血小板能促进血液内单个核细胞抗炎细胞因子 IL-10 的释放,并下调促炎细胞因子 TNF-α,抑制 CD40+ T 细胞的增殖和分化,显示出极强的抗炎作用;而血小板与白细胞结合也能促进白细胞凋亡。

血小板激活过程中合成和释放的物质主要有血小板激活因子(platelet activating factor,PAF)、5-羟色胺(5-hydroxytryptamine,5-HT)、ATP、ADP、血小板第 4 因子、β-凝血球蛋白、多种酸性水解酶和血栓素 A2(thromboxane A2,TXA2)等,参与多种病理生理过程。

因此,血小板同时含有促炎、抗炎的细胞因子和化学因子。但不同的外界刺激可能使血小板在炎症反应中发挥截然相反的作用。

四、影响体外循环后全身炎症反应程度的各种因素

(一)低灌注

心源性休克能进一步加重 SIRS,而且 CPB 也能导致远端器官的缺血。远端器官的低氧损伤能导致内皮细胞、循环中的单核细胞以及组织中巨噬细胞释放细胞因子、氧自由基并进一步加重炎症反应。一旦病人从休克中复苏,组织器官被重新灌注,将导致缺血-再灌注损伤。

(二)内毒素

CPB 后的内毒素血症也能进一步加重炎症反应。在接受心脏手术的患者中,低灌注和缺氧可能会损害肠道屏障的完整性,这是避免内毒素转化所必需的。血管内毒素与各种受体结合,如白细胞上的 Toll 样受体,导致细胞因子的产生和白细胞激活。研究心脏手术中内毒素水平的临床研究表明,心脏手术中非停跳患者的炎症反应减少,但这些研究未能显示出临床结果的改善。内毒素也和 CPB 后出现的高动力循环状态以及循环阻力显著降低有关。这种情况和内毒素血症的早期阶段很相似。内毒素还通过减低心肌对肾上腺素的反应性抑制心肌的收缩力。近年的研究表明 G 蛋白实际上也调节内毒素诱导的心肌收缩性改变。

(三)一氧化氮(nitric oxide,NO)

在动脉血流和剪切应力等生理刺激下,内皮细胞通过释放 NO 来调节血管张力。内皮细胞中的构成型一氧化氮合酶(cNOS)从氨基酸 L-精氨酸中响应钙信号传导产生 NO。组成性释放的 NO 减少平滑肌收缩,从而促进血管舒张和减少剪切应力。为了响应促炎细胞因子或内毒素的释放,内皮细胞和平滑肌细胞表达一种诱导型一氧化氮合酶(iNOS),它不依赖于钙信号传递。除了 NO 在生理条件下的有益作用外,iNOS 衍生的 NO 还会损害线粒体呼吸链。NO 介导的细胞色素氧化酶抑制增加了反应性氧簇(reactive oxygen species,ROS)的产生。ROS 改变细胞内 pH 水平,减少 ATP 的产生,并通过脂质过氧化、氧化诱导细胞损伤和特定酶的失活。在 NO 存在的情况下,ROS 也可能形成高度有害的过氧亚硝酸盐。这些化合物可导致内皮细胞坏死,从而损害内皮屏障功能,导致血管渗漏。细胞外 ROS 可以作为有效的促炎刺激,因为它们可能触发细胞表面黏附分子的上调和细胞因子的释放。

(四)核转录因子

对于经历 CPB 手术的患者来说,最重要的活化基因是那些编码选择素、黏附分子、白介素和组织因子的基因,它们的过度表达会给机体带来严重的全身炎症反应。近年来随着分子生物学技术的发展,人们发现许多炎症信号都通过核转录因子 nuclear factor kappa B(NF-κB)调节。NF-κB 是一种具有多向性调节功能的核转录因子,最早发现存在于 B 细胞中,位于编码免疫球蛋白 kappa 轻链基因的增强子中,此后人们发现 NF-κB 存在

于多种不同的细胞型广泛参与多种细胞因子和炎症介质的基因转录。

在 TNF-α、IL-1、细菌脂多糖等刺激因素作用下,它们与细胞膜表面的不同受体结合后,经过细胞内复杂的信号传导途径,使 IkB 磷酸化、泛素化、被蛋白酶降解,与 NF-κB 解离,暴露 p50 的核定位信号,NF-κB 激活,迅速转移到细胞核(核易位),与靶基因启动子区 κB 位点特异性结合,启动基因转录。NF-κB 参与基因转录后,细胞内 IkB 的合成随之启动,新合成 DNA,所以这些促炎的因子和蛋白合成升高。随着对核转录因子 NF-κB 研究的不断深入,使人们有可能从分子生物学水平调控 CPB 全身炎症反应的程度。

第二节　体外循环后的免疫缺陷及改进措施

一、体外循环后免疫缺陷

CPB 后免疫细胞和体液成分在功能和数量上都发生了改变。术后因感染相关的致死率与 CPB 造成的 T、B 淋巴细胞和免疫球蛋白的消耗相关。本节讨论的是 CPB 对获得性免疫以及特异性细胞功能的影响。

许多研究都证明手术后获得性免疫反应发生了抑制,其程度和手术类型、持续时间以及输血量相关。因此人们推测心脏手术可能更容易导致免疫抑制。

心脏手术后感染的发生率和 CPB 的持续时间大致呈正相关。CPB 抑制免疫活性,使病人围术期感染更加敏感,导致脓毒症的发生发展。脓毒症是启动多器官衰竭的主要因素,随着介入性导管技术的发展以及冠状动脉疾病治疗技术的提高,越来越多的老年人都可以接受手术治疗。这些病人本身包含术后感染的高危因素。针对获得性免疫的任何抑制都将是有害的,因为都将增加心脏手术后感染发生的可能性。

在正常情况下,低水平的免疫球蛋白和补体对机体的防护是足够的。如果感染微生物的数量急剧增加(如各种开胸手术),那么机体的防御平衡将会被打破。在术后早期阶段,细胞或体液免疫被耗竭将造成明显不利后果。因此在心脏手术中发现机会致病菌感染和围术期并发症并不令人感到惊奇。这种病人很可能引起脓毒症相关的多器官衰竭,并造成术后死亡率的增加。

CPB 后病人先天性免疫系统对抗微生物感染能力明显减弱,这是由于各种补体的消耗以及先天性免疫中各种细胞成分明显下降,如 N、自然杀伤细胞等。Hisatomi 等研究显示在接受 CPB 手术后的病人,淋巴细胞对植物血球凝集素(phytohaemagg lutinin,PHA)的反应力在术后第一天和第七天降低,IL-2 的水平也在术后第一天降低了 90%,而在接受胆囊切除的对照组病人,上述物质并无显著性变化。Markewitz 等研究显示淋巴细胞对 PHA 和一些特异性抗原复合物的反应性明显降低。Markewitz 的工作表明

IL-2、IL-12 等(可调节 T 辅助淋巴细胞介导的免疫反应激活)的水平在 CPB 后明显降低。相反 IL-10 在 CPB 后明显升高。

(一)体液免疫

CPB 术后的病人,血浆中免疫球蛋白和补体发生了明显的改变。因此这些蛋白在机体防疫方面的作用受到明显影响,导致机体对细菌的防御能力减弱。CPB 后白细胞计数明显下降,粒细胞的趋化能力也受到明显损害,将导致机体对细菌感染的敏感性明显增强。另外的研究也显示 CPB 后白细胞不仅吞噬功能受到影响,其代谢功能也被损害。

CPB 后 B 细胞的数量改变还不清楚。一些研究报道没有明显改变,而另外一些研究报道出现明显下降。Roth 等报道 CPB 后 B 细胞的相对水平下降,而绝对水平不变,可能和 CPB 血液稀释相关。B 细胞针对有丝分裂原分泌 IgG、lgM 和 IgA 的能力在 CPB 后也受到损害。Lante 等研究显示 IgE 的水平在 CPB 后三天没有改变,而 IgG、IgM 的水平在术后第一天即显著下降。因此血浆中的杀菌能力在 CPB 后明显减弱。作为 CPB 后血液稀释的结果,补体和体液免疫的各种成分均出现减少。

免疫蛋白和 CPB 管道的接触还能导致蛋白变性。表面去极化能导致巯基和氢键的破坏,而巯基和氢键对蛋白分子的稳定非常重要。这样就导致球蛋白分子打开并暴露出内部化学成分,并形成随机卷曲分子。血浆蛋白的这些改变能导致血浆脂质的聚结和血浆黏附性增加。

(二)细胞免疫

1. T 细胞

T 细胞形态学的改变:CPB 后 T 细胞的电镜扫描显示 T 细胞的浆膜发生了明显的改变,表现为 T 细胞表面的微绒毛和折叠面减少。而且 CPB 后 T 细胞膜不能容纳单克隆微珠。

质量和数量上的改变:使用标准的单克隆抗体以及流式细胞仪技术分析 CPB 所造成的表型改变。研究者发现 CPB 后 $CD3^+$ 和 $CD4^+$ 减少,而 $CD8^+$ 增加,伴随着 $CD4^+$/$CD8^+$ 的比例减少。这种改变在术后第一天最明显并在术后一周保持较低的水平。T 细胞的绝对和相对数量在 CPB 后显著减少。CPB 循环中 T 细胞减少的具体机制还不十分清楚。可能是由于大剂量糖皮质激素的应用抑制了免疫作用,但绝不是唯一因素。血液中高浓度的糖皮质激素能够引起淋巴组织的再分布及循环中 T 细胞减少。淋巴细胞对 PHA 的反应性也可能因为糖皮质激素而受到抑制。血液稀释、机械破坏、血流动力学改变、T 细胞的消耗以及再分布等都可能造成 T 细胞在数量和质量上明显改变。

2. 中性粒细胞(N)

(1)CPB 引起的 N 变化及炎性细胞因子变化:CPB 对 N 的数量和功能均产生一定的影响。CPB 开始时 N 计数即减少,而后随之增高。减少的原因是由于血液稀释及 CPB 引起 N 激活,使其聚集并滞留于滤网和肺部而被消耗。原来大量存在于边缘池内的 N,可在此应激条件下进入循环池。同时由于补体激活,趋化因子增加等,使骨髓中 N 大量释放,所以外周血中 N 随之增多,但增加的 N 多为未成熟细胞。CPB 时间越长,N 降低越明显,一般在术后 7d 恢复正常。这是由于 CPB 期间 C5a 增多,而 NC5a 受体出现内在化的情况,从而对 C5a 信号反应消失,趋化能力降低。CPB 后 N 的吞噬能力和杀菌能力也明显下降,约 3w 后恢复正常。这也是 CPB 术后患者容易感染的原因之一。

(2)N 与血小板、血管内皮细胞的黏附:造成肺毛细血管的物理性阻塞,导致弥散性肺泡灌注不良和解剖分流增加。CPB 中由于多形核 N(polymorphonuclear neutrophil, PMN)凋亡时间延长造成的损害也不容忽视:促进细胞凋亡的半胱氨酸蛋白酶活化被抑制,TNF-R1 表达下调及各种细胞因子如 IL-1β、IFN-γ、IL-8、脂多糖(lipopolysaccharide, LPS)等刺激,均可引起 PMN 凋亡延迟,使 PMN 持久存在于肺间质和肺泡腔,分泌过量蛋白酶并释放氧自由基,导致肺基质与肺泡上皮损伤加重。

(3)N 的吞噬功能与杀菌能力的变化:早期研究发现 CPB 对 N 吞噬和杀菌能力没有太大影响。而近期研究发现 CPB 后 N 分泌的抗炎物质也下降。而体内激活释放 TNF-α 和 IL-8 等可激活 PMN,增强其吞噬和杀菌能力。由于这些研究多在体外进行,而 N 功能受炎性反应、抑炎反应和血小板等多种细胞和因子的调节,不能够完全反映体内情况。因此 CPB 能导致 N 功能失调,包括黏附能力提高和吞噬功能下降。已有研究表明 CPB 的低温状态可降低细胞免疫功能及 PMN 的吞噬功能。

3. 其他有免疫功能的细胞

(1)自然杀伤(NK)细胞 数量和功能在 CPB 后都明显减少。这与心脏直视手术对 NK 细胞的损伤及 CPB 术后免疫复合物增加,占据了 NK 细胞表面的 F 受体有关。

(2)网状内皮细胞的功能在 CPB 后被抑制,导致 CPB 产生的各种微颗粒增多。

(3)单核-吞噬细胞系统在 CPB 后免疫功能降低。研究发现 CPB 术后外周血单核细胞数目是对照值的 2 倍,前列腺素 E2(prostaglandin E2, PGE2)是对照值的 8 倍。其原因主要是 CPB 过程中血液成分与异物表面接触、泵管挤压等引起细胞破坏和蛋白聚集变性,从而产生大量小分子颗粒,吞噬细胞被长期激活,产生大量 PGE2,加之肺灌流停止,使 PGE2 不能灭活,而 PGE2 具有广泛的免疫抑制作用。提示单核细胞在 CPB 中所致免疫缺陷发挥重要作用。单核-吞噬细胞的代谢和吞噬能力一般在术后 3 d 内恢复正常。

(4)红细胞不仅具有内呼吸功能,而且还具有免疫功能。红细胞免疫功能是完整机体免疫系统的一个子系统,具有识别、黏附、杀伤抗原,清除免疫复合物,参与机体免疫调控的作用。红细胞膜上有超氧化酶,其是一种溶酶体酶,可直接杀伤病原菌。同时红细胞内富含超氧化物歧化酶和过氧化氢酶,能清除吞噬细胞在吞噬过程中产生的大量氧自由基,从而达到保护吞噬细胞膜、增强其吞噬功能的作用。因红细胞免疫功能降低,对入侵病原的清除及杀伤减弱,同时对抗原的处理及提呈能力减弱。因此红细胞免疫降低也是 CPB 术后易发感染的因素之一。

二、调节免疫功能的体外循环相关措施

原则是尽量增强免疫功能或减少对其的破坏。比如加强营养增强体质、改进 CPB 管

路、优化 CPB 管理及使用药物等。

(一)营养疗法

营养和免疫有密切关系,免疫系统发挥正常功能必须以蛋白质和能量作为基础。CPB 术后患者代谢率高,负氮平衡严重,因此提高蛋白质和热量摄入是一个重要方面,在给予高蛋白、高热量饮食的同时还应注意电解质、维生素及微量元素的补充。

(二)CPB 耗材和技术的改进

1. 涂层管路

对 CPB 回路内表面进行涂层。例如肝素涂层不仅可减少 CPB 中肝素的需要量,还改善了 CPB 管道的生物相容性,抑制了致炎因子的释放,减少了补体、血小板的激活和减轻毛细血管渗漏及全身水肿。但肝素涂层有增加肝素诱导性血小板减少(heparin induced thrombocytopenia,HIT)的风险,所以现在的 CPB 产品大多不使用肝素涂层,而使用生物相容性更高的磷酸胆碱、Balance、聚-2 膦酰甲氧乙基腺嘌呤涂层等等,能减少血浆蛋白的表面黏附和致炎因子的产生。Russell 等人的研究表明白蛋白涂层能更好地保护血小板并减轻术后水肿。使用涂层可以提高 CPB 回路的生物相容性,并且降低了输血需求、再手术率、机械通气时间、重症监护病房停留时间和术后住院时间。更多的研究中涂层管路虽降低了炎性指标,但临床结局的改善非常有限。尽管如此,目前我们使用的 CPB 高端耗材一般都有涂层。

2. 白细胞滤除

白细胞滤器在 CPB 动物实验中的应用,发现可减轻氧自由基介导的肺损伤,防止心肌功能抑制。这些保护效应还表现为冠脉血管床白细胞滞留减少,心肌肌酸激酶释放减少以及冠脉血管阻力降低。然而猪动物实验发现减少 CPB 后 NCD18 表达和肺白细胞滞留,并不能减少白细胞计数,也不能减轻肺损伤。这些现象的原因是肺缺血再灌注损伤的程度具有种属差异。临床研究中,CPB 中已应用白细胞滤器 LeukoGuard-6(LG-6)和 Cellsorba-80P。老年患者使用白细胞滤器,因为动脉氧饱和度<90% 而需要吸氧的发生率减少;婴儿可减少术后第一天体温高于 38.5 ℃ 的出现率。冠状动脉搭桥的患者应用 LG-6 后气管插管时间并无差异;另一研究中应用 LG-6 并没有改善术后肺功能,包括氧合指标和肺血管阻力,反而由于滤器系统导致循环中弹力蛋白酶水平升高;应用 Cellsorba-80P 也没有对冠脉搭桥患者有明显临床改善,所以临床 CPB 应用白细胞滤器应非常慎重。

此外,术中用血液分离机或将 CPB 机血去除白细胞后回输,可改善术后气体交换功能、减少 CPB 后肺功能抑制,特别是对术后低氧和 CPB 时间较长的患者有利。

3. 物理性吸附或超滤

在 CPB 中使用血液灌流器,能快速吸附掉血循环中的大分子炎性产物、内毒素、蛋白结合类药物、毒物等,使血液净化,但目前在 CPB 中的应用不多,炎性指标有一定程度的下降,但临床益处并不肯定。超滤技术,能将去除部分水分及体液中的中小分子炎症介质等,能纠正血液稀释、减少组织水肿和循环中炎症介质的含量,有些研究报道表明这些方法可以改善肺功能和临床结果,但也有研究报道这些方法对临床结果并没有明显改善,相反还损害了机体的免疫功能。但对于儿童,超滤能明显浓缩血液,改善术后心肌收缩力,降低肺组织和外周组织的水肿。

4. 氧合器改进

与鼓泡肺相比,膜肺氧合显著降低高氧分压的危害,能提供更接近生理的氧合效果,对血液成分的损伤更小;产生的微栓更少;减少补体系统的激活;减轻 CPB 后肺功能不全的发生率。由于氧合器的改进减少了直接的气血相接触,减弱了补体的经典激活途径,从而减轻了炎症反应,尤其 CPB 时间超过 2 h,应用膜式氧合器其炎症反应明显比鼓泡式氧合器轻。

5. 搏动性灌注

有研究表明搏动灌注能抑制细胞因子的活力,减轻肺水肿和内皮细胞的损害,保护肾功能以及改善微循环。

(三)免疫调节药物

1. 抗炎药物

在使用药物控制炎症方面,多数是采用抑制补体系统的激活。但补体系统本身的复杂性,还没有一种试剂能全方位有效抑制补体系统。常规的药物仅是抑制补体系统的某一通路。

(1)糖皮质激素生理效应非常广泛。具有抗炎作用、影响水电解质平衡以及碳水化合物、脂肪、蛋白质的代谢。体外实验表明其还能抑制 C3、C5 转化酶的形成,但在 CPB 中使用糖皮质激素对补体的抑制效果还存在争论。临床结果表明 CPB 时大剂量的应用糖皮质激素似乎改变了炎症进程,但最后并不能明显改善临床疗效。无论是成人或婴儿、新生儿,目前的几个大型随机对照试验结果均显示糖皮质激素无明显获益。

(2)抑肽酶是从牛肺中分离出来的丝氨酸蛋白酶抑制剂。它抑制多种蛋白水解酶,包括胰蛋白酶、糜蛋白酶、纤溶酶、激肽释放酶、尿激酶以及凝血酶等。抑肽酶通过抑制纤溶酶、激肽释放酶的激活而抑制纤溶系统的激活;抑肽酶能阻滞血小板上的蛋白水解激活凝血酶受体,而不影响血小板的聚集,因此能保护血小板的功能,明显减少手术出血;抑肽酶能抑制内皮细胞激活以及血小板和白细胞的接触性激活,减少炎症介质 IL-6、IL-8 等的表达而具有一定的抗炎作用。乌司他丁作为广谱酶抑制剂,其是通过抑制损伤的血管内皮释放炎症介质和清除氧自由基来发挥作用,最终达到抗炎及保护器官的作用。随着临床对照结果的逐渐增加,人们发现其术后肾功能不全的发病率有所增加,更甚至会导致病人 30 d 内的死亡率增加,所以导致其前景受限,但在高出血风险病人止血方面存在明显优势。

(3)环氧合酶抑制剂以及细胞因子受体阻断剂。能抑制 T、B 淋巴细胞扩增以及淋巴因子的产生。但这将抑制机体的防御功能,使病人更容易感染。与此相同的是,黏附分子阻滞剂也增加了机体对感染的敏感性,极大地限制了这种治疗方法的应用。

(4)他汀类药物是一种 3-羟基-3-甲基戊二酰辅酶 A 还原酶抑制剂,在治疗高胆固醇血症中得到了很好的应用,特别是预防重大心血管事件。除了降脂作用外,他汀类药物还被发现具有抗炎特性。几项随机对照试验调查了围术期他汀类药物治疗心脏手术患者的效果,发现其减少心脏移植患者急性排斥事件和冠脉血管病的发生效果显著,机制与他汀类药物可抑制促炎转录途径,竞争性地与白细胞整合素 LFA-1 结合抑制 N 招募级联、并抑制内皮细胞内的促氧化酶活性有关。

2. 免疫增强剂

胸腺肽、免疫球蛋白、乌苯美司、中草药(人参、黄芪、灵芝、虫草等)等提高免疫功能的药物因发生效用所需的用药时间过长,很少用于 CPB 术中,这方面的研究也很少见。

总的来说,CPB 可导致暂时性免疫抑制,抑制程度、持续时间与手术创伤严重程度和 CPB 时间及转流控制等有关,一般持续约 2~3 w,是导致患者术后感染的主要原因之一。

CPB 对机体免疫系统产生了广泛而深远的影响,至今仍未完全了解其发生机制。正是因为了解的不充分导致了盲目用药。例如糖皮质激素不仅抑制了免疫系统参与炎症反应,同时干扰了机体免疫系统参与的相应免疫反应,可能也会对机体启动正常的抑炎反应产生干扰。这也从另一方面解释多数抗炎药物难以改善患者预后的原因。因此需要我们加深对 CPB 后机体免疫系统变化的了解,使我们能更好地利用其对生理有益方面,抑制其对生理不利的影响,从而改善患者的预后。

第三节　体外循环期间的激素改变

一、概述

内分泌系统是体内传递信息的系统,人体内分泌系统主要包括垂体、肾上腺、甲状腺、甲状旁腺、胰岛等内分泌腺和散在分布于组织器官内的内分泌细胞。内分泌系统所分泌的生物活性物质称为激素(hormone)。神经、内分泌和免疫这三大系统功能之间相互联系、相互补充、相互配合和相互制约,在生命活动中的作用具有整体性。人类的神经、内分泌和免疫系统在创伤应激中都会发生明显的变化,这是在进化过程中形成的对应激反应的保护反应。当保护反应是适度时,这些变化对机体正常功能的维持、内环境的稳定起积极作用,当反应过度时,则会对机体产生不利影响。在考虑 CPB 期间的激素改变时,应该联系 CPB 中神经和免疫系统的变化来综合考虑,以更全面地了解 CPB 期患者的病理生理变化。

二、内分泌腺及其生理功能

(一)垂体

垂体位于蝶鞍内,呈卵圆形,分为腺垂体和神经垂体两部分。

腺垂体是体内最重要的内分泌腺,分泌 7 种激素:生长激素(growth hormone,GH),促甲状腺激素(thyroid stimulating hormone,TSH),促肾上腺皮质激素(adreno-cortico-trophic hormone,ACTH),黑色素细胞刺激素(melanocyte stimulating hormone,MSH),泌卵泡刺激素(follicule stimulating hormone,FSH),黄体生成素(luteinizing hormone,LH),催乳素(prolactin,PRL)。

神经垂体不含腺体细胞,不能合成激素。所谓的神经垂体激素是指在下丘脑视上核、室旁核产生而贮存于神经垂体的抗利尿激素(antidiuretic hormone,ADH)与缩宫素(oxytocin,OXT)。

(二)肾上腺

肾上腺激素可分为肾上腺皮质激素和肾上腺髓质激素。

肾上腺皮质分泌类固醇类激素,其中最重要的是皮质醇、醛固酮(aldosterone,ALD)和雄性类固醇激素。

肾上腺髓质为神经内分泌组织,主要分泌儿茶酚胺(肾上腺素、去甲肾上腺素)。

(三)甲状腺

甲状腺激素主要包括甲状腺素,又称四碘甲腺原氨酸($3,5,3',5'$- tetraiodo-thyro-nine,T4)和三碘甲腺原氨酸($3,5,3'$-triodo-thyronine,T3)两种,另外甲状腺还合成极少量的逆-T3,(rT3),其不具有生物活性。

(四)胰岛相关激素

在本章第四节进行详细介绍,本节不再赘述。

三、体外循环期间激素的改变

CPB 手术可导致几天发生一系列生理改变。在完全 CPB 辅助时,心肺没有血液灌注,暂时丧失其内分泌功能,同时也停止参与某些药物的代谢;当血液接触氧合器、膜肺、CPB 管路后可发生一系列反应,主要表现为血中各类细胞激活、管路吸附血浆蛋白以及全身性的免疫反应。CPB 时血液被稀释,可导致电解质、激素和血浆蛋白等浓度发生变化;低温 CPB 时机体生化反应速度减慢,这些都将干扰正常的激素反应。导致 CPB 期间内分泌的变化还存在其他多种因素。非搏动灌注可使全身每个器官之间以及单个器官内部的血流分布改变。因此,搏动灌注时,CPB 相关的内分泌变化可减缓或避免。CPB 还能使某些应激激素的分泌明显增加。某些激素水平由于其分泌腺体在 CPB 结束后获得搏动性血流灌注是在常温状态,因此可超过正常生理值。有研究显示,深度麻醉能减缓或消除 CPB 期间的内分泌反应。

(一)CPB 对垂体激素的影响

垂体卒中多发于合并垂体腺瘤者,可能的形成原因有垂体出血、垂体缺血和垂体水肿。其发生率不高,但一旦发生,结果往往是致命的。一旦发生垂体卒中,治疗措施为立即进行垂体切除术,并且需长期激素替代治疗。CPB 术中 ADH 分泌增加的程度与其他类型手术相比明显增高,并且术后几小时仍处于持续增加分泌的状态。导致 ADH 分泌增加的原因很多。在非心脏手术中,采取一些合成阿片类药物麻醉以及区域麻醉等措施能够减少手术过程中相关的内分泌激素的变化。

(二)CPB 对肾上腺激素的影响

1. 肾上腺皮质激素

CPB 过程中补充大剂量外源性糖皮质激素可以减轻全身炎性反应,这说明在手术过程中可能存在肾上腺功能不全。多项研究分析了在 CPB 前给予外源性糖皮质激素(如地塞米松剂量 1 mg/kg 或甲基强的松龙剂量 30 mg/kg)对患者造成的影响,但这些研究并未详细报道干预后并发症的发生率、死亡率、住院时间等有意义的临床指标。全身炎性反应会对心、肺、肾功能造成损伤,并在一定程度上影响凝血功能。大多研究表明,外源性糖皮质激素能够缓解机体炎性反应。白三烯浓度的降低与外源性激素的积累呈正相关关系。大剂量甲基强的松龙能阻断 N 整合素黏附受体的上调,地塞米松对内皮细胞产生某些黏附分子有抑制作用。外源性糖皮质激素可增加心指数、降低外周血管阻力。尽管大型随机对照试验的证据并未证实糖皮质激素的有效性,但仍有学者建议在术前常规运用糖皮质激素以促进患者术后的恢复。

糖皮质激素分泌增多是应激反应的一种重要表现。研究表明,当患者进行非 CPB 手术时,糖皮质激素水平往往会快速上升到最高值,并在术后 24 h 内缓慢恢复到基础水平。因此,即便是经历不停跳冠脉旁路移植术的患者也会出现糖皮质激素升高等应激反应。CPB 会改变围术期皮质激素水平。CPB 开始后,由于血液稀释的原因,糖皮质激素浓度快速降低。在 CPB 期间,糖皮质激素水平又逐渐升高,并且比术前基础值高,高水平的糖皮质激素水平可持续到患者手术结束后 48 h。且 CPB 期间糖皮质激素的变化程度与灌注的温度有关。例如灌注温度在 20 ℃时与灌注温度为 28 ℃时相比较,前者糖皮质激素的变化比后者要小。小儿和成人采用深度麻醉时,对 CPB 期间的糖皮质激素升高情况都能够缓解。为非 CPB 手术的患者注射促肾上激素后,糖皮质激素水平并不会再升高,这说明患者肾上腺分泌水平已到达最大限度。然而在 CPB 期间,给患者注射促肾上激素后,患者糖皮质激素水平仍可再往上升。麻醉方式对糖皮质激素的分泌也会有不同影响,例如大剂量芬太尼联合胸段硬膜外麻醉与单纯地使用大剂量芬太尼进行麻醉相比较,能够延缓冠脉搭桥术期间糖皮质激素的升高,降低 CPB 期间糖皮质激素的浓度。国外学者 Taylor 等发现,在 CPB 期间,促肾上腺皮质激素会逐步降低,当恢复搏动灌注 1 h 后激素水平再缓慢升高。Raff 等进一步研究指出,将大剂量芬太尼和 40 mg 地塞米松联合应用,都能抑制 CPB 期间促肾上腺皮质激素的上升,而当只单独应用上述措施时,并没有发生此效应。

2. 肾上腺髓质激素

CPB 期间肾上腺素和去甲肾上腺素水平升高,从而产生了多种 CPB 的血流动力学效应,例如器官血流重新分布、外周血管阻力升高。当低温时,血浆肾上腺素浓度甚至能上升至患者 CPB 前基础水平的十倍,去甲肾上腺素可升高四倍。早期研究表明,肾上腺素和去甲肾上腺素上升最明显的时间均是在主动脉被阻断时。但后续有一项研究结果中肾上腺素和去甲肾上腺素上升时间与前者存在差异,将患者随机分至中低温(28 ℃)和浅低温(34 ℃)CPB 时,两组患者去甲肾上腺素在主动脉开放及复温时增加最明显,而当达到目标低温时,肾上腺素增加最明显。新生儿、婴幼儿、儿童与成人类似,在 CPB 期间也会发生肾上腺素和去甲肾上腺素水平不同程度的升高。

而冠脉旁路移植术中采取深度麻醉(如大剂量合成阿片类药物、异丙酚输入、高浓度吸入麻醉药等)可以减少儿茶酚胺类激素的分泌。小儿先天性心脏病手术的深度麻醉,不但可以减少儿茶酚胺的分泌,更能够降低患者的死亡率。也有研究显示,与单一剂量安定(0.1 mg/kg)相比,CPB 中持续输入异丙酚[mg/(kg·h)]够明显降低肾上腺素和去甲肾上腺素水平。在大剂量阿片类麻醉基础上联合使用胸段硬膜外麻醉,能够进一步使儿茶酚胺水平降低。

(三)CPB 对甲状腺激素的影响

1. CPB 对 T3、T4、促甲状腺素(TSH)的影响

肝素化后 CPB 开始前,由于肝素能够将少量与蛋白结合的甲状腺素置换出来,因此游离 T3、T4 轻度升高。然而在转流开始后总 T3 水平会急剧降低,且这一趋势持续到手术后 24 h。游离 T3 的变化趋势是在低温 CPB 开始后升高。CPB 过程中 TSH 也有其特殊变化趋势,成人患者在常温 CPB 中 TSH 浓度通常不变,但当低温 CPB 开始后 TSH 呈现先降低、后升高的变化趋势。复温后 TSH 升高,手术结束后 24 h 内 TSH 水平比术前低。发现这一变化趋势后,在 CPB 期间以及 CPB 结束后的早期注射外源性促甲状腺释放激素的临床研究,对 TSH 分泌增加的效果并不显著。值得一提的是,深低温 CPB 的患者,T3 和 TSH 互相影响的关系比非深低温 CPB 趋同性较强。这能够说明深低温停循环这一方式可以对下丘脑甲状腺轴起到保护作用。但研究表明该保护效应持续时间短暂。术后 24 h,不论手术采用深低温停循环与否,患者 T3 和 TSH 水平都会降低。Murzi 的研究表明,患者在手术后 72 h TSH 能够恢复到术前的基础状态,而到术后 1 w T3 水平仍比术前的水平低。总体而言,在 CPB 到术后 24 h 这段时间内 TSH 均明显比术前基础值低。近期一项研究发现,在开始 CPB 后,总 T3、游离 T3 和 TSH 都呈降低趋势,与是否采用搏动灌注无关。值得注意的是两者在降低的程度上有差异,主要区别在于在进行搏动灌注时,游离 T3 和总 T3 降低的程度比较轻。患者手术后恢复者,TSH、总 T3、总 T4 在术后 4 d 呈现明显升高趋势,与术后并发症发生没有关系。

理论上而言,在 CPB 期间的总 T3 趋势是降低,TSH 对外源性促甲状腺释放激素会由于反馈调节机制的影响而增强其反应性,但研究结果显然与此不符,原因尚不清楚。分析可能的几点原因:体内内源性多巴胺或生长抑素的分泌增加、腺垂体血流分布由于非搏动灌注而发生改变。儿童先天性心脏病患者的甲状腺激素在 CPB 期间的变化情况也与上述结果相似。

2. 低 T3 综合征

CPB 中、后都可以发生低 T3 综合征:一般是 T3 降低、T4 正常或降低、TSH 水平正常、游离甲状腺素降低。无论是成人或小儿,常温或低温,都可发生低 T3 综合征。Mainwaring 以 10 例危重复杂型先天性心脏病新生儿患者作为研究对象,结果表明在开始 CPB 后游离 T3 并没有马上降低,而明显降低的时间为手术后 1 h 及 24 h。术后 5 d 游离 T3 开始上升,但仍低于术前基础值。T3 对心脏手术患者至关重要,因为 T3 能够调节心脏内的 β 肾上腺素能受体,以及对 β 受体激动剂的反应性,从而参与调节心率、心肌收缩力及氧耗。动物实验发现 CPB 后使用 T3 能够增强心肌的收缩力。临床研究中:术前左室射血分数在 40% 以下的成人患者,在 CPB 后给予 T3,可使患者术后心输出量明显提高;小儿先天性心脏病患者术前预防性使用甲状腺素,能够改善术后心功能并缩短 ICU 住院时间。但是针对慢性缺血性心脏病患者,在补充应用甲状腺素时需要谨慎考虑,因为外源性甲状腺素有加重心肌缺血、甚至诱发心肌梗死的风险。

Jones 发现,超过十分之一接受 CPB 的患者都发生甲状腺功能异常,但与不良预后无明显相关。事实上,甲状腺功能处于轻度低下的患者,对于心脏手术有其自身的耐受能力手术并不会增加并发症的发生率和死亡率。

(四)CPB 对利钠肽的影响

1. 利钠肽生理作用

利钠肽系统(natriuretic peptide system,NPS)具有心血管保护作用。通过环鸟苷酸(cyclic guanosine monophosphate,cGMP)偶联受体传递信号,这些受体以其利钠和利尿的能力而闻名,通过刺激肾内钠和水的排泄来降低血压。NPS 包括心钠肽(atrial natriuretic peptide,ANP)、脑钠肽(brain natriuretic peptide,BNP)和 C 型利钠肽(C-type natriuretic peptide,CNP),以及 A 型利钠肽受体(natriuretic peptide receptor-A,NPR-A)、B 型利钠肽受体(natriuretic peptide receptor-B,NPR-B)和 C 型利钠肽受体(natriuretic peptide receptor-C,NPR-C)。NPS 的作用是通过膜结合受体调控,其中 ANP 和 BNP 对靶细胞和器官的生理作用相似,主要由 NPR-A 介导,CNP 由 NPR-B 介导,而三者均可与 NPR-C 结合,介导 NPS 的清除,ANP 和 BNP 可以通过心肌细胞表达。ANP,大部分分泌和储存在心房内,而 BNP 在心房和心室都能够分泌,患者出现心肌病时 BNP 主要存在于心室。由于分泌及储存位置的不同,当心房扩张时可导致 ANP 分泌,而当心室功能异常时,会导致 BNP 分泌增加。心肌缺血、前列环素、儿茶酚胺及细胞因子等与 CPB 相关的因素也能够刺激分泌 ANP 或 BNP。ANP 与 BNP 的作用广泛,主要体现在:能够拮抗肾素—血管紧张素—醛固酮系统的血管收缩和水钠潴留作用,使血管张力降低、血压降低、肾小球滤过率增加、水钠排泄增加;调节心肌细胞的生长、调节纤维细胞和血管平滑肌细胞增生,也能抑制细胞外基质的沉积。

2. CPB 对利钠肽的影响

CPB 是否刺激 ANP 和/或 BNP 分泌的临床研究结果并不一致。有研究表明,CPB能够刺激利钠肽分泌,但是通过将 CPB 不同时间点(前、中、后)测量血浆 ANP 浓度结果比较后所得出结论并不一致。有研究比较分析了接受 CABG 的患者分别在麻醉诱导时与 CPB 期间 ANP 浓度,并没有发现出明显改变,但是动、静脉血 ANP 浓度在 CPB 结束后两者都有所增高。Curello 对进行二尖瓣置换术或 CABG 患者测量了其围手期的ANP 水平。结果表明,在转流期间 CABG 患者 ANP 变化不明显,而在 CPB 期间,瓣膜置换术患者 ANP 浓度均明显降低。在开放主动脉之后,两者 ANP 浓度都上升,且能够达到术前水平。冠心病患者术前 ANP 浓度多正常,合并有心律失常和心力衰竭的心脏瓣膜病患者,在术前 ANP 浓度会升高。Haug 的研究发现,33 例 CABG 患者在 CPB 后ANP 浓度呈现明显升高,并一直持续到术后 1 d。研究通过测量体静脉、肺静脉和动脉血肿的 ANP 浓度,证实了左房分泌 ANP,并在肺内得到清除。而关于 ANP 浓度和心房压力关系,多项研究分析均没有发现两者在 CPB 期间有相关关系。尤其是当复温后,尽管在心房压力比较低的情况下,ANP 浓度相反。CPB 后随着 ANP 浓度的升高,尿量和钠排泄也随之增加。术后 24 h 内仍然能观察到 ANP 与心房压力呈负相关。BNP 浓度受心力衰竭程度的影响,且其他相关因素还包括非心力衰竭患者发生术后并发症、心肌缺血及死亡等。众多学者试图将 BNP 作为能够用来判断患者预后的一项指标,但目前所得出的研究结果不一。有多数研究证实了在罹患心脏疾病时 BNP 水平是上升的,但是也有部分研究得出与此相反的结果。有研究分析了左向右分流的先天性患者术前BNP 处于正常水平,但在改良超滤后 BNP 明显升高。但有研究发现,在手术前测量先天性心脏病患者 BNP 在血浆和组织间液的水平,两者都有升高。也有与此结论相反的研究,Tarazawa 等所开展的研究表明术前处于 ASA2 级的患者与 ASA3~4 级的患者相比,前者 BNP 水平却高于后者。关于 BNP 浓度在 CPB 期间变化的相关研究也结论各异。Berendes 等对 CABG 患者围术期 ANP 和 BNP 展开了浓度变化的相关研究,结果表明在 CPB 期间 ANP 的浓度明显上升,而 BNP 浓度基本保持不变。BNP 浓度在术后几小时之后才有明显升高。其上升程度与 CPB 持续时间及心肌阻断时间有相关关系。Tarazawa 发现在 CPB 期间,ANP 及 BNP 浓度与基础值相比较均有所下降,手术后两者的浓度也都没有显著高于各自的基础值。BNP 在 CPB 期间总体而言基本保持不变,但在术后 1 d 内升高,这一变化在非瓣膜病合并心力衰竭患者中更显著。

(五)CPB 对肾素—血管紧张素—醛固酮系统的影响

肾素—血管紧张素—醛固酮系统(renin-angiotensin-aldosterone system,RASS)的主要作用包括调节血管内容量、动脉血压及电解质平衡。而心力衰竭患者 RASS 被激活后,会发生一系列反应,主要包括循环及肾功能异常、心室重构及炎性反应等。肾素水平升高的时期主要在 CPB 期间及 CPB 后的早期。此外,在非搏动灌注 CPB 期间及之后,醛固酮浓度也会升高,血管紧张素 Ⅱ 也升高。搏动灌注与非搏动灌注 CPB 相比,对 RASS 的作用显著不同,能够有效避免 CPB 中肾素水平升高和 CPB 后醛固酮水平、血管紧张素 Ⅱ 上升。Goto 等对搏动和非搏动 CPB 期间以上 3 种激素进行了浓度比较,结果表明这两种灌注模式对 3 种激素水平的影响不显著。具体表现为在 CPB 开始后这 3 种激素浓度都降低,而醛固酮浓度随着手术进展随后又升高。有研究表明,在 CPB 期间,出现肾衰、血管紧张素 Ⅱ、醛固酮浓度的变化跟术中及术后的血压并不存在相关性。手术后由于高血压需要使用血管扩张剂,这一类型高血压的发生与血管紧张素 Ⅱ 水平的变化没有关系。因此,大多数研究均表明在心脏手术围术期间,高血压的出现与肾素、血管紧张素 Ⅱ 或醛固酮浓度的异常无明确相关性。

ACE 浓度在手术中及手术后降低得比较明显,但是分析降低的原因主要是血液被稀释,可以确定的是与 CPB 本身和术中低温的相关性不大。有研究表明,ACE 在麻醉诱导后、复温前其活性会降低。但手术前运用 ACE 抑制剂对麻醉和 CPB 中的血压调节并不造成影响。在心脏手术围术期,甲状腺素活性可以通过 ACE 浓度来体现。

(六)CPB 对前列腺素类物质影响

前列腺素类物质包括前列腺素(PG)、血栓烷(TX)和前列环素(PGI2)等,均为花生四烯酸在肺内的代谢产物,在肺血管床内主要生成的 PG 是 E2 和 I2。肺脏还参与前列腺素 E 和 F 的代谢,两者在一次通过肺循环时即几乎全被灭活。PGI2 是该类物质中最主要的一种,它和 TX 影响止血过程和血管的张力。PGI2 有抑制血小板聚集的功能,同时也有强烈的扩血管效应。而 TX 的功能则相反,其主要产生于血小板、巨噬细胞、N 可促进血小板聚集和血管收缩,导致肺血流动力学和流变学异常,趋化 N,提高肺毛细血管通透性,诱导呼吸道平滑肌收缩,导致通气功能障碍,并可促进 TNF 的释放。一般情况血管内的 PGI2 的浓度高于 TX,此时两者相互拮抗,在体内处于动态平衡状态,可防止血小板的聚集和血栓形成,一旦两者的平衡失调,就会引发一系列的病理生理变化。另外,花生四烯酸最终可脱氧生成白三烯,可引起白细胞的转移和趋化,使血管强烈收缩,抑制 PGI2 的合成而促进 TX 释放。

其他前列腺素也有其各自的生物效应,前列腺素 E2 有强烈的舒张血管的作用,并影响肾的内分泌和排泄功能;前列腺素 D2 和 F2 可使肺血管收缩。

CPB 开始 30 min 后,PGI2 和 TXA2 已有明显升高,持续一段时间后,呈波动性下降或继续升高。CPB 中特别是 TXA2 和 PGI2 的比值升高对机体尤其不利,是影响肺循环的主要因素。TXA2 的相对升高对术后肺损伤以及早期肺高压的产生具有重要的影响,其作用机制主要是通过收缩肺毛细血管所致,此外也引起血小板聚集和阻塞毛细血管。PGI2 在 CPB 开始和主动脉阻断后有明显上升,并持续整个 CPB 过程,但在复温、肺恢复灌注以及 CPB 停止后水平逐渐降低。

第四节　体外循环中的糖代谢

一、糖代谢的基本理论

糖代谢是对于一系列有关于糖在有机体中的合成/分解以及相互转化过程总称。人类在消化糖的过程中,会将其分解成单糖,即:葡萄糖、果糖、甘露糖和半乳糖。单糖会被消化道吸收,通过门静脉被运送至肝脏,其他单糖由肝脏转化为葡萄糖,再经由血管输送至身体各处。进入循环系统的葡萄糖,即血糖,成为细胞呼吸的原料,为细胞活动提供能量。剩余的葡萄糖则通过一系列的转化以糖原或脂肪的形式储存。

二、血糖的生理调节机制

血糖调节是人体维持血糖稳定的机制。胰岛分泌的多种激素会对血糖进行动态的调节。其中胰岛素和胰高血糖素是最重要的一对激素。这两种激素的分泌量由体内营养素水平决定,其中血糖和十二指肠感知营养素水平是最重要的因素。一般来说,血糖水平过高会刺激胰岛素的分泌,而血糖水平过低会刺激胰高血糖素的分泌。最近的研究也表明,当十二指肠感知到营养(糖,蛋白质,脂肪)摄入时,身体会触发抑制体内葡萄糖生产和进食的负反馈机制。

当人体内胰岛素水平增加时,胰岛素会以激活糖原生成所需要的酶并抑制糖原分解所需要的酶,使葡萄糖生成糖原的速度大于糖原分解的速度并在宏观上降低血糖水平。在此过程中,被分解的血糖的量将由体内胰岛素水平和细胞对于胰岛素的敏感程度共同决定。在胰岛素敏感度相同情况下,体内胰岛素水平越高,被分解的血糖就会越多。在体内胰岛素水平相同的情况下,胰岛素敏感度越高,被分解的血糖就会越多。胰岛素抵抗(insulin resistance, IR),是一种异常的病理生理状态,靶细胞、靶组织对胰岛素介导的糖的摄取和利用效率下降或者不能抑制肝脏输出葡萄糖,即机体对于胰岛素敏感性下降,导致机体需要大量的胰岛素才能引起正常反应。

胰高血糖素可以促进糖原分解和糖异生,其水平增加时,则会起到和胰岛素完全相反的作用,使血糖水平回升。

三、体外循环手术对糖代谢的影响

在心脏手术 CPB 期间,麻醉、手术创伤、变温度血液稀释、非搏动性灌注等刺激,大量的应激激素释放导致血糖明显增高。但无论是采用低温 CPB 还是常温 CPB,在停机后的血糖值相近,且手术当日都持续在一个较高的水平。一般手术结束后 $1\sim2$ d 可以恢复至正常水平。有研究表明低龄、低体重、CPB 时间较长对患儿血糖的影响则更为突出。

(一)麻醉相关

1. 禁食

麻醉前禁食时间越长,越容易发生低血糖。术前已输入含糖液,突然中断易出现,麻醉后也容易发生低血糖。

2. 麻醉方式

麻醉方式也会影响血糖,有研究表明吸入麻醉会导致胰岛素的分泌减少,使血糖增高。实施椎管内麻醉或者局麻的糖代谢比全麻的改变小。

3. 药物

麻醉类药物的使用都会刺激相关激素分泌,使 CPB 期间血糖增加。有研究表明使用非阿片类药会使血糖明显升高。

(二)手术创伤相关

手术创伤会导致糖代谢紊乱,糖原分解加快,合成减少,糖异生加强,摄入和利用障碍,血糖升高。其主要原因:1. 手术创伤可以造成交感神经兴奋,肾上腺素等激素分泌增加,使组织对胰岛素敏感度降低。2. 术中、术后大量的坏死物质吸收入血会刺激机体的炎症以及应激反应。3. 术后切口愈合和感染的情况也会造成血糖升高。手术创伤的应激程度与血糖的反应呈正相关。

(三)CPB 相关

1. 预充液

预充液中添加糖,无论是采用常温还是低温,CPB 期间的血糖浓度都会升高。CPB 预充液中或者 CPB 过程中添加葡萄糖可以直接影响胰岛素的分泌。婴幼儿中枢神经系统的发育依赖糖,血糖过低会损害神经系统出现癫痫、神经运动发育迟缓、脑神经麻痹和视觉障碍等。在心脏 CPB 中低血糖还会刺激心血管系统,导致心律失常、心肌梗死等。

2. 温度

温度过低使胰腺功能受到抑制,胰岛素分泌不足。低温 CPB 时血糖会逐步轻度地升高,复温后血糖则迅速升高。而常温 CPB 时,血糖处于持续高水平。

3. 灌注方式

有报道与非搏动性灌注相比,搏动灌注胰腺灌注更充分,血浆浓度、C 肽以及胰岛素同高血糖素的比值较高,这可以改善胰岛素对高血糖的反应性,血糖升高幅度降低,术后更容易恢复至基础水平。

(四)IR 相关

产生 IR 的机理十分复杂,目前尚未完全阐明,Kuntschen 认为:CPB 期间糖代谢受灌注方式、温度高低、预充液成分以及麻醉、手术等影响。非搏动性灌注方式、低温、血液的稀释、手术创伤等都会刺激机体,释放应激激素,降低了组织对胰岛素的敏感性,从而出现 IR。

四、围体外循环期血糖管理

(一)糖尿病患者围 CPB 期血糖管理总原则

相对于普通人,合并糖尿病病人血糖升高更为明显,并发症发生率以及死亡率更高。糖尿病对于心脏 CPB 手术来说是高危因素,因为麻醉、手术以及 CPB 等因素的影响,导致升血糖的物质增多,胰岛素的分泌也受到限制,胰岛素生理效能减低,会造成体内血糖水平的紊乱,使术后血糖水平明显升高。相对非糖尿病患者,糖尿病患者需要更大量的胰岛素来控制体内血糖水平。因此,应积极地控制血糖。在一些特殊情况,如糖尿病酮症酸中毒和高渗性昏迷者,手术尽可能安排在第一台,且术前采用药物纠正。术中血糖维持在 6.7～11 mmol/L,反复监测血糖,及时补充糖或者胰岛素,避免术中发生低血糖,对于合并肾功能障碍者,可以适当减少胰岛素用量。在 CPB 结束后,使用鱼精蛋白中和肝素时,对于长期使用含鱼精蛋白胰岛素治疗糖尿病患者,体内检测出 IgG、IgE 抗体。多数研究认为该类患者再次应用鱼精蛋白的危险性并不增加,即使增加,比率也很低。

(二)术中血糖控制目标

血糖管理是围 CPB 期的重要目标,但对于围 CPB 期血糖的控制,目前尚无定论。部分学者认为血糖的适度升高是一种应激反应,严格控制血糖,血糖波动明显,容易发生一过性的低血糖,且不能明显减低死亡率。他们认为 CPB 期间不宜严格控制血糖在一狭窄的正常范围值内,7.8～10 mmol/L 轻度升高水平,可以为细胞代谢提供底物,也能维持晶体渗透压保证循环容量。围术期低血糖的预防比治疗更为重要,需要及时识别、准确判断,多个指南主张血糖值<3.9 mmol/L 时应立即干预。

(三)术中管理要点

低血糖和高血糖都会扰乱机体内环境,造成不同程度病理生理损害,导致神经系统损伤,产生严重的后遗症。一般认为禁食或糖尿病患者降糖中断引起的低血糖比高血糖危害更大。管理要点在于控制高血糖的同时避免低血糖。血糖波动范围大也不利于围术期的恢复。无论是否合并糖尿病,重点在于严密监测血糖、及时调控以维持围术期血糖稳定。

1. 低血糖

应尽量避免低血糖,可以缩短进食时间、术前输注 2% 或 5% 含糖液,或在预充液中适量添加葡萄糖。不要持续给予肠外营养或直接停围术期的含糖液。严重低血糖可使用胰高血糖素,同时注意恶心、呕吐等药物不良反应。

2. 高血糖

研究发现,CPB 期间使用外源性胰岛素可降低术中血糖浓度,减轻术前、术后的 IR

损伤。但普通的胰岛素药代动力学差异大,对小儿容易造成持续性高血糖或者突然的低血糖,且胰岛素的用法、用量还未统一标准,故 CPB 期间可 15～30 min 测定一次血糖,对于存在肾小球滤过率下降以及非糖尿病围术期高血糖者应该慎用胰岛素。

第五节　体外循环中电解质的改变

水和电解质是组成体液的主要成分,体液分为细胞内液和细胞外液,细胞内液中主要的离子是 K^+、Mg^{2+}、HPO_4^{2-},而细胞外液中主要的离子是 Na^+、Cl^-、HCO_3^-。尽管在 CPB 中及时补充了相应的 K^+、Mg^{2+} 等电解质,术中及术后电解质紊乱仍常常发生,机制可能与低温 CPB 引起尿量增加和细胞内离子转移有关。因此,我们在 CPB 前、中、后都应考虑是否需要预防性补充 K^+、Mg^{2+}、和 HPO_4^{2-} 等,并且应密切监测电解质的变化。

K^+、Ca^{2+}、Mg^{2+}、和 HPO_4^{2-} 等电解质在人体细胞代谢和能量转化的过程中起着重要的作用,特别是神经细胞膜的电位调节,这些电解质的消耗可引起严重的心律失常、神经肌肉的功能障碍等。

一、钾代谢紊乱

K^+ 是人体内非常重要的电解质之一,参与维持细胞的正常代谢、细胞内液渗透压和酸碱平衡;维持心脏的正常功能;以及维持神经肌肉组织兴奋性等。低钾可诱发心律失常,尤其是在缺血性心脏病和心室肥厚的患者中;而高钾能引起心跳骤停、室颤等。因此 K^+ 水平的调节和监测在 CPB 中非常重要。

(一)CPB 中低钾常见的原因

1. K^+ 的排出增多

术前因心功能下降服用利尿剂使排 K^+ 量增多,CPB 术中也常常使用利尿剂促进水的排出;糖皮质激素、醛固酮促进尿 K^+ 的排出;超滤时 K^+ 随着溶液一起滤出。

2. 细胞内 K^+ 的摄取增多

儿茶酚胺则是促进骨骼肌细胞吸收 K^+,胰岛素可以促进 K^+ 向细胞内转运。

(二)CPB 中低钾的防治

1. 诊断

以血气分析($K^+ < 3.5$ mmol/L)为标准,患者病史、体征、心电图等相关辅助检查可提供有效参考。对于术前因为心衰而长期服用排钾利尿剂(如呋塞米等)的患者,应密切监测该患者的血钾浓度变化。在心脏手术患者的手术期间和围术期均应该考虑预防性

补充 K^+、Mg^{2+} 和 $HPO_4{}^{2-}$ 等相关电解质。

2. 补充

CPB 的过程中,经过检测确定存在低钾时,应当遵循补钾公式:补钾量 $=0.3\times$ 患者体重(kg)$\times$(预纠正钾浓度 $-$ 实际钾浓度)

Mg^{2+} 和低钾也是息息相关的,Mg^{2+} 是机体内众多酶的辅因子,包括 Na^+-K^+-ATP 酶,因此当机体缺镁时,也可严重影响钾的转移。补钾效果欠佳时,应当考虑是否存在缺镁的可能性。

在 CPB 中,补钾的速度和平常在临床上补钾也有很大的区别,可以在短时间内,以 10%的氯化钾从回流室内分次给予,因为在 CPB 的管路中,血液可以使氯化钾得到稀释,并且 CPB 也可以有效地维持血流动力学的稳定,这也为补钾提供了更安全的保障。注意:这种补钾方法会造成瞬时的高钾,如补钾同时应用超滤也会有部分排出。

(三)CPB 中高钾常见的原因

1. 假性高钾

(1)由于血液标本处理不当,比如抽血时负压过大或标本里面混有非生理盐浓度的液体,导致血细胞破裂,引起细胞内的 K^+ 大量释放进入血清;(2)在心脏停搏液回收时、或补钾后立即抽取血液标本。

2. 血液破坏

CPB 的过程中,由于血液和异物的接触,从而导致了炎性介质的释放,大量的心内的吸引都可使血液发生破坏,致使细胞内的 K^+ 由细胞内向细胞外移动增加。

3. 肾排钾减少

(1)肝素对肾小球的作用会导致醛固酮的产生减少,醛固酮的作用是保水保钠排钾,从而使排钾受阻。(2)CPB 过程中产生的微栓,可导致肾小管功能发生障碍,致使肾小管对醛固酮和皮质激素的作用不敏感,使排钾功能下降。(3)CPB 非生理性的灌注,早期低血压和后期的血管活性物质增高使肾血管痉挛,都可使肾脏血流量减少,继而使肾小球的滤过率降低,尿生成和排钾障碍。

4. 外源性钾摄入过多

因为心脏停搏液灌注或回收过多而引起的血钾增高也是高钾血症的主要原因。

(四)体外循环中高钾的防治

1. 预防

婴幼儿如需预充大量血液,应尽可能使用新鲜血液,或在转流前对预充的库血进行洗涤超滤降低乳酸及 K^+ 浓度。使用晶体停搏液保护心肌时,及时吸出,避免停搏液回收过多。在 CPB 的过程中,应当减少心内吸引,减轻血液的破坏,保持酸碱平衡的稳定。

2. 假性高钾的预防

抽取血液标本时,应当注意和补钾相隔一段时间再抽取;心脏停搏液灌注结束后,也同样应当隔一段时间后再抽取血液标本;抽取样本后及时送检。

3. 治疗

(1)降低 K^+ 对心肌的毒害作用:加 10% 葡萄糖酸钙,因为血钙可以使心肌细胞的阈电位负值变小,恢复心肌的正常兴奋性。而细胞外液中由于 Ca^{2+} 浓度的增高,促使动作电位 2 期 Ca^{2+} 加速内流,增强心肌收缩性。(2)促进 K^+ 的排出:使用呋塞米等利尿剂增加钾的排泄,该方法速度较慢,也可以安装血液超滤器,采用零平衡超滤技术,加速 K^+ 的滤除。(3)促进 K^+ 从细胞外转移到细胞内:加用胰岛素。(4)碱化尿液:补充碳酸氢钠等。注意胰岛素降血钾的速度快于降血糖的速度,在高钾得到纠正后的 0.5~4 h 内一定要监测血糖,及时补充,以免低血糖造成严重后果。

二、镁的异常

随着医疗技术水平的提高,低钾的重要性得到了充分的认识,CPB 过程中能够随时方便地监测血 K^+ 的变化,相比之下,Mg^{2+} 等电解质的监测频率明显要少很多。多次相关实验、大量的临床和 CPB 的研究等表明,K^+、Mg^{2+}、Ca^{2+}、$HPO_4{}^{2-}$ 等电解质的消耗也对心血管疾病的患者有着很大的影响。

低镁血症(血清 Mg^{2+} < 0.5 mmol/L)不仅使肾脏保钾功能的下降,导致低钾,还会反馈性的抑制甲状旁腺激素的分泌,导致低钙血症。低镁可以引发心率失常,急性心梗,高血压、神经肌肉过敏等较严重的疾病。

(一)CPB 中低镁常见的原因

1. 血液稀释

预充液对机体血液的稀释也会引起低镁血症。

2. 镁摄入不足

由于患者在术前禁食或营养不良等相关因素,会引起低镁,尤其是婴幼儿患者。

3. 肾脏排出过多

近曲小管对 Mg^{2+} 的重吸收,与小管液内流和 Na^+ 的重吸收息息相关。利尿剂如呋塞米、利尿酸和渗透性利尿剂如甘露醇、尿素、葡萄糖等均可以引起肾脏排镁增多,所以当 CPB 过程中出现尿量增多时,可能会引起 Mg^{2+} 的排出增多。

4. 库血输入

当枸橼酸抗凝血输入机体内之后,枸橼酸与血清 Mg^{2+} 结合,从而导致低镁血症发生。

(二)CPB 中低镁的防治

术前应当对低镁血症的患者予以口服或者静脉补镁。在 CPB 过程中,应常规补充 Mg^{2+},具体方法是:10% 硫酸镁 0.6 mL/kg,分别在降温和复温时加入循环过程中。Mg^{2+} 可使机体外周小动脉扩张,使体循环的阻力降低,所以在补镁的过程中很有可能会引起一过性的低血压,因此在补镁的过程中应当注意血压的变化。

三、钙的紊乱

CPB 过程中低钙(血清 Ca^{2+} 浓度<1.1 mmol/L 或总钙浓度<2.0 mmol/L)也会对机体产生不利影响。体内的非扩散结合钙主要是与清蛋白结合,占血钙总量的一半,这部分 Ca^{2+} 与蛋白结合,不能通过毛细血管壁;可扩散结合钙是与有机磷结合的钙,如枸橼酸钙、乳酸钙、磷酸钙等,这部分钙可以通过毛细血管壁。体内还有一部分钙属于扩散游离钙,即 Ca^{2+},也可通过毛细血管壁,扩散游离钙与以上两种钙处于一种动态平衡、不断地交换的关系,Ca^{2+} 的含量与血 pH 有关,且受激素的调节,只有离子钙可以起到直接的生理作用。而低血钙主要是对机体心血管系统起到抑制作用,当血 Ca^{2+} 浓度<0.66 mmol/L,会致使体循环的阻力下降,心肌收缩力减弱,导致低血压的出现。

(一)CPB 中低钙常见的原因

1. 血液稀释

CPB 过程中,血液稀释可使机体总蛋白水平降低,在成人的 CPB 过程中,Ca^{2+} 浓度降低和血浆蛋白降低有关,此时 Ca^{2+} 的水平可正常或者偏高,不会对机体产生影响。

2. 枸橼酸过多

预充库血会使机体内的枸橼酸明显增高,有时可能达到正常的 20 倍。CPB 中枸橼酸增加的另一个因素是降解速度太慢。Ca^{2+} 可与枸橼酸结合使血钙降低。婴幼儿的 CPB 过程中易发生 Ca^{2+} 降低,主要原因在于 CPB 过程中,肝脏分解枸橼酸的能力明显下降,使体内枸橼酸出现淤积。

3. 碱中毒

CPB 过程中,过度通气或补碱性液体量增多可导致碱中毒,致使蛋白结合钙的比例增高,血液中 Ca^{2+} 含量减少。

(二)CPB 中低钙的防治

在 CPB 过程中,引起低血钙的原因有很多,不同年龄患者在 CPB 中出现低血钙后的处理方法也有所不同。

在 CPB 过程中,成人出现低血钙的原因往往是因为低蛋白所致,此时 Ca^{2+} 正常或偏高,而血浆总钙下降,此类患者不宜过于强调血 Ca^{2+} 保持在正常的水平,机体内完善的调节机制,加上体内的钙含量丰富,此类患者在 CPB 的过程中或 CPB 后,很少会发生低血钙的情况。对于稀释量较大的患者,应当注意补充蛋白,一方面补充蛋白可以增加蛋白结合钙对 Ca^{2+} 的缓冲性,另一方面也可增加血浆胶体渗透压。在 CPB 的过程当中,还应当特别注意过度通气或大量碱性液体的输入致使碱中毒。在临床上大部分婴幼儿以预充库血或者新鲜冰冻血浆为主,主要是由于枸橼酸和 Ca^{2+} 的结合,从而使血浆 Ca^{2+} 明显减少,而婴幼儿患者本身对于钙代谢的调节机制尚不健全,较易产生低血钙引发低血压,因此对于此类患儿,应积极予以补钙,具体为每 200 mL 库血补钙 0.5 g。

四、磷的紊乱

心脏手术的患者体内磷酸盐的消耗比其他电解质的消耗更明显,造成术后低磷血症,其原因可能是手术中没有补充磷酸盐。低磷血症主要影响机体的心肺功能,造成心肌功能受损、心脏排血量减少、呼吸道感染、呼吸衰竭等。

大量临床研究提示了 CPB 手术的患者存在电解质紊乱的风险,严重时造成生命威胁,因此对电解质及时监测和处理非常有必要。新一代的人工心肺机自带连续性血气电解质监测装置,有利于心脏手术患者的及时监测和处理。

(陈京南)

参考文献

[1]黑飞龙,王泽锋,崔勇丽,等.糖预处理对体外循环中胃肠激素和糖代谢的影响[J].中国体外循环杂志,2010,8(2):103-105.

[2]倪蓉,王力甚.围术期血糖控制的研究进展[J].医学综述,2013,19(21):3919-3921.

[3]张斌,吴继红,王虎,等.婴幼儿体外循环后血糖变化的初步研究[J].宁夏医科大学学报,2011,33(3):246-248.

[4]Breen D M, Rasmussen B A, Côté C D, et al. Nutrient-sensing mechanisms in the gut as therapeutic targets for diabetes[J]. Diabetes,2013,62(9):3005-3013.

[5]龙村,李欣,于坤.现代体外循环学[M].北京:人民卫生出版社,2017:287-300.

[6]胡国潢,段炼.转流前超滤对 10 公斤以下小儿心脏手术影响的临床研究[J].湖南师范大学学报(医学版),2018,15(1):12-16.

[7]Thiessen S, Vanhorebeek I, Van den B G, et al. Glycemic control and outcome related to cardiopulmonary bypass[J]. Best Pract Res Clin Anaesthesiol,2015,29(2):177-187.

[8]Porhomayon J, Kolesnikov S, Nader N D. The impact of stress hormones on post-traumatic stress disorders symptoms and memory in cardiac surgery patients[J]. J Cardiovasc Thorac Res,2014,6(2):79-84.

[9]Vohra H A, Bapu D, Bahrami T, et al. Does perioperative administration of thyroid hormones improve outcome following coronary artery bypass grafting? [J]. J Card Surg,2008,23(1):92-96.

[10]Gahan J, Shirodkar S P, Gorin M A, et al. Surgical resection of a virilizing adrenal mass with extensive tumor thrombus[J]. Can J Urol,2011,(3):5735-5738.

[11]Metterlein T, Zink W, Kranke E, et al. Cardiopulmonary bypass in malignant hyperthermia susceptible patients:a systematic review of published cases[J]. J Thorac Cardio vasc Surg,2011,141(6):1488-1495.

[12]Nussinovitch U, de Carvalho J F, Pereira R M, et al. Glucocorticoids and the cardiovascular system:state of the art[J]. Curr Pharm Des,2010,16(32):3574-3585.

[13]Crow S S, Oliver W C Jr, Kiefer J A, et al. Dexamethasone levels predict cortisol response after in-

fant cardiopulmonary bypass[J]. J Thorac Cardiovasc Surg,2014,147(1):475-481.

[14]Wald E L, Preze E, Eickhoff J C, et al. The effect of cardiopulmonary bypass on the hypothalamic-pituitary-adrenal axis in children[J]. Pediatr Crit Care Med,2011,12(2):190-196.

[15]Srinivasan V. Thyroid hormone supplementation following pediatric cardiac surgery:all "routes" lead to rome! [J]. Pedi-atr Crit Care Med,2013,14(7):725-726.

[16]Morel J, Salard M, Castelain C, et al. Haemodynamic consequences of etomidate administration in elective cardiac surgery:a randomized double-blinded study[J]. Br J Anaesth, 2011, 107 (4): 503-509.

[17]Polderman, K H, A R J Girbes. Severe electrolyte disorders following cardiac surgery:a prospective controlled observational study[J]. Critical care (London, England),2004,8(6):459-466.

[18]Li T, Luo N, Du L, et al. Tumor necrosis factor-alpha playedan initiating role in extracorporeal circulation-induced acute lung injury[J]. Lung,2013,191(2):207-214.

[19]Ginhoux F, Jung S. Monocytes and macrophages:developmental pathways and tissue homeostasis [J]. Nat Rev Immunol,2014,14(6):392-404.

[20]Nauseef W M, Borregaard N. Neutrophils at work[J]. Nat Immunol,2014,15(7):602-611.

[21]Auffray C, Sieweke M H, Geissmann F. Blood monocytes:development, heterogeneity, and relationship with dendritic cells[J]. Annu Rev Immunol,2009,27:669-692.

[22]Wynn T A, Chawla A, Pollard J W, et al. Macrophage biology in development, homeostasis and disease[J]. Nature,2013,496(7446):445-455.

[23]Gasteiger G, Rudensky A Y. Interactions between innate andadaptive lymphocytes[J]. Nat Rev Immunol,2014,14(9):631-639.

[24]Floh A A, Manlhiot C, Redington A N, et al. Insulin resistance and inflammation are a cause of hyperglycemia after pediatric cardiopulmonary bypass surgery[J]. J Thorac Cardio-vasc Surg,2015,150 (3):1-7.

[25]Howell K W, Cleveland J C Jr, Meng X, et al. Interleukin-6 production during cardiac surgery correlates with increasing age[J]. J Surg Res,2016,201(1):76-81.

[26]Hu G-H, Duan L, Jiang M, et al. Wider intraoperative glycemic fluctuation increases risk of acute kidney injury after pediatric cardiac surgery[J]. Ren Fail,2018,40(1):611-617.

[27]Effect of dexmedetomidine on myocardial ischemia-reperfusion injury[J]. Int J Clin Exp Med,2015,8 (11):21166-21172.

[28]Bulow N M, Colpo E, Pereira R P, et al. Dexmedetomidine decreases the inflammatory response to myocardial surgery under mini-cardiopulmonary bypass[J]. Braz J Med Biol Res,2016,49(4):4646.

[29]Nguyen B A, Fiorentino F, Reeves B C, et al. Mini bypass and proinflammatory leukocyte activation:a randomized controlled trial[J]. Ann Thorac Surg,2016,101(4):1454-1463.

[30]Landis R C, Brown J R, Fitzgerald D, et al. Attenuating the systemic inflammatory response to adult cardiopulmonary bypass:a critical review of the evidence base[J]. J Extra Corpor Technol, 2014,46(3):197-211.

[31]Zakkar M, Ascione R, James A F, et al. Inflammation, oxidative stress and postoperative atrial fibillation in cardiac surgery[J]. Pharmacol Ther,2015,154:13-20.

第三篇　体外循环灌注计划的实施

第十章

设备、耗材及常用药物

第一节 体外循环相关设备、监测装置

CPB 设备主要包括人工心肺机血泵(主泵、心脏停搏液灌注泵、心内吸引泵、心外吸引泵)、人工心肺机整合监测控制系统、变温水箱、气体调节装置、抗凝监测仪、血气电解质和氧代谢监测仪、血液回收与分离机、负压辅助静脉引流(vacuum assist venous drainage,VAVD)装置、血浆渗透压监测仪及血浆游离血红蛋白监测仪等设备(图 10-1)。

简单来说,人工心肺机血泵为血液循环、心脏停搏液灌注与心脏内外血液吸引等提供动力。氧合器能够完成血液的气体交换与变温,将静脉血液转换为动脉血。变温水箱对 CPB 血液进行变温,用于 CPB 术中患者体温和心脏停搏液温度的控制。气体调节装置是将空气和氧气按比例混合后输送到氧合器进行气体交换,通过调节气体流量大小和氧气浓度,分别调控血液 CO_2 排出和氧合。抗凝监测仪可以对肝素化抗凝效果进行快速、准确和安全的监测。人工心肺机整合监测控制系统用来监测管路中的流量、转速、搏动性、液面、压力、时间、温度、氧饱和度、气泡等,从而保证人工心肺机运转的安全性和灌注参数的准确性。血气电解质和氧代谢监测装置为 CPB 术中提供实时内环境的动态参数,使人体各项血液参数维持在目标范围内,保证 CPB 灌注的有效性与安全性。

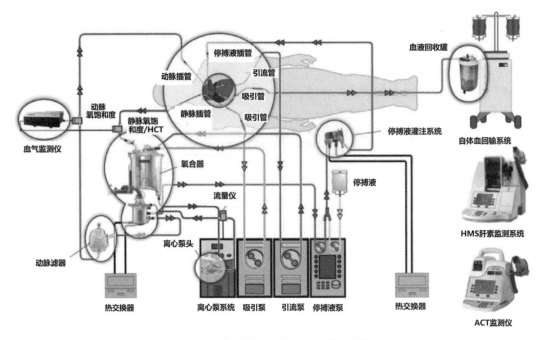

图 10-1 体外循环相关设备和监测装置

一、人工心肺机的血泵

人工心肺机又称 CPB 机,是心脏手术中的关键设备,自 1953 年 John Gibbon 首例 CPB 下心内直视手术成功开始,人工心肺机的发展极大促进了心脏手术的开展。人工心肺机通过血泵——驱动血液按设定速度流动的机械装置,用来暂时驱动血液 CPB。根据血泵对血液驱动方式的不同,主要分为滚压泵和离心泵。

(一)滚压泵

1. 基本结构及流量调节

(1)基本结构主要由泵槽、轴心、旋转臂及滚柱、手摇柄组成(图 10-2)。

泵槽内壁光滑,是泵旋转臂末端滚柱所行走的轨迹,内置泵管。轴心内部连接驱动马达,带动旋转臂旋转。旋转臂的末尾是滚柱,滚柱是与泵管直接接触的部位,滚柱挤压泵管推动血液单向流动,从而形成持续血流。手摇柄可插入旋转臂的中间位置,在电源中断停泵等紧急情况下手动操作来维持滚压泵旋转。

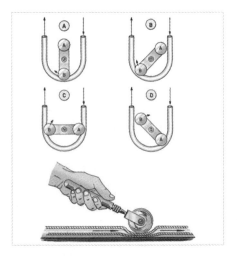

图 10-2 双头滚压泵与管道的示意图

上面的四个图按顺序(A～D)示意滚压泵如何首先驱动它前面的液体以及抽吸它后面的液体。液体朝箭头方向流动。(引自 Stofer RC. A Technic for Extracorporeal Circulation. Springfield, IL: Charles C. Thomas, 1968:22.)

（2）流量调节 滚压泵的流量主要由泵管内径及挤压率、长度和转速决定。流量可调整范围的较大，精度较高，一般为 0～10 L/min和 0.01 L/min；转速的调整范围在 0～250 r/min，可满足各种体重患者。

2. 常见滚压泵简介

（1）SORIN STOCKERT 目前国内应用的主要有 StockertⅢ、Stockert C5、Stockert S5 和 Stockert S5mini 等型号的人工心肺机（图 10-3），结构简单，操作方便，启动时间短，配有备用电源，可在停电后连续工作 130 min。泵头采用马蹄形结构，通常有大泵和双头小泵，也有悬挂泵设计，能在一定角度内转动，具备搏动性、正反两方向转动设置，与液面、压力等监测模块联动可自动减速或停泵，双头小泵拥有额外的灌注比例设置。

（2）MAQUET 如 HL-20 型人工心肺机（图 10-4），操作面板（SCP）上可完成每个泵的功能配置，整合了 MAQUET HL-20 水箱的遥控组件，可与血氧分析仪、麻醉监护仪等多种设备对接，监控并记录其工作数据。

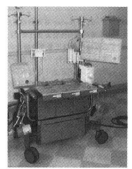
Stockert Ⅲ

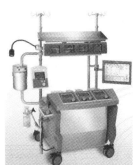
Stockert C5

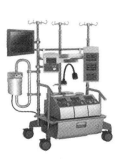
Stockert S5

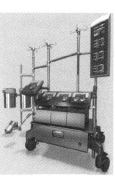
Stockert S5 mini

图 10-3 SORIN Stockert 系列人工心肺机

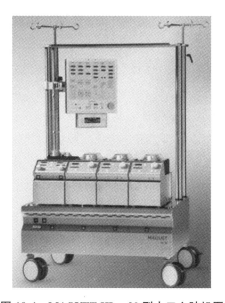

图 10-4 MAQUET HL－20 型人工心肺机图

（3）TERUMO　早期有 Sarns 8000、Sarns9000 滚压泵（图 10-5），特点是每个单泵可灵活拆卸组装。后期有 ADVANCED PERFUSION SYSTEM 1 机型滚压泵，特点为泵的运行既可以通过每个泵的流量旋钮调节，也可通过主控面板来调控，智能化程度高，但主控面板启动时间相对较长。该系统同样具备泵悬挂功能。

（4）天津汇康 WEL-H5　为国产人工心肺机，性能已达到国际同类产品最高标准。滚压泵稳定、安全、精准，兼具悬挂泵设计，泵头电机为直轴驱动，较皮带式的驱动方式其使用寿命更长，可避免皮带老化带来的转速不精，繁琐的维护。单头泵可左右 90 度任意旋转，双头泵可在左右 120 度任意旋转（图 10-6）。

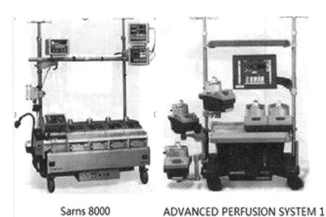
Sarns 8000　ADVANCED PERFUSION SYSTEM 1

图 10-5　Sarns 8000 人工心肺机

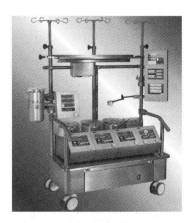

图 10-6　天津汇康 WEL-H5 滚压泵及人工心肺机

(二)离心泵

离心泵已经被广泛应用于许多临床医疗中心。同时，离心泵也是心室辅助装置（VAD）和体外膜肺氧合（ECMO）等机械循环的主要驱动装置。

1. 工作原理

泵头（图 10-7）通过高速旋转形成涡流，使泵室中央为低压区，侧壁为高压，通过旋转的叶轮或黏性剪切力将动能传给液体，使泵的入口端和出口端产生压差，从而促使液体按照固定方向流动。最终的血流量由压差和出口端的阻力所决定，因此离心泵又被称为压力泵，和滚压泵相比，流量仅受 CPB 和患者血管阻力的变化影响，为后负荷依赖型。

2. 结构

离心泵由泵头、流量传感器、控制主机及驱动装置、手动驱动装置等结构组成。

（1）泵头　主要由锥体、直槽、叶片及流体通道组成。

（2）流量传感器有超声和电磁两种：超声传感器（图 10-8）是通过换能器发射超声信号，经多普勒反馈换算成血流速度，无须直接接触血液，反复使用方便，对影响高速血流量的变动因素（如血液、温度、管壁硬度、血液黏滞度、红细胞压积、电磁干扰以及血泵抖动等）可精确调整，但在低速血流时变得不够准确；电磁传感器是利用法拉第原理，当血流通过探头时局部磁场变化而测得流量,易受局部环境电磁干扰影响,其传感器管道为一次性使用耗材,低速血流时更准确。

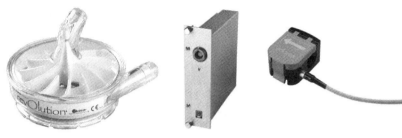

图 10-7 离心泵泵头　　　图 10-8 流量模块及(超声)

(3)控制主机及驱动装置　利用驱动电机上的磁环与一次性泵头内部转子的磁片之间产生的磁耦合,使血泵叶片沿着自身轴线快速旋转,驱动装置与被驱动流体实现非接触驱动。采用计算机技术达到操作简单、调节精确、观察全面的特点。显示界面上有流量、转速等重要参数显示,并有内置电源,防止意外停电停泵。为了使灌注更接近生理,靠微处理机控制电机在高速和低速交替运转而使血流形成脉冲,从而产生搏动灌注。离心泵的电机具有体积小、重量轻、磨损小的优点。

(4)手动驱动装置　尽管离心泵安全可靠,但是一旦电子驱动装置失灵、断电或误操作时可发生停泵及血液倒流。手动驱动装置(图 10-9)是离心泵的常规配备,在紧急情况停泵时可维持离心泵的运转。在美国 FDA 有关离心泵的调查显示,在 35 万例使用离心泵的心内直视手术中,发生泵功能异常 63 例,电源短路 22 例,流速异常 3 例,离心泵相关不良事件发生的比率为 1/3763。为了防止泵功能异常、人为错误及低流量所导致的血液逆流,有学者提出在动

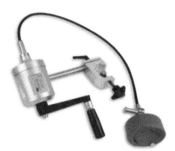

图 10-9 离心泵手动驱动装置

脉通路中加一个单向活瓣,保证血液的正向流动。但单向活瓣有潜在的血液破坏、血液淤滞、湍流、失灵等风险,加之费用昂贵,临床未普及应用。

(5)应用　离心泵既可以作为附在人工心肺机上的一个泵,与滚压泵共同组成一整套 CPB 系统,用于心外科 CPB 手术中;也可以作为一套独立系统用于机械循环支持,如 ECMO、VAD 系统。

3. 常见离心泵

(1)Medtronic Biomedicus 该泵 1976 年由美敦力公司研制首次应用于 CPB,控制面板可隐藏,可有效防止误操作。目前国内应用的主要为 bio-console550 和 bio-console560 离心泵系统,以及 Affinity CP 泵头(图 10-10,图 10-11)。Affinity CP 泵头外壳为聚碳酸酯材料,预充量仅 40 mL,当泵转速在 2100 r/min 时可达 4 L/min 血流量,产生的最大压力为 200 mmHg。关于红细胞破坏,有研究显示在同等压力流量条件下,离心泵明显小于滚压泵,而也有研究得出相反或两者没有差别的结论。该泵采用电磁流量传感器监测流量。

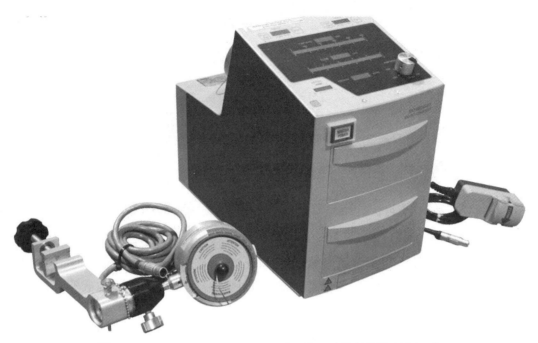

图 10-10　Medtronic Biomedicus **550** 离心泵驱动控制装置、外置马达

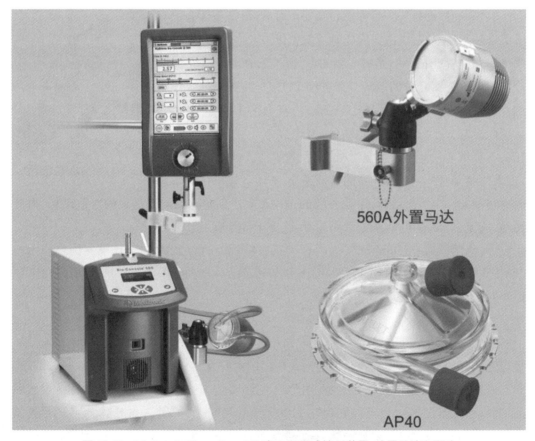

图 10-11　**Medtronic Biomedicus 560** 离心泵驱动控制装置、外置马达和泵头

（2）ROTAFLOW 系统　MAQUET 公司推出，泵头为单点轴承支撑，驱动装置集成了流量监测和气泡监测两种功能，泵头支架可根据需要灵活调节（图 10-12）。

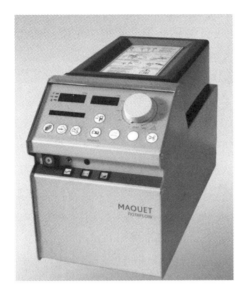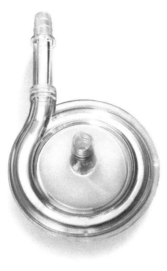

图 10-12　ROTAFLOW 系统及离心泵头

（3）CARDIOHELP 系统　仍由 MAQUET 公司推出，为驱动控制装置和氧合变温装置一体化设计，其体积较小（315 mm×255 mm×427 mm）、重量较轻（10 kg），是一款操作方便且智能的便携式生命保障系统。内置蓄电池可维持设备运转 90 min。可连续监测血温、血红蛋白含量、血细胞比容及动静脉氧饱和度，同时集成的传感器可精确监测压力和流量。可以设置报警、警告、限制、干预等措施，使系统运行更加安全。有自动锁屏功能，可以防止意外操作导致的设置更改（图 10-13）。

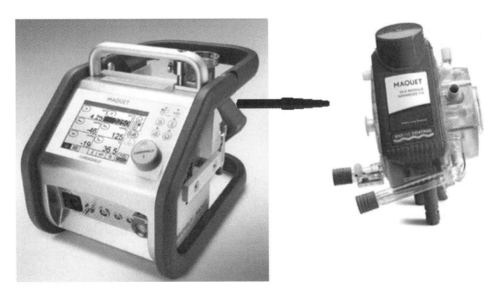

图 10-13　CARDIOHELP 驱动控制系统（箭头指氧合、变温、离心泵一体化装置）

（4）SORIN 离心泵系统 SCP 离心泵（图 10-14）为 SORIN 公司推出，由离心泵底座、驱动单元、控制面板、泵头组成，离心泵底座系统内置有蓄电池可提供 90 min 的不间断的电力供应，控制面板可进行最大流量和压力的报警设置，直观显示时间和压力、温度等重要参数。驱动马达上的泵头锁定按钮设计使泵头的装卸更加快速，也能保证转流中的安全稳固。

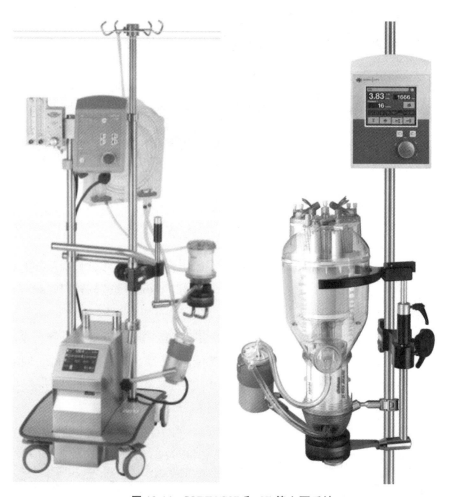

图 10-14 SORIN SCP 和 CP 篱心泵系统

CP5 离心泵为 SORIN 公司推出的 SCP 升级版，控制面板为触摸屏，紧急驱动单元为灵活的软轴设计，使手摇柄处于灌注师的最佳的操作位置，可以匹配 Stockert S5 人工心肺机的液面、压力等监测和报警模块联动使用。

（5）OASSIST 离心泵 近年来，国产离心泵的研发有了快速进步，如江苏赛腾公司自主研发的 OASSIST 离心泵系统（图 10-15），由驱动控制装置、便携式离心泵驱动器、泵头和监测装置组成，兼具转速、流量、气泡、压力、温度等的信号采集、安全监测和处理模式。泵头为独特的叶轮结构设计，提升了耗材的血液相容性。其便携式离心泵驱动器仅重4 kg，在无外部电源供电情况下可连续工作 3 h，转运时使用十分方便。

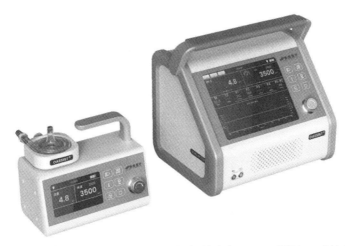

图 10-15　江苏赛腾 OASSIST 离心泵泵头、便携式离心泵驱动器和驱动控制装置

二、人工心肺机整合监测控制系统

随着人工心肺机的不断更新,现代人工心肺机均配备了各种各样的监测和报警作为基本配置,包含在人工心肺机的相关模块中,作为可选或必选的一部分,协助灌注师监测,大大提高了 CPB 的管理水平,使 CPB 技术更加安全和方便。需要注意的是,任何警报都必须完成有效的设定、校准并启动才能发挥作用。灌注师必须确保所有报警器均处于良好的运行状态,且必须在绝对安全且必要的情况下才可取消报警功能。部分监测模块具备智能化的反馈功能,但必须依赖操作者的临床判断,不可完全依赖报警和反馈装置而忽略了灌注师的主观能动性。CPB 中的警报和反馈系统不外乎两种功能,首先是以声音或灯光闪烁的形式警告;其次是减慢或停止泵的运转,从而防止更严重的意外发生。整合在人工心肺机中的监测模块包括压力、温度、流量、气泡、液平面等。

(一)压力监测

体外循环过程中,常常需要监测主泵后、静脉回流室以及心肌保护液灌注管等 CPB 不同位置的压力。现代的人工心肺机配备了压力监测模块及至少两通道的压力监测通路,通过连接压力换能器(图 10-16)可以显示压力并与相关的驱动泵形成反馈的关联。压力测量时通过测压延长管将换能器与循环管路测压点连接,并以预充液排尽管路内的气体。目前临床使用的压力换能器均为一次性使用耗材,避免污染;但不同的压力换能器接口均不同,难以匹配不同人工心肺机。压力模块一般可设置两级压力阈值,压力达到低级别阈值时,泵会自动减速;如压力继续增高超过高级别阈值,则泵会自动停止。若条件所限,没有与人工心肺机联动的压力模块,可使用压力表或独立的压力监测设备,有些设备有声光报警,但无法与驱动装置形成反馈达到减速或停泵的作用。因此,要求灌注师在工作中必须仔细,随时观察压力的变化,定期校正压力误差,测压端安装防污染的压力阻隔器。

(二)温度监测

目前的人工心肺机都集成了2~4路的温度监测模块,配合温度监测探头(电子温度计)来监测不同部位的温度。温度监测主要有血温和体温两大类。常见的血温监测部位有静脉回流端(图10-17)、氧合器动脉出口端。常见的体温监测部位有鼻咽温、鼓膜温、膀胱温、直肠温等。

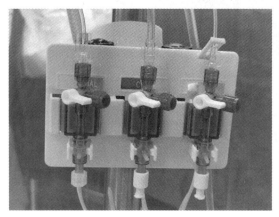 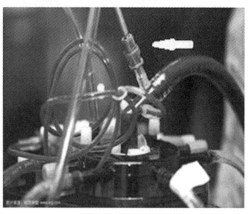

图 10-16　体外循环三通道压力监测　　　图 10-17　体外循环静脉血温监测

(三)流量监测

滚压泵在选择不同内径的泵管后启动泵的转动,其流量与转速都可直接显示于控制板上。在更换不同品牌或材质的泵管后,均须作实际流量与显示流量差的测定,亦即校正流量。智能化的机器可将校正误差输入补正后按实际值显示,如 Stockert Ⅲ 人工心肺机,1/2 英寸泵管时标准流量为 45.48 mL/R,若实测为 48 mL/R,则差异为 +2.52 mL/R,可在相应屏幕上作 1/2 英寸管道精细调节(Fine Call)一栏输入 +2.52 mL/R,流量则可按实际值显示。

离心泵(图 10-18)在动力学上具有非闭阻性的特点,流量并不单纯由转速决定,还受前方阻力的影响。显示的流量由超声或电磁探头处理后显示于控制

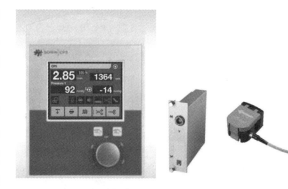

图 10-18　离心泵的流量显示(2.85L/min)及流量监测探头

面板上。该数值即是实际流量值,并不需要根据管道内径进行特殊校正。

(四)气泡监测

人工心肺机的气泡捕捉器(图10-19)固定在 CPB 管路上,可以根据气泡直径大小设置报警和停泵;在管路中安装的位置没有固定的标准,一般安装在氧合器与动脉微栓滤

器之间,既可以探测到氧合器的气泡,也能利用微栓滤器排出探测到的气泡。如果是使用微栓集成的氧合器,一般安装在氧合器出口端后面。

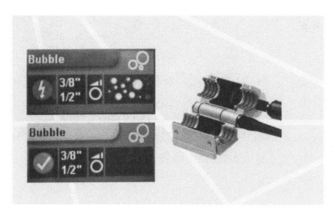

图 10-19 体外循环气泡监测装置

(五)液平面监测

液平面监测(图 10-20)使用时,将平面传感器探头固定于储血罐外壁的最低液平面刻度水平,不留缝隙,当液平面低至探测器水平时可反馈减慢或停止泵的运转,当液平面回升到正常位置时恢复泵的正常转速。

液面图标上的显示

绿色:液面高于停泵平面,启动/停 止模式已被选择

黄色:液面被调控,调控模式被选择
当监测功能被开启("功能:开")和选择运作模式
控制时会显示("液平面控制:开")

红色/报警:液面低于停泵平面

当未连接探头(或探头有故障)或监测功能被关闭

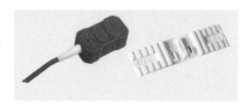

图 10-20 体外循环液平面监测装置

按照物理原理的不同,主要有超声、红外、电容等几种监测方法,感应液体与空气的信号不同来感应液体平面。

(六)停搏液灌注监测

目前主流的人工心肺机上都配备停搏液灌注模块,具有相应的压力、时间监测和控制功能,通过设定固定的灌注量、灌注压力阈值和时间,按计划完成后自动停泵和间隔计时开始(图 10-21)。条件不足的单位或需要灌注停搏液的器官太多、泵不够时,可通过重力或加压袋的方法来灌注,加上压力表和计时器监测,但需注意压力和流量不一定准确。

(七)时间监测

目前临床常用的人工心肺机均设有 3～5 路时间监测模块(图 10-22),一些机型还包含 1～2 路的倒计时模块。

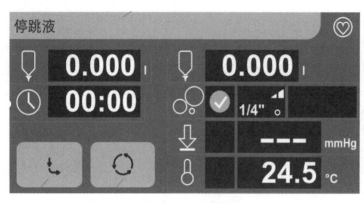

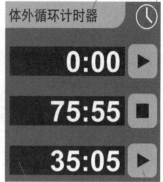

图 10-21　体外循环停搏液监测装置　　　图 10-22　体外循环时间监测

（黑框里可显示本次剂量和总剂量、时间、气泡监测、压力、温度；两个箭头按键，左边表示灌注计量开始，右边表示内循环）

三、变温水箱

变温水箱是 CPB 心脏手术过程中，为满足手术要求改变患者全身或某个局部组织器官温度的一种设备。

（一）常规体外循环变温水箱

1. STOCKERT

目前普遍使用的 STOCKERT S3 型水箱，具备两路通路和两路温度设计，操作简单，一目了然，变温效果好，具有自动回吸功能。STOCKERT 3T 具备三路通路设计，可同时接氧合器、变温毯和停搏液灌注装置，但温度仍为两路，为目前中国市场上的主流，可通过有线方式与 S5 人工心肺机连接，通过控制面板来控制水温变化（图 10-23）。

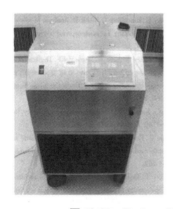

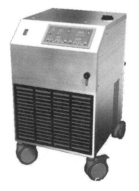

图 10-23　Stockert S3 水箱与 3T 水箱

2. Sarns 水箱

Sarns 8000 开放性加冰水箱（图 10-24），可自动制冷，但体积较大，灵活性差，噪声较大。

3. MAQUET 水箱

HCU-20 水箱(图 10-25)可以通过 HL-20 主机对它实施远距离操控,为双温区预控水温设计,配有两套输出管路,电子阀控制出水比例。内部设计采用大小水箱,小水箱作为迅速制冷和加热使用,大水箱做储备用。HCU-30 水箱(图 10-25)在水箱内冰块过少时,压缩机会自动启动制冰。除了两路通路和两路温度设计,还具有注水时自动消除空气的功能。最大的特色在于水箱内的水可以加热到 90 ℃,自循环 2~3 h 后,有效净化水箱内液体,防止菌类滋生,同时也避免了化学清洁剂的使用。

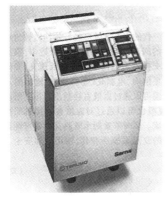 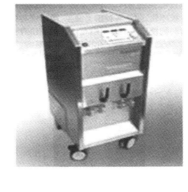 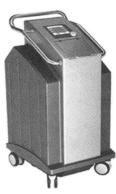

图 10-24　Sarns 8000 水箱　　　　图 10-25　MAQUET HCU-20 和 HCU-30 水箱

4. 天津汇康水箱

天津汇康 WEL-1000W 水箱(图 10-26)为两路通路和两路温度设计,温度设定范围为 2~41 ℃,温度显示界面简洁,操作便捷、简单。

(二)便携式水箱

国内常见的便携式水箱主要有 MEDTRONIC 和 MAQUET(图 10-27)两种。便携式水箱体积小、重量轻、移动方便,主要用于 ECMO 等体外膜肺氧合装置,通常温度控制范围在 34~38 ℃。但其功率远小于常规体外循环变温水箱,且不具备降温功能,并不适用于 CPB。

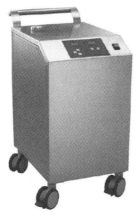 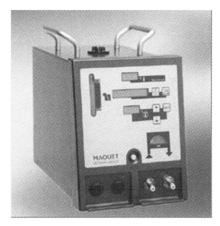

图 10-26　天津汇康水箱　　　　图 10-27　MAQUET-HU35 型便携式水箱

四、气体调节装置

通常为两路(空气、氧气),也有三路(空气、氧气和二氧化碳)的空氧混合器(图 10-28)来调节气体。包括调整氧浓度(改变进入该装置的氧气和空气的比例)和总的气体流量,带气压不平衡的报警和蒸汽水收集等功能。流量调节常有微调(0～1 L/min)和粗调(1～10 L/min)两个挡位。气体的压力通常控制在 0.3～0.5 kPa,且必须保持空气和氧气的压力平衡。

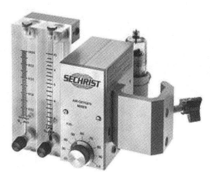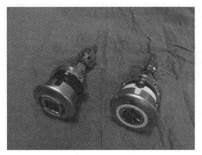

图 10-28 空氧混合器及英标-德标转接头

五、抗凝监测仪

临床上肝素抗凝的主要监测指标为激活全血凝固时间(activated clotting time,ACT)。该设备的主要原理是将全血混合到含激活凝血物质(通常是硅藻土或高岭土)的测试管/片中,内置一探针来探测血块的形成,所显示的时间是从监测开始至探测到血块的时间。ACT-LR (low range)测试管对低中肝素浓度(0～2.5 U/mL)敏感,可适用于ECMO 等低抗凝程度的监测;而 ACT+试管则对中高肝素浓度(1～6 U/mL)敏感,主要适用于 CPB 抗凝监测。临床常用的 ACT 监测仪(图 10-29)有 Hemochron 和 Hemochron Jr 微凝系统、美敦力的 ACT Ⅱ 和 ACT PLUS、HMS PLUS 系统、雅培、广州万孚等,对于同一个血样,不同仪器或含不同激活剂的测试管/片,可能所得结果不同。因此,灌注师应该熟悉不同监测仪器和测试管/片的特点。Hemochron Jr 微凝系统所需血样最少,美敦力系列可同时做两管取平均值,雅培同时可做血气监测,万孚为集合了可测 5 种凝血指标的国产品牌。

六、血气电解质和氧代谢监测仪

(一)连续血氧饱和度与血细胞比容监测仪

TERUMO 公司的 CDI500 和 MAQUET 公司的 BMU40 的连续动脉/静脉混合血氧饱和度监测仪可实时连续监测动/静脉血氧饱和度、血细胞比容、血液温度和血气分析,SORIN 公司的 B-Care5 仅监测动/静脉血氧饱和度、血细胞比容及血液温度,可匹配

Stockert S5 人工心肺机联动使用,节省空间,不必额外装配一台仪器(图 10-30)。均配有 1/2、3/8 和 1/4 不同型号的感应器以适应不同内径的 CPB 管道。

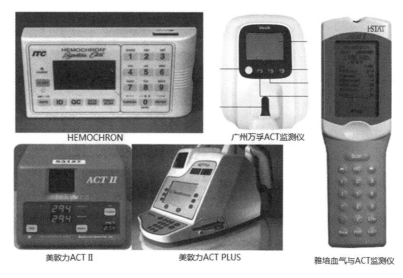

HEMOCHRON   广州万孚ACT监测仪

美敦力ACT Ⅱ   美敦力ACT PLUS   雅培血气与ACT监测仪

图 10-29 临床常用的 ACT 监测仪

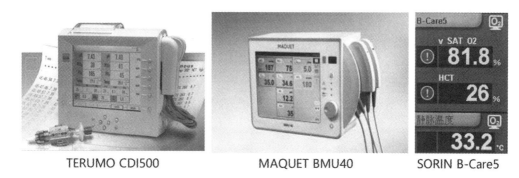

TERUMO CDI500   MAQUET BMU40   SORIN B-Care5

图 10-30 临床常用连续动脉/静脉混合血氧饱和度监测仪

(二)脑部与区域血氧检测仪

近红外光谱(near in-frared spectroscopy,NIRS)脑氧饱和度监测可连续、无创、准确、快速、简便地监测混合脑氧饱和度,利用波长为 700~950nm 的近红外光对皮肤和颅骨的良好的穿透性,传感器对光的吸收随血红蛋白变化而不同的原理,监测脑部组织氧合情况。根据传感器接收的光吸收衰减的变化计算出氧合血红蛋白、还原血红蛋白及总血红蛋白的浓度变化,氧合血红蛋白和总血红蛋白浓度比即为氧饱和度,从而得出传感器区域的脑组织氧饱和度(rSO_2)。但其监测范围和深度有限,即监测指标正常时不代表深部或其他未监测到区域的氧饱和度正常。

脑部氧饱和度测定仪实际测量对象为动静脉混合血氧饱和度,其中动脉占 25%,静脉占 75%,一般认为 rSO_2 的绝对值在 58%~82% 的区间为正常范围,rSO_2 的相对值在基线值 20% 以内改变为正常范围,测量值主要受脑血流变化和脑代谢的影响。临床常用的有美敦力 INVOS(图 10-31)、苏州爱琴 EGOS-600(图 10-32)等型号,其传感器由发射电源和感受器组成,有成人、儿童、婴儿三种类型,由发射电源发出近红外探测光源,穿过皮肤、颅骨,到达颅骨下 1～2.5 cm 左右的脑组织毛细血管网;接收探头有两个近红外光感受器用于接收不同浓度的衍射光。使用时将传感器固定于头皮或前额,显示器显示数据并存储于内存中,数值更新时间可根据需要设置在 6～60 s。传感器设计仅供一次使用,重复使用可能导致读数不准确、不稳定或无读数,交叉感染风险增加。

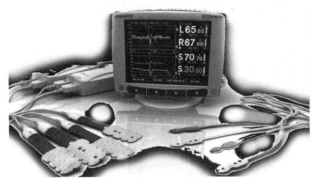 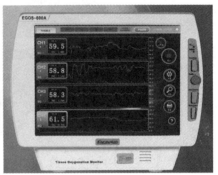

图 10-31　美敦力 INVOS 组织血氧监测仪和　　图 10-32　苏州爱琴 EGOS-600A 组织血氧
　　　　　　配套传感器(4 导)　　　　　　　　　　　　　　监测仪(4 导)

七、血液回收和分离机

可将围术期出血、引流管血液、CPB 剩余机血等尽量回收,减少异体输血,临床常用的机器(图 10-33)一般兼具红细胞洗涤浓缩和血小板分离功能,可根据手术不同需求使用。

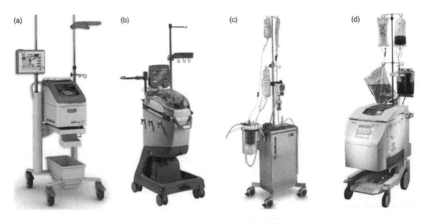

图 10-33　临床常用血液回收机

(a,美国血液 Cell Saver Elite;b,英国 Sorin EXTRA 自体输血系统;c,美国美敦力 autoLog 自体输血系统;d,德国 CATS_plus 连续自体输血系统。引自 Sikorski RA, Rizkalla NA, Yang WW, et al. Autologous blood salvage in the era of patient blood management. Vox Sanguinis. 2017; 12527.)

(一)血液回收工作原理及特点

1. 原理　无菌机械负压收集血液,高速离心血液回收罐,将血液按其成分比重进行分离,比重最大的红细胞经再洗涤浓缩回输给患者。

2. 特点　洗涤浓缩速度快,回收的红细胞 HCT 可达 70%,并清除了肝素和脂肪微粒、组织细胞碎片、贮血器滤网中的硅油、机体代谢产物、激活的炎性介质和凝血因子等。该法节约库血,使回收的红细胞活力和质量较好,但损失了血浆蛋白、凝血因子和血小板。

(二)血小板分离原理及特点

1. 原理　从患者体内抽出全血同时补充晶体和/或人工胶体,输送到血液回收罐内高速离心,将血液按其比重从轻到重进行分离成血浆、血小板、红细胞,分别提取血浆和血小板成分进入血浆袋和血小板袋,然后红细胞留在血液回收罐内,可按前述的血液回收再洗涤浓缩。

2. 特点　保存了血小板和血浆成分,对于复杂高危手术,可术后回输补充自体的血小板和凝血因子,有利于改善凝血功能,减少异体血制品输注。但该法不适合于术前血小板过低或血流动力学不稳定患者。对于术前血小板过多患者,也可减轻一部分机体的血小板负担,稀释血液,减少术后的栓塞风险。

八、血浆渗透压监测仪

临床常用 BMT MESSTECHNIK GMBH 公司的 BMT 923 型胶体渗透压监测仪(图 10-34)。血浆胶体渗透压的正常值成人约 1.5 mOsm/L(25 mmHg 或 3.3 kPa)。

(一)原理

胶体渗透压检测仪由半透膜、参比室和样本室构成。半透膜材料为三乙酸纤维素,只允许分子量≤20000D 的物质通过,白蛋白(60000D)不能通过。参比室由真空泵产生负压,与样本室形成模拟人体血管内外压力差的环境,待压力差值相当于样品血浆蛋白浓度的胶体渗透压时,参比液

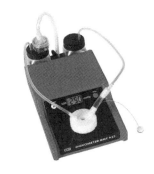

图 10-34　BMT 923 型胶体渗透压监测仪图

室中的硅质压阻传感器感受并显示达到稳定状态,指示灯闪亮并发出声响,显示被测标本的胶体渗透压数值。

(二)特点

仪器重量轻(仅 1 kg)、体积小、操作简便且快速,不需要预热及特定"标准蛋白液"标定,方便术中或床旁快速检测。测量范围为 0~99 mmHg,测定精度为 0.1 mmHg。检测标本可以是全血、血浆、血清或组织液。检测需要采集 100 μL 样本,测量时间约 2 min。每张半透膜可以检测约 1000 个标本,使用时间长。

九、血浆游离血红蛋白监测仪

临床常用为 HEMOCUE 公司生产的 PLASMA/Low Hb 游离血红蛋白检测仪(图 10-35)。血浆游离血红蛋白正常参考范围为 0~40 mg/L。

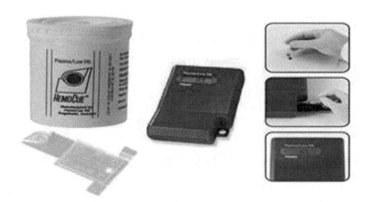

图 10-35　HEMOCUE 公司 PLASMA/Low Hb 游离血红蛋白检测仪

(一)原理

术中常用光谱法。利用可见分光光度法的原理,使用 570nm 和 880nm 波长的光源,照射样本中的高铁血红蛋白,并对光信号进行放大处理,运用朗伯-比尔定律计算出吸光度。通过吸光度和浓度线性关系曲线,实现对游离血红蛋白浓度的检测。

(二)特点

体积小、操作简便、测量精度高且快速,可以测量血清、血浆或库存红细胞中的游离血红蛋白量。测量范围为 $0\sim30.0$ g/L,检测时间约 60 s,血样本量 <20 μL。

第二节　体外循环氧合器、管道、插管

一、氧合器

氧合器的发展经历了四个阶段:生物肺氧合器,血膜式氧合器,鼓泡式氧合器,膜式氧合器。前两者已随时间而消失,鼓泡式氧合器的使用越来越少,目前临床使用膜式氧合器(图 10-36)最为普遍。

(一)原理

大部分静脉血通过重力/负压引流进入膜肺的回流室(图 10-37),一部分胸腔和心内的血液通过吸引泵吸入膜肺的回流室,经过滤网去除气栓、组织碎片和其他微栓。血泵将回流室的血液注入变温室(图 10-37)进行热交换,再进入氧合室(图 10-37)进行气体交换,血红蛋白结合氧气,血液释放二氧化碳,形成动脉氧合血,再通过管道注入患者体内。

血液在变温室内行走在金属表面或中空纤维表面,其内面走水,通过血液和水的温差进行热能交换,进而血液变温。氧合室是整个膜肺的核心,由表面带有微孔的聚丙烯中空纤维缠绕而成,血和气体可以在中空纤维膜表面进行气体交换。

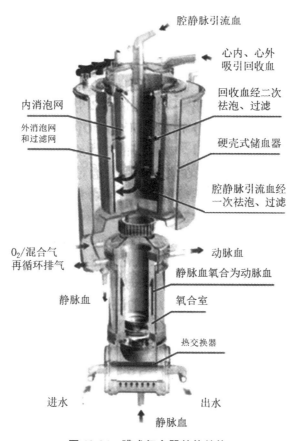

腔静脉引流血

心内、心外
吸引回收血

内消泡网

回收血经二次
祛泡、过滤

外消泡网
和过滤网

硬壳式储血器

腔静脉引流血经
一次祛泡、过滤

O₂/混合气
再循环排气

动脉血

静脉血氧合为动脉血

静脉血

氧合室

热交换器

进水　　　　　　出水

静脉血

图 10-36　膜式氧合器整体结构

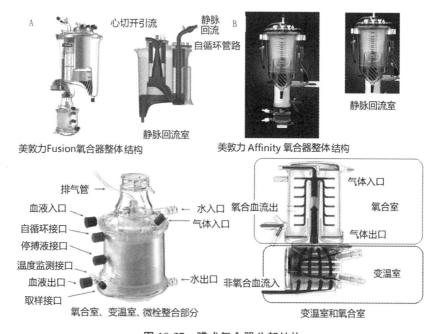

心切开引流

静脉
回流

自循环管路

A

B

静脉回流室

静脉回流室

美敦力Fusion氧合器整体结构

美敦力 Affinity 氧合器整体结构

排气管

气体入口

血液入口
自循环接口
停搏液接口
温度监测接口
血液出口
取样接口

水入口
气体入口

水出口

氧合血流出

氧合室

气体出口

非氧合血流入

变温室

氧合室、变温室、微栓整合部分

变温室和氧合室

图 10-37　膜式氧合器分部结构

（A、B为美敦力两种膜肺的总体结构，右边为其静脉回流室，下面为其氧合室和变温室。）

（二）特点

1. 静脉回流室　大部分回流室为开放式结构。静脉血通过引流管直接到达回流室的底部，经过单层孔径较大（60～80 μm）的滤网去除微栓，血液储存于回流室内。心内和心外含有大量微栓的吸引血需要经过渗透性祛泡过滤、再通过滤网（30～40 μm）形成无微栓的血液进入回流室。上部宽敞利于储存血液，下部宽偏窄并附有精细的刻度，以利于细微流量的调节和控制。

2. 氧合室　中空纤维外部走血内部走气，气体和血液不直接接触，对血液有形成分损坏轻。但由于血液由血浆和血细胞组成，两者比重不同，在膜表面流动时会产生层流现象，即流速较快的血细胞在中央流动，而流速较慢的血浆贴近于膜表面，不利于气体交换，因为靠近膜表面的血浆增加了膜的厚度，影响气体交换。中空纤维的网状编织可实现表面流动时形成曲线运动，减少层流形成湍流，进而增进膜肺的氧合性能。此外，尽量延长血液在氧合室行走距离，也是为了血液的气体交换更充分。

3. 变温室　一般有金属和聚尿氨脂等几种热交换表面。金属不锈钢管热传导性能好，抗压能力强，但受预充量的限制传热面积不大，临床上表现为变温速度慢。聚尿氨脂中空纤维热传导性没有不锈钢好，但其单位体积的有效热交换面积大，与氧合室纤维整合不增加预充量，临床上表现为变温速度较快。

（三）评价

目前有很多种氧合器在临床上使用，而每一款产品的功能不尽相同，但无一尽善尽美。对氧合器的评价也没有一个统一的标准。但可从氧合器以下几方面指标来分析：

1. 基本性能　气体交换能力、变温性能、预充量。相同灌注流量时气体交换率高、变温系数大、预充少对患者有益。

2. 安全性　变温室不漏水、祛泡性能优、有防血液排空设计、膜肺进出口压力阶差小、血浆渗漏发生少的膜肺安全性较好。

3. 生物相容性　氧合室材料为聚丙烯和聚氟乙烯的组织相容性较好，而硅胶、硒珞的生物相容性较差。膜肺与血液接触的表面有肝素或其他涂层（表 10-1）、或有内皮化设计的膜肺相容性好。

表 10-1　各种氧合器常见的涂层

分类	涂层名称	成分	结合方式	生产公司
肝素涂层	Duraflo	肝素-卞烷胺-氯化物复合物	离子键	Baxterlnc.
	Carmeda Bioactive Surface	肝素分子和亲水性基质层	"端点附着"的共价键	Medtronic Inc.
	Corline	大分子肝素共轭体	共价键	Corline Systems AB
	Trilium Bio-passive Surface	肝素分子,硫酸盐/磺酸盐基团,聚氧化乙烯（polyethyleneoxide,PEO）	共价键	Avecor Inc.

（续表）

分类	涂层名称	成分	结合方式	生产公司
非肝素涂层	X涂层	聚2-甲氧基丙烯酸(PMEA)	与材料面疏水性结合，与血液面亲水性结合	Terumo lnc.
	Mimesys 涂层	磷酸胆碱	模拟细胞膜外层，具抗凝特性	SORIN Inc.
	SMARxT 涂层	硅/己内酰胺共聚物	改变蛋白质的结合位点，避免血小板及蛋白质的活化	Cobe lnc.
	Safeline 涂层	固化白蛋白	与材料表面范德华力结合，抑制血浆蛋白黏附	Jostra/Bentley Inc.
混合	Bioline Coating 涂层	高分子量肝素和固化多肽分子	共价键和离子键	Jostra/Bentley Inc.

4. 使用时限　能长时间使用而气体交换、祛泡性能无下降、无血浆渗漏的膜肺较好，有报道 ECMO 膜肺安全应用可达 63 d。

（四）氧合器的集成化

SORIN 公司的 INSPIRE6F/8F 系列、MAQUET 公司的 QUADROX i 系列、Terumo 公司的 FX 系列、Medtronic 公司的 Fusion 系列整合式氧合器将氧合室、变温室、动脉微栓滤器整合到一起，有效地减少了预充量、提高了微气栓处理能力（图 10-38A 和 B）。

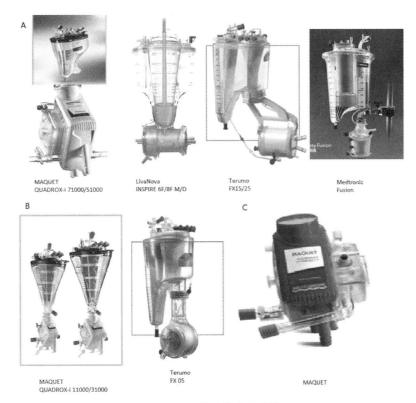

图 10-38　常用集成氧合器

（A 为四种成人微栓集成氧合器；B 为两种小儿微栓集成氧合器；C 为 ECMO 中集成了离心泵和各种监测探头的氧合器）

MAQUET 生产的集成中空纤维氧合器将氧合器和离心泵、流量探头、温度探头、血氧饱和度探头、压力探头等集合为一体,减少 ECMO 的管道长度和血液预充量,使 EC-MO 操作更加安全简便(图 10-38C)。

二、体外循环管道

CPB 管道(图片可参考第十一章第一节)承担静脉引流和动脉回输血液的功能,负责各类 CPB 装置和耗材的连接、作为滚压泵的泵管驱动血流、心脏停搏液灌注,以及心内减压和术野血液回收等功能。

(一)类型

管道包括动脉灌注管、滚压泵泵管、静脉引流管、吸引管、左心减压管、心脏停搏液灌注管、氧合器供气管及其他连接管道。

从功能上划分,CPB 管道分为输送连接管道和泵管两种类型。CPB 泵管是安装在滚压泵泵槽内的特殊 CPB 管道,通过血泵滚柱对泵管的机械挤压为 CPB 灌注、心脏停搏液灌注及各种吸引提供动力。

按材料上划分,分为硅胶管、硅塑管和聚氯乙烯(PVC)塑料管三种。硅胶管道弹性好、耐磨、耐压性强,但在滚压时易产生颗粒脱落,常用于泵管;塑料管不易产生颗粒脱落,但弹性较差(特别是在低温状态下),耐磨性差,常用于连接管。硅塑管介于两者之间,近年来逐渐在临床使用。

从管道内径上划分,主要有 3/16 英寸(5 mm)、1/4 英寸(6 mm)、3/8 英寸(10 mm)和 1/2 英寸(12 mm)等规格,不同管径配合不同的血流量需要。

(二)特点

1. 材料　管道采用一次性使用高分子材料,要求不易扭结和变形,具有良好的弹性和可弯曲性,管壁透明、光滑、内表面颗粒脱落少,热力消毒耐受性好,生物相容性好,不含毒性物质等。

2. 设计　保证充分的静脉引流、安全的动脉灌注流量和阻力前提下,管径尽可能小、管道尽可能短和少,减少 CPB 预充量和血液与非生物表面接触的面积;可根据手术需求设计、外科医生易于配合、常规操作和紧急情况下能快速安装、连接的简单管道。

3. 泵管　临床上需根据患者体重、血流量要求及滚压泵的相关性能选用适当直径的泵管,以求泵速合适。管壁的厚度适中,过薄的缺点有弹性复位差影响管腔内充盈、易受外力扭曲成角或被碾扁、长时间碾压容易破裂;过厚的缺点有增加泵的工作阻力,易致滚柱对泵管的堵闭不全。目前,管径 3/16 和 1/4 英寸泵管的管壁厚度通常为 1/16 英寸;管径 3/8 和 1/2 英寸泵管的管壁厚度通常为 3/32 英寸。

4. 其余管道　(1)动脉管路临床上主张小体重患者采用更小内径的连接管道,以尽可能减少 CPB 预充量。(2)静脉管路的引流量受管径影响大,常规重力虹吸下,1/2 英寸静脉引流管可满足体重 55 kg 以上患者的静脉引流;3/8 英寸管道适合体重 15～55 kg 的患者;1/4 英寸管道适用于体重 5～15 kg 的患者;3/16 英寸管道可用于体重＜5 kg 患者。此外,还需考虑患者与氧合器回流室的落差,有负压辅助静脉引流条件的单位静脉管可适当缩小。(3)术野吸引管及左心减压管,一般情况下,1/4 英寸管可满足手术要求,对术中出血量较多的成人手术,可以增加一条第三吸引管。

三、体外循环插管

CPB 插管(图片可参考第十一章第一节)是 CPB 系统与自身循环系统之间的桥梁。通过静脉插管和其他各种引流管,将患者体内的血液引入 CPB 装置,血泵再将经过气体交换后的动脉血通过动脉插管注入患者动脉系统。此外,左心减压管和心脏停搏液灌注管也是 CPB 常规使用的插管。根据手术类型、手术方式、操作习惯、患者特点及手术条件的不同,CPB 插管的使用差异较大。

(一)动脉插管

1. 分类

依插管部位不同,动脉插管包括主动脉插管和外周动脉插管两大类。主动脉插管最常见的部位是升主动脉,其次根据手术需要可能插无名动脉、弓部、降主动脉等。外周常用股动脉插管、腋动脉插管和颈总动脉插管。

根据管壁材料不同,分为钢丝加强型和无钢丝加强型。

根据使用对象不同,分为小儿型和成人型。

根据尖端外形不同,可分为直头型和弯头型,直头型的头端还可带内芯、甚至多孔。

2. 特点

动脉插管开口端一般为整个 CPB 管路最细部分,所以一般有薄壁、耐高流量、耐高压、能严密固定、带显眼标识、管壁前端带刻度等特点。

(二)静脉插管

1. 分类

根据插管的位置不同,静脉插管分为中心静脉插管和外周静脉插管。

根据形状和结构不同,分为直静脉插管、直角静脉插管、二极或多级静脉插管(腔房管)、球囊静脉插管、可塑形静脉插管、股静脉插管。

按插管侧孔位置的不同,股静脉插管可分为普通股静脉插管、二级和多级股静脉插管。为获得理想的股静脉插管静脉引流,近年还出现了无壁股静脉插管,其插管的血管腔内的管壁仅为金属丝构成网状支架结构。

2. 特点

管壁内有钢丝加强,防塌陷或扭曲导致引流不畅。

(三)左心减压管

1. 分类

左心减压管是管尖有一段带侧孔区域的细小插管。根据是否带有具有一定塑形能力的管芯,可分为可塑形和不可塑形两种。

根据适合人群不同可分为成人、儿童、小儿三种,内径大小和管尖的侧孔大小数量均不一样。

2. 特点

可根据心房大小选择合适的左心减压管,需插入左心室时选择可塑形款。

(四)术野吸引管

1. 分类

按功能分为硬质和软质吸引管,以及"重头"吸引管。

2. 特点

硬质吸引管有手持部分,适合手术助手用于间断性术野(包括心腔内外)的血液回收;软质吸引管前端与硬质的一样,但后端无手持部分,后端为比较软的软管,适合放入某个腔道或血管内吸引;"重头"吸引管前端有个比较重的金属弹簧头,可放入心包腔内低洼处或置入心腔内吸引。

(五)心脏停搏液灌注管

1. 分类

根部插管部位不同可分为主动脉根部灌注针、冠状动脉开口直接灌注管、冠状静脉窦逆行灌注管。

根部灌注针可分为分叉型和直型;根据是否适合小切口、胸腔镜等手术可分为加长型和普通型。

冠状动脉开口直接灌注管根据角度可分为 90 度型和 135 度型;根据插管的头端设计可分为网篮形和喇叭形;根据停搏液是否有多个出口分成单导和多导心脏停搏液灌注管。

冠状静脉窦逆行灌注管根据是否有自动充气固定功能分为两型。

2. 特点

主动脉根部灌注管由于要直接插入较厚的升主动脉,一般都会带金属内芯,内芯的尖端锋利出头,周围有固定装置的蝶翼。

冠状动脉开口直接灌注管由于要插入左右冠状动脉,为避免损伤,头端通常较软。

冠状静脉窦逆行灌注管的头端一般较粗,适合宽大、低压的逆灌,插管会有双腔带可测压的三通设计,如果不是自动充气型会有额外的注射器设计。

第三节 血液净化装置:超滤器和灌流器

CPB 中的血液净化主要有超滤和灌流,两者在 CPB 过程中的应用方式相似,通过与主管路的并联,分流部分血液实现。区别在于净化的机制不同:超滤主要是依靠对流机制除去多余的水分和小分子物质,而灌流是通过吸附技术使中大分子物质截留在灌流器内。

一、超滤器

(一)结构

超滤器由成百上千根细小的聚醚砜材质中空纤维丝组成的半透膜和聚碳酸酯壳构成(图 10-39),中空纤维直径为 $180\sim200~\mu\mathrm{m}$,半透膜上微孔大小为 $5\sim10\mathrm{nm}$。

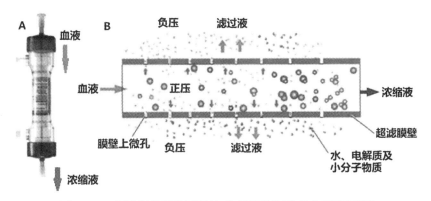

图 10-39 超滤器外观及原理(A 为超滤器外观,B 为超滤原理)

(二)工作原理

当血流由于压力的驱动进入超滤器的中空纤维时,在膜两侧产生跨膜压差(transmembrane pressure,TMP),TMP=(入口端压力-出口端压力)/2+滤液出口负压。在压力的作用下,半透膜上微孔仅允许水及小分子物质通过,对血液成分进行选择性分离(图 10-39),从而到达滤除多余的水分、小分子物质和保留血细胞及大分子蛋白等有效成分的目的。为防止血液有形成分破坏,半透膜两侧的压差应维持在 $100\sim500~\mathrm{mmHg}$。

(三)超滤液成分

滤出液成分与滤膜孔径及血液中溶质的分子量大小有关,通常可允许分子量在 65,000D 以下的物质通过。

1. 小分子物质 电解质 K^+、Na^+、Cl^-、Mg^{2+}、Ca^{2+} 等,尿酸、肌酸和葡萄糖等均可

滤出。

2. 大分子物质　一些分子量较小的炎性细胞因子可滤过;但白蛋白(分子量为 69,000D)、血红蛋白(分子量为 68,000D)、纤维蛋白原(分子量为 341,000D)以及细胞成分(红细胞、白细胞、血小板)都不能透过半透膜,因此这些物质的血浆浓度将随超滤的进行而升高。

(四)超滤效率的影响因素

1. TMP　TMP 越大,滤出的液体越多;超过 TMP 上限可能导致红细胞破裂溶血。

2. 血流量　流速太慢会导致大量红细胞堆积在中空纤维中,增加溶血的可能性;血流过快,易造成较大的血液分流。

3. 膜的厚度、膜孔径的数目及孔径的大小。

(五)超滤方式

1. 常规超滤(conventional ultrafiltration,CUF)

超滤入血口连接 CPB 动脉管路,出血口与静脉回流室连接。靠 CPB 管路动静脉两端的压差或用附加泵控制经过超滤器的血流量,有时在液体出口端加负压吸引。适合于血液稀释大、晶体的器官保护液灌注多、术中大量冲洗液回收入循环的成人手术。不适用于血容量少、体重小的婴幼儿,因为他们灌注流量小而分流量相对大,可能会造成灌注不足。

2. 改良超滤(modified ultrafiltration,MUF)

连接方式按血流方向分为动脉-静脉和静脉-静脉两种。适用于婴幼儿停机后 10～15 min 内进行,由滚压泵来控制进入超滤器的血流量,一般 100～150 mL/min 不超过患儿心排量的 10%,整个环路密闭、无气体。超滤过程中体内血容量下降,可从主动脉插管将氧合器内余血回输给患者。可以短时间内滤出体内多余水分和浓缩血液,提高血细胞比容的同时提升胶体渗透压和凝血因子浓度,注意继续保温和保持肝素化 ACT>480 s。

3. 零平衡超滤(zero-balanced ultrafiltration,Z-BUF)

安装方式和超滤时机与 CUF 一样,一般在 CPB 复温期间进行。不同的是,滤出液体同时加入等量的平衡液,实际上相当于洗脱作用,其目的不在于滤出液体量,而是通过不断的循环滤出炎性介质。也可通过这种方式调节电解质或溶质浓度(如高钾血症加入无钾的晶体溶液,高血糖症加入无糖溶液)。

二、灌流器

血液灌流(hemoperfusion,HP)是将患者血液引出体外到具有固态吸附剂的灌流器中,用以清除血液中内源性及外源性致病物质或毒素,然后再将净化后的血液回输至患者体内。血液灌流的治疗机制是物理吸附(adsorption),故也被称为血液吸附。吸附技术的发展和吸附膜的类型可参考第十三章第三节。这一治疗方式直接清除血液中的大分子或与蛋白结合的毒素,临床常用于尿毒症、药物及毒物中毒、危重症、红斑狼疮、重型肝炎、重症感染等领域。近年来血液灌流技术在 CPB 术中也得到了应用。

(一)灌流器结构

1. 灌流器由吸附柱外壳和内部的吸附剂组成。

2. 外壳为塑料,标示血流方向;内部为包膜的吸附剂,吸附剂要求是血液相容性好、吸附能力强、高选择性或特异性的吸附材料:(1)物理性吸附剂:如活性炭、中性大孔吸附树脂等。(2)化学性吸附剂:在化学键力作用下产生的吸附,如 BS-330 吸附柱采用自身带有正电性的季铵盐基团,与血浆中胆红素、胆汁酸以静电结合的形式实现选择性吸附。(3)生物亲和吸附剂。主要是利用抗原-抗体反应或补体高度特异性结合清除目标物质,如 DNA 免疫吸附柱的吸附机制是抗原-抗体结合反应。(4)此外,吸附材料按载体类型的不同,还可分为活性炭、天然改性高分子吸附剂、合成高分子吸附剂及无机材料吸附剂等。

(二)临床常用血液灌流器

1. 活性炭血液灌流器　活性炭孔径分布广、吸附能力强,对水溶性中、小分子具有无选择性的范德华力吸附作用,但其颗粒形状不规则,机械强度及生物相容性差,需包膜后使用。国内外的代表产品有爱尔的炭肾、旭化成的 Hemosoeba、可乐丽的 DHP-1 等。

2. 中性树脂血液灌流器　吸附剂一般是中性大孔吸附树脂(苯乙烯-二乙烯苯),机械强度高,生物相容性良好且吸附容量较大,吸附选择性主要由树脂本身的孔型结构决定。中性大孔树脂不带任何功能基团,表面积大,对中、大分子物质和脂溶性物质具有吸附优势,优于活性炭灌流器,常见的是健帆 HA 系列产品(图 10-40)。

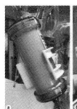
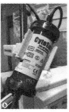
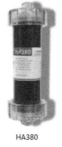
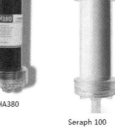
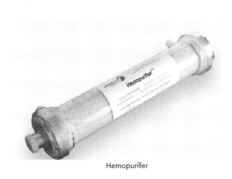

Cytosorb (a, pre-use; b, on-use)

HA380

Seraph 100

Hemopurifer

图 10-40　临床常用的几种灌流器外观

3. 胆红素吸附柱　由苯乙烯二乙烯苯聚合而成,侧基上有带有正电性季铵盐基团。胆红素在游离情况下两个羧基外展,呈负电荷。胆红素吸附柱通过正负静电结合作用力、亲脂疏水特性、特定的网络孔径,从而特异性吸附胆红素、胆汁酸。代表产品有日本旭化成的 BR-350、健帆的 BS-330、紫波的 HB-H-6 等。有研究表明,胆红素吸附柱可以有效降低肝衰竭患者体内的胆红素和胆汁酸。

4. 内毒素吸附柱 细菌内毒素带负电荷,主要成分为分子量较小的脂多糖,所以选用微孔聚苯乙烯纤维为载体,将多黏菌素 B 通过共价键固载到载体纤维上作为配基,结合方式稳固,吸附剂安全且生物相容性好,通过类脂 A 与多黏菌素 B 之间的静电作用和疏水作用可达到清除内毒素的目的。代表产品为日本东丽医疗开发的 Toraymyxin PMX-20R。

5. 生物亲和型吸附柱 吸附剂主要包括抗原-抗体结合型、补体结合型和 Fc 端结合型,这种类型的血液灌流器具有亲和特异性高、吸附容量大等特点。国产代表产品为健帆的 DNA 免疫吸附柱、康盛的康碧尔蛋白 A 免疫吸附柱等。

(三)安装

目前,血液灌流器在心脏外科的感染性心内膜炎、大血管手术、心脏移植、瓣膜手术同时需清除特殊毒素或药物、需长时间转流的 CPB 手术中均有应用(图 10-41)。也有在 ECMO 中的离心泵出口端(相对氧合器来说是并联)、或 CRRT 前面(相对 CRRT 来说是串联,相对氧合器来说仍是并联)安装一个灌流器的用法,注意灌流前使用肝素水预充排气。

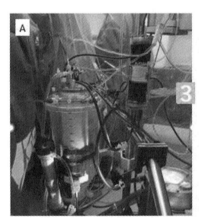
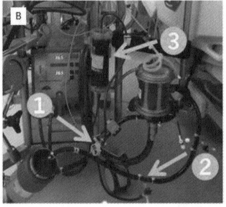

图 10-41 血液灌流在体外循环中的应用

(A:体外循环手术;B:ECMO 辅助支持;1 为灌流器入血端,2 为灌流器回血端,3 为灌流器)

第四节 心脏机械循环辅助装置

机械循环支持(mechanical circulatory support,MCS)已成为目前药物和其他常规干预无效的难治性急慢性心力衰竭患者的主要治疗方法。MCS 已使患者的存活率显著改善,目前主要的研究焦点集中于介入时机、降低风险、尽量减少不良事件。还应注意的是,目前可用的心室辅助设备不能提供任何氧合或清除血液中的代谢产物,而只是作为泵,可以促进衰竭心室动脉循环下游的灌注。本节只简单介绍各种装置的名称、应用范围和特点。

一、主动脉内球囊反搏(intra-aortic balloon counter pulsation,IABP)

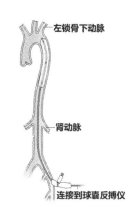

图 10-42　IABP 示意图

股动脉经皮置入,左锁骨动脉以下、肾动脉以上的降主动脉范围(图 10-42)内置入一根带气囊的导管,心脏舒张期时气囊充气,心脏收缩期时气囊放气,能够增加 20%～30% 的心输出量,减轻 15% 左右心脏后负荷、增加冠状动脉的灌注压,在急性心功能不全时可稳定血流动力学。但若左心室完全没有输出,则 IABP 无法增加任何东西,所以常用于虽有心功能不全但尚存一部分左室输出功能的患者,如果有明显的主动脉瓣关闭不全、主动脉瘤、主动脉内明显易碎的粥样斑块则为禁忌,代表品牌有 Maquet 和 Arrow,国产品牌很少见。

二、心室辅助装置(ventricular assist device,VAD)

VAD 通常用做左心室辅助装置,对于急慢性难治性、严重心衰患者,或下一医疗决策过渡的生存至关重要。

用 VAD 进行 MCS 目前已成为慢性难治性心衰患者的标准治疗,目的有两个:一为减压衰竭的左心室,从而显著降低左心室心肌的需氧量,在一定程度上可促进衰竭心肌的恢复;二维持足够的全身灌注以避免心源性休克。VAD 本身通过管道连接到心脏和大血管上,这样可以连续收集血液返回左心,并将血液射入主动脉。

按 VAD 泵的发展阶段可分为 3 个时期,搏动式为第一代已淘汰,轴承式和悬浮式为后期出现的第二代和第三代,目前常用的是磁悬浮离心泵。

按是否置入体内可分为植入式和体外式两种,植入式 VAD 为持久耐用型,常需外科开胸植入,用于终末期慢性心衰患者的长期心脏替代治疗,常见的有国外的 HeartMate、HeartWare HVAD、DuraHeart、MicroMed Debakey、Abiomed AB5000 等;国内的有重庆永仁心 EVAHEART、苏州同心 CH-VAD、深圳核心 CorHeart6、航天泰心 HeartCon(火箭心)等等。体外式则中短期代替心脏功能,经皮置入或仅置入插管(代替心脏的泵在体外工作),多半用于急性心衰的过渡治疗,常见的有国外的 Impella、Tandem Heart、CentriMag 等,国内的有苏州心擎 MoyoAssist。当合并到一定程度的肺功能不全时,ECMO 可转为完全的肺和心脏同时支持。因为国外书籍中常以 HeartMate、HeartWare HVAD、Impella 等图片为例说明 VAD,故本书中主要介绍几个国产品牌 VAD 的外观和特点(图 10-43、表 10-2)。

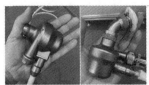
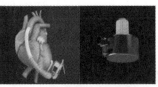
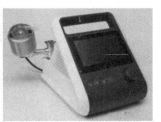

重庆一代、二代永仁心EVAHEART　　　苏州同心CH-VAD

苏州心擎MoyoAssist（体外式）

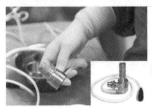
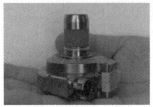

深圳核心Corheart6　　　航天泰心HeartCon

图 10-43　常见的国产心室辅助装置品牌及外观

表 10-2　各种常见国产心室辅助装置的特点

品牌及型号	研制年份	上市年份	介入形式	结构技术	特点 *
重庆永仁心 EVAHEART	2013	2019	体内植入式	磁悬浮离心泵	低转速、大流量、易产生生理脉动血流、生物相容性佳。
苏州同心 CH-VAD	2008	2021	体内植入式	磁悬浮离心泵	与雅培 HeartMate 3 相比血泵体积更小，刚度更高，血液流动的剪应力低、流动冲刷充分，经皮电缆包含的导线更少、更细，感染风险更小。
航天泰心 HeartCon	2009	2022	体内植入式	磁悬浮离心泵	仅重 185 g，最大流量 10 L/min，凝血指标 NIH 低于 0.06 g/100 L。
深圳核心 CorHeart6	2016	未上市	体内植入式	磁悬浮离心泵	直径 34 mm、厚度 26 mm、重约 90 g，比市场现有的全磁悬浮人工心脏直径缩小了 40%，重量减少了 60%。
苏州心擎 MoyoAssist	2017	未上市	体外式	磁悬浮离心泵	优化血液相容性设计，支持时间可达 30 d，稳定支持患者过渡。

注 *：特点有一部分参考了 bilibili 网站医疗 IP 君 https://www.bilibili.com/read/cv13205980

三、全人工心脏（total artificial heart，TAH）

TAH 指拥有左右双心室辅助泵的系统。

暂时性 TAH 的代表产品是 SynCardia，主要用于终末期双心室衰竭患者（而不是体外心室辅助设备的双心室支持)、移植心脏发生排斥反应和衰竭需再次移植的患者(而不是重新植入 LVAD)、出现 LVAD 衰竭(替代装置更换)的患者。它有一个小型可穿戴控制器(自由便携式驱动器),方便人们走动和出院。

永久性 TAH 的代表产品是 AbioCor(图 10-44),为植入性,没有经皮的电缆、管路或电线。该设备使用经皮能量转移来提供电力和系统控制,因此不需要压缩空气来驱动泵的运行,患者完全可以移动,甚至不需要便携式或可穿戴的控制器。适用于年龄小于 75 岁且有终末期双心室衰竭的不符合移植条件的患者。

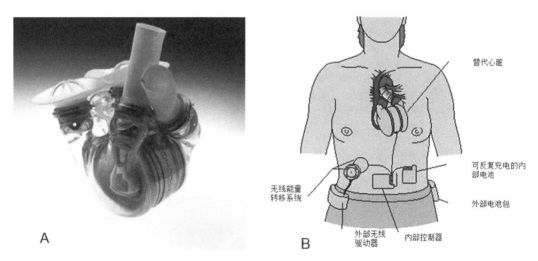

图 10-44　全人工心脏 AbioCor

(美国 Abiomed 公司研制,A 为 AbioCor 外观,B 为 AbioCor 原位植入术。将原发性衰竭的心脏取出,将 AbioCor 与患者自身的心房和大血管袖式吻合原位植入,经皮能量转移技术消除了对经皮导线的需求。引自专著 Hensley's Practical Approach to Cardiothoracic Anesthesia,2013,6th Edition. 本节作者翻译)

第五节　微创心脏外科特殊装置及耗材

一、真空辅助静脉引流(VAVD)装置

根据负压产生的装置不同,可分为三种:负压仪器、滚压泵和离心泵。目前微创心脏外科手术常用的为负压仪器。

(一)设备

临床常用 MAQUET、BOGHRINGER 和国产的 Gentec 负压调控器(图 10-45),使用时一端要与手术室的负压源连接,同时要有测量负压的装置(一般为人工心肺机自带的多导压力监测装置)。

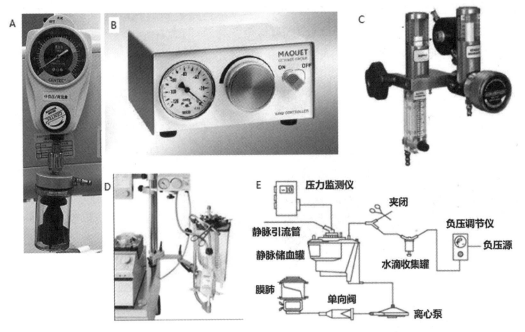

图 10-45 常用真空辅助静脉引流(VAVD)设备及安装连接

(A、B、C 分别为 Gentec、MAQUET、BOGHRINGER 负压调节器;D 为 CPB 中的连接,黄色管为负压源到负压调节器的连接,粉色管为负压调节器到膜肺储血罐的连接;E 为 CPB 的连接示意图,显示了水滴收集罐)

(二)耗材及连接方法

VAVD 仪器与负压源连接后,需要与带安全阀门的密闭式储血罐(一般进口膜肺均配有安全阀门)配合使用,使储血罐内有一适度的负压,1/4 的连接管路安装在静脉储血罐与 VAVD 仪器之间,一段 Y 形管路带有一水蒸气收集罐,Y 管的另一端通大气。若用国产的 VAVD 仪器、或滚压泵和离心泵产生负压,可用一根带鲁尔接头的小测压管实时监测储血罐内的负压大小。

(三)使用注意事项

1. 负压调节器应带快速开启及关闭的开关,在每次使用前应检查有无负压。实时准确地监测、控制负压在所需水平,负压管路系统勿发生扭曲阻塞。

2. 不能用软质袋式静脉储血罐,硬质静脉储血罐上必须有正、负压安全阀,防止负压过大或正压形成。如果静脉储血罐上无此装置,必须在负压调节器上设有安全阀。VAVD 时,静脉储血罐的高度可放在略低于患者右心房的水平,达到既能进行重力静脉引流,又可缩短静脉管路,减少预充量的目的。

3. 可监测入静脉储血罐之前静脉管路内的压力,以了解 VAVD 对静脉血的引流作用。

4. 动脉泵和左右心吸引泵的泵头压紧度必须调妥,用离心泵作动脉供血泵时,要考虑到泵前的负压对非阻闭性血泵的影响,操作不当会造成动脉血逆流入氧合器内,十分危险,用离心泵时可在泵与膜肺之间安装单向血流阀门。

5. 注意无菌操作带有水蒸气（液滴）收集罐的管路。

6. 外科医生与灌注师必须理解和配合使用此技术。

二、AngioVac——血管内栓塞负压吸引装置

（一）组成

AngioVac 系统（纽约莱瑟姆 AngioDynamics 公司研制）是一种清除大血管内和心内新近生成的柔软异物（血栓、栓子、肿瘤、癌栓、赘生物等）的装置。由大口径静脉引流插管、血栓捕捉器、负压产生装置、回血管路及插管组成（图 10-46），也可以和 CPB 或 EC-MO 管路进行整合进行循环辅助（图 10-47），是一种借助 CPB 进行异物清除的治疗手段，2008 年由两名心外科医师发明，2009 年取得 FDA 认证，2011 年开始用于临床，2013 年取得欧洲认证，2019 年已开发第三代产品。

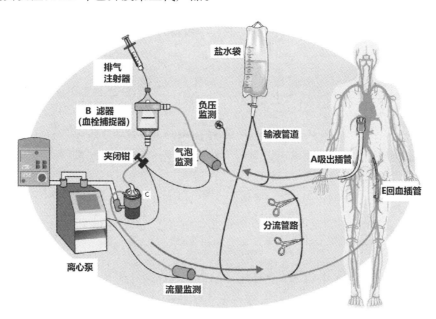

图 10-46　经典的 AngioVac 系统示意图

（A 为头端喇叭花状的吸出插管；B 为血栓捕捉器；C 为产生负压的离心泵；E 为静脉回血插管，引自 Haupt B，Merkle F，Dreizler T，et al. Technical implementation of percutaneous thrombus aspiration using the AngioVac system. Perfusion，2020：1-5. 本节作者翻译。）

（二）操作简介

AngioVac 引流插管头端（图 10-46、47A）呈喇叭花状、带气囊，二代以上的有 20 度成角适合静脉系统的导航，尾端有控制喇叭花开闭的装置和气囊控制三通。在透视下接近血栓后，喇叭花打开，离心泵（图 10-46、47C）开启负压，直到达到能吸走栓子的流量，栓子被吸到血栓捕捉器（图 10-46、47B）内，其余血液随回血管路（图 10-46、47E）及插管回输体

内,血流一般为静脉-静脉(V→V)方向,也有极少数左心系统或主动脉取栓的动脉-静脉 (A→V)方向的报道。此操作要求抗凝 ACT 超过 250 s,若与 CPB 辅助同时进行,则按普通 CPB 手术要求达到 400 s 以上。血栓捕捉器顶端可排气,已吸入的大于 170 μm 的血栓无法离开捕捉器,血液从捕捉器底端进入回血管路。如果负压超过 120 mmHg,红细胞会破坏造成游离血红蛋白明显增加。颈静脉通路 2 L/min 和股静脉通路 3 L/min 的流量可能会达到 100 mmHg 负压,而 5 L/min 可能会超过 120 mmHg 负压的临界值,故有多个研究报道使用时流量不超过 4~5 L/min。

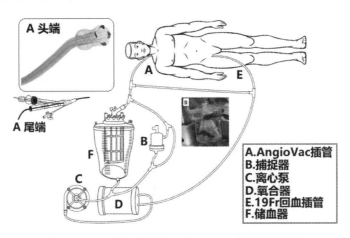

图 10-47　与体外循环整合的 AngioVac 系统示意图

(A 为头端喇叭花状、尾端带控制装置的吸出插管;B 为血栓捕捉器;C 为产生负压的离心泵;D 为氧合器;E 为静脉回血插管,F 为储血器。引自 Michelson CM, Dyke CM, Wick DJ, et al. Use of a modified cardiopulmonary bypass circuit for suction embolectomy with the angiovac device. J Extra Corpor Technol. 2017;49:299-303. 本节作者有改动。)

(三)应用

2016—2019 年 21 个中心 234 例使用 AngioVac 的登记显示,80%以上为右心和腔静脉内的栓子,8%为插管相关的静脉血栓,4%为肺动脉栓塞,其余为多处联合血栓。左心和主动脉内的取栓最近两年才有少量的病例报道。75%的病例 1 h 以内可完成取栓操作,76.5%的病例失血量在 250 mL 以内,主要并发症为插管处的损伤和出血、远端栓塞、心律失常等,死亡率 1.3%。另一项美国威斯康星州 Aurora Sinai/Aurora St. Luke 医疗中心 2014—2020 年 6 年共 17 例的应用经验显示了 93.3%的成功率且无死亡病例。

三、微量停搏液(microplegia)

(一)特点简介

这里的"微量"指晶体液微量,血液仍为传统的 4：1 含血停搏液中的主要部分。微量停搏液属于含血停搏液的一种,1993 年由法国 Philippe Menasché、意大利 Calafiore

AM 提出并用于成人温血心肌灌注,灌注时钾离子浓度仍为 $12\sim20$ mmol/L。优点为减少晶体液的液体负荷、减轻组织水肿、提高携氧能力和缓冲能力、简化操作;但若想低温灌注,需克服血液黏滞度升高的问题,目前也有文献支持冷血灌注。

(二)操作简介

在既往的 $4:1$ 含血停搏液中需使用两个小泵的操作中,其中血泵不变,另一个晶体液小泵换成微量泵或大注射器,内含钾离子浓缩 10 倍的晶体液(500 mL 浓缩至 50 mL)。图 10-48 展示了最早期的 microplegia 管路(图 10-48 中 1)设计和阜外医院目前应用的改良版(图 10-48 中 2),图 10-49 展示了阜外医院 microplegia 的配方及灌注方法。

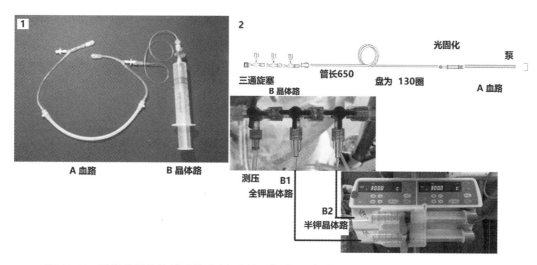

图 10-48 早期的微量停搏液管路(左边的 1 部分)和阜外医院的改良管路(右边的 2 部分)

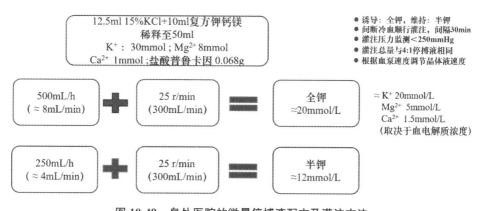

图 10-49 阜外医院的微量停搏液配方及灌注方法

(三)应用简介

微量停搏液于 2001 年逐渐开展动物试验,优点为减少心肌水肿,缺点为导致内皮细胞功能不良和白细胞黏附。后续有多个 $4:1$ 含血停搏液与微量停搏液对比的临床研究,发现微量停搏液可以减少晶体液负荷,且自动复跳率、围术期急性心梗发生率、术后低心排发生率两组无显著差异。在一些 CPB 下进行单纯搭桥手术的研究中,发现微量停搏液有降低术后肌钙蛋白水平、乳酸水平、住院时间、降低低心排发生率等优势。冷凝集综合征、术前 EF 值较低等需要常温 CPB 的手术,或术前贫血、全身血容量少希望术中尽量减少血液稀释的手术比较合适用微量停搏液。目前欧美国家主要是用 MPS 系统(图 10-50)进行微量停搏液灌注,该系统宽约 15 cm 相当于一个滚压泵的大小,可以设置灌注时的温度、流量、压力,特别是图 10-50B 中黄色的袋子部分有自己的压力输送、排气、温度控制系统,使用时很方便,长时间需停循环的手术也仅有 50 mL 的稀释量。

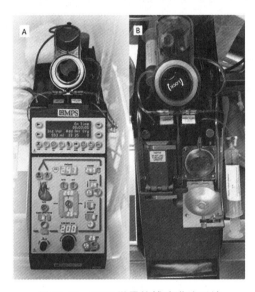

图 10-50　MPS 微量停搏液灌注系统

(A 为 MPS 系统外观,中间底部的黑色按钮调节流速,中间显示 250 的部分为压力设置,右下角两个按键调整灌注浓度;B 为 MPS 系统掀开盖后的内部构造,黄色圆形的袋子"pouch"内含有高浓度钾离子的微量停搏液。李晗供图)

第六节　体外循环期间常用药物的用法和注意事项

CPB 期间常用的药物包括正性肌力药、抗心律失常药、血管收缩及扩张药、利尿药、抗凝及抗凝中和药、肾上腺皮质激素等,一般通过静脉或气体挥发罐给药。肺动脉高压等特殊情况时可通过动脉给予鱼精蛋白等药物,以减少气道痉挛、肺高压危象等并发症的发生。因为本节特指 CPB 期间的用药,所以下面未讨论药物在术前、术后或其他非心血管外科领域的用途。其药名、规格、作用与用途、剂量与用法、使用注意事项详见表 10-3 至表 10-9。

一、正性肌力药

表 10-3　常用正性肌力药的用法及注意事项

药名	规格	作用与用途	剂量与用法	使用注意事项
多巴胺 (Dopamine)	20 mg/2 mL	按作用强度兴奋多巴胺、β1、α1、β2 受体，增强心肌收缩力，升高动脉压，对内脏血管有扩张作用，能增加肾血流。	低剂量 1～5 μg/(kg·min)增加肾血流；中剂量 5～15 μg/(kg·min)增加心肌收缩力、心率和心输出量；高剂量 20～50 μg/(kg·min)增加心律失常，对升高血压无益。用法：静脉泵注	用本品前补充血容量，纠正酸中毒，按需采用低、中剂量，需要大于 10 μg/(kg·min)剂量时可考虑与其他正性肌力药物联用。
多巴酚丁胺 (Dobutamine)	20 mg/2 mL	β1 受体兴奋作用大于 β2、α1，增加心肌收缩力，增加心排血量。	静脉泵注 2～15 μg/(kg·min)。	大于 15 μg/(kg·min) 可引起心律失常；持续 24～48 h 可出现受体脱敏；升高嗜酸性粒细胞；发热。
异丙肾上腺素 (Isoproterenol)	1 mg/2 mL	兴奋 β1、β2 受体，增加心率、心肌收缩力，降低体循环阻力，扩血管。	剂量：0.02～0.5 μg/(kg·min)。用法：静脉泵注	1. 心率和心输出量上升时反而降血压，可能导致机体低灌注、心律失常。心率加快限制了舒张期灌注时间；若患者本身存在附属通路可激发预激。 2. 避免与肾上腺素合用，以免引起心律失常。 3. 不宜与碱性药物配伍。
肾上腺素 (Adrenaline)	1 mg/1 mL	对 β、α 受体都有兴奋作用，β 兴奋使心肌收缩力增强，心率加快，α 兴奋起缩血管作用。	剂量：0.01～0.03 μg/(kg·min)用于增强心肌收缩力；0.03～0.15 μg/(kg·min)用于增强心肌收缩力和缩血管；过敏性休克或心脏骤停 0.25～1.0 mg 每次，儿童 0.02～0.03 mg/kg 每次。	强效强心药，对心脏术后患者的作用强于多巴胺和多巴酚丁胺。剂量大时心动过速、心律失常；强烈的缩血管作用可导致肾缺血、肺动脉高压、心肌缺血及耗氧增加；增加血糖和乳酸。

（续表）

药名	规格	作用与用途	剂量与用法	使用注意事项
去甲肾上腺素 （Norepine-phrine）	2 mg/1 mL	兴奋 α 为主,β 为辅。具有强烈的缩血管作用,增加外周阻力,升高血压的作用大于肾上腺素。也增加心率和心肌耗氧。	剂量：0.1～0.5 µg/(kg·min)用于维持或升高血压；0.5～1 µg/(kg·min)用于血管麻痹、感染性休克等升高体循环阻力。	1. 因为收缩外周血管,大脑和心脏血流增加的同时可能造成肾脏、皮肤、肝脏、指端缺血的风险。2. 增加后负荷可能进一步加重心肌做功负担,心功能不全患者不宜单独使用此药。3. 尽量短期应用,避免少尿和酸中毒。
氨力农 （Amrinone）	50 mg/2 mL 100 mg/2 mL	磷酸二酯酶抑制剂。具有正性肌力作用和血管扩张作用,增加心排血量,对心肌耗氧、心率和血压无明显作用。	剂量：2～20 µg/(kg·min)。 用法：静脉泵注	1. 通过增加 cAMP 增加心肌收缩力和降低后负荷升高心排血量,心律失常风险低,能降低肺血管阻力,大于 24 h 的长期用药可能会血小板减少。2. 单次快速给药会造成低血压。3. 使用时注意遮光、不与葡萄糖溶液混合。
米力农 （Milrinone）	10 mg/10 mL	作用机制与氨力农相同,但作用较其强。特别适用于左室舒张末期压高或肺动脉高压右心衰所致的低心排。	剂量：负荷量 25～75 µg/kg,1～10 min 内给完,通常在停机前使用便于低血压容易处理。0.375～0.75 µg/(kg·min)维持。 用法：静脉泵注	1. 单次快速给药会造成低血压。 2. 有发生心律失常风险。 3. 肾衰患者减量。
钙剂(体外循环中常用 10% 氯化钙, calcium chloride)	0.5 g/10 mL	低钙血症时给予增加心肌收缩力,升高血压和体循环阻力；高钾血症时给予抑制心肌毒性作用。	剂量：0.5 g(成人)；10～20 mg/kg(儿童) 用法：缓慢静脉注射或泵注	一般不增加心排血量,不建议用于复苏治疗；可能抑制肾上腺素和多巴酚丁胺的临床反应；引发洋地黄毒性；心肌正处于缺血再灌注状态时可能加重细胞损伤；偶见心动过缓。
左西孟旦 （Levosimendan）	12.5 mg/5 mL	钙离子增敏剂,稳定肌钙蛋白构象；同时抑制磷酸二酯酶活性,增加心率、心排血量、降低体循环阻力,不影响血压,不增加耗氧。	剂量：负荷量 8～24 µg/kg 注射 10 min 后改 0.10～0.2 µg/(kg·min)维持至少 6～24 h。 用法：静脉泵注	与其他药物的相互作用不甚明确；可出现低血压、心律失常；肝肾功能受损患者减量。

二、抗心律失常药

表 10-4 常用抗心律失常药的用法及注意事项

药名	规格	作用与用途	剂量与用法	使用注意事项
利多卡因 (Lidocaine)	200 mg/ 10 mL	钠通道阻滞剂,主要作用于心室,对心房作用弱,防治室性心律失常。	剂量 0.5~2 mg/kg 主动脉开放前给药,10 min 后可重复。 15~50 μg/(kg·min) 维持。 用法:体外循环储血罐单次给药或静脉泵注。	中枢神经毒性;降低心肌兴奋性,合并Ⅱ、Ⅲ度房室传导阻滞者使用期间可能会心搏停止。
胺碘酮 (Amiodarone)	0.15 g/ 3 mL	钾通道阻滞剂,延长 QT 间期,用于房扑房颤引起的快速性心律失常,以维持窦律。	负荷剂量 150 mg,10 min 输完。1 mg/min 维持 6 h,0.5 mg/min 维持 24 h。 用法:静脉泵注。	过量可能发生尖端扭转性室速;血管扩张作用较强,使用期间需要另外的血管收缩药来维持血压。
艾司洛尔 (Esmolol)	0.2 g/ 2 mL	超短效 β1 受体阻滞剂,负性肌力作用,扩血管,适用于快速房性心律失常合并高血压时。	负荷剂量 0.25 mg/kg 时可短暂联用缩血管药物维持血压,随后 50~200 μg/(kg·min)维持。 用法:静脉泵注。	可能出现心动过缓,诱发传导阻滞,射血分数太低的患者初始治疗时易发生充血性心衰。具有剂量依赖性,突然停药可导致高动力性循环和心肌缺血。支气管痉挛患者慎用。
阿托品 (Atropine)	0.5 mg/ 1 mL	胆碱能受体拮抗剂,用于术中轻度心动过缓	0.5 mg 单次静脉注射,儿童 0.02 mg/kg,2 min 后可重复给药。	可引起心动过速。闭汗、尿潴留等 M 样胆碱能受体拮抗不良反应,停机前注意观察,避免体温过高和排尿困难。
异丙肾上腺素 (Isoproterenol)	1 mg/ 2 mL	β1、β2 受体激动剂,具有正性肌力(β1 增强收缩、β2 血管舒张)和正性变时作用。严重心动过缓、传导阻滞的首选用药。	0.02~0.5 μg/(kg·min)维持。 用法:静脉泵注。	可发生心动过速,冠心病患者易发生氧供氧需不匹配的心肌缺血,可诱发室上性心律失常、预激。

三、血管收缩及扩张药

表 10-5　常用血管收缩药的用法及注意事项

药名	规格	作用与用途	剂量与用法	使用注意事项
肾上腺素 (Adrenalin)	1 mg/ 1 mL	对 α、β 受体都有兴奋作用,小剂量时兴奋 β 受体,大剂量时 α 受体兴奋使皮肤黏膜及内脏小血管收缩。缩血管作用小于去甲,很少单独用于缩血管升高血压,一般是心功能和体外循环阻力都下降时用此药。	>0.15 μg/(kg·min)维持的大剂量用法,既有正性肌力作用也缩血管,但使体循环阻力增高,心肌耗氧增加。 用法:静脉泵注。	剂量大时心动过速、心律失常;强烈的缩血管作用可导致肾缺血、肺动脉高压、心肌缺血及耗氧增加;增加血糖和乳酸。
去甲肾上腺素 (Norepine- phrine)	2 mg/ 1 mL	兴奋 α 为主,β 为辅。具有强烈的缩血管作用,增加外周阻力,升高血压的作用大于肾上腺素。也增加心率和心肌耗氧。	剂量:0.01~0.1 μg/(kg·min)用于维持或升高血压;0.1~1 μg/(kg·min)用于血管麻痹、感染性休克等升高体循环阻力。 用法:静脉泵注	1. 因为收缩外周血管,大脑和心脏血流增加的同时可能造成肾脏、皮肤、肝脏、指端缺血的风险。2. 增加后负荷可能进一步加重心肌做功负担,心功能不全患者不宜单独使用此药。3. 尽量短期应用,避免少尿和酸中毒。
间羟胺 (Metaraminol)	10 mg/ 1 mL	直接兴奋 α 受体,升压作用较弱但持久。	体外机器内:每支 10 mg/mL,稀释成每毫升 100 μg,100~500 μg/次。	1. 可导致高血压、心律失常。 2. 不可与碱性药物同时用,以免药物分解。 3. 升压作用不明显时 10 min 后再重复用药,防止药物的蓄积作用。
去氧肾上腺素 (Phenyle- phrine)	10 mg/ 1 mL	主要兴奋 α1 受体,小动脉收缩升高血压,升高体循环阻力,适用于外周血管扩张引起的低血压。属于 5 min 短时效药,可与硝酸甘油联用,维持血压时不增加氧耗但同时增加氧供。低血容量补充容量前的临时处理亦可。	体外机器内:每支 10 mg/mL,稀释成每毫升 100 μg,100~500 μg/次。 静脉泵注:10 mg 加入 5%葡萄糖 100 mL 内。 静脉输注:1~3 μg/(kg·min)。	增加后负荷,可使每搏量和心排血量下降;可能增加肺血管阻力,加重右心负担;动脉痉挛罕见。

表 10-6　常用血管扩张剂的用法及注意事项

药名	规格	作用与用途	剂量与用法	使用注意事项
硝普钠 (Sodium-Nitroprusside)	50 mg/支(粉剂)	直接松弛小动脉和静脉血管平滑肌,使外周阻力下降,用于治疗高血压危象。	0.5~5 μg/(kg·min)静脉泵注。	1. 可致体内硫氰化物蓄积、中毒。2. 使用时需避光。3. 可能抑制血小板,升高颅内压。
硝酸甘油 (Nitroglycerin)	1 mg/mL 2 mg/mL 5 mg/mL	直接松弛血管平滑肌,对容量(静脉)血管的扩张强于对阻力(动脉)血管的扩张,降血压,改善冠脉侧支循环。	0.5~5 μg/(kg·min)静脉泵注。	血压过低;可能增加颅内压;可被聚氯乙烯材料的管路吸收。
酚妥拉明 (Phentolamine)	10 mg/支(粉剂)	为 α1、α2、5-羟色胺受体阻滞剂,主要扩张外周动脉,有少量静脉扩张效果。常用于拮抗去甲或与去甲联用,提高心肌收缩力同时减少血管收缩。	静脉注射:0.1 mg/kg 每次。 静脉泵注:5~50 μg/(kg·min)。	可引起心动过速,心律失常、低血糖、增加胃酸分泌、组胺释放。需补足容量后使用。
前列地尔 (Alprostadil/prostaglandin E1)	5 μg/1 mL	作用于前列腺素受体使血管扩张,用于维持新生儿的动脉导管开放、肺动脉高压危象时扩张肺动脉。	0.05~0.4 μg/(kg·min)静脉泵注	注意可能全身的血管扩张血压下降;抑制血小板;婴儿的窒息和发热。

四、常用利尿药

表 10-7　常用利尿药的用法及注意事项

药名	规格	作用与用途	剂量与用法	使用注意事项
呋塞米 (Furosemide)	20 mg/2 mL	强效髓袢利尿剂,增加肾血流,促进液体排出。	体外管路内:成人 100~400 μg/kg,婴幼儿 1~2 mg/次。	注意血中电解质浓度;不可与氨基甙类抗生素合用;若为肾小管坏死发生无尿,给速尿无反应时,不宜增加剂量。
甘露醇 (Mannitol)	50 g/250 mL	渗透性利尿药,增加血浆渗透压,使组织脱水,减轻颅高压和水肿,清除自由基。	静脉泵注 0.5~1 g/kg 静脉泵注,一般不超过 250 mL。	快速给药时发生低血压;低于 28 ℃时可能发生结晶,一般复温时使用。

五、常用抗凝及逆转抗凝药

表 10-8　常用抗凝药及逆转抗凝药的用法及注意事项

药名	规格	作用与用途	剂量与用法	使用注意事项
肝素钠（Heparin Sodium）	100 mg/2 mL，12500 U/2 mL	与抗凝血酶及凝血因子结合提高抗凝血酶的活性，用于需要血与异物接触的体外循环手术、搭桥或插管期间。	静脉注射：100～400 U/kg。	既往用过肝素、长期感染、左房黏液瘤、血小板增多、抗凝血酶缺乏的患者肝素耐药发生率高；有肝素诱导性血小板减少风险的患者禁用。
比伐卢定（Bivalirudin）	250 mg/支（粉剂）	抑制凝血酶，为肝素替代药物，用于溶栓、插管、支架介入、人工假体置入和体外循环手术中的抗凝。	1 mg/kg 单次注射后，2.5 mg/(kg·h)持续维持 ACT 大于 480 s	半衰期比肝素短，ACT 的监测密度需加强。无拮抗药物，警惕出血。
鱼精蛋白（Protamine）	50 mg/5 mL	与肝素结合，使其失去抗凝功能，每 1 mg 鱼精蛋白能拮抗 100 U 肝素。	静脉注射：剂量根据肝素剂量而定。	可引起肺动脉压增高、气道压升高，抑制心肌收缩，注射时应缓慢。高敏患者应试验性给药，或从动脉给药，或给药前予以钙剂。

六、常用激素类药物

表 10-9　常用肾上腺皮质激素的用法及注意事项

药名	规格	作用与用途	剂量与用法	使用注意事项
地塞米松（Dexamethesone）	5 mg/1 mL	抗炎抗过敏，降低毛细血管通透性，减少炎性渗出，抑制毒性物质的形成和释放，水钠潴留和促钾排泄作用小。	静脉注射：5～10 mg/次。	1.注意感染病灶的扩散和继发感染。2.溃疡病、血栓性静脉炎、活动性肺结核者禁用。3.可使 ACT 时间缩短。
甲基强的松龙（Methylprednisolone）	40 mg/支500 mg/支（粉剂）	强大的抗炎抗过敏作用，钠滞作用小。	静脉注射：10～15 mg/kg。	已有严重感染或免疫抑制者禁用。

第七节 体外循环中的药代学和药效学变化

CPB 中的许多因素,包括血液稀释、器官灌注改变、低温、酸碱状态、CPB 管路对药物的摄取等都可以影响药物的药代学和药效学变化。

一、血液稀释引起的药代学和药效学变化

在 CPB 开始时,CPB 的预充液(通常为晶体和胶体的混合液)将加入到循环中,使患者血液迅速被稀释,产生以下几种反应:

循环中蛋白浓度迅速降低。我们给予患者的药物大多是与蛋白高度结合的,且绝大多数酸性药物是与白蛋白结合、碱性药物与 α-1 酸性糖蛋白、还有部分药物与球蛋白或脂蛋白结合。这些蛋白在预充液中含量很少,CPB 开始后,成人患者的蛋白浓度约下降 $40\%\sim50\%$,儿童患者则下降更多。血浆蛋白浓度的下降,将导致循环中具有药物活性的未结合药物浓度升高,使得未结合药物向组织再分布,引起效应器官内药物浓度增高。

循环中红细胞浓度迅速减少。红细胞浓度减少将降低红细胞的携氧能力,引起肝脏和肾脏这两个药物清除脏器的氧供下降,导致药物代谢率的降低。另外,有些药物是结合在红细胞上的,血液稀释也会引起其血药浓度的变化。

循环中血浆总药物浓度降低,但游离药物浓度增加。组织被视为静脉给予药物的储存器。在 CPB 开始时,因血液稀释导致血浆总药物浓度和游离药物浓度短暂性的降低,药物按照浓度梯度从组织转移到血浆中,使得游离药物浓度增加,重新建立基于血浆溶解度的平衡。

器官血流改变,从而影响药物的再分布和清除。

二、灌注方式影响药物分布

(一)非搏动灌注

CPB 的非搏动灌注会造成血流分布的显著变化,改变组织灌注,从而影响药物的分布容积。但搏动灌注改变药物的药代动力学的程度尚不明确,需要进一步研究。有趣的是,搏动灌注和非搏动灌注时,哌替啶浓度并没有区别。而头孢孟多的浓度在搏动灌注时比非搏动灌注时的组织浓度更高,清除半衰期更长。

(二)肺药物隔离

CPB 期间,肺是被排除在循环之外的;所以,被肺摄取的药物如阿片类、异丙酚、安定等在转流期间被隔离在肺里面,肺有如药物的一个储蓄罐,在恢复正常的心肺循环后药

物再被释放出来。当然,这种效应是短暂的。

三、低温影响药物的吸收、分布,延长药效

CPB 通常是在不同程度的低温环境下进行的。然而不管是轻度、中度低温,还是深低温都对药物的药代动力学和药效学有着显著影响,且温度越低,影响越大。低温可以激活自主和内分泌反射,导致外周血管的收缩,造成血流分布的变化,改变器官灌注。低温也可以通过抑制酶的功能来减慢代谢。低温还可以使液体从血管内转移到组织间隙,从而改变分布容积。这些可能引起药代动力学和药效学的以下变化:

低温导致的外周血管收缩可能减少静脉通道给予的药物吸收和药物从外周组织到中央室的重摄取。低温导致的组织间液液体溢出可能改变从中央室到外周室的药物分布(如分布容积)。温度依赖的各种代谢酶在低温时功能下降,转运分子的活性下降,可能减少药物清除,延长清除半衰期,延长药效。因为肾脏灌注减少、肾小球滤过率减小、肾小管分泌减弱导致的器官灌注改变,可能会改变药物,特别是水溶性药物的排泄,延长药效。但临床研究中低温与常温的转流对肾功能的影响无显著差别。低温使吸入麻醉药的溶解度增加,可增强药效。

四、酸碱状态影响药物分布和结合

血液的酸碱状态可影响器官血流,也可影响药物分布。如:血液 pH 升高,可引起碱性药物的分布容积增加,酸性药物的分布容积降低。而血液的酸碱状态还可影响离子化程度和某些药物的蛋白结合,导致有活性的游离药物浓度增加或减少。CPB 过程中不同的酸碱管理策略(α 稳态或者 pH 稳态)对药代动力学具有显著的影响。pH 稳态下,由于 $PaCO_2$ 的升高,肝脏血流量会更高。因此,从药理学的角度看,CPB 过程中采用 pH 稳态更合适。

五、体外循环管路对药物的摄取

CPB 管路内会潴留相当多的药物,导致药物的分布容积增大。影响药物潴留在 CPB 管路内的因素包括:药物的脂溶性、使用滚压泵还是离心泵(滚压泵会使用硅塑泵管)、氧合器的种类(硅橡胶膜对药物的吸收度高、膜式氧合器吸收较少,而中空纤维氧合器吸收最少)、管道的类型(PVC 管还是硅橡胶管),以及预充液的成分(采用血液还是晶体液预充对不同药物的影响不同,如果使用白蛋白预充,会降低硅橡胶组件对药物的吸收)。肝素涂层并不能防止 CPB 管路对药物的吸收。药物进入 CPB 管路系统的临床效应依赖于药物在组织中的含量,可以再分布到中央室的量,以及考虑到组织亲和力和组织灌注多方面因素后,药物能够到达中央室的能力。

另外,随着血液滤过技术越来越广泛地用于 CPB,在很多中心,改良超滤技术已经成

为 CPB 标准流程的一部分。滤器的品牌、半透膜的孔径、药物与蛋白的结合率等因素都决定了药物被滤除还是被浓缩。

六、全身炎症反应综合征影响药代学和药效学

CPB 会引起不同程度的全身炎症反应。炎性反应会导致肝脏提取率的变化,抑制细胞色素 P450(CYP450)的酶学功能,从而抑制药物代谢。由于 CYP450 功能的降低是基因表达的下调造成的,因此其效应时间要比 CPB 时间长,其对药效学的影响时间也更长。

炎症反应也有药代动力学效应。如 TNF-α、IL-β 和 IL-6 可产生具有麻醉节约效应的内热原。炎性反应与脑组织水肿有关,这会引起镇静药物用量的下降。炎症反应也可以改变药物通过血-脑脊液屏障的穿透力。动物研究表明炎症引起脑 CYP450 和糖蛋白活性改变,其与血-脑脊液屏障通透性增加有关。心脏手术期间使用的物质可以改变炎症细胞因子刺激的细胞内信号通道。如改变细胞内 cAMP(如儿茶酚胺,磷酸二酯酶抑制剂,糖皮质激素和阿片类)的物质可以减少 TNF-α 的产生。显而易见,CPB 期间全身炎症反应综合征能明显影响药代动力学和药效学。改善全身炎症反应的策略需要更进一步研究。

总之,药物的分布受到血液稀释、蛋白结合率、组织灌注、低温、CPB 管路对药物的摄取等多种因素影响。药物的清除则受到 CPB 血流量下降、非搏动血流灌注模式,以及低温和炎性反应导致酶学功能下降等因素的影响。在 CPB 结束时,上述这些变化随着体温的恢复、搏动性血流灌注、血压和心排血量的升高而逐渐逆转。

(贺子剑　段　炼　陈一川)

参考文献

[1]黑飞龙.体外循环教程[M].北京:人民卫生出版社,2011:47-62.

[2]姚尚龙,龙村.体外循环原理与实践[M].北京:人民卫生出版社,2009:38-37.

[3]龙村,李景文.阜外心血管体外循环手册[M].北京:人民卫生出版社,2012:20-26.

[4]龙村.体外循环手册[M].北京:人民卫生出版社,2006:16-29.

[5]龙村,李欣,于坤.现代体外循环学[M].北京:人民卫生出版社,2017:86-96.

[6]漆小平,俞世强,付峰.生命支持技术与设备[M].北京:科学出版社,2018:496-503.

[7]Kriewal T J. Safety systems in perfusion-practices,philosophy and products[J]. PerfLife,1994,11:18-23.

[8]Wang S, Undar A. Vacuum assisted venous drainage and gaseous microemboli in cardio-pulmonary bypass[J]. J Extra Corpor Technol,2008,40(4):249-256.

[9]Hudacko A, Stammers A, Sistino J. Gaseous microemboli in a pediatric bypass circuit with an un-primed venous line:an in vitro study[J]. J Extra Corpor Technol,2009,41(3):166-171.

[10]Uretzky G, Landsburg G, Gohn D. Analysis of microembolic particles originating in extracorporeal circuits[J]. Perfusion,1987,2:9-17.

[11]Tamari Y, Lee-Sensiba K, Leonard E F. The effects of pres-sure and flow on hemolysis caused by

BioMedicus centrifu-gal pumps and roller pumps[J]. J Thorac Cardiovasc Surg,1993,106:997-1007.

[12]Gobel C, Arvand A, Eilers R, et al. Development of themedos/hia delta stream extracorporeal rota-ry blood pump[J]. Artif Organs,2001,25(5):358-365.

[13]Rigg L, Searles B, Darling E M. A 2013 survey on pressure monitoring in adult cardiopulmonary bypass circuits:modes and applications[J]. Extra Corpor Technol,2014,46 (4):287-292.

[14]Potger K C, McMillan D, Ambrose M. Air transmission com-parison of the affinity fusion oxygen-ator with an integrated arterial filter to the affinity oxygenator with a separate arterial filter[J]. J Extra Corpor Technol,2014,46(3):229-238.

[15]Herbst D P, Najm H K. Development of a new arterial-line fil-ter design using computational fluid dynamics analysis[J]. J Extra Corpor Technol,2012,44(3):139-144.

[16]Gibbon J H Jr. Application of a mechanical heart and lung apparatus tocardic surgery[J]. Minn Med, 1954,37:171-185.

[17]Tevaerai H T, Mueller X M, Seigneul I, et al. Trillium coating of cardiopulmonary bypass circuits improves biocompatibility[J]. Inter J ArtiOrg,1999,22:629-634.

[18]Palanzo D A, Zarro D L, Manley N j, et al. Effect ofcanneda bioactive surface coating versus trilli-um biopassive sur-face coating of the oxygenator on circulating platelet count drop during cardiopul-monary bypass[J]. Perfusion,2001,29:655-661.

[19]Weatherall M, Sherry K M. Monitors and alarms used by per-fusionists during cardiopulmonary by-pass[J]. The Perfusionist,2000,24(3):10.

[20]Golab H D, Takkenberg J J, Bogers A J. Risk factors for low colloid osmotic pressure during infant cardiopulmonary by-pass with a colloidal prime[J]. Interact Cardiovasc Thorac Surg,2009,8(5): 512-516.

[21]Harm S K, Waters J H, Lynn P, et al. Changes in mechanical fragility and free hemoglobin levels after processing salvaged cardiopulmonary bypass circuit blood with a modified ultrafiltration device [J]. J Extra Corpor Technol,2012,44(1):21-25.

[22]Kelting T, Searles B, Darling E. A survey on air bubble detector placement in the CPB circuit:a 2011 cross-sectional analysis of the practice of Certified Clinical Perfusionists[J]. Perfusion,2012,27 (4):345-351.

[23]Menke J, Moller G. Cerebral near-infrared spectroscopy cor-relates to vital parameters during car-diopulmonary bypass surgery in children[J]. Pediatr Cardiol,2014,35(1):155-163.

[24]Wang M J, Chiu I S, Hsu C M, et al. Efficacy of ultrafiltration in removing inflammatory mediators during pediatric cardiac operations[J]. Ann Thorac Surg,1996,61:651-656.

[25]Lapietra A, Grossi E A, Pua B B, et al. Assisted venous drain-age presents the risk of undetected air microembolism[J]. J Thorac Cardiovasc Surg,2000,120:856-862.

[26]Mueller X M, Tevaearai H T, Horisberger J, et al. Vacuum assisted venous drainage does not in-crease trauma to blood cells[J]. ASAIO J,2001,47:651-654.

[27]Shin H, Yozu R, Maehara T, et al. Vacuum assisted cardiopulmonary bypass in minimally invasive cardiac surgery:its feasibility and effects on hemolysis[J]. Artificial Or-gans,2000,24:450-453.

第十一章

转流前计划

完备的转流前计划是保障一台 CPB 手术顺利开展的基本前提。根据患者病情及拟施行的手术，制订相应的转流前计划，其要点包括：泵及一次性耗材，包括氧合器、管路、插管等的选择；制订合理的预充计划；根据病情拟订灌注计划；根据手术方式和患者病情拟定个体化的器官保护、血液净化或浓缩计划；特殊术式还需制订停循环或低流量计划；转流开始前需进行转流前检查等。

转流前计划的制订需要综合考虑以下几个方面。年龄：高龄患者、新生儿期手术都有相应特殊的病理生理改变；体重：大体重或低体重对 CPB 耗材的选择应有特殊考虑；实验室检查结果：是否合并贫血、凝血功能紊乱、低蛋白血症、高脂血症等；基础疾病及并发症：是否合并高血压、冠心病、脓毒血症、器官功能障碍、血液传播性疾病；拟实行的手术方式是否需要深低温、停循环、选择性脑灌注、心脑优先灌注或低流量等特殊灌注技术；手术切口选择：是否微创心脏手术；是否再次心脏手术或多次心脏手术；预计心脏手术所需转流时间及主动脉阻断时间等。

第一节　泵、氧合器、管路、插管的选择

一、泵的选择

CPB 期间血泵替代心脏功能，它为整个 CPB 管路系统提供动力，保证血液在管路和患者循环系统之间的流动，将氧合后的动脉血液输送至患者全身各组织器官。人工泵需能提供大于 7 L/min 的流量；其

材料界面具有高度的生物相容性和血液相容性,不易引起溶血;血液湍流和停滞少,不易导致血栓;设计简单,操作方便,使用安全;费用低。目前临床上使用的主要是滚压泵,其次是离心泵,离心泵更多地被应用于 ECMO 和 VAD。

(一)滚压泵

2018 年 12 月中国生物医学工程学会组织发布了《心肺体外循环设备和材料配置标准》(T/CSBME004—2018),并于 2019 年 3 月开始实施。按照该标准要求,人工心肺机(图 11-1A)滚压泵的配置数量要求≥5。单个的滚压泵(图 11-1B)由电机、泵头和控制面板组成,可正向或反向转动,推动泵管内液体定向运动,转速在 1~200 r/min 可调,通过调节转速控制灌注流量。工作时稳定、均匀、无噪音。符合国标 GB12260—2017 有关要求。

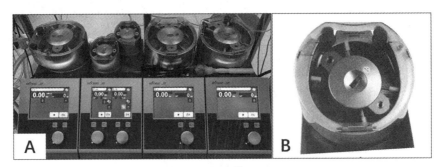

图 11-1 人工心肺机和滚压泵
A:人工心肺机一般包括 3 个大的单头泵和 1 个小的双头泵,B:单个滚压泵

滚压泵通过旋转臂支撑的滚压头挤压泵槽内的泵管,推动血液随泵头的转动形成持续的血流。泵流量取决于泵头转速和泵每转的排空容积。排空容积取决于泵管内径大小和泵头挤压长度。通过调节泵头的松紧来控制泵管的闭塞情况,通常保持在 100 cmH_2O 压力下,每分钟水柱下落 1 cm 内为合适松紧程度,可将血液破坏降到最低而不影响血流灌注。5 个泵中有一个主泵,用于驱动液体在泵管内运动,代替心室搏出功能;2 个抽吸泵,用于手术时术野内的血液回收、心室减压或排气,特殊手术如再次心脏手术或复杂紫绀型先心病,可增加一个抽吸泵;另外有 2 个小泵用于心脏停搏液的灌注。目前最常用的人工心肺机,如 Stockert S5,可以根据手术需求增加悬挂式泵,以匹配更短管道、更少预充的临床需求。

滚压泵具有操作方便、使用安全、费用低的优点,能满足大部分的心脏外科手术的需求。目前国内临床上大部分的心脏 CPB 手术使用滚压泵。

(二)离心泵

离心泵设计为非闭塞型和后负荷依赖性,由电机、泵头、控制部分和流量传感器组成。目前常用的产品有 Medtronic Biomedicus、Maquet ROTAFLOW 系统、Maquet CARDIOHELP 系统、SORIN Revolution 5 离心泵、国产江苏赛腾 OASSIST 离心泵(分别见第十章图 10-10,11,12,13,14,15)等。离心杯包括内置磁铁、椎体形叶轮和有两个开口的透明塑料室。内置磁铁在电机的带动下,使锥形叶轮高速旋转,叶轮旋转速度越快,离心力越大,通过离心力推动液体前进。离心泵可用于 ECMO,也可用于 CPB。符合医用器械标准 YY1412—2016 有关要求。

随着 ECMO 和左心室辅助装置的推广应用,血液驱动动力泵逐渐由传统的滚压泵转变为离心泵。离心泵的使用需要配备额外的泵头,一次性耗材昂贵,使用复杂,技术难度较大,在一定程度上限制了离心泵在临床的广泛使用。然而离心泵具备体积小、质量轻、灵活轻便,高效能的特点。离心泵的驱动装置能与泵头分离,而且可以自由调节泵头位置,可进一步缩减管道长度,减少预充量。其次,离心泵安全系数高,当管道扭曲打折时也不会崩管;即使有少量气体进入系统内,也会聚集在泵头中心负压区,当进入气体量超过泵头容积 60% 时,会自动停泵,避免气体进入体内;泵头材料为生物相容性涂层覆盖,降低了血栓栓塞的风险。此外,离心泵对红细胞、血小板等血液有形成分破坏较小,与滚压泵相比,能明显减少血液中游离血红蛋白含量,减少溶血和血红蛋白尿,降低急性肾损伤的发生率。

离心泵为非闭塞型的特点,当叶轮停止转动时,系统内可发生血液倒流,即液体可从泵头出口端流向入口端。因此,当离心泵无转动时,必须阻断泵后管道。临床上要求转流前泵速达到 1500 r/min 以上才能开放泵后管道阻断钳,预充排气完毕和停止 CPB 前,也要在保持一定的泵转速的情况下,夹闭静脉回流管路和动脉管路,最后停泵。离心泵在前负荷增加或者后负荷减低时,泵流量均升高,所以离心泵转速不变的情况下,血流量随患者全身血管阻力的变化自动调节。

发达国家 50% 以上的 CPB 使用离心泵,美国休斯敦 Methodist 医院 2000 多例灌注中 75% 使用离心泵。国内各大心脏中心仍以滚压泵为主,虽然它会造成一定程度的血液破坏,但由于操作简单、方便、可调流量范围大等特点,一直在临床广泛使用。国内报道常规 CPB 中使用离心泵主要用于病情危重、复杂心脏手术,患者心功能差,术后可能需要继续辅助循环;或用于急症或抢救时,用于心、肺支持治疗。离心泵作为主泵时,一般同时并联滚压泵。排气的时候将离心泵出口端置于最低点,通过重力的作用排气,排气完成后夹闭出口端管路,把泵头置入驱动器上启动离心泵,转速大于 1500 r/min 时才可松开阻断钳,进行整个管道排气,完毕后再钳夹泵头出口端管道及静脉回流管。也有微创心脏手术使用离心泵辅助静脉引流的报道,在静脉回路中串联离心泵,通过离心泵提供的负压来增加静脉引流,取得了满意的效果。

在危重症患者 CPB 时间长(预计转流时间超过 3 h)或大体重(体表面积≥2.0 m²)需要高流量的患者中,离心泵能减轻 CPB 过程中对血小板和红细胞的破坏,改善患者的凝血功能、肾功能,有效减少术后血液制品的输注和术后胸腔引流量(2019 欧洲体外循环指南ⅡaC 类推荐),而且一旦患者无法脱离 CPB,可直接转为心室辅助。

二、氧合器的选择

CPB 期间氧合器替代肺的通气,代替肺排除二氧化碳、摄取氧气,完成气体交换的过程。理想的氧合器应具备良好的气体交换、变温、祛泡能力,密合无渗漏,良好的血液相容性。经过几十年的发展,鼓泡式氧合器已经逐渐被淘汰,膜式氧合器是 CPB 期间进行气体交换的首选。

膜式氧合器可以选用橡胶膜、硅胶膜、多聚化合物制成的微孔薄膜和中空纤维。根据膜的基本结构可分为有孔型和无孔型膜肺。有孔型膜肺的核心是人工高分子材料构成的微孔膜,目前临床上最广泛使用的膜材料为聚四氟乙烯和聚丙烯微孔膜。通过物理或化学方法对膜材料表面进行改性处理以制备具有优良血液相容性和高气体交换率等优异性能的复合膜,是当下研究的热点问题。近年来,肝素、磷酸胆碱、亲水性材料如聚乙二醇等都用来对材料表面进行改性,以提高材料的血液相容性,且已在临床广泛应用。另外一些改性技术如表面内皮化、一氧化氮释放中空纤维,仍处于实验研究阶段。未来氧合器膜材料的研究会朝着两个方向发展:一是开发混合型膜材料表面改性涂层,结合各类材料优势达到血液相容性最大化的目的;二是可以通过改善血流动力学、改进制膜工艺、物理或化学改性等方法提高膜材料的气体交换氧合性能及避免发生血浆渗漏。然而并没有太多研究和荟萃分析评价膜式氧合器设计对病人结局方面的影响。根据《2019欧洲成人心脏手术心肺转流指南》,将微孔膜氧合器作为 CPB 的首选(ⅠB 类推荐),在手术过程中使用挥发性麻醉剂时,不建议使用聚甲基戊烯膜氧合器(指南ⅢB 类,不推荐),因为聚甲基戊烯对挥发性麻醉剂通过性差,经患者肺吸入导致麻醉深度过深,而经膜肺吸入易导致术中知晓。

膜式氧合器根据回流室的不同分为开放型和闭合型两种。开放型为大多数,采用一个较大的与大气相通的回流室作为缓冲池,目前临床使用的大部分膜式氧合器为泵后型,即静脉血液回到回流室后,通过血泵驱动注入氧合器完成氧合及变温。

膜式氧合器常配备一些附属装置。包括多联三通,连接于氧合器出口端(动脉)和回流室入口端(静脉)之间,可以用于抽取血液样本或给药;氧合器与回流室之间的管路,方便排气,转流过程中需要关闭;接口转换器,以适用不同体重患者,不同尺寸管道的连接。

目前临床常用的代表性产品,进口品牌有 Terumo、Medtronic、Liva Nova、Maquet(见第十章图 10-38)、Medos(图 11-2)等,国产品牌有科威、威高、希健、代代(见第二章图 2-5)等。各品牌均配备有适应成人、儿童或婴幼儿产品。最新的膜式氧合器为内置动脉微栓滤器的整合式膜式氧合器,安装更简便,进一步减少预充量,配合调整氧合器位置、辅助静脉引流、新生儿迷你化管路,可以实现新生儿少血预充。

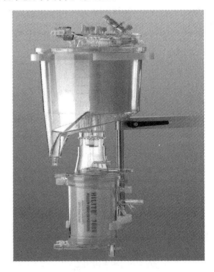

图 11-2　Medos 公司 HILITE 膜式氧合器

三、管路的选择

理想的 CPB 管路应该是透明有弹性,韧性和血液相容性良好,低散裂率,不易扭结和压扁,热力消毒耐受性好。管道的长度应以适宜为原则,既不要过长,增加预充量,也容易扭曲或受压；也不要过短，要考虑外科操作，台上应预留足够长度的管道。

管路材料目前以聚氯乙烯（PVC）为主流，因其耐久性和较低的血液破坏而使用广泛；硅胶管生物相容性较好，血液破坏较少，弹性好，透明度差，一般用作泵管材料。生物相容性涂层管道是近年来为改善 CPB 装置的生物相容性、减轻 CPB 术后凝血及纤溶系统激活和术后炎症反应的新型材料，早期采用肝素涂层，因有增加"肝素诱导性血小板减少"疾病风险，现已少用，一般是 phosphorylcholine（磷酸胆碱）、Balance、X-coating、Soft-line 等涂层，对提高手术安全性有明显优势，但由于成本较高，在国内尚未能广泛使用。

（一）动脉泵管

根据患者体表面积及灌注流量要求选用不同直径的管路，包括 1/4 英寸（内径 6.4 mm）、3/8 英寸（内径 9.5 mm）和 1/2 英寸（内径 12.7 mm）。泵流量与转速成正比，转速过高时可能因为泵管无法及时回弹，流量反而减少，且泵速过快可能加重血液破坏。变径（或称渐变型）泵管（指管路不同内径之间自然过渡的泵管，中间无接头）因减少了接头可减少湍流、微气栓、微血栓的产生（图 11-3）。

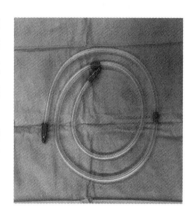

图 11-3　渐变型泵管

（二）静脉引流管

静脉引流管的直径和长度直接影响 CPB 期间静脉引流量。为保证心脏手术过程中充分引流，需选用足够大口径、尽量短的静脉引流管。一般成人、儿童、婴幼儿分别选用 1/2、3/8、1/4 英寸管路。各管路预充量见表 11-1。

表 11-1　管路尺寸和预充量

内径 cm（英寸）	预充量（mL/m）
0.48（3/16）	18.1
0.64（1/4）	32.2
0.79（5/16）	49.0
0.95（3/8）	70.9
1.27（1/2）	126.6

（三）吸引管

心外吸引管回收术野血液，心内吸引管如左心减压管保证术野清晰，避免心脏过胀。使用时转速不宜过高，避免过度负压和造成血液破坏。

目前临床多使用一次性 CPB 套包。除常规套包外，临床根据手术"个体化"需求设计不同的手术套包。如婴幼儿节血套包为进一步精简管路，减少预充量，可选用 3/16（内径 4.8 mm）管路或渐变型直径管路；缩短管路长度可使氧合器尽量靠近人工心肺机泵头。大血管手术套包可根据手术需求在动脉管路端预留多根灌注管。微创手术套包为应对术中可能出现的预想不到的问题改变 CPB 策略，需增加额外的静脉引流管或动脉灌注管。

四、插管的选择

插管作为 CPB 系统与自身循环系统之间的桥梁,帮助实现血液引流、吸引、减压、灌注等作用。CPB 启动前,需要在静脉系统置入静脉插管,动脉系统置入动脉插管。通过静脉系统插管和其他各种引流管,将患者体内的血液引入 CPB 装置,通过血泵的驱动力,将引流出的血液泵入氧合器进行氧合和变温,血泵再将经过气体交换后的动脉血通过动脉插管注入全身。此外,经右肺静脉置入左心减压管和经主动脉根部或冠状静脉窦置入心脏停搏液灌注管也是 CPB 常规使用的插管。根据患者病情、手术类型、手术方式、操作习惯以及当地可选条件的不同,CPB 插管的选择会有较大的差异。

(一)动脉插管

动脉插管是为患者全身各重要器官系统提供血液灌注的生命线,因此在安全性方面有较高的要求。动脉插管的部位通常是高压力的升主动脉,或股动脉、腋动脉,容易产生出血。另外置管时若动脉壁损伤,可能导致主动脉夹层形成。插管的位置及深度不当均将影响 CPB 的安全。

1. 升主动脉插管

最常用,适用于绝大多数手术。根据患者的体重及 CPB 所期间需灌注流量选用合适的规格。在临床实际工作中,同规格不同类型或不同品牌的动脉插管其血流阻力可能存在较大差异,相同规格的直插管和管壁较薄的插管阻力较小。过细的动脉插管将导致管路灌注阻力显著升高,甚至导致组织灌注不足,血液破坏加重,同时 CPB 安全性下降。过粗的动脉插管可能因为在升主动脉内占有过多空间位置,而影响患者心脏收缩时血液的输出,特别是在终止 CPB 前可能影响患者血流动力学的稳定而出现"低心排"的假象。此外,插管位置过深(小儿一体式动脉插管),可能影响并行阶段冠脉血流灌注,导致术后心功能不全,这在低体重患儿的心脏手术时发生率更高。另外过粗的动脉插管将增加外科操作难度,增加动脉壁损伤和外科出血的风险。升主动脉插管头部一般呈 90°直角(图 11-4A),对于困难插管或低体重小儿心脏手术,也可以选用直插管(图 11-4B)或小儿一体式动脉插管(图 11-4C)。

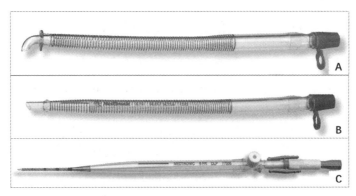

图 11-4　主动脉插管

A:直角主动脉插管,B:直头主动脉插管;C:小儿一体式动脉插管

动脉插管固定后,需确保其在动脉腔内,在 CPB 启动前,以 2～3 mL/(min·kg)速度经动脉血泵缓慢试输预充液体,同时密切观察泵压改变,如无明显改变,可再次快速试输 50～100 mL 液体,如果泵压急剧升高,插管部位出现异常包块,则可判断动脉插管在主动脉夹层内,应立即对插管位置进行调整,或换用其他部位进行动脉插管。动脉插管规格与患者体重匹配见表 11-2。

表 11-2　常用动脉插管与患者体重匹配表

体重(kg)	主动脉插管(Fr)
<3	6
3～5	8
5～8	10
8～10	12
10～15	14
15～25	16
25～35	18
35～45	20
45～65	22
>65	24

2. 外周动脉插管

当升主动脉插管困难,如再次心脏手术、严重升主动脉粥样硬化的患者,或紧急情况下建立 CPB,或主动脉弓部手术需行选择性脑灌注、或微创手术、需 ECMO 时,可以选择外周动脉插管。外周插管前需超声或 CT 评估外周血管情况,包括血管内径,有无变异,有无血栓或夹层形成,另外需与麻醉师沟通确定有创动脉检测部位(选用非外周动脉插管侧肢体)。外周动脉插管包括股动脉插管(图 11-5)、腋动脉插管(图 11-6)、颈总动脉插管等。

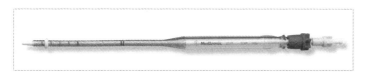

图 11-5　股动脉插管

股动脉插管:主要受患者股动脉直径限制,宜尽可能选择较大口径但插管外径小于股动脉内径的插管,将动脉灌注阻力控制在安全范围。操作相对升主动脉插管复杂,且需要额外的切口。如选用 Medtronic 插管成人一般可使用 18～24Fr;如选用 Edward 插管,一般可选用 17～21Fr。需注意的是:股动脉插管可能影响同侧下肢血流,若插管过粗、灌注时间过长,可产生下肢缺血综合征如酸中毒、肌细胞和神经细胞坏死等,需在股动脉插管位置远端建

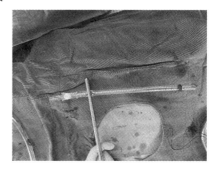

图 11-6　腋动脉插管

立动脉灌注通路(或选择流量尽量满足需要的插管侧孔多、插管外径≤80％股动脉内径

的插管);对于主动脉夹层患者,主动脉弓部或降主动脉有破口的情况,慎用股动脉插管,逆向血流可能导致破口进一步扩大或破损的动脉内膜形成"活瓣",严重影响其近端主动脉及包括大脑在内的相应区域的供血;对于严重主动脉弓或降主动脉粥样硬化的患者,股动脉逆行灌注可能导致斑块脱落,导致围术期脑栓塞、动脉夹层形成或术后肾功能不全等严重后果。

腋(无名)动脉插管:与股动脉插管相比,腋动脉较少出现粥样硬化,提供顺行灌注血流,避免了上述的下肢缺血、脑栓塞、"活瓣"形成等风险。通常选用右侧腋动脉,夹层累及无名动脉时不宜使用。成人通常可容纳 18~24Fr 腋动脉插管。

颈总动脉插管:对于小儿,特别是体重在 15kg 以下患儿,股动脉发育较差,通常可选用颈总动脉来进行外周插管。

3. 联合插管

对于一些特殊的心脏手术,可同时采用两个或两个以上部位的动脉插管:对于主动脉夹层手术,如单纯腋动脉或股动脉插管无法满足所需的流量要求,可采用联合腋动脉、股动脉插管;对于需要阻断头臂干等血管的手术,可同时采用腋动脉插管、股动脉插管,或经人工血管侧枝插管,以最大限度确保终末器官血流灌注,尤其是脑灌注;对于婴幼儿主动脉弓部手术,如主动脉缩窄(aortic coarctation,CoA)、主动脉弓中断(interrupted aortic arch,IAA)手术,在前并行阶段,可联合升主动脉插管+动脉导管插管,以充分灌注上、下半身,尽快降温;某些特殊情况,如自体动脉血管严重发育不良或受夹层累及无法插管,可用人工血管和自体血管端侧吻合,再利用人工血管作为动脉灌注通路。

(二)静脉插管

选择原则是提供足够的静脉回流,保证术野干净,避免静脉回流梗阻导致心室壁张力高,心肌损伤。静脉引流通畅的情况下一般中心静脉压(central venous pressure,CVP)为负值或为0。由于静脉引流管腔及插管内常为负压,插管位置常需调整,静脉插管的管壁内通常有钢丝加强,增加管壁张力,防止管壁塌陷或扭曲导致引流不畅。

静脉插管根据所插位置不同分为中心和外周静脉插管。中心静脉插管包括上、下腔静脉插管和右心房-下腔静脉插管,即腔房管,也称为二极管。外周静脉插管包括股静脉插管和颈内静脉插管。

1. 上、下腔静脉插管

需要切开右心房的手术常规使用上、下腔静脉插管。目前有直、直角、可塑形和球囊插管等不同类型(图 11-7)。直插管是临床最常用的静脉插管,可经右心房置入上、下腔静脉或保留在右心房。直角静脉插管可避开右心房直接在腔静脉近右心房处进行插管,减少对术野的干扰,通常用于先心病或婴幼儿、或术中同期行房颤射频消融手术病例。可塑形静脉插管的优点在于插管可保持在一个理想的位置,以利于心脏切口的暴露。对于再次或多次心脏手术的患者,如考虑术野粘连严重,血管游离困难,从血管外放置阻断带有难度,可选用球囊静脉插管。球囊静脉插管置入腔静脉以后,可以将球囊打开,起到内阻断的作用,减少外科腔静脉阻断的操作。

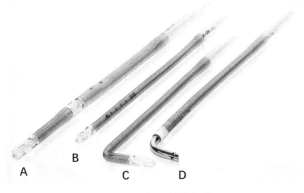

图 11-7　各种静脉插管

A:腔房管;B:直插管;C:可塑形插管;D:直角插管

选择合适型号的静脉插管是充分引流的前提。过细不利于充分引流;过粗有可能阻挡侧孔。上腔静脉插管过深可至一侧颈静脉或头臂静脉,造成另一侧颅脑和上肢静脉的回流受阻;下腔静脉插管过深,有可能进入肝静脉或越过肝静脉至髂静脉,造成下肢或腹腔脏器的回流困难。插管尖端的位置与静脉引流有密切的关系,必要时可在食管超声的帮助下定位插管。插管置入腔静脉后,应尽快开始 CPB,因为静脉插管可导致血液回流受阻,时间过长将使血流动力学难以维持。

先天性心脏病患者部分合并左上腔静脉,直接开口于右心房或冠状静脉窦,术中可根据具体情况作相应处理:预计手术时间短,左上腔静脉回流不多,对术野影响不大,可不处理;预计手术时间短,左上腔静脉回流中等,可用血管阻断带阻断左上腔静脉,并监测上腔静脉压,同时密切观察颜面部肿胀情况,如静脉压>15 mmHg,或出现颜面部水肿,应松解阻断带,至静脉压降低后,再重新阻断左上腔静脉进行手术;预计手术时间长,回流量大,应在 CPB 静脉管路上加接"Y"型分支,左上腔静脉插管引流。

静脉插管规格与患者体重匹配见表 11-3。如使用负压辅助引流装置(Vacuum-assisted venous drainage,VAVD)或动力辅助静脉引流,腔静脉插管可下调 1~2 个型号。

表 11-3　常用静脉插管与患者体重匹配表

体重(kg)	上腔静脉插管(Fr)	下腔静脉插管(Fr)
<4	12	14
≥4,<5	14	16
5~10	16	18
10~15	18	20
15~20	20~22	22~24
20~30	24	26
30~40	26	28
40~50	28	30
>50	30	32

2. 腔房管

腔房管(图 11-7A)适用于术中不需要切开右心房的手术,如冠状动脉旁路移植(coronary artery bypass graft,CABG)术、单纯主动脉瓣手术和/或主动脉根部手术(Bentall术、Wheat术、David术)、不合并心内畸形的主动脉弓部手术、左心房切口的二尖瓣手术等。插管时经近右心耳切口将二极管的尖端送入下腔静脉,负责下腔静脉的引流;插管的第二级引流侧孔保持在右心房内,引流上腔静脉及冠状静脉窦的回流血液。其管径型号包括 32/40F、34/46F、36/46F 等。

选用腔房管时,插管亦不宜过深,否则可引起上腔静脉回流受阻。由于插腔房管时不能分别阻断上、下腔静脉,术中右心系统有血液经过,对低温心肌保护心脏局部低温的保持有一定的负面影响;右心系统部分血液可能进入患者肺循环,可能导致肺静脉持续回血妨碍术野;在使用大容量晶体心脏停搏液灌注时(如 HTK 液),进入右心房的晶体液,可造成 CPB 的容量负荷增加及对内环境产生干扰。

3. 股静脉插管

股静脉插管(图 11-8)适用于微创和辅助循环下的开胸手术,如部分大血管手术和再次开胸手术;还有开胸前突发心搏骤停需经快速建立 CPB 等紧急情况。为确保充分引流,必备负压辅助静脉引流技术。必要时食道超声下调整插管位置。如单纯股静脉引流不够时,可增加右侧颈内静脉插管,尽量选用多侧孔的插管。成人股静脉通常置入 17~29Fr 规格。

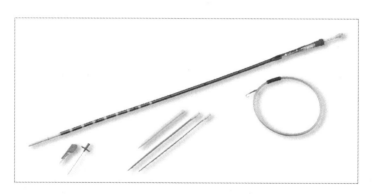

图 11-8　多级股静脉插管及穿刺配件

4. 颈内静脉插管

在单纯股静脉插管管径受限、辅助引流效果不佳时,可增加右侧颈内静脉插管,以确保静脉充分引流。通常以 16~18 Fr 规格带侧孔的股动脉插管代替。

(三)心脏停搏液灌注插管

可分为顺行灌注插管和逆行灌注插管,其中顺行灌注插管又分为主动脉根部插管和左右冠状动脉开口直接灌注管。一般依据心脏手术类型、采用的心肌保护方法、外科操作习惯或患者冠脉特点选用不同的心脏停搏液灌注插管(图 11-9)。

主动脉根部插管适用于大部分无主动脉瓣病变的心脏直视手术。目前分为成人、儿童、婴幼儿三种型号。主动脉根部插管顺行灌注要求升主动脉阻断钳阻断确切，主动脉瓣闭合良好，冠状动脉基本通畅。操作简单实用，是心脏手术中停搏液灌注最常用的途径。加长型的主动脉根部灌注插管主要用于微创不开胸的手术，因微创器械常需要在胸腔外操作，故需采用加长型灌注管。分叉型的主动脉根部灌注插管适合再次灌注时排气。

左右冠状动脉直接灌注管适用于要切开主动脉根部的手术，如主动脉瓣关闭不全、主动脉窦瘤破裂等。一般左冠灌注

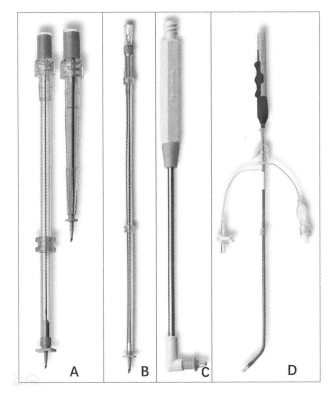

图 11-9　各种心脏停搏液灌注插管
A:主动脉根部灌注插管;B:加长型主动脉根部灌注插管;
C:冠脉直接灌注管;D:冠状静脉窦逆行灌注管

量占总量的三分之二，右冠为总量的三分之一。

冠状静脉窦逆行灌注管常用于冠状动脉严重病变的病例，也可用于其他类型的手术，如主动脉根部手术时使用逆行灌注可避免冠状动脉直接灌注，以缩短心肌保护和主动脉阻断时间，以及避免冠状动脉开口处的损伤。冠状静脉窦无静脉瓣，逆行灌注时需监测压力，灌注压力不宜超过 50 mmHg，否则可因压力过高导致静脉窦破裂、出血。

(四)左心减压管

左心减压管(图 11-10)可经右上肺静脉、房间隔(卵圆窝)或左心室心尖部置入，也可在术中切开左心房经二尖瓣直视下置入左心室。通过主动脉根部插针或肺动脉插管引流也可起到左心减压的作用。左心减压管回收升主动脉阻断期间经肺静脉回流至左心腔的血液，防止左心过度膨胀。心脏复灌后，帮助心脏复苏和左心系统排气。对于主动脉瓣关闭不全的患者，在心脏停搏前需先置入左心减压管，避免 CPB 开始后经主动脉瓣反流至左心室的大量血液导致心脏膨胀，避免因此造成的心肌纤维过度牵拉和心肌结构的严重破坏。

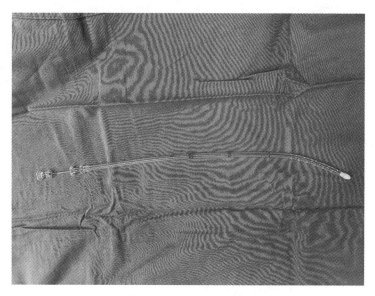

图 11-10　左心减压管

左心室舒张期呈负压状态,在心脏搏动状态下置入左心减压管时需注意避免空气进入左心系统。对术前诊断存在左心房血栓或二尖瓣赘生物的患者,尽可能避免在 CPB 开始前或升主动脉阻断前放置左心减压管,以避免左心房血栓脱落或二尖瓣赘生物脱落导致栓塞。在启动左心减压滚压泵时,灌注医师需对泵的运转方向进行再次确认,以避免泵运转错误将气体通过左心减压管泵入心脏。

(五)吸引管

术野吸引管分为硬质吸引管和软质吸引管(图 11-11)。硬质吸引管主要有硬质的手持部分,手术助手可间断回收术野血液,包括心腔内外。软质吸引管有通常设计为"重头"吸引管,也有头端无手持设计、尾端较软的吸引管便于放置于低洼处。对于再次手术预计引流不畅,或复杂先心病体肺侧支形成回心血量增多的病例,可增加一个吸引管,以保证术野清晰。

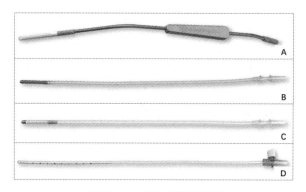

图 11-11　各种术野吸引管

A:硬质吸引管;B、C:吸引软管;D:可塑形吸引管

第二节 预充计划

作为 CPB 启动前的关键步骤，CPB 管路系统需要进行预充，以排除管道系统内气体，维持病人合适的血液稀释度，提供酸碱平衡缓冲系统，维持机体渗透压，补充电解质，维持良好的内环境，使转流后的循环系统尽可能地贴近生理状态，减少对机体的干扰。如何使 CPB 过程中更接近于生理状态一直是大家研究的一个热点，而预充液无疑是最关键的。

一、血液稀释度

理想的血液稀释度应该兼顾转流过程中升温、降温对氧供的影响。一般在温度低于 30 ℃时，Hct 应在 30% 以下；如果温度在 25 ℃，Hct 应在 25% 左右；温度更低或深低温停循环的病人中，Hct 可维持在 20% 左右。普遍认为，在低温时 Hct 维持在 25% 是比较安全的；对于新生儿或极低体重患儿，转流过程中更高的 Hct（28%～30%）也许是更合理的。合适的血液稀释保证有效的脑灌注，降低血液黏滞度，总体增加了血液的携氧能力。血液稀释的程度也因具体手术病种、患者年龄（老年或新生儿）、转流进程（升温和降温阶段）和预计手术时间不同而不同。

二、预充液的选择

(一)原则

预充和血液稀释的原则是减轻低温引起的血液黏滞度增加，改善微环境，增加组织灌注，减少血液破坏，减少血管栓塞，减少异体血液制品的使用，维持适当的胶体渗透压，减轻组织水肿。理想的预充液首先应能携氧和排除二氧化碳，并能像血红蛋白一样与之进行可逆性结合与分离。其次，输注后可维持良好的胶体渗透压。循环半衰期适合 CPB 时间，能够在围 CPB 期维持有效循环血量，而在 CPB 后可适时排出。再次，代谢和排出过程不损害组织，也不改变机体内环境和原有功能，能够被机体的酶系统分解并参与体内代谢，反复使用也不会引起任何重要器官功能损害，在各器官中无蓄积。同时，不损害机体防御功能，不影响造血功能和血浆蛋白合成。可预防和对抗 CPB 过程中可能产生的酸中毒和肾衰竭。另外，成分均一，性质稳定，长期保存而不受环境影响，需要即用。除此之外，不良反应少，无致突变、致癌和致畸作用，不传染血源性疾病，无抗原性，不会导致溶血和血细胞聚集，不改变血沉和血液凝固性，对各种实验检查项目无干扰。最后，易于灭菌，无致热源，价格低廉，能够大量使用。

CPB 的预充量与所选择的耗材密切相关。充分了解各个常见品牌的耗材特性，包括氧合器的膜面积、热交换面积、回流室容量、最小操作容量、预充量等。除了静态预充量外，动态预充量更需关注。动态预充量需注意侧路的分流量及使用管径的大小，特别是吸引管内的容量也需要精确计算。同时储血器内的过滤网有延迟效应，需要在日常使用中逐渐积累经验。同时，对于安全保护措施的采用，例如对安全液面的理解不同，也会增加预充量。研究表明，减少 CPB 管路预充量能减轻血液稀释，有利于血液保护。美国胸外医师学会(Society of Thoracic Surgeons，STS)的血液保护指南建议将最小化 CPB 初始容量作为一个整体的、循证的血液保护策略(Class I，Level A)。最近的两项大型注册登记研究提到了初始预充量对血液稀释和输血的影响。Sun 及同事在 2017 年对超过47000 名患者进行的一项注册研究中证明，初始预充量与估计血容量的比率是输血的独立预测因素，比率增加(初始预充量增加)会导致输血增加。Dickinson 及同事在 2019 年一项 21000 多名患者的研究中发现，以体表面积为参考时预充量较大是输血风险增加的独立预测因素，在这一大型、多中心的经验中，暴露于更大初始预充容量的患者与接受术中输血的几率更大相关。这一研究结果强调了减少 CPB 初始预充容量的重要性。

(二)种类

目前的临床实践中，为更好排气和减少晶体的输入，通常先使用晶体液排气，后用胶体液、药物或血液制品替代晶体液。对预充液做血气及电解质分析，可以使预充液更加接近生理状态，更好地指导后续的转流过程。常用的 CPB 预充液包括晶体液、人工胶体液、白蛋白、血液制品等，有时还会添加糖皮质激素、电解质、肝素、碳酸氢钠、甘露醇等。

1. 晶体液

第一代晶体液以生理盐水为代表，因为其满足基本需求，具备等渗、无菌、能与治疗药物配伍的特点。第二代晶体液以林格氏液为代表，普通盐溶液中加入了 K^+、Ca^{2+}。1930 年，Hartmann 用乳酸钠替代了碳酸氢钠置换了林格氏溶液中过量的 Cl^-。1949年，Hocks 首先以醋酸盐代替乳酸盐，第三代体现更科学的需求的、更接近于生理血浆的复方电解质溶液开始广泛应用于临床。

晶体液有正常血浆电解质浓度而不含任何胶体成分，能改善 CPB 期间的氧合，无过敏反应，可提高患者术后肺和肾的功能，然而晶体预充液没有高渗透性作用不能维持有效的血浆胶体渗透压。尽管如此，晶体溶液作为 CPB 的预充液在世界范围内仍然是普遍使用的。2002 年，Perfusion 杂志发表了 2000 年英国和爱尔兰关于预充液的使用情况的调查。每家单位使用的预充方案都是不同的，其中 90％的预充方案中都使用到了晶体预充液，58％的预充方案是以晶胶比为 3∶2 进行晶胶混合预充。同时与前期研究相比，预充液的组成也发生了变化，乳酸林格氏液的使用比例从 1994 年的 71％上升到了 80％，林格氏液从 13％下降到 10％，醋酸林格氏液仍是 7％，胶体预充液也从 0 上升到了 3％，同时生理盐水作为预充液的时代已经结束了。有研究分析在成人患者 CPB 心脏手术中使用纯晶体溶液预充也是安全可行的，同时经济适用。

目前临床众多可选的晶体溶液,包括生理盐水、复方氯化钠注射液、林格氏液、乳酸钠林格氏液、醋酸钠林格氏液、乐加(钠钾镁钙葡萄糖注射液)和勃脉力 A(复方电解质注射液)等。各种晶体液体成分如表 11-4 所示。

各种晶体液与血浆成分之间进行对比,其中与生理状态最为接近的就是复方电解质溶液也就是勃脉力 A。

在电解质方面,勃脉力 A 不含 Ca^{2+},避免配伍禁忌,可与血液同时输注;亦可作为配置 del Nido 心脏停搏液的基底液,减轻再灌注时的钙超载。但其作为预充液也会减低血循环中钙离子的浓度,可根据需要补充。勃脉力 A 中添加了与生理浓度相近的 Mg^{2+} 含量,可有效保护心肌功能,可提供与钙相似的神经肌肉维持功能。与血浆相比勃脉力 A 的生理氯化钠含量,可合理满足围术期治疗需求,不引起高氯性酸中毒。其 2 倍于血浆的酸碱缓冲能力,有效维持酸碱平衡。围术期应用勃脉力 A 可显著减少输液对机体生理功能的影响,有效维持生理内环境恒定。理论上含碳酸根的液体会比含醋酸根的勃脉力 A 更符合生理,但中国市场上很少有此种液体。综上,目前勃脉力 A 逐渐成为国内 CPB 预充晶体液的最优晶体。

表 11-4 各种晶体液成分与血浆成分表

成分		电解质浓度(mmol/L)							糖分含量(g/L)	pH	渗透压(mOsm/L)
液体分类		Na^+	K^+	Ca^{2+}	Mg^{2+}	Cl^-	醋酸根	乳酸根			
不平衡晶体液	生理盐水(0.9%氯化钠)	154	—	—	—	154	—	—	—	7.0	260~320
	复方氯化钠注射液	146	4.0	2.5	—	155	—	—	—	7.0	260~320
平衡晶体液	乳酸钠林格氏液	130	4.0	1.5	—	109		28		6.5~7.5	240~270
	醋酸钠林格氏液	140	5.0	1.5	—	98	27			6.5~7.5	—
	乐加(钠钾镁钙葡萄糖注射液)	140	4.0	1.5	1	115	25		10	6.5~7.5	
	勃脉力 A(复方电解质注射液)	140	5.0	—	1.5	98	27	—	—	7.4	294
血浆		136~145	3.5~5.5	2.25~2.75	1.6~2.4	98~104	碳酸氢根 21~30		—	7.35~7.45	280~320

2. 胶体液

CPB 预充常用的胶体溶液包括血浆、人血白蛋白等天然胶体和羟乙基淀粉、明胶等人工胶体。胶体的作用主要在于维持转流过程中合适的胶体渗透压、维持血管屏障能力、防止间质水肿、保持微循环完整,这在新生儿、低龄、低体重婴幼儿患者及危重症患者中显得尤为重要。

目前白蛋白被认为是胶体预充液的金标准。CPB 预充液中的白蛋白,在启动 CPB 时可以维持有效的胶体渗透压、防止血小板黏附,并可能减少凝血因子的消耗。相对于人工胶体可能存在出血倾向或肾功能不全,白蛋白的副作用较小。心脏手术后,白蛋白也得到了广泛的应用。最新心血管麻醉医师学会(The Society of Cardiovascular Anesthesiologists,SCA)/美国体外技术学会(the American Society of ExtraCorporeal Technology,AmSECT)/血液管理促进会(the Society for the Advancement of Blood Management,SABM)患者血液管理临床实践指南推荐,心脏手术后输注人血白蛋白作为补液和减少输血需求的治疗措施是合理的(Ⅱ A B-R)。

血浆预充在小儿 CPB 手术中广泛存在,除了与红细胞共同用于新生儿及低体重重症婴幼儿的 CPB 预充外,各大指南均不主张在 CPB 预充液中使用血浆。据美国儿科健康信息系统(the Pediatric Health Information System,PHIS)数据分析,尽管有限的证据证明有益,美国儿童医院广泛使用新鲜冷冻血浆(FFP);同样英国的调查研究发现,FFP 在成人和儿童患者中均有高比率的不适当使用。2015 年我国 CPB 胶体预充液现状调查结果显示,小儿手术中使用血浆预充的受访者比率明显高于成人患者(57.5% vs. 12.7%)。

人工胶体预充中,目前临床常用的是羟乙基淀粉(HES)和明胶。

HES 是支链淀粉的衍生物,现常用的有贺斯和万汶,分子量较大,达 130~200 kD。HES 扩容效果和维持时间长于晶体和明胶,但有影响凝血功能和肾功能风险。大型 meta 分析提示与白蛋白相比,HES 的使用增加 CPB 后的血液流失量、再手术出血风险和血制品输注率,且上述风险并不能通过降低胶体分子量而予以解决。当然,也有很多研究表明不能确定 HES、白蛋白或晶体溶液在心脏手术患者的围术期失血量、输血需求或住院时间方面的差异性。有两项随机对照试验——CHEST 研究(the Crystalloid versus Hydroxyethyl Starch Trial)和 6S 研究(Scandinavian Starch for Severe Sepsis/Septic Shock Trial),发现 HES 的使用增加透析和输血风险;此外,针对严重脓毒症患者的 6S 研究还发现,HES 组患者术后 90d 死亡率增加了 8%。欧美及我国药品管理机构对 HES 的使用发布了多项风险控制措施:比如增加黑框警示(增加死亡率和严重肾脏损伤);建议不再用于脓毒血症、烧伤、肾功能损伤等危重症患者;提醒临床关注肾损伤及死亡率。根据最新 STS/SCA/AmSECT/SABM 患者血液管理临床实践指南,不推荐 HES 用于 CPB 心脏手术患者的扩容治疗,它可能增加出血风险(Ⅲ B-R)。

明胶类代血浆产品是一种蛋白质,其胶体渗透压与人血浆白蛋白相近,目前常用的有聚明胶肽和琥珀酰明胶,其平均分子量为 35 kD,扩容效力为 70%,半衰期 4~6 h,完全排出体外 48 h。与 HES 100% 的扩容效力相比较低,且分子量小,扩容维持时间短,所以需要多次输注才能达到 HES 单次输注效果。优点在于明胶不含防腐剂,不会在网状内皮系统蓄积,每日使用量不受限制。

2015 年我国 CPB 胶体预充液现状调查显示,目前临床成人手术 CPB 的基础预充多采用人工胶体(91.1%,123/135)和晶体液(86.7%,117/135)混合的预充方案,而在小儿患者则以红细胞(85.2%,121/142)和晶体液(79.6%,113/142)为主;在小儿患者预充胶体液时,血浆(52.1%,74/142)和白蛋白(64.1%,91/142)等天然胶体的使用率超过人工胶体(46.5%,66/142)。

3. 异体红细胞

在评估患者术前状况、估算预充量进入体内造成的血液稀释 Hb<70 g/L 时可考虑预充 1~2 U 红细胞。前瞻性研究提示,对于心脏手术患者,实施限制性的红细胞输注策略是安全的,同时,红细胞输注越多临床并发症越多;输血相关循环超负荷是红细胞输注后发生率较高的一种不良反应。美国国家卫生研究院(NIH)和中国围术期输血专家共识建议 Hb<70 g/L 可输注红细胞。

第三节 灌注计划

一、各类疾病一般计划

(一)心脏瓣膜病的灌注计划

1. 物品准备

根据病情、体重选择适宜的氧合器、管道及插管。主动脉瓣关闭不全或需切开升主动脉的手术,需准备冠状动脉直接灌注管;对于不涉及右心操作的手术,需准备腔房管;对于再次手术粘连严重的患者,需备股动静脉插管或气囊静脉插管;对于心衰、水肿严重、体重小或贫血的患者应备用超滤器;对于预计转流时间长,术前合并多器官功能障碍或高脂血症的患者,可备用血液灌流器;对于严重心功能不全的患者,需准备左心辅助或 ECMO 装备和物品。

2. CPB 预充

常采用晶体液(复方电解质溶液)和人工胶体进行预充,维持血细胞比容(Hematocrit,Hct)20%~24%,胶体渗透压(colloid osmotic pressure,COP)15 mmHg 以上。对于重症、贫血患者、感染性心内膜炎患者,可适当预充白蛋白和库血。

3. CPB 中的监测

术中监测平均动脉压(mean artery pressure,MAP)、CVP、左房压、温度、尿量、血气分析等。经桡动脉或股动脉测压,维持 MAP 50~70 mmHg,高血压、高龄或重症患者可适当提高 MAP。静脉引流通畅的情况下,CVP 通常为 0 或负值。泵压一般<200 mm-Hg,>250 mmHg 应及时寻找原因。肝素化后 ACT>360 s 可以插管,>480 s 可转流,转流过程中应维持大于 480 s;使用抑肽酶 ACT>750 s。间隔 30 min 复查 ACT,常温下应及时复查。条件允许的情况下应 TEE 观察瓣膜形态、成形效果及心腔排气效果。

4. CPB 管理

温度和流量管理:瓣膜手术一般采用浅低温高流量,鼻咽温 30～34 ℃,流量 2.0～2.8 L/(m² · min)。维持 MAP 50～70 mmHg。若 MAP>90 mmHg,应适当增加麻醉深度或使用血管扩张药物。保持良好灌注,维持 SvO₂ 65% 以上,尿量>1 mL/(kg · h)。心脏复苏时鼻咽温应达 34 ℃,有利于心脏复跳。复温时水温与鼻咽温温差不超过 5 ℃,鼻咽温与膀胱温温差控制在 3～5 ℃,水温最高不超过 38 ℃。

心肌保护:常采用 del Nido 液或冷血停搏液(晶:血=1:4),使用 del Nido 液时需配合超滤血液浓缩。心脏停搏液一般经升主动脉根部灌注,主动脉瓣关闭不全者需切开主动脉壁经左右冠状动脉开口直接灌注。冠心病或心室严重肥厚的患者,可经冠状静脉窦逆行灌注。冷血停搏液首剂灌注量 20 mL/kg,每 30 min 重复灌注 10 mL/kg,灌注压力小于 200 mmHg。Del Nido 液灌注剂量 20 mL/kg,最大剂量不超过 1000 mL,每 60～90 min 或出现心电活动时复灌 300～500 mL。冠状静脉窦逆行灌注可间断或持续灌注,逆灌压力<40 mmHg。开放升主动脉前给予利多卡因 100 mg,适当提高灌注压,有利于心脏复跳。

(二)冠状动脉旁路移植手术的灌注计划

1. 物品准备

若患者心功能好,无合并室壁瘤或瓣膜手术,可选择非体外循环下(off-pump)搭桥,或 IABP 辅助下 off-pump 搭桥。通常情况下可干备,只需连接好 CPB 回路,不预充排气。若患者心功能较差,可湿备,即准备好预充排气的 CPB 回路在手术间备用。CPB 下(on-pump)搭桥通常经升动脉插管和腔房管建立 CPB。常需准备术中自体血液回收。

2. 预充和监测基本同前述的瓣膜手术灌注计划。

3. CPB 管理

On-pump 搭桥手术可选择心脏不停跳的 CPB 辅助。通常浅低温或常温并行循环,维持较高的灌注压,但不超过 90 mmHg。也可选择心脏停搏的 CPB,一般采用浅低温高流量。搭近端时需要减流量部分夹闭升主动脉,然后打孔缝合,此时血压不宜过高。近端完成后松开升主时注意减流量,辅助一段时间停机。心肌保护:对于冠心病患者采用经冠状静脉窦逆行间断或持续灌注心肌保护效果更优,逆灌压力<40 mmHg。

(三)大血管手术的灌注计划

1. 物品准备

大血管手术推荐配有 6 个泵头的心肺机,术中 3 个抽吸器。有条件的单位可使用离心泵,需要气体交换、热交换效率高的氧合器,配合使用超滤器和血液灌流器,可配一个单独的储血器。术前进行自体血分离,分离自体红细胞及富血小板血浆,富血小板血浆室温振荡保存。准备体表变温的水毯、鼓风机、冰枕冰帽等。术野充二氧化碳。

2. CPB 预充

大血管手术常采用晶体液（复方电解质溶液）和人血白蛋白进行预充，尽量不使用人工胶体。维持术中较高 COP 15 mmHg 以上。采用中度血液稀释，Hct 维持 24%～30%。

3. CPB 中的监测

常规左侧桡动脉及左侧足背动脉穿刺，动态监测上、下肢动脉血压，右侧颈内静脉穿刺监测 CVP，必要时监测右桡动脉或股动脉血压。术前备经食道超声。常规监测并记录静脉血氧饱和度，近红外光谱监测双侧脑氧饱和度，监测鼻咽温、膀胱温、静脉血温、静脉氧饱和度、尿量、血气分析等。维持 MAP 60～80 mmHg，随手术需要调整室温。

4. CPB 管理

动脉插管一般经右腋动脉或股动脉，静脉插管为腔房管，转流后若引流不满意，加用 VAVD。

目前大血管手术国内外各大心脏中心逐步提高了停循环时的温度，实现中低温（20～28 ℃）甚至浅低温（28～31 ℃）停循环联合选择性顺行脑灌注。笔者单位创新性地提出"弓部优先"、"心脑优先"策略，将温度提高至浅低温下进行孙氏手术。心脑灌注根据左颈总测压调整灌注流量，控制左颈总动脉测压在 60～80 mmHg 之间，流量在 1.0～1.4 L/(m² · min)。密切关注双侧脑氧饱和度维持在 60% 以上，或下降不超过基线水平 20%。

恢复全身灌注后，待静脉血氧饱和度达到 80% 开始控制性复温，水箱设定温度与鼻咽温温差控制在 3～5 ℃范围之内。鼻咽温与膀胱温温差控制在 3～5 ℃范围之内，最高温度不大于 37 ℃。水箱温度最高不超过 38 ℃。

(四)新生儿及先天性心脏病手术的灌注计划

请见第十三章第一节相关内容。

特殊灌注方法：新生儿/婴幼儿主动脉弓部修复手术，近几年的主流是采用单泵双管实施选择性脑灌注（selective cerebral perfusion，SCP）或心脑联合灌注或三区域灌注策略。

心脑联合灌注：维持浅低温（鼻咽温 30～32 ℃）状态，阻断钳置于主动脉弓无名动脉以远的地方，维持正常心脏跳动，不灌注心脏停搏液。心脑灌注时的流量要比 SCP＋下半身停循环时高，参考流量在 40～60 mL/kg，具体要求达到维持心脏跳动，无异常变化的心电图；右侧桡动脉压 40～50 mmHg；术中监测脑氧不低于 50% 或下降不超过基线水平的 20%。

三区域灌注：有研究报道在没有伴随心内畸形的主动脉弓重建手术中，通过插管实现心脏、脑和下半身脏器的同时灌注。将心脏停搏液插管置于升主动脉下方，主动脉阻断钳横向阻断，灌注 10 mL/kg 的流量，心电图监测是否出现心肌缺血的波形，一旦出现及时调整流量和插管位置。通过 SCP 进行脑灌注。对下半身的灌注可选择通过 CPB 连接股动脉或脐动脉向下半身灌注；或将插管直接插入开放的降主动脉内；也有报道通过心包背面或壁层胸膜直接插入降主动脉。三区域灌注可以使主动脉弓部重建时有连续血流灌注身体各个部位，避免心脏、大脑和下半身器官缺血，降低了肾功能不全的发生率。缺点是操作部位多,可能出现手术部位难以止血。

二、器官保护计划

(一)心肌保护

心脏外科心肌保护的发展历史见第五章第三节。

理想的心肌保护液必须停搏效果迅速可靠,术野清晰可控;在心脏内分布均匀,能使心肌充分、逐级降温;可提供充足的氧和能量底物;适宜的酸碱缓冲系统和渗透浓度;含有抗氧化剂和膜稳定剂、心肌保护性药物成分;对血液成分无损害。适当高渗的停搏液可以平衡细胞内代谢产物的蓄积,目前认为渗透压在 $300\sim380$ mOsm 最为适宜。目前常用羟乙基淀粉、右旋糖酐、甘露醇、白蛋白等提高渗透压。晶体停搏液钾离子浓度一般为 $15\sim20$ mmol/L,血液停搏液为 $25\sim30$ mmol/L,这个浓度范围 Na^+ 通道停止工作而 Ca^{2+} 通道又不开放。此外,Mg^{2+} 阻滞 Ca^{2+} 经慢通道的内流,抑制肌浆网 Ca^{2+} 的释放,通过激活 Ca^{2+} ATP 酶促进肌浆网摄取 Ca^{2+},抑制肌纤维在任一 Ca^{2+} 浓度时的收缩反应;Mg^{2+} 尚能拮抗 Ca^{2+} 引起的冠状动脉血管阻力升高;多数结果表明 Mg^{2+} 浓度 16 mmol/L 时心肌保护效果最佳,这与细胞内的 Mg^{2+} 浓度相吻合。细胞外 Na^+ 浓度过高则内流增多会引起水肿,如细胞外 Na^+ 过低则在高 K^+ 形成的细胞膜去极化情况下会影响 $Na^+\sim Ca^{2+}$ 的交换机制;目前大家认为 Na^+ 的浓度以 $100\sim120$ mmol/L 为宜。心脏停搏液还会添加如能量物质、膜稳定剂、缓冲剂等联合心肌保护。心脏停搏液根据离子浓度的不同可以分为细胞外液型和细胞内液型,前者以 St. Thomas 液为代表,后者以 HTK 液为代表。目前临床常用的心肌保护液有 St. Thomas 液、HTK 液、del Nido 液、含血停搏液等。心肌保护技术涉及多个层面,包括温度、灌注方式、灌注次数及间隔、停搏液种类及成分、左心减压及外科操作技术等。心肌停搏液的灌注途径可以经升主动脉根部灌注、冠状动脉开口直接灌注、冠状静脉窦逆行灌注、桥灌和联合灌注。根据不同的灌注方式选用相应的灌注管。详见第五章相关内容。

(二)脑保护

心脏手术后脑部并发症可能的危险因素及常用的脑保护策略详见第七章第二、第五节。

在涉及主动脉弓部手术,如急性主动脉夹层、新生儿/婴幼儿主动脉弓发育不良(如主动脉缩窄、主动脉弓中断、左心发育不良综合征)行主动脉弓重建时,需要特殊的灌注技术进行脑保护,如深低温停循环(deep hypothermia circulatory arrest,DHCA)或深低温低流量(deep hypothermia low-flow,DHLF)。DHCA 或 DHLF 为外科医生提供几乎无血的手术环境,也为心内修复提供更好的手术视野。但 DHCA 技术增加降温和复温时间,延长 CPB 转流时间,增加医务人员的劳动强度。单纯使用 DHCA 很容易导致脑组织出现相应的损伤:比如降温和复温过程中脑组织温度变化不均衡、再灌注损伤、气体栓塞、术中炎性介质产生、氧自由基增加等。目前国内外很多心脏中心都使用顺行选择性脑灌注(anteograde selective cerebral perfusion,ASCP)和/或逆行性脑灌注(retrograde cerebral perfusion,RCP)技术辅助脑保护。

随着深低温所带来的危害被人们所认识,以及外科技术的进展,越来越多的心脏中心逐步提高停循环时的温度,实现中低温(20～28 ℃)甚至浅低温(28～31 ℃)停循环联合选择性顺行脑灌注。中-浅低温可提供足够的神经系统及脏器保护,且可缩短降温-复温时间,这逐渐成为成人主动脉弓部手术的一种新的趋势。另外,随着外科技术的改进,国内有心脏中心创新性地提出"弓部优先"、"心脑优先"策略,将温度提高至浅低温下进行孙氏手术,安全可行,在不增加手术步骤及难度的前体下,达到缩短手术时间、降低术后并发症率的目的,使医患双方共同获益。但不推荐外科技术不熟练的中心或主动脉弓处理难度大、停循环时间长的病例使用。

(三)肾脏保护

心脏术后肾损伤的原因及危害、病理生理和预测肾损伤的生物学指标,围 CPB 期间的各项肾保护措施详见第八章相关章节。

在胸腹主动脉置换手术过程中,常需要进行肾脏保护液灌注。常用的肾脏保护液是 HTK 液,也有用冷休斯敦液行肾脏灌注。灌注方案:灌注液温度维持 4 ℃,首次剂量 600 mL,每 6～10 min 追加 100 mL 再次灌注,总量 1500 mL;有条件的情况下监测肾脏温度。灌注泵压＜200 mmHg。

(四)脊髓保护

详见第七章第四、五节。

三、血液净化计划

CPB 血液净化技术目前在危重症救治领域有极大拓展。包括复杂急性肾衰竭、全身炎症反应综合征/脓毒症、成人呼吸窘迫综合征、肝衰竭、急性重症胰腺炎、中毒等。对于长时间 CPB、术前即存在高胆固醇血症、肝肾功能不全、或危重症心脏手术患者,可在 CPB 过程中结合使用血液净化技术。血液净化又称血液灌流,指血液通过装有吸附剂的血液灌流器时,血液中的内源性毒素、外源性毒素及其他致病物质被清除掉,再将净化后的血液回输回人体,广泛应用于中毒、急慢性肾衰竭、肝病、重症等多个领域。血液灌流吸附剂的发展从最初的活性炭,到离子交换树脂、大孔吸附树脂以及现在的亲和性吸附剂、免疫吸附剂等,血液破坏、生物相容性以及吸附专一性各个方面都更加优化。灌流器有助于物理性吸附中-大分子物质,对电解质等小分子物质不产生影响,一般并联于 CPB 管路。采用静态预充法,抽取肝素 40～100 mg,打开灌流器上端保护螺帽,将肝素注入灌流器保存液中,拧紧保护螺帽。将灌流器上、下 180°颠倒混匀,缓慢反转 10 次,约 20 s 后静置 30 min。30 min 后重力排出保存液,将灌流器连接在 CPB 系统的并联侧支回路上,使用复方电解质溶液(勃脉力 A)对 CPB 管路进行主支和侧支同时预充。CPB 过程中保持膜肺侧路持续开放通过灌流器,需注意分流及对 ACT 的影响。

详细的各种灌流器介绍见第十章第三节。

四、血液浓缩计划

大部分的 CPB 需要血液浓缩技术,即超滤。超滤的原理、超滤器结构和常用的几种超滤技术详见第十章第三节。

使用超滤器前需用预充液冲洗润湿超滤器;超滤时会丢失各种电解质及葡萄糖,应注意补充;需注意超滤器的分流量,避免灌注不足;肝素分子和蛋白结合而不被滤出,这将影响 CPB 之后鱼精蛋白对肝素的中和,所以超滤时尤其应注意监测 ACT。

五、低流量或停循环计划

如本章第四节所述,涉及主动脉弓部手术,如急性主动脉夹层、肺动脉闭锁-室间隔缺损-主-肺侧支血管患者行室间隔缺损修补和肺动脉重建、新生儿/婴幼儿主动脉弓发育不良行主动脉弓修补等手术时,需要 DHCA 或 DHLF 技术,目前主流的是中-浅低温＋选择性顺行脑灌注技术或心脑灌注技术,以较高温度(24～28 ℃)替代传统单纯深低温(中心温度低于 20 ℃)来减轻长时间 CPB 及深低温相关并发症。根据 2015 年中国 CPB 温度管理调查报告显示,无脑灌注时,DHCA 的最低温度标准为 18～22 ℃;但在合并脑灌注时,成人与儿童最低温度范围维持 22～25 ℃的单位占比均已超过 40%。

对于灌注师来说,我们应提前对术中可能出现的临时停循环或低流量进行预估,尽量缩短其时间,能用低流量的尽量不停循环。由于温度下降代谢下降,低温下流量适当减小也能满足机体所需,不同温度机体所需流量可参考下图(图 11-12)。但必须强调,除了温度,流量还需考虑年龄、病种、体表面积、储血器液面、血液破坏等情况,做到灌注合理。

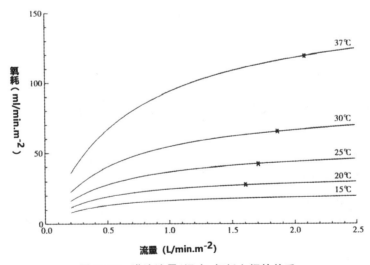

图 11-12　灌注流量、温度、氧耗之间的关系

(引自专著 Glenn P. Gravlee, et al. Cardiopulmonary Bypass Principles and Practice,2008,3th Edition.）

第四节　转流前检查

在开始 CPB 之前,必须完成几个重要的步骤,以确保患者的安全。对于每例 CPB,灌注师都应使用 CPB 核查清单;核查清单应作为患者永久病历的一部分保存。核查清单应由两人执行,其中一人应是负责术中操作心肺机的主灌注医师。灌注师应以阅读-验证的方式使用核查单,确认应该执行的关键操作步骤。充分的 CPB 准备是心血管手术成功的关键步骤之一。

CPB 核查清单:核查清单的使用已经在医学,特别是外科领域,以及其他行业得到了很好的确立。事实证明,使用核查清单可以保护生命、节省时间和费用,并降低并发症发生率。因此,可以合理假设使用 CPB 前的核查清单也会有类似的效果,特别是在降低 CPB 的并发症方面。核查清单应以合适的、细致的和专业的方式使用;应适应具体的工作环境;应该考虑新兴技术;并且应该按照制度规定的时间间隔进行修订。核查清单的有效使用需要其他安全特性的支持,如多学科团队合作、专业沟通、管理支持、开放的安全性和不良事件报告。2019 EACTS/EACTA/EBCP 成人心脏手术 CPB 指南推荐灌注师应在转机前、转机启动时、停前、停机后和任何再次转机时,使用核查表。转流前核查清单可参考表 11-5。可根据实际情况制定本单位核查清单。

表 11-5　转流前核查清单

1. 患者姓名＿＿＿＿＿　性别＿＿＿　年龄＿＿＿　身高＿＿＿＿　体重＿＿＿＿　体表面积＿＿＿＿＿
病案号＿＿＿＿＿＿＿　术前诊断＿＿＿＿＿＿＿＿＿　手术名称＿＿＿＿＿＿＿＿＿
□病历回顾
2. 无菌
□体外循环组件:包装完整和有效日期
3. 人工心肺机
□主电源连接正常
□启动正常
□备用电源
□备用摇把
4. 氧合器
□安装排气
□漏水试验
□排气口开放
□侧路关闭

（续表）

5. 水箱/变温器
□启动正常
□水源连接正常
□水量
□水温___℃
6. 气源供应
□气源连接正常
□气体压力平衡
□气体流量计/空氧混合器启动正常
7. 泵
□主泵运转正常
□流量计:校准及方向
□泵松紧度
8. 管道
□泵管情况检查
□抽吸泵功能检测
□减压单向阀:方向正确
□左右心吸引管连接方向
□停搏液灌注管路
9. 监测
□温度探头放置正确
□压力传感器校准
□静脉氧饱和度监测
□脑氧饱和度监测
10. 安全及报警
□平面监测
□气泡监测
□压力警报限值设置
□温度警报限值设置
□储血器排空
11. 祛泡
□管路

（续表）

□氧合器
□心肌保护液装置
□动脉滤器/气泡捕抓器
12. 附件
□管道钳
□备用管路组件
13. 抗凝
□肝素化:时间_____
□ACT>480 s
14. 转流前核对管道
签名:_____

（卢　婷）

参考文献

[1]黑飞龙,王伟,于坤,等. T/CSBME 004—2018 心肺体外循环设备和材料配置标准[S]. 2019.

[2]黄文雄,刘季春,万力. 离心泵辅助静脉引流在微创心脏直视手术中的应用[J].南昌大学学报(医学版),2014,54(1):70-71.

[3]孟凡伟,李建朝,钱晓亮,等. 离心泵在体外循环中对凝血功能的影响[J]. 河南医学研究,2021,30(24):4417-4420.

[4]Wahba A,Milojevic M,Boer C,et al. 2019 EACTS/EACTA/EBCP guidelines on cardiopulmonary bypass in adult cardiac surgery[J]. Eur J Cardiothorac Surg,2020,57(2):210-251.

[5]李雅坤,黑飞龙. 膜式人工肺中空纤维膜材料的改善及发展新方向[J]. 中国组织工程研究,2022,26(16):2608-2612.

[6]吉冰洋,闫姝洁,章晓华,等. 从经验到循证:《2019 欧洲成人心脏手术心肺转流指南》解读[J]. 中国体外循环杂志,2020,18(1):3-7.

[7]Lilley A. The selection of priming fluids for cardiopulmonary bypass in the UK and Ireland[J]. Perfusion,2002,17(5):315-319.

[8]Dickinson T A,Wu X,Sturmer D L,et al. Net prime volume is associated with increased odds of blood transfusion[J]. J Extra Corpor Technol,2019,51(4):195-200.

[9]沈雅丹,刘继佳,卢婷,等. 纯晶体溶液与晶胶混合溶液作为体外循环预充液在成人单纯心脏瓣膜置换术体外循环中应用的比较研究[J]. 中国医师杂志,2015,17(10):1524-1527.

[10]Tibi P,McClure R S,Huang J,et al. STS/SCA/AmSECT/SABM update to the clinical practice guidelines on patient blood management[J]. Ann Thorac Surg,2021,112(3):981-1004.

[11]黎笔熙,陶军,张艳,等. 国内体外循环胶体预充现状的初步调查[J]. 中国体外循环杂志,2015,13(2):65-70.

[12]Datzmann T,Hoenicka M,Reinelt H,et al. Influence of 6% hydroxyethyl starch 130/0.4 versus

crystalloid solution on structural renal damage markers after coronary artery bypass grafting: A post hoc subgroup analysis of a prospective trial[J]. J Cardiothorac Vasc Anesth,2018,32(1):205-211.

[13]Shen K, Zhou X, Tan L, et al. An innovative arch-first surgical procedure under moderate hypothermia for acute type A aortic dissection[J]. J Cardiovasc Surg (Torino),2020,61(2):214-219.

[14]Shen K, Tan L, Tang H, et al. Total arch replacement with frozen elephant trunk using a new "brain-heart-first" strategy for acute debakey type i aortic dissection can be performed under mild hypothermia (≥30 ℃) with satisfactory outcomes[J]. Front Cardiovasc Med,2022,9:806822.

[15]胡国潢,段炼. 转流前超滤对 10 公斤以下小儿心脏手术影响的临床研究[J]. 湖南师范大学学报 (医学版),2018,15(1):12-16.

[16]Lodge A J, Andersen N D, Turek J W. Recent advances in congenital heart surgery: Alternative Arch Repair[J]. Curr Cardiol Rep,2019,21(3):13.

[17]Algra S O, Jansen N J, van der Tweel I, et al. Neurological injury after neonatal cardiac surgery: a randomized, controlled trial of 2 perfusion techniques[J]. Circulation,2014,129(2):224-233.

[18]张祖磊,杨威,龚艺,等. 主动脉弓部手术中单用深低温停循环与结合选择性顺行脑灌注临床疗效 比较的 Meta 分析[J]. 中国循环杂志,2020,35(7):685-691.

[19]El-Sayed A, Papadopoulos N, Risteski P, et al. The standardized concept of moderate-to-mild (≥28 ℃) systemic hypothermia during selective antegrade cerebral perfusion for all-comers in aortic arch surgery: single-center experience in 587 consecutive patients over a 15-year period[J]. Ann Thorac Surg,2017,104(1):49-55.

[20]Zierer A, El-Sayed A A, Papadopoulos N, et al. Fifteen years of surgery for acute type A aortic dissection in moderate-to-mild systemic hypothermiadagger[J]. Eur J Cardiothorac Surg,2017,51(1): 97-103.

[21]郭震,李欣. 2015 年中国体外循环温度管理调查报告[J]. 中国体外循环杂志,2016,14(4): 200-204.

[22]刘畅,陈杨,朱悉煜,等. 深低温停循环选择性脑灌注最小安全流量的临床研究[J]. 中国体外循环 杂志,2017,15(4):204-207.

[23]沈立,王维俊,冯缘,等. 探讨目标导向灌注管理对主动脉夹层手术脑保护的影响[J]. 中国体外循 环杂志,2020,18(4):228-232.

第十二章

典型体外循环流程

第一节 体外循环启动

这一节主要包括 CPB 的建立和启动。

一、建立体外循环

(一)电源、水源、气源检查

1. 检查所有设备的电缆、插头和插座均有电,所有电缆应铺设整齐,以免损坏,并铺设在最不可能造成事故的地方。

2. 变温水箱的几路水源是否能按既定方向流出并变温。

3. 检查气源(空气及氧气)压力是否平衡,并检查空氧混合器是否有泄漏,检查流向氧合器的气体。

(二)泵头检查

每个泵头都需要检查,包括:1. 电源。2. 滚轮和导轨。3. 泵槽内有无异物。4. 泵头是否沿正确的方向旋转。5. 准确校准控制台上的流量/转速设置 6. 手摇手柄是否备好。7. 泵管的尺寸是否与 CPB 机的设置相匹配。

(三)检查其他安全监测设备是否处于工作状态

1. 备用电池(UPS)充满电。2. 压力传感器。3. 平面监测器。4. 气泡检测器。

(四)CPB 装置的检查与连接

1. 氧合器

(1)拆下包装并检查其完整性和无菌性。

(2)检查氧合器是否有明显的破损。

(3)氧合器牢固地放入其支架内。

(4)拆下储血罐上的压力释放阀。

(5)建立气体连接。

(6)若有,启动 CO_2 冲洗,直到充填。

(7)建立变温水箱的水连接后,进行水循环试验,在水运行温度为 37 ℃的情况下,检查变温水箱和所有膜肺、体表毯、停搏液等连接是否有泄漏。

2. CPB 管路

(1)拆下包装并检查其完整性和无菌性。

(2)检查管路是否有故障(如接头破裂、管路扭结等)。

(3)检查硅胶泵管并将其正确放置,以防止管路被导轨或滚筒磨损或损坏。

(4)检查泵启动管是否牢固地固定在出口和入口处。

(5)检查心内吸引管并将其正确放置,同时检查流向。

(6)注意无菌技术,将泵管连接到氧合器上,确保连接方向正确且没有交叉。

(7)对管路的任何切割都应使用无菌刀片,切割时刀片应与管路垂直。

(8)流出管路应连接到氧合器的流出端口。

(9)再循环管路应该按照制造商的规格要求进行连接,所需的额外三通与管路或膜肺连接紧密。

(11)所有的压力连接件都应固定。

3. 心脏停搏液装置(如果需要)

(1)拆下包装并检查其完整性和无菌性。

(2)检查管路是否有故障(如连接破裂、管道扭结等)。

(3)按照制造商的说明组装管路。

(4)确保所有连接(氧合器、再循环管路等)是安全和正确的。

(5)确保变温水箱与心脏停搏液装置的连接严密、没有泄漏。

4. 离心泵(如果需要)

(1)拆下包装并检查其完整性和无菌性。

(2)将相关的流量和驱动器连接器连接到控制台。

(3)检查驱动器马达磁头是否有污垢,因为这可能会损害设备的功能。

5. 动脉微栓过滤器(如果需要)

(1)检查过滤器是否无菌,外观是否破损。

(2)确保过滤器支架的位置能够使管路伸展、并防止扭结。

(3)将过滤器牢固地固定在支架内、保证方向正确、旁路通畅。

(五)预充与排气

1. 合理选择预充液的种类,并检查其完整性和无菌性。

2. 将预充液通过带过滤器的输液装置进入到储血罐。

3. 检查储血罐是否有明显的气泡,并轻敲以清除气泡。

4. 进行重力灌注,以合理的方式进行除泡,从氧合器储血罐开始,一直到动脉管道。

5. 严格遵循不同氧合器制造商的使用说明。

6. 关闭 CO_2 冲洗。

7. 充分地排气,在排气的过程中保证 CPB 装置有足够的灌注,并维持动态灌注量。首先使用大流量来排净 CPB 管道,必要时反复敲打氧合器、循环回路及动脉微栓过滤器等,排净后钳闭动、静脉管路,同时减少流量,维持缓慢小流量排除心脏停搏液灌注管路内的气体,完全排净气体后停泵,安装心脏停搏液灌注管路至 CPB 机。

8. 调整动脉泵的松紧度,排出多余液体,加入需要的胶体或血制品。

9. 连接测压管道到压力表或压力传感器。

10. 预充液、血制品注意加入适量的肝素。

11. 灌注师必须对是否存在气泡进行最后检查。

(六)CPB 管路与患者的连接

1. 根据外科医生的要求,将 CPB 的管路(如动静脉管路、心内吸引管、心脏停搏液管路等)分开。

2. 患者必须进行全量肝素化(一般为 3 mg/kg),并确认有足够的抗凝(ACT>400 s)。

3. 外科医生会给主动脉或外周动脉进行插管。连接动脉插管的方式:(1)缓慢松开动脉插管阻断钳,让动脉插管血液倒流,挤压动脉管道排气后进行连接;(2)灌注师同手术医生沟通配合,缓慢转动动脉泵给液体进行连接;(3)手术台上使用注射器给液体进行连接。需要注意的是动脉插管不要误与静脉管道连接。

4. 确认动脉管道连接紧密且管道内没有气体后,固定动脉管道。

5. 松开动脉管道夹闭钳。

6. 监测动脉泵压,观察泵压连接管的波动变化。如果需要,可经动脉泵输入 50 毫升液体以确定插管是否在主动脉内。

8. 如果灌注师对插管的位置有任何疑问,必须立即与外科医生进行沟通,直到双方均判定插管已被放置在合适的位置。

9. 外科医生进行静脉插管。在插管过程中,灌注师应密切观察患者的血压、心率变化,同时积极与外科医生、麻醉医生进行沟通,根据出血量、血压变化情况,可通过动脉泵补充相应的液体。

10. 如有需要,放置心脏停搏液插管并配合手术医生进行排气。

11. 如有需要,放置心内引流管。

二、启动体外循环

(一)标准启动

1. CPB 转流前,灌注师需确认肝素抗凝后 ACT>480 s(有些 ACT 检测试剂说明书要求 ACT>410 s,这与检测试剂和仪器的差异有关)。

2. 打开气源,可以根据患者的额定流量进行正确设置。

3. 告知所有医务人员,准备启动 CPB。

4. 缓慢启动动脉泵,逐渐增加转速。

5. 当使用离心泵时,必须确认在松开泵管夹闭钳之前已产生正向压力。判断正向压力产生的常用方法为:在松开泵管夹闭钳之前,驱动马达已打开,转速通常在 2000 r/min 以上,能够产生足够的前进压力,超过患者的动脉压。

7. 在并行循环期间,密切监测静脉和动脉压,并且随着动脉泵速的增加,还要关注静脉储血罐中的液面水平。

8. 根据动脉压、静脉引流情况,静脉储血罐液面情况以及心脏的充盈状态,调整合适的灌注流量,保持出入量平衡。

9. 根据灌注流量调整合适的气体流量。

10. 如果灌注流量逐渐增加,出现动脉泵压持续性增高,灌注流量上不去,应怀疑可能存在动脉插管异常(如形成夹层或血肿、插管过深等),与外科医生共同判断原因,视情况可夹闭动脉静脉管道,暂停 CPB,将引流出来的血容量还给心脏,更换插管部位、调整插管,重新建立 CPB;

11. 确认静脉引流量通畅,全身灌注已过渡到心肺体外支持,维持合适的动脉压,阻断上下腔静脉,停止机械通气。腔静脉引流不畅处理方案:(1)调整插管的位置、深度和阻断带的松紧度;(2)保持氧合器静脉入口端与右房落差有 40 cm 左右或使用负压辅助静脉引流装置(VAVD);(3)保持静脉插管连接紧密,防止插管脱落或侧孔暴露;(4)或者考虑是否有存在左上腔静脉的可能性。

12. 阻断升主动脉,降温,灌注心脏停搏液,监测灌注压力。

(二)流量选择

CPB 开始降温时,流量通常为 2.2~2.4 L/(min·m^2)或 50~60 mL/kg。具体的流量需要根据患者体重、体表面积、温度、当时的血细胞比容以及年龄决定。一般来说,流量应随温度的降低而减少(随着代谢需求的降低而减少),随温度的升高而增加(随着代谢需求的增加而增加),详见表 12-1。低温作为一种技术,可以安全地减少 CPB 过程中的流量。

表 12-1　不同程度低温情况的流量选择

	温度(℃)	流量指数[L/(min·m²)]
正常体温	35～37	2.4
轻度低温	33～35	2.2
中度低温	28～32	1.8～2.0
深度低温	<28	1.6

需要注意的是:动脉滤器顶部分流口、膜肺三通采样口、微栓集成膜肺的排气口、超滤或灌流会造成一定程度的灌注血量分流,通常在 150～300 mL/min,分流量的大小取决于分流口管路的直径、长度以及动脉系统内的压力,有时分流量甚至可以高达 500 mL/min。这样的分流量对成人影响不大,但对婴幼儿影响较大,可能会造成患儿灌注不足,因此,在 CPB 过程中,有时需注意关闭分流或者补充分流的血量,以确保准确、足够的灌注流量。

(三)气体管理

膜式氧合器应该在 CPB 开始前或者与 CPB 同步开始通气,气血比通常为 0.5～1.0∶1。不同制造商生产出的膜式氧合器对气体的要求不尽相同,因此使用时应严格按照制造商的说明书要求进行。CPB 开始后,灌注师需密切观察患者动脉血的颜色,如果动脉血颜色呈鲜红色,或连续的血气分析结果显示动静脉血氧饱和度较好,则可以适当降低通气量,通过空氧混合器来调节膜式氧合器的氧合。除此之外,灌注师还可以根据患者的体重、温度、静脉血氧饱和度和动脉氧分压来调节膜式氧合器的通气量和氧浓度。

(四)CPB 中的监护

Kirklin 和 Barratt-Boyes 将 CPB 过程中灌注师需要监测的内容分成两大模块。一大模块是与患者相关的内容,包括患者血管内的压力(如中心静脉压、肺动脉压和左心房压)、心电图、温度、尿量、局部器官血流、组织灌注情况以及器官功能等。另一大模块是与 CPB 系统相关的内容,包括动脉泵压力、动脉灌注流量、吸引泵流量、静脉引流情况等。在 CPB 的过程中,患者的血液循环和体外的整个管路是一个整体,灌注师必须对这个整体进行动态监测,从而保证足够的灌注,维持并保护脏器的功能。在整个过程中,灌注师注意力应高度集中,密切观察各项指标,并与外科医生积极沟通,严防不良事件的发生,确保手术安全。

1. 与患者相关的监护内容

(1)中心静脉压　在 CPB 的过程中,中心静脉压应接近于零、不超过个位数,使用 VAVD 时经常是负数。中心静脉压的增加表明静脉血的回流受阻。中心静脉压升高的原因可能是导管尺寸太小、导管管路或导管尖端受阻、插管过深、患者和储血罐之间的高度差不够,不足以进行重力虹吸引流。CPB 期间中心静脉压增加会导致重要器官的淤血、水肿、有效灌注减少。肝脏对血流的减少特别敏感,因为近四分之三的肝脏血流来自门静脉,门静脉压力低于肝动脉,中心静脉压升高会显著影响门静脉的入肝血流。另外,中心静脉压持续升高也会影响上腔静脉回流,应密切观察患者的头部和眼睛是否有充血的迹象,并考虑是否要调整插管增加 VAVD 吸引、更换静脉插管以改善引流。

(2)肺动脉压和左心房压 在 CPB 的过程中,肺动脉压和左心房压应接近于零。在 CPB 期间,肺动脉压或左心房压的压力监测对评估左心室扩张功能非常有用,特别是在预期左心的回血量会增加的情况下(如紫绀型脏病、慢性肺病的大支气管血流或主动脉瓣反流)。使用肺动脉导管时必须特别小心,确保导管尖端不会发生移位,从而导致"楔入"和随后的肺动脉破裂或肺梗死。

(3)心电图 在整个 CPB 期间,灌注师应动态监测患者的心电图,以确保在心脏停搏期间保持等电状态。如在心脏停搏期间,心电图出现慢的、规律性增宽的 QRS 波群时,肉眼观察台上心脏有蠕动、排除负压吸吮或操作导致的假性搏动后,可能预示停搏液灌注不足或心肌温度升高,提示应该再次灌注心肌停搏液。在去除主动脉夹并恢复心肌活动后,心电图出现持续的 ST 段改变可能与再血管化不充分、冠脉开口阻塞(例如,主动脉瓣假体安放不正确)或空气/颗粒栓塞所致的缺血有关。此外,心电图还有助于指导心外膜起搏术后的处理。

(4)温度 CPB 心血管手术时,患者常常要经历降温、复温的温度变化,而变温会对机体产生强烈的刺激反应,因此,在 CPB 过程中,对患者进行温度的监测非常重要。常用的温度监测仪为热敏电阻及热电偶温度计。

不同程度低温 CPB 的适应证详见表 12-2。低温维持了心肌细胞内高能磷酸盐的储备,并保持了较高的细胞内 pH 和电化学中性。

表 12-2 不同程度低温 CPB 的适应证

	温度(℃)	适用范围
轻度低温	33~35	适用于手术时间短、基本情况好且红细胞压积较高的患者
中度低温	31~32	保护跳动的心脏和神经系统
	28~32	保护停跳的心脏和神经系统
深度低温	<28	深低温停循环通常不超过 40~60 min

备注:在低于 15 ℃的温度下,氧气与血红蛋白结合太紧密,不能被组织利用。并且血液黏滞度也会过高,无法有效地流经 CPB 回路。

由于流向不同血管床的血液不同,在 CPB 的过程中全身低温并不均匀。因此,应该在多个部位测量温度,并且需要认识到每个部位测量温度的优势和局限性。CPB 中常用的测量部位为鼻咽、鼓膜、食道、皮肤、膀胱或直肠。准确监测各部位的温度,对缩小温差、合理变温、保护重要脏器、防止微气栓等并发症有重要作用。最常用的组合是鼻咽温度和直肠或膀胱温度。鼻咽温度探头通常较大脑温度低,但接近于大脑温度;膀胱和直肠温度则代表着核心体温,但由于受到尿液和排泄物的干扰,这个温度可能会有偏差。

在 CPB 降温、复温时,若排除干扰后仍出现鼻咽温度和直肠温度的温差,提示身体各部位组织灌注有差别。

血温监测是为了在 CPB 降温、复温过程中缩小温差,但要注意血温探头的放置位置本身会出现偏差。比如复温时,膜肺出口端的血温一般会比静脉回流端或氧饱和度接头所测得的血温高;肺动脉漂浮导管内的温度探头经常低于膀胱温或鼻咽温,因为当时心脏还未复跳,流经肺动脉的血流很少。复温时血温不宜与体温相差过大,否则容易产生微气栓。降温时血温不宜下降过快,否则全身体温还未下降,而心脏提前发生心室纤颤。心肌温度可用针形测温探头插入室间隔测得,在心肌缺血期间,心肌温度要求控制在 15~20 ℃。但对于冠状动脉硬化性心脏病患者,顺行灌注冷停搏液时冠状动脉阻塞区域得到的灌注液反而较少,该区域的心肌温度可能比其他部位高,应采取顺灌逆灌结合或额外的低温措施保护该区域的心肌。

(5)尿量 尽管已有大量研究证实 CPB 过程中的尿量与术后的急性肾损伤不相关,但尿量仍是灌注师必须监测的一个重要指标。在 CPB 转流初期,多无尿,主要是受 CPB 非搏动灌注的影响。在 CPB 转流中期,如果想要使 CPB 造成的细胞及蛋白代谢产物经肾脏冲洗掉,尿量一般需维持在每小时 1 mL/kg 以上。如低于此水平,在排除尿路梗阻后,可适当提高灌注量和灌注压,并适量使用呋塞米、甘露醇等利尿剂。另外,CPB 期间的高钾血症、血红蛋白尿和血液稀释也可使用利尿剂。

2. 与 CPB 系统相关的监护内容

(1)动脉泵压力 动脉泵压力是血泵到动脉内插管尖端之间的阻力,是其间每个部分阻力的综合反映,受各部分直接影响。动脉泵压力的大小与动脉插管的位置、血管直径(如腋动脉或股动脉插管时,动脉泵压力一般高于升主动脉插管)、动脉插管口径(口径越小,动脉泵压力越高)、灌注量(流量越高,动脉泵压力越高)、转流方式(平流灌注时动脉泵压力较低,搏动灌注时动脉泵压力较高)、动脉压力(动脉压力增加,动脉泵压力显著增高)、插管技术密切相关。

关于动脉泵压力的正常值,目前尚无统一定论,但通常认为动脉泵压力应控制在 40.0 kPa(300 mmHg)以下。如果动脉泵压力太高可能导致各部分的连接处崩脱,造成 CPB 过程的被迫中断,引起机体缺血、缺氧甚至气栓,危及患者生命,后果非常严重。因此,对于动脉泵压力的持续监测在 CPB 整个过程中至关重要,是必不可少的监测项目。

(2)动脉灌注流量 动脉灌注代替心脏输送氧气和营养物质到身体各组织,并从组织运走代谢产物,若流量不足会造成机体缺血缺氧。在适宜的动脉灌注下,机体产生的乳酸较少,pH 正常,混合静脉血氧饱和度通常大于 60%,尿量充足。而动脉灌注流量不足则表现为:平均动脉压偏低、中心静脉压偏低(如合并引流不畅,中心静脉压可不低或升高)、pH 下降甚至出现酸中毒、尿量减少、混合静脉血氧分压低于 4.0 kPa(30 mm-Hg)、氧饱和度低于 60%。注意排除血细胞比容过低、分流量过高、局部组织的血管夹层或堵塞导致的终末器官灌注不足等影响。

在保证充分灌注的前提下,也应避免走向另一个极端。过高的动脉灌注流量会使单位时间内血液与异物表面接触增加、流体剪切力增加、湍流增加、微栓增加、血细胞的破坏增加、心内回血增多,不仅影响手术操作,可能还会造成血管扩张、脏器的充血水肿。特别是若发生脑水肿,严重影响预后。

(3)吸引泵流量 在CPB的过程中,灌注师应时刻控制好血液回收吸引泵以及左心减压吸引泵的流量。这样,不仅可以为外科医生提供无血的手术野,还能防止心脏膨胀、肺循环压力升高,同时也可避免过度吸引或产生负压,从而造成血细胞的破坏和蛋白质变性。如紫绀型心脏病(法洛四联症、动脉导管未闭合并其他心脏畸形一次完成矫治术、主动脉瓣关闭不全等),左心减压吸引的血量通常较多,控制好吸引泵流量、做好左心减压吸引十分重要,因为心脏膨胀比温度升高更增加心肌氧耗、心肌能耐受切割损伤而不能耐受过度牵拉的损伤。

(4)静脉引流情况 静脉引流的通畅程度,决定了上、下半身的回流情况。为了有效地引流,静脉插管的选择非常重要。但静脉插管的情况比较复杂,经常会遇到双侧上腔静脉、双侧下腔静脉等静脉的解剖变异,因此,在静脉插管之前必须充分考虑这些因素,选择合适的插管位置及类型。如果静脉插管的位置不准确,会使腔静脉回流受阻。若为下腔静脉回流受阻,可引起内脏血管床的回流梗阻,使得内脏的静水压增加,特别是肝、肾血管床的变化,将会引起术后肝、肾功能不全,以及无法解释的困难停机。若为上腔静脉回流受阻,可引起颈静脉压上升,脑部的有效灌注下降、脑水肿及脑血流速度下降。因此,在CPB转流期间,经颈内静脉插管监测上腔静脉的压力,并观察患者颜面部的回流情况十分重要。灌注师应与麻醉师及时、有效地沟通,对腔静脉引流情况作出准确判断。

(5)抗凝情况 CPB前需要抗凝,一般情况下为全身肝素化,灌注师可将肝素按400 U/kg一次性经静脉或右心房注入。特殊情况如有肝素诱导性血小板减少等风险时,使用非肝素(比如比伐卢定、阿加曲班等)抗凝。然后,在整个CPB过程中,灌注师应密切监测抗凝情况。目前临床上用于监测肝素抗凝情况的指标包括:ACT、全血凝固时间、激活部分凝血活酶时间、凝血酶时间等。其中,ACT已成为CPB过程中床旁抗凝监测的金标准。

在CPB过程中,灌注师应每隔30~40 min测定一次ACT,当ACT<480 s时须追加肝素,追加剂量要根据具体情况而定,如病种、温度、流量等,一般建议每相差50 s,需追加肝素50~60 U/kg。值得注意的是,发绀型先心病、黏液瘤、血栓形成史的患者,常常会出现肝素耐药。而当患者存在高龄、感染、血小板计数增多等情况,或合并糖尿病、高脂血症、肝肾功能障碍、系统性红斑狼疮等疾病时,会出现凝固性增高的可能。对于这些患者,应高度关注抗凝情况,提高监测ACT的频率。

(6)组织灌注情况 了解组织灌注情况也反向推测机体循环及呼吸功能状况,因此,在CPB的过程中,监测组织灌注对患者的诊断、治疗具有重要意义。目前临床上应用较广泛的、反映组织灌注情况的指标是混合静脉血氧饱和度(SvO_2)监测。混合静脉血是经过全身各组织代谢后的血液,混合静脉血的氧含量代表着经过全身各组织代谢后,循环血中所剩余的氧。混合静脉血氧含量的测定值受循环系统对组织的灌注情况、血红蛋白含量、组织的氧利用情况等多种因素的影响,因此,在很大的程度上,混合静脉血氧含量被认为反映了这些因素共同作用的结果。正常情况下,SvO_2 应大于 65%。在 CPB 降温的过程中,机体的代谢率降低,动静脉短路大量开放,SvO_2 升高。在 CPB 复温的过程中,机体的代谢迅速增加,且毛细血管床开放,SvO_2 下降。

第二节　体外循环标准灌注

一、目标导向灌注

目标导向灌注(goal directed perfusion,GDP)指的是在常规血流动力学、氧代谢监测的基础上结合氧供(DO_2)、氧耗(VO_2)、二氧化碳生成指数(VCO_{2i})等代谢指标作为灌注目标,以指导 CPB 的血液稀释、流量、血压管理等,是整合各种监测手段的更准确的、个体化灌注策略,也是 CPB 的一种新方式。推荐采用目标导向原则可以计算 CPB 中的 DO_2 及 VO_2 来评估及优化气体交换及泵流量能否满足患者的需求。国内外 CPB 指南推荐使用 GDP 策略来指导个体化灌注。

(一)维持最佳血压管理

CPB 中的最佳血压是指维持在脑自主调节范围内的血压,可以避免血压波动导致的低灌注及奢灌。最佳血压可以通过超声标记近红外光谱(near infrared spectroscopy,NIRS)或者多普勒设备实时监测脑血流,计算脑血流速率与平均动脉压(mean artery pressure,MAP)的线性相关系数,得到脑血流速度指数(CFX),进而测定脑血流的自动调节功能。即最佳血压为 CFX 最低或 CFX 与血压变化相关性最小的血压。该机制多用于成人,在婴幼儿中并不成熟,且存在广泛的个体差异,因此实时监测脑血管调节功能,指导血压的个体化管理,确保 CPB 中的灌注压在脑血流自主调节功能的压力范围内,对确保 CPB 过程中有效的器官灌注十分重要。

目前建议在中高风险手术患者中进行持续有创动脉压监测,基于算法管理动脉血压,将 MAP 维持在 65 mmHg 以上或在波动在术前基础值的 10%~20% 范围内。

(二)CO_2 衍生参数预测无氧代谢

当机体出现灌注不足时,CO_2 生成指数、DO_2/VO_2 比乳酸更迅速反应机体的无氧代谢及机体的低灌注状态。CPB 中,可以通过 CO_2 分析测量膜测量出口的呼气末二氧化碳分压($ePCO_2$),从而得到 VCO_{2i},以反映机体的无氧代谢。正常成人的 VCO_{2i} 为 100 mL/(min·m²),但是在 CPB 中,由于麻醉、血液稀释、低温等因素的影响,VCO_{2i} 会有所下降,其临界值为 60 mL/(min·m²)。其中,VCO_{2i}升高的主要原因是氧供不足,或者是复温时的氧耗增加等。因此,VCO_{2i}能更好地预测高乳酸血症,更迅速地反映无氧代谢状态。DO_2/VCO_2能综合反映 CPB 中临界低灌注的指标,$DO_2/VCO_2<5$ 是高乳酸血症的重要预测因子,弥补乳酸滞后的不足;若 $DO_2/VCO_2<5.3$ 与心脏术后急性肾损伤的发生率有关。但是,通过 CO_2 分析测量膜测量出口的 $ePCO_2$ 易受大气压、温度等因素的影响,存在一定的局限性。

(三)监测氧代谢指标来指导灌注

DO_2 是指每分钟循环血流供给组织的氧量,正常人的 DO_2 1000 mL/min,氧供指数(DO_{2i})为 520~720 mL/(min·m²)。VO_2 指的是机体每分钟实际消耗的氧量,正常人正常情况下的 VO_2 为 200 mL/min,氧耗指数为 110~180 mL/(min·m²)。氧摄取率(O_2ER)指的是 VO_2 与 DO_2 的比值,正常情况下的氧供是氧耗的 4.5 倍,O_2ER 约为 20%~25%。CPB 期间的全身 DO_2 通过泵流量(pump flow,PF)乘以动脉血氧含量来计算 $DO_{2i}=PF[mL/(min·m²)]×[1.36×动脉血红蛋白(Hb,g/L)含量×动脉氧饱和度(SaO_2,%)+0.0031×动脉氧分压(PaO_2,mmHg)]$。$DO_2$ 比各独立的血液氧合、Hb 和 PF 指标更能综合地反映机体 DO_2。因此,DO_{2i}是 CPB"最佳"灌注的最重要决定因素之一。维持 CPB 期间 DO_2 高于临界 DO_{2i},是 GDP 管理的重要理念和方法,但是目前关于 CPB 中临界 DO_{2i}尚无统一的标准。临界 DO_{2i}的概念提示,CPB 灌注流量不应该机械地只参照患者体重、体表面积及温度,还应该结合血液稀释程度、膜肺性能等因素灵活地进行调整,并根据需要进行超滤、输注红细胞、调整复温速度等,以做到最佳灌注。然而只关注临界 DO_{2i}来评估机体 DO_2 并不全面,还应该结合 CPB 中 DO_2 低于临界 DO_{2i}持续的时间对患者的影响。

(四)通过 NIRS 监测局部组织氧饱和度

NIRS 反映局部组织的混合血氧饱和度,局部组织动脉比例高时显示数值会偏高,而静脉比例高时显示数值会偏低,这与传统的动脉氧饱和度监测不同,它的基础值和变化趋势比绝对数值更有意义。它可以监测重要器官如脑、肾、四肢肌肉的局部深度为 2~4 cm 组织的氧饱和度,正常值一般为 55%~75%。NIRS 原理监测的局部脑氧饱和度(regional saturation of cerebral oxygen,$rScO_2$)在心脏手术中是脑氧代谢和脑血流自主调节功能的重要监测手段,当 $rScO_2$ 的下降超过基线的 20% 或绝对值<50%,则提示大脑出现低灌注;若 $rScO_2$ 的下降超过基线的 30% 或绝对值<40%,且维持一段时间无法恢复,则有很大可能术后发生中枢神经系统损伤。术中 $rScO_2$ 的下降需要考虑的原因:传感器的松动或移位;灌注量的不足;复温过快,机体的氧供、氧耗失衡;气栓或者血栓导致的脑缺氧;血压过低导致的低灌注;血液稀释量过大;静脉引流不畅等。

NIRS 监测对于指导主动脉弓部手术中选择性脑灌注、肺动脉内膜剥脱术中停循环及低流量的管理、小儿 CPB 中超滤及改良超滤的使用等具有重要意义。同时,CPB 中还可以采用 NIRS 同时监测肾氧、肌氧(前壁及下肢),与脑氧一起,综合反映机体灌注状态。NIRS 不足之处在于只能反映局部组织一定深度范围内而不能反映整个器官的氧饱和度,可选择多导 NIRS 设备同时监测多个器官或一个器官的多个部位。

现有的 GDP 多集中于患者近期的结局指标,对术后并发症及近远期预后的影响仍有待进一步的研究。目前,国内暂无持续 GDP 检测仪的应用,引入及推广该仪器在未来的发展中也至关重要。

二、微创体外循环

微创体外循环(minimal invasive extracorporeal circulation,MiECC)在 CPB 下冠状动脉旁路移植术(coronary artery bypass grafting,CABG)中应用较广泛。

(一)各自的分工及职责

MiECC 是一个要求很高的系统,应多学科团队合作。

1. 外科医生

外科医生在深入了解 MiECC 的特征及其与传统 CPB 的区别后,在所有部位的插管过程中必须特别注意确保"气密性",手术时应注意流出的血液不会再循环到封闭系统中。与灌注师和麻醉师的持续沟通以及在手术期间建立最佳条件至关重要,移除通风口时应避免空气意外进入系统。

2. 灌注医师

灌注医师准备和操作 MiECC 系统时应尽力保护终末器官,尤其是在心脏微创手术中。闭路血流动力学/生理学的原理主要通过使用离心泵,流量很大程度上取决于患者心脏的充盈状态和全身血管阻力之间的平衡(前负荷－后负荷依赖性)。仔细选择静脉插管尺寸、避免插管周围的静脉产生过度负压而塌陷,基于血液微麻痹理念进行心脏麻痹,避免过多的容量给药。

3. 麻醉医师

建议采用基于短效静脉注射药物(如异丙酚和瑞芬太尼)的麻醉策略。对肝素/鱼精蛋白凝血进行管理,包括血栓弹性测定法、血小板功能测试和肝素-鱼精蛋白个体化滴定。可允许应用低抗凝方案。

(二)MiECC 操作的注意事项

1. 防止气体进入

这是目前 MiECC 最难的问题,由于该系统没有静脉血回流室,导致没有去除气泡的滤网,容易导致空气栓塞。可以重复结扎右房的静脉引流管,或者使用多普勒探头监测静脉回流管道、动脉输入管道及双侧颞骨表面有无气泡,谨防空气输入,提高安全性。

2. 调节容量

静脉回流室缺乏,增加了灌注师判断和调节血容量的难度。心内直视手术要求更为严格,需要及时调整,也增大了技术难度。

3. 抗凝管理

在灌注期间,应使用个体化肝素剂量抗凝,因为 MiECC 产生的凝血酶比传统的 CPB 少,术后可使用适当的鱼精蛋白逆转来使 ACT 正常化。

4. 其他注意事项

如果灌注流量需要减低,应适当地先放出容量;若恢复到全容量时,也需要对容量进行补充。但是,相比于容量及流量的手动调节,MiECC 停机的操作方法及过程比较简单,更适用于左室功能较差或者是需要长时间调整停机等情况。

三、机器人心脏手术体外循环

机器人心脏手术实质上也属于微创心脏手术,与正中胸骨切开的开放性心脏手术相比,它切口和疤痕更小,可减轻术后疼痛,减少术后镇痛需求、使骨性胸腔更加稳定,也使术后活动限制更少,有助于术后快速康复。

CPB 均为外周插管,如果选择进行经皮插管,应谨慎评估脉管系统的流量、直径、弯曲度和是否存在动脉粥样硬化斑块。因为即使是轻度动脉粥样硬化疾病,也有可能增加主动脉内 CPB 灌注装置相关的困难,导致球囊内迁移和主动脉内球囊破裂。静脉引流一般采用同侧股静脉插双极静脉引流管(Fr24/29,Carpentier 双腔静脉插管)或股静脉(单极静脉引流管 Fr17~23)加右颈内静脉插管(在食道超 TEE 的导引下,经预置套管处穿刺插入 Fr15~17 股动脉插管)的上下腔分别引流插管,需 VAVD。动脉灌注插管一般选择右侧股动脉(Fr17~20 依据患者体重选择)。

CPB 管理的不同之处在于,动静脉插管后,在术者切开心包前开始 CPB 转流,最初通过重力引流的方式进行静脉引流,等到静脉完全引流之后,应当立刻关闭静脉出血气的全部出口,开启 VAVD,并将负压维持在 −30～−60 mmHg 之间。当助手通过 Chitwood 钳将升主动脉进行阻断时,灌注师应立即配合将动脉流量降至 1 L/min 以下。当通过吸引器对心脏内的血液进行回吸时,需密切关注 PCO_2 的变化,及时增加气体流量,使 PCO_2 维持在正常范围之内。如果术者欲进行心内排气,可将负压引流暂时关闭以增加回心血量。

心肌保护的方法也不相同,停搏液灌注针必须较长,尾端能露出胸腔外,头端能直接置于主动脉根部,具有一定硬度、管壁口径较粗、阻力小,由操作者经胸壁外在机械臂及超声的监测下,刺入主动脉根部的适当深度,并由助手协助将灌注针芯拔出。因为留置穿刺针的针管壁比较长且软,会受到穿刺的角度、深度以及胸壁及机械手挤压的影响,容易导致较大的阻力,因此在灌注停搏液期间一般选择较高的灌注压,比常规停搏液的灌注压力高 100～200 mmHg,达到 350～400 mmHg,并通过停搏液灌注装置进行压力及流量监测。

第三节　器官保护选择性灌注

一、选择性脑灌注技术

目前最常用的脑保护措施是在深低温停循环的基础上,辅以合适的选择性脑灌注技术,包括顺行性脑灌注和逆行性脑灌注。

(一)顺行性脑灌注技术

1. 优缺点

顺行性脑灌注技术(antegrade cerebral perfusion,ACP)是目前临床应用最为广泛的选择性脑灌注技术,常通过右腋动脉、无名动脉、右锁骨下动脉或是主动脉弓的分支血管进行插管。该技术符合正常生理途径、脑保护效果确切可靠,可分为单侧 ACP(UACP)和双侧 ACP(BACP)。

UACP 便捷简单、避免了弓步血管分支的操作,但术前必须检查患者有无严重脑动脉狭窄和完整的 Willis 基底动脉环,急诊手术时可通过观察 NIRS 双侧脑特别是左侧脑氧有无下降。BACP 更符合生理,并且从理论上避免了 Willis 环可能不完整的问题,可使双侧脑半球的灌注更加均匀,但操作更复杂,需多根插管,还需双泵灌注,对 CPB 技术要求较高,同时可能增加血管损伤以及微栓栓塞的风险。对于两种顺行性脑灌注技术之间何种为更优选择,文献意见不一。

(二)逆行性脑灌注技术

1. 优缺点

逆行性脑灌注技术(retrograde cerebral perfusion,RCP)最初是用来排除 CPB 中大量的气栓,后来逐渐被用于深低温停循环中的脑保护。RCP 常用上腔静脉进行,有操作简便、暴露良好、可逆行清除部分微栓、可保持脑组织持续的低温状态等优点,但缺点是不符合生理、灌注时静脉的扩张和动脉回血会影响手术操作、安全时限较短且必须同时辅以深低温停循环、夹层动脉瘤手术中可使假腔扩大、压力不易控制等。文献报道约20%的患者上腔系统存在静脉瓣,RCP 无效。

二、心脏停搏

心脏停搏(cardioplegia)是一种实现术中可逆性心脏停搏的心肌保护概念,主要是使心脏的电机械活动迅速且完全停止,并为暂时丧失功能的心肌组织提供不同层面的保护。

(一)心脏停搏液的组成和类型 参见第五章第三节相关内容。

(二)心脏停搏液的灌注方式

根据灌注的路径,心脏停搏液的灌注方式可分为顺行性灌注和逆行性灌注;根据灌注的时间,心脏停搏液的灌注方式又可分为间断性灌注和连续性灌注。

1. 冠状动脉顺行性灌注

冠状动脉顺行性灌注是指将心脏停搏液通过主动脉根部或左、右冠状动脉口,沿着冠状动脉循环对血流阻断后的心肌进行灌注的一种方式。其特点主要包括:(1)符合冠状动脉循环的生理途径,适用于大部分的先心病、瓣膜病以及冠状动脉旁路移植手术者;(2)操作简单,效果确切;(3)左、右冠状动脉口灌注适用于主动脉瓣相关手术,可作为主动脉根灌注的补充。

2. 冠状静脉窦逆行性灌注

冠状静脉窦逆行性灌注是指将心脏停搏液通过冠状静脉窦插管,经静脉系统逆行,从而使心肌细胞电机械活动停止的灌注方式。其特点主要包括:(1)冠状静脉通常不存在粥样硬化病变,因此冠状静脉窦逆行性灌注适用于严重冠状动脉狭窄或阻塞的冠状动脉搭桥手术;(2)适用于主动脉瓣相关的手术;(3)建议将灌注压力控制在 40 mmHg 以下,从而避免冠状静脉窦和心肌的损伤;(4)冠状静脉窦逆行性灌注时心脏停搏的速度较慢,这主要是因为灌注压力受限以及大量停搏液分流所引起;(5)对右心室保护较差,一般 3 次逆灌以后需加一次顺灌。

3. 间断性灌注

间断性灌注是指对阻断后的心肌,非冠状动脉侧支循环为停搏后的心脏提供一定的血液灌注。其特点主要包括:(1)临床上最常用的维持性灌注方式之一;(2)非冠状动脉侧支循环为缺血的心肌提供了氧及能量物质,缓解了心肌氧和能量代谢矛盾,但同时影响了心肌电机械活动静止需要的停搏环境,导致心脏发生电机械活动;(3)为保证心脏的停搏,在停搏后需要以不同的方式维持心脏的停搏;(4)间隔的时间根据停搏液类型及特点、术中操作、心脏局部环境和停搏情况决定,St Thomas、4∶1 含血停搏液多为 20~30 min,而 del Ndio 或 HTK 可间隔 1~2 h。

4. 连续性灌注

连续性灌注常用于常温含血心脏停搏液的灌注,可明显减轻灌注间断期心肌组织的代谢性酸中毒,但会对外科手术的操作有一定的影响。与传统的低温心肌保护方法相比,常温含血心脏停搏液连续灌注的主要特点是:(1)在心脏血流阻断过程中,心脏可持续保持一定的氧合血供,避免或减轻心肌缺血和再灌注伤;(2)避免了心脏局部深低温和全身低温对组织代谢的负面影响;(3)要求 CPB 保持较高的血红蛋白浓度以保证血液的携氧能力,因此血液稀释受到限制;(4)失去了低温的保护作用,对手术的安全性,特别是中枢神经系统的潜在影响值得探索。

第四节 体外循环停机

CPB 停机是指从 CPB 过渡到正常心肺生理循环的过程。停机前需要纠正低温、代谢紊乱、血液稀释、深度抗凝等一系列病理生理问题，因此灌注师与外科医生、麻醉师之间的良好沟通、团结协作至关重要。大多数情况下，CPB 停机的过程都很顺利，但有时也会碰到意想不到的困难，这就需要团队成员的准确判断、快速反应、分工合作及严谨操作才能有效应对。

一、何谓体外循环停机

CPB 停机最初是逐渐阻断静脉血流使心脏充盈，同时将动脉泵的流量逐渐减少，使得心脏主动射血逐渐增加。当心脏射血增加到能够维持正常生理循环的水平，便可完全闭塞静脉回流的管道，同时关闭动脉泵的流量。至此，从 CPB 过渡到"正常"心肺生理循环的过程就完成了。

二、体外循环停机的标准

当达到以下标准时，可准备进行 CPB 停机。

1. 血气分析：电解质基本正常，pH7.40 左右、酸碱平衡。血红蛋白浓度成人达 7.0~8.0 g/dL，婴幼儿 9.0 g/dL，新生儿 10.0 g/dL。

2. 血容量基本补足，氧合器静脉储血罐的平面足够还血停机。

3. 血管活性药或正性肌力药物开始输入并已经产生效果。

4. 心率和心律正常，或在药物/起搏器的帮助下达到比较满意的状态。

5. 复温后，鼻咽温或食管温 36~37 ℃，膀胱或直肠温度>35 ℃。

6. 减低 CPB 灌注流量，增加自身循环血量也能够维持良好的动脉压。

三、体外循环停机前的准备

CPB 停机需要心脏重新恢复其作为血液流动驱动力的功能，取代 CPB 回路中的动脉泵。为了实现从 CPB 到正常心肺生理循环的平稳过渡，在停机前必须优化心功能。因此，对可能出现的心功能障碍进行预测，并进行充分的准备是停机过程中的关键。

使用核对表可以优化 CPB 停机前的准备过程，增强停机的安全性。有研究表明，使用核对表可以减少遗漏，保证患者的安全。虽然目前还没有关于灌注师使用停机检查表的研究，但一项有关麻醉师停机情景模拟的研究显示，在使用核对表和不使用核对表的情况比较下,麻醉师使用核对表可以显著提高完成 9 项指定任务中的 5 项的绩效。2019年,欧洲心胸外科学会(EACTS)联合欧洲心胸麻醉学会(EACTA)以及欧洲心血管灌注委员会(EBPC)共同发布的成人心肺转流指南提出:建议在 CPB 停机前使用下述核对表(表 12-3),以免遗漏关键环节。

表 12-3 体外循环停机前的核对表

1. 血气、血细胞比容、血红蛋白和电解质是否在正常范围内?
2. 氧合器静脉储血罐的平面
3. 心功能评估
    □心律、频率和/或起搏
    □心室功能和收缩力
    □心脏前负荷和后负荷
    □瓣膜功能
    □气体的排除
4. 是否已给予必要的药物,是否已准备好或已开始使用正性肌力药物(必要时)?
5. 是否提供血液制品或凝血因子(需要时)?
6. 鱼精蛋白剂量计算?
7. 血液回收的标准(什么时候需要)
8. 监测功能——是否重新激活警报?
9. 患者是否充分复温?
10. 完整的机械呼吸环路
11. 每个团队成员(外科医生、麻醉师、灌注师)是否同意患者可以停机?

(一)充分复温

将核心温度重新升至 35 ℃以上是 CPB 停机前的第一步。当外科手术的主要程序完成后,灌注师即可通过 CPB 装置的变温系统开始进行复温。在复温过程中,首先应密切监测氧合器动静脉端的温度,将动静脉温度差控制在 10 ℃以内,以防在复温过程中出现因气体溶解度降低而导致的血液中气泡生成。除了氧合器动静脉端的温度,还可以在多个部位监测体温,如鼻咽或食道、膀胱或直肠。灌注师可根据患者的降温程度、低温转流的持续时间和患者因素(如体表面积),确定哪个(或哪些)部位最能代表充分的复温。如当 CPB 温度低于 30 ℃时,膀胱温度和返回到 CPB 的静脉血液温度的组合尤为重要。通常当鼻咽或食道温度达到 36～37 ℃,膀胱或直肠温度达到 35 ℃才能考虑停止复温。

不充分的复温是 CPB 后低体温的主要原因。在 CPB 结束后到进入 ICU 这段时间,不充分的复温可以使患者的体温降低约 2～3 ℃,从而导致寒战和外周血管阻力增加,增加不必要的氧耗。另外,值得注意的是,鼻咽温度不应超过 37 ℃,因为这会导致心动过速,并可能增加中枢神经系统功能障碍的风险。

(二)纠正电解质代谢紊乱

在 CPB 停机前应纠正电解质异常与酸碱代谢紊乱,以优化心肌细胞功能。尤其是钾、钙、镁应保持在正常范围内。

1. 钾

大多学者认为,在 CPB 停机前,血钾应维持在正常范围的较高值,以抑制心律失常的发展。但高钾血症会导致传导异常(如房室传导阻滞)并损害心肌收缩性。在肾功能正常的情况下,血 K^+<6 mmol/L 可暂时不处理,因为在复温的过程中,机体会增加血糖的利用率,并通过 CPB 中儿茶酚胺的释放和 β_2 受体阻滞剂的使用增加 K^+ 向细胞内流,从而使血 K^+ 浓度在 CPB 后降低。血 K^+>6 mmol/L 应作为密切监测生化指标的警示,而停机前血 K^+>6.5 mmol/L 则应积极治疗,使用胰岛素、钙剂和碳酸氢钠均可以纠正高钾血症。

2. 钙

血液稀释、大量输入白蛋白或枸橼酸保存的血液制品,可能会降低血浆中的 Ca^{2+} 浓度,导致心肌收缩和血管舒张功能受损。但 CPB 停机前的低血钙是否需要积极处理,国内外学者意见不一。有的学者认为血浆中 Ca^{2+} 的浓度应维持在 1.0 mmol/L 以上;而有的学者认为 CPB 中的低血钙不一定需要处理,因为机体会在复温结束时,应激地增加甲状旁腺的分泌,从而使血钙浓度增加。只有在复温结束时,血 Ca^{2+} 仍然低于 0.8 mmol/L,则需要通过给予氯化钙纠正。

3. 镁

血液稀释也会导致低血镁,而低血镁与心律失常有关。血 Mg^{2+} 浓度不能通过激素的负反馈调节增加,因此当血 Mg^{2+}<0.7 mmol/L 时,应给予硫酸镁进行纠正,使得冠脉扩张,减轻术后高血压,同时预防心律失常。

4. 血糖

非糖尿病患者在 CPB 降温的过程中出现高血糖现象是比较常见的,随着 CPB 过程的结束,血糖一般会迅速恢复正常水平。而糖尿病患者在 CPB 期间则需要持续输注胰岛素以控制血糖。因为高血糖会提高术后伤口感染的几率,也会增加血清渗透压从而导致多尿,还会增加脑缺血缺氧损伤的概率。与 CPB 相关的低血糖,在成人外科没有肝衰竭的情况下是极其罕见的,如果遇到低血糖,应该立刻处理并查明原因。小儿 CPB 预充液中若不含糖,或改良超滤时加入氧合器的液体不含糖,则术后的低血糖很常见。

5. 乳酸

在长时间的 CPB 过程中,出现血清乳酸水平的升高是很常见的,特别是在动脉泵流量过低或循环停止的情况下。高乳酸血症通常需要增加有效灌注,高乳酸血症的进展被视为器官灌注不足的潜在指标。

6. 代谢性酸中毒

代谢性酸中毒在 CPB 过程中也很常见,并有很多不同的纠正方法。关于代谢性酸中毒治疗的阈值,国内外学者还存在争论。有学者认为应积极治疗代谢性酸中毒,严格控制在正常范围,而更多学者认为高达-5 mmol/L 的 HCO_3^- 浓度也是可以接受的,超过-10 mmol/L 的 HCO_3^- 浓度才需要处理。

(三)血液制品或凝血因子的管理

CPB 过程中必须确保能够随时获得血清凝血因子和血小板等血液制品。尤其是对于患血小板减少症、接受抗血小板药物治疗、慢性肾衰竭、再次手术或长时间手术者,应适时补充血小板。而新鲜冰冻血浆和冷沉淀则是针对性地补充缺少的凝血因子。随着血栓弹力图、血栓弹性测量和血小板功能分析等床旁快速检测的引进,凝血监测也可在手术室进行。然而,需要强调的是,如果外科没有显示持续出血的证据,仅凝血功能评估异常,不应启动手术期间血液制品的输注。

(四)心率-起搏能力、心律、心肌缺血的评估

CPB 停机前应该进行心电图检查,评估心率-起搏能力、心律和心肌缺血等。

1. 心率-起搏能力

CPB 后,心室的顺应性可变差,不具备增加每搏输出量的正常能力。因此,CPB 期间心率通常保持在 $80\sim100$ 次/min,以部分弥补这一点。而心室的顺应性变差还导致心房收缩对每搏量贡献的相对重要性增加,所以如果可能的话,维持窦性心律更好。

主动脉阻断钳开放后,冠状动脉即开始恢复供血,心电活动亦开始恢复。大多数情况下在心脏复跳后,心电活动的恢复是以窦性心动过缓或者伴有房室传导阻滞的窦性心动过缓出现的。因此,停机前,心外膜起搏导线和体外起搏器应随时处于备用状态,理想情况下应具有双腔功能,以允许房室顺序起搏。(1)心房起搏可以在 A-V 功能恢复后,用于窦性心动过缓的处理。(2)房室顺序起搏则主要针对房室传导阻滞。在高血压、主动脉瓣狭窄等引起的心肌肥厚顺应性减低病变和主动脉瓣或二尖瓣反流等引起的心室扩大病变中,房室顺序起搏还可以保护心房过度充盈心室。(3)心室起搏主要用于心房起搏或房室起搏无效的情况,如房颤或房扑伴非常低的室性反应。在低射血分数和术前即有传导异常的患者,临时的双室起搏可以改善术后血流动力学和阻止不同步化。

2. 心律

心电活动恢复后,有时会出现室颤的现象,这可能是由于心肌缺血后钙超载所致的再灌注心律失常。一旦发生室颤,应立即进行电除颤。频发室颤可以在使用胺碘酮后,再进行电除颤;顽固室颤可考虑使用 β-受体阻断剂。在主动脉阻断钳开放前或在心肌停搏液中给予适量的利多卡因能有效预防室颤的发生。

3. 心肌缺血

CPB 停机前应该将心电图检查结果与术前进行对照,从而评估是否发生了急性心肌缺血。短暂的 S-T 段抬高在 CPB 后急性期很常见,并且会很快消失;持续的 S-T 段抬高则表明出现心肌缺血,这需要调整血管桥或重新搭桥等外科手段进行。

(五)血流动力学监测

CPB 停机前的血流动力学监测有助于评估心脏功能,包括前负荷、后负荷和左右心

室收缩力,以及评估外科手术的质量和心内残余气体。

合适的左右心室功能平衡是成功停机的重要指标之一。CPB 停机前,压力传感器必须重新校准和归零。中心静脉压是必须监测的,特别是对于合并了肺高压或右心衰竭的患者。灌注师很少有机会检查心脏的外观,正常情况下,只能观察到右心室。舒适、放松且略显充盈不足的右心室在收缩时通常会出现前表面向内凹陷。而对于左心室功能受损的患者,可直接测量左房压或肺动脉/肺毛细血管楔压。肺动脉测压管通常是在心脏手术进行心内操作的过程中置入,若想波形反映肺毛细血管楔压,则需要在部分 CPB 辅助的情况下将导管推入肺动脉,直到波形出现。如果没有肺动脉测压管,左心房测压管也可以用来反映左心室的充盈压。外科医生通常还使用反映左房压力的肺动脉触诊来指导左心室充盈。在一些心脏中心,所有做心脏手术的患者几乎都在围术期放置了中心静脉导管和肺动脉导管。

(六)心室功能、收缩力和正性肌力药物的使用

CPB 停机前可以通过直接观察右心室来评估收缩性,协调良好的收缩,可产生有力的主动脉搏动,从而达到动脉血压的目标。此外,经食管超声心动图(TEE)也是近年来发展较快的技术,TEE 可以对所有四个心腔进行详细的检查,提供定性的有关心室功能的信息。

正性肌力药物以增加心肌耗氧量为代价来改善心室功能。目前,各中心的心外科团队对于在 CPB 停机过程中是否使用以及如何使用正性肌力药物存在较大争议。尚没有明确的证据支持任何一种正性肌力药物,或正性肌力药物联合使用其他药物的使用。因此,CPB 停机前正性肌力药物的使用应得到手术团队的一致同意。

(七)气体的排除

任何需要打开心腔的心脏外科手术都不可避免地会引入空气。右侧腔室的气体危害性不大,在心房或室间隔没有缺损的情况下,只要它的体积不足以阻止血流向前流动即可。而左侧腔室的进气存在脑气栓和冠脉气栓两大风险,引起神经损害或心室功能障碍。

因此,CPB 停机前的排气工作是非常重要的。比如术野吹入 CO_2(因为 CO_2 的溶解度比空气和氧气大 20 倍左右)、直接心脏按压、左心室的灌注、主动脉或左心室的排气最好在主动脉开放之前和之后以头朝下的姿势进行,特别注意再次心脏手术时因心脏的位置改变导致的排气会比较困难,需要反复多次排气。习惯上是在排气过程中对肺进行通气,以排出积聚在肺静脉中的空气。引入 TEE 技术能极大地改进排气过程,使空气成为目标并排出,直到心内残气量被认为是可接受的为止。

(八)鱼精蛋白的剂量计算

为了逆转肝素化,鱼精蛋白通常会在从 CPB 成功过渡到生理循环后使用。肝素逆转的做法因中心而异:部分中心根据患者的体重给予固定剂量(通常为 3~4 mg/kg),而不考虑肝素的剂量;部分中心鱼精蛋白的剂量被滴定到给予肝素的量,通常是每 100 U 肝素给予 1.0~1.3 mg 的鱼精蛋白。

静脉插管可在鱼精蛋白给药之前、期间或之后拔除,动脉插管可在鱼精蛋白给药期间或之后拔除。当动脉插管在原位时,在鱼精蛋白给药过程中,可以通过 CPB 滴定液体给药来支持预负荷。

使用鱼精蛋白可能导致循环不稳定,这是由于鱼精蛋白血管活性效应的副作用造成的。但通常仅限于轻度或中度的血管扩张和轻微的负性肌力作用,这些作用一般会在缓慢推注鱼精蛋白 5～15 min 后减弱。

(九)重新激活生理警报

在 CPB 期间,麻醉监护仪和呼吸机上显示的许多参数的报警设置都会被修改甚至禁用。因此,在 CPB 停机前,重新启用具有适当警报设置的生理监测是至关重要的。这应该被看作是团队的责任,而不是个人的责任,麻醉师和灌注师应该在 CPB 停机前,特别确认已经重新启用了生理和通气监测。

(十)确保肺部有效的机械通气

在 CPB 期间,肺部是处于完全放气或在低水平呼气末正压(positive end expiratory pressure,PEEP)下保持轻微充气的状态,会出现广泛的肺泡塌陷。因此,在 CPB 停机前,灌注师应与麻醉师共同确保肺已充分有效地扩张,通常是进行手动膨肺。肺部扩张过程中,如果有一个或两个胸腔是开放的,则便于对肺部扩张情况进行观察,并且有利于胸腔排出积聚的液体。在手动膨肺的过程中,可以选择对肺部进行气管-支气管吸引术,以清除任何多余的呼吸道分泌物。一旦肺部扩张完成,机械通气就可恢复。

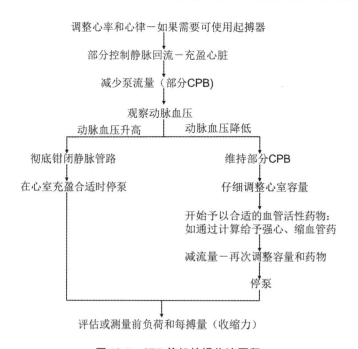

图 12-1 CPB 停机的操作流图程

当通气不再干扰手术操作时,或有明显的左心室射血迹象时,就应开始通气。在

CPB停机开始前,必须确保肺部有效的机械通气,灌注师和麻醉师可相互确认是否已恢复有效通气。如果在没有通气的情况下脱离CPB,后果是非常严重的,机体会迅速出现缺氧,随后是心动过缓、心力衰竭和器官损伤。

四、体外循环停机的操作流程与注意事项

CPB停机是通过逐渐减少静脉血流返回到CPB回路,来增加自身心肺血流的过程。在这个过程中,灌注师逐渐钳闭静脉管路,减少动脉泵的流量,并持续评估血流动力学情况,当心脏充盈合适、心脏射血增加到能够维持正常生理循环的水平,便可停泵。CPB停机的操作流程见图12-1。

如果在CPB停机的过程中,出现血流动力学的异常,灌注师应及时判断,并立即予以正确的处理。CPB过程中血流动力学异常的鉴别与处理见图12-2。

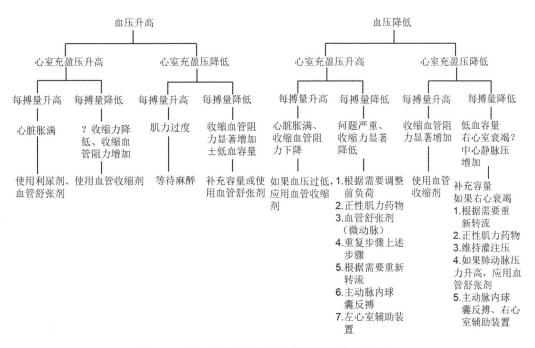

图12-2　CPB过程中血流动力学异常的鉴别与处理

五、困难停机

(一)困难停机的危险因素

有时,尽管做好了周密的CPB停机前准备,但仍然会出现停机困难的情况。灌注师首先要对哪些患者可能会出现停机困难进行预判,常见的有:

1. 急诊或再次手术、术前血流动力学不稳定或合并重要器官灌注障碍;

2. 术前心室功能差、术中主动脉阻断时间延长、心肌保护不够;

3. 手术修复不彻底；

4. 术后发生血管麻痹、全身血管阻力降低；

5. 术后肺功能不全或气道有大量分泌物堵塞。

当面对困难停机的高危患者时，有几种预先处理的策略可供选择。如对于术前心室功能较差的患者，可在手术开始前就置入主动脉内球囊反搏；也可在复温时开始将肌松药和升压药上泵并推到管道与体内的连接处，以确保 CPB 停机之后可随时使用。如果心肌收缩差，则需要给予正性肌力药物（如米力农、左西孟旦），理想情况下应在复温期间主动脉开放后给药。还可以制备肾上腺素或去甲肾上腺素的稀释液，小剂量使用，以帮助评估心肌的反应。如果窦性心律没有重新建立，或者在纠正代谢紊乱的情况下仍观察到室上性心律失常或室性心律失常，应在停机前准备和实施必要的抗心律失常治疗。电复律可单独使用，也可能需要加用抗心律失常药物。

(二)出现停机困难的考虑和处理

灌注师首先应继续保持 CPB 的人工氧合，同时要考虑到温度升高肝素代谢可能加快，因此需要持续监测 ACT 值。灌注师应充分判断目前显示的停机困难的信息是否准确，如肉眼观察术野和 TEE 均显示心肌收缩较差，桡动脉血压和中心动脉压均低，手指氧饱和度和动脉血气分析的氧饱和度均低，这样有相互佐证的证据证明确实有心和/或肺方面的问题。接下来，灌注师就需要静下心仔细分析停机困难的原因，可以考虑从以下几方面进行分析：

1. 心率、心律及心脏舒缩

对于左心室顺应性减低的患者，心房的收缩情况对心输出量的大小具有重要的意义，因此，应尽量保持房室收缩的顺序。对于大多数成年患者，心率维持在 80~90 次/min 可以获得最大的心输出量，同时又不影响心脏充盈和冠状动脉灌注。而对于小儿患者，由于心脏容量较小，导致患者的每搏射血量比成人少，因此小儿患者的心率应维持在 100 次/min 以上。少数患者由于术前和/或术中心肌受损严重，可能会出现心率慢以及三度房室传导阻滞的现象，可考虑使用起搏器进行纠正，小儿患者需使用房室顺序起搏器。

若患者出现心功能不全，灌注师需正确判断是局部心脏功能不全，还是整个心脏功能不全。如果是整个心脏收缩乏力，首先需要排除由于高钾、使用负性肌力药（如吸入麻醉药）、正性肌力药未进入体内等情况所致的心脏收缩乏力，然后考虑缺血期心肌保护不足。如果是局部心脏功能不全，除上述原因外，需特别注意患者是否发生了急性冠状动脉痉挛或阻塞，如冠状动脉内气栓常表现为心电图 ST 段的突然抬高，这种情况通过高流量辅助，提高冠状动脉灌注压或再次阻断升主动脉进行冠脉的高压灌注可有效解决。

2. 血管阻力

体循环的阻力会随着复温到 32 ℃以上时逐渐降低，并在 CPB 停机后一段时期内继续降低。CPB 停机后血管扩张的相关因素包括：复温持续的时间、合并糖尿病等导致外周血管病变的疾病、合并败血症等导致心内膜炎的疾病、长期服用血管紧张素转换酶抑制剂（ACEI）药物等。体循环的阻力降低通常表现为低充盈压伴低血压、正常或稍高的心脏指数、TEE 检查下的正常心室功能等。

使用血管收缩剂可有效改善上述情况，血管收缩剂可通过增加外周循环阻力（即后负荷）来增加血压，并通过收缩静脉来增加血容量（即前负荷）。如果患者出现顽固性血管扩张或血管扩张已影响左室功能，可使用去甲肾上腺素，消除血管扩张的同时还能够强心。需要注意的是，长期接受 ACEI 治疗的患者，在使用去氧肾上腺素或去甲肾上腺素后可能会出现效果不明显的现象，这时应考虑使用血管加压素。

3. 前负荷

判断前负荷最好的依据是测定中心静脉压、左心房压，通过观察心脏的外观饱满程度或缓慢输血观察动脉压的上升情况（输血反应）也能有一个大致的判断。前负荷不足的原因，是过敏引起的血管扩张还是仍然有出血存在，还是因为静脉流入道梗阻，如静脉阻断带没有完全开放或静脉管头端太粗影响血回流入心脏需要考虑。一般来说前负荷不足处理比较容易，补液即可。

4. 血流梗阻

如果出现心脏收缩有力，但血压和心输出量却较低的现象，应高度怀疑血流流出道梗阻。外科医生可通过套管针直接测压或通过食管超声进一步明确诊断。血流梗阻可能是由于患者存在未发现的瓣膜狭窄、置换的人工瓣膜开放受限、主动脉插管太粗阻挡了血流、急性主动脉夹层等原因造成，应立即外科处理。

5. 瓣膜反流

常见于主动脉瓣、二尖瓣的反流，人工瓣膜瓣周漏，缺血导致的乳头肌功能不全而导致的二尖瓣关闭不全。肺动脉和三尖瓣的返流常不会引起严重问题，除非合并有肺动脉高压导致右心功能下降和明显的血流动力学改变。TEE 很容易诊断，一旦诊断明确应及时治疗。

第五节　停机后注意事项

一、准备二次转机

CPB 停机后，灌注师应提高警惕，如果患者出现血流动力学参数不满意、或自身心肺功能无法维持循环、外科畸形纠正或止血不满意、瓣周漏、发现其他需外科处理的缺损等，可考虑重新进行 CPB 二次转机。二次转机时，可优化药物治疗和确认药物输送的时间,调整红细胞压积、酸碱和电解质、抗凝、温度状态,以及确定再次转机的原因。

1. 对于心脏和大血管的出血,CPB 可控制出血量,同时将患者的出血回收,并回输患者,保持组织的血液灌注,并用减流量或间断灌注等方法协助外科医生缝合止血。

2. TEE 在心脏直视手术中发挥着越来越大的作用。停机后通过 TEE 可判断心脏畸形的矫正情况,心肌各部位收缩情况,以及置换瓣膜的功能情况。通过了解这些信息,外科医生、麻醉医师、灌注师决定下一步工作流程。

3. 心肌收缩能力弱,血流动力难以维持,原因是多方面,如心肌保护不佳、鱼精蛋白过敏、心肌顿抑等。再次 CPB 可帮助辅助心脏逐渐恢复功能或过渡至 IABP 或 ECMO 或心室辅助。

二、心腔残余气体的排除

心脏直视手术中心腔内可有大量气体,除了在心腔闭合时注意排气外,在后并行时还要注意残留气体的排除。主要是心内吸引(左心吸引)回抽左心部分气体,而主动脉根部残留气体可通过停搏液灌注管逆行回抽排除。当 TEE 提示心腔内无气体残留存时,可停止此吸引。

三、血液回收和回输

在二次心脏手术、大血管手术、复杂畸形矫正术中最为常见。回输的血液要注意保温,同时根据患者的血流动力学实时输入。

四、机血处理

停机后,如果剩余机血多,且血球压积低,可采用改良超滤,具体方法见第十章相关章节,此时应注意避免管道内进气和血液的保温。

第六节　体外循环中的意外

CPB 中的意外目前尚无明确定义,通常是指在 CPB 期间发生的、不可预期的、可对患者造成潜在危害的突发事件。CPB 中意外的发生与患者的病情、CPB 的仪器设备、耗材、药物、灌注师的水平及责任心密切相关,以上任何一个因素出现纰漏都可能造成意外的发生。由于 CPB 中意外涉及的因素众多,导致国内外研究的 CPB 中意外的发生率差别较大。Stoney 等调查了北美 375919 例 CPB 手术,结果显示 CPB 中意外的总发生率约为 0.38%;法国一学者调查了本国 32198 例 CPB 手术,显示 CPB 中意外的总发生率约为

0.51%;我国尚缺乏多中心大样本的流调数据,上海儿童医学中心单中心调查数据表明,该中心 4755 例 CPB 手术中,CPB 中意外的发生率约为 0.29%。严重的 CPB 中意外事件可危及生命。因此,掌握 CPB 中常见意外发生的原因、预防与处理措施尤为重要。

一、鱼精蛋白过敏

国内报道鱼精蛋白过敏反应发生率为 2.7%~5.8%,中重度反应者死亡率为 20%,严重反应死亡率可达 70%。国外报道过敏反应的发生率 0.06%~10.7%,严重反应的发生率为 0.13%。

（一）临床表现

鱼精蛋白过敏是由抗鱼精蛋白的 IgE 抗体介导或通过组胺、血栓素或其他血管活性物质的继发释放激活补体来介导。严重的过敏包括呼吸衰竭、低血压、心率减慢及休克等。

（二）预防

对于 CPB 中可能出现的鱼精蛋白过敏应引起足够的重视,采取有效安全的预防措施。详细了解患者药物过敏史,可适当加深麻醉深度,通过外周静脉缓慢给药或将鱼精蛋白稀释给药,给药的速度不要超过 5 mg/min,同时注意观察患者血压、心率、呼吸、气道压的变化,出现不良反应立即停止注射。对于心功能差或肺高压患者,可考虑经由主动脉或左房注入,避开首轮进入肺循环,降低肺内血浆组胺释放和降低肺血管收缩反应。

（三）处理

一旦出现鱼精蛋白过敏,可考虑使用血管活性药物,提高组织灌注,同时给予激素和抗组胺类药物。另外,若怀疑是由鱼精蛋白引起的肺高压反应,持续性吸入一氧化氮可以治疗。鱼精蛋白给药时应保留主动脉插管,一旦出现上述治疗措施无效时,可以考虑重新肝素化恢复 CPB,但 CPB 停机后不能再用鱼精蛋白中和肝素,等其自身代谢,以保证患者的安全。

二、耗材、仪器导致的意外

（一）氧合器故障

1. 原因　未正确连接好气源;氧合器进出口气源方向接反;气体过滤器阻塞或方向接反;氧合器质量问题;氧合器型号选择不当;抗凝不足或氧合器渗漏、长时间 CPB 造成氧合器氧合功能下降等。

2. 预防　CPB 前检查好气源压力及连接方向正常,确保通畅;检查氧合器气体接入端过滤器方向连接正确;根据手术方式、手术时间以及患者体重选择合适的氧合器;转流后严密观察动脉血的血气分析,确保氧合安全;对于长时间转流的手术必要时再准备一套完整的 CPB 物品。

3. 处理　当出现氧合器氧合不良的情况,结合动脉血血气分析的结果,提高氧浓度以及氧流量;手术时间长或氧合器功能严重不良影响手术的顺利进行,前并行期间可采取还血停机,恢复自身心肺循环后查找原因并更换氧合器;如果心脏停搏或没办法还血停机时,应采取快速降温,降低机体氧耗,停循环的情况下更换氧合器,同时做好脑保护措施。开展手术单位如果有备用机器,可以选择重新更换整套 CPB 装置。

术中膜式氧合器的更换需沉着冷静、快速准确,几个灌注师协同完成。术中膜式氧合器更换步骤如下。

(1)回收变温系统里的水源,将其管道从氧合器撤离;

(2)将氧气滤过器以及连接管从氧合器拔除;

(3)关闭氧合器及微栓过滤器所有旁路,夹闭静脉系统,停止动脉泵;

(4)在自循环管道以及血液进出口端分别用双道管钳夹闭管道,消毒两把钳子中间的管道,并用无菌剪刀剪开,预留的管道要足够长以连接新更换的氧合器;

(5)将氧合器从支架上取下来;

(6)将新准备好的氧合器固定在支架上,同自循环管道以及血液进出口连接好;

(7)在新氧合器静脉贮血罐预充足够的预充液,松开自循环管道以及血液出口端的钳子,将新氧合器旁路打开,开启动脉泵,新氧合器进行自循环及排气;

(8)连接好氧气过滤器及连接管,同时接好变温水管;

(9)预充排气后关闭动脉泵,调节泵管的闭合保持合适的松紧度;

(10)仔细核对管道的连接是否正确无误;

(11)松开血液入口端的钳子,开启动脉泵,调节好气源以及水源,重新开始 CPB。

(二)管道崩脱或破裂

1. 原因　转流前管道扭曲或管道夹闭钳未松开,转流时动脉泵压监测没有打开;接头连接不紧密或安装不当;管道质量问题;异物损伤管道;长时间转流导致管道破裂。

2. 预防　根据患者选择合适的管道,检查管道有无老化及裂痕,管道连接时连接处要保持紧密,软管连接处使用扎带加固;根据泵管的型号选择合适的泵槽卡口;泵管的闭合要保持合适的松紧度;动脉插管后观察动脉测压连接管有无良好的压力波动或变化;转流后实时监测泵压,保持管路通畅,泵压过高时应减低流量并排查原因;

3. 处理　一旦发生泵管崩脱或破裂,立即停泵并阻断动脉和静脉回流,发现原因并加以排除后迅速恢复血流,同时注意管道的排气。

(三)动脉微栓过滤器故障

1. 原因　动脉微栓过滤器由于滤网排列不规则,导致实际使用面积明显减少,在预充排气的过程中很难被发现。在 CPB 过程中因为血液黏滞度增加,血液循环阻力增加,导致 CPB 中泵压增高.

2. 预防　使用品质可靠的微栓过滤器,连接以及预充排气时仔细观察微栓过滤器的滤网排列情况,若有异常立即更换。

3. 处理 出现故障后打开旁路,泵压立即大幅减低。手术时间长可考虑更换微栓过滤器。

(四)泵故障

1. 原因 突然断电以及机器故障可引起 CPB 机供电中断,CPB 机可能因为电源故障而导致停泵。

2. 预防 CPB 机应注意日常检修维护,防止机器线路、蓄电池老化带来的安全隐患。

3. 处理 一旦出现应立即将泵旋钮归零,关闭电源并使用手摇泵维持循环,根据动脉压均衡调整速度,维持适当的流量水平,防止转速过快出现静脉储血罐排空或转速过慢引起的组织灌注不足。

(五)变温水箱失灵导致的意外

1. 原因 变温水箱控制系统和报警系统出现故障导致不工作、或自动升温或降温(降温少见,一般是升温),温度持续>42 ℃的安全复温温度,造成患者溶血、氧耗增加导致组织损伤以及多器官功能障碍。

2. 预防 在 CPB 过程中严密观察鼻咽温以及核心温度的变化,有条件情况下应监测血温以及水温,两者温度差不宜超过 10 ℃,水温不超过 42 ℃。还可以监测静脉血氧饱和度(SvO_2)的变化,SvO_2 出现快速降低,一般提示组织氧耗增加。变温水箱在日常使用中注意维护,每天外部清洁,每周水箱内部进行消毒清洗,并更换灭菌注射用水。

3. 处理:更换备用水箱,然后进行降温,有效降低患者组织氧耗以及适当增加流量,提高灌注压,增加组织的有效灌注,还可以应用大剂量激素如甲基强的松龙 30 mg/kg,增加组织的抗损伤能力。

三、操作中出现的意外

CPB 的管理是一项复杂、潜在风险较高的工作,虽然有监测技术的不断提升,但仍不能保证 CPB 过程中万无一失。一旦出现意外,可对患者机体造成严重的影响,甚至威胁生命,应当尽快积极处理。操作意外主要有以下几个方面。

(一)动脉系统进气

1. 原因:CPB 开始前预充排气不彻底造成动脉管道中进气;动脉泵管与泵槽的内壁贴合不够紧密或是泵管出现扭曲;动脉泵管泵前管道出现扭曲;动脉泵管置于反方向转动;转流中氧合器排空;氧合器中气相压高于血相压;左心吸引管装反或是泵头顺时针方向旋转;左心减压管吸引过快、改良超滤过快等。

2. 预防:灌注师在工作中应保持高度的责任心和注意力,对于不同的 CPB 设备以及 CPB 方法应熟练掌握。转流前预充排气时应充分彻底并详细检查设备以及管道的状况,防止意外的出现。在转流中注意观察静脉系统引流是否通畅,有无进气。使用液平面感应器进行液平面监测,保持安全的液平面,在低于液平面感应器设定报警以及停止动脉泵。氧合器的气体出口端保持开放,防止气相压升高。心脏跳动时左心吸引不宜过大,防止左房进气。左心吸引管安装完毕后可试吸水检验方向。小儿改良超滤的流量不宜超过心输出量的 10%。

3. 处理:出现进气应立即跟手术医生联系配合,必要时停止 CPB,气体未进入体内应立即将气体排出,查明原因后再重新开始 CPB。当大量气体通过动脉进入体内时应进行逆行灌注以及脑保护措施。逆行灌注的方法:(1)停止 CPB;(2)将动脉插管和动脉管道从接头处断开,动脉管道再次排气后与上腔静脉插管连接;(3)将患者处于头低足高位;(4)开始逆行灌注,流量大约 $20\sim60$ mL/(kg·min),时间 $3\sim5$ min,直到主动脉插管不再看到气体溢出。脑保护方法:可采取全身降温,头部冰帽局部降温以减少组织氧耗,降低组织损伤;术后使用糖皮质激素以及巴比妥类药物、甘露醇、呋塞米等;回监护室后尽早开始冬眠疗法以及高压氧治疗。

(二)灌注停搏液管道进气和冠状动脉内气栓

1. 原因:左心系统内残留气体未完全排出可导致冠状动脉尤其是右冠状动脉内气栓;心脏停搏液完全排空后导致空气进入冠状动脉。

2. 预防:手术医生在缝合心脏切口前排气应彻底;灌注师在使用心脏停搏液进行心肌保护前检查管道连接是否正确、通畅、排气是否彻底并提前预设置灌注总量,灌注时应保持高度集中,避免灌注管道打空。

3. 处理:少量气栓可在开放升主动脉后适当增加流量,提高灌注压,用手指指腹顺冠脉血流方向推压按压心脏,可将气体排出;如出现心脏复跳困难或者心脏复跳不良,选择重新阻断升主动脉加压灌注心脏停搏液后再开放升主动脉;大量气栓应行冠状静脉窦逆灌。

(三)泵压增高

在 CPB 过程中突然出现动脉泵压增高的情况,导致灌注流量偏低,出现严重的低血压,组织脏器得不到有效的灌注,出现一系列的并发症;过高的泵压还可能造成主动脉插管或是 CPB 管道崩脱,出现严重的 CPB 意外,对患者生命造成严重影响。

1. 原因:主动脉插管偏小;主动脉插管插入夹层;主动脉插管插入其他弓部分支;主动脉插管射血方向指向患者头部;阻断主动脉时阻断钳夹住动脉插管;氧合器、动脉微栓过滤器出现质量问题;转流中管路血栓形成;患者股动脉痉挛;主动脉管路打折扭曲等。

2. 预防:根据患者体表面积以及动脉的大小选择合适管径的插管;动脉插管固定后,灌注师要松开动脉夹闭钳并严密监测动脉泵压以及测压管有无良好的压力波动,防止动脉插管误入夹层或是其他分支血管;转流开始出现泵压增高的情况,灌注师应夹闭静脉管道,减少回流,还血回心脏,及时跟手术医生沟通,查找原因,压力正常以及有良好的压力波动方可开始 CPB。

3. 处理:转流后出现泵压增高的情况,经处理后仍不能有效降低,导致灌注流量偏低,引起低血压,应积极降温减少组织氧耗,同时适当应用血管收缩药物增加组织灌注。氧合器和动脉微栓过滤器出现问题时,灌注师根据手术具体情况判断是否需要更换。转流中管路打折或扭曲应及时整理,若为管路过短或膜肺方向改变引起,应尽量靠近手术床和调整膜肺方向。若为管路血栓形成,应立即停机,更换整套 CPB 产品同时增加抗凝。主动脉插管或 CPB 管道崩脱,应立即停止动脉泵,重新排气插管,确认动脉插管正常后恢复循环,同时要补充血容量。

(四)意外栓塞

1. 原因　(1)肝素耐药未及时处理:患有家族性的抗凝血酶原Ⅲ(AT-Ⅲ)缺乏症;肝肾功能损伤、败血症、血小板增多症以及弥散性血管内凝血等引起的后天性抗凝血酶原Ⅲ(AT-Ⅲ)缺乏;新生儿体内抗凝血酶原Ⅲ(AT-Ⅲ)为成人的 $60\%\sim80\%$,对肝素耐药发生率较成人高。(2)肝素代谢异常:单核-吞噬细胞系统亢进,对肝素的灭活能力增强;血小板计数偏高;凝血酶原时间延长。表现为全量肝素化后 ACT 可达转流的标准,但是在几分钟之内下降速度很快。(3)建立 CPB 前未给肝素或肝素化不足;(4)使用含钙液体与未肝素化库血混合后启动凝血瀑布。(5)长时间转流或复温后肝素代谢消耗,未及时监测 ACT 补充肝素。

2. 预防　手术医生和灌注师、麻醉师在建立 CPB 前确认全身肝素化,肝素化后 $3\sim5$ min 抽血监测 ACT,ACT 大于 300 s 使用右心吸引,大于 360 s 插管,大于 480 s 后开始转流,未及时转流的 25 min 后重新监测 ACT,以防肝素代谢异常情况出现,如果 ACT 未达标,首先增加足量肝素后,ACT 达到安全范围才能开始转流。CPB 开始后 5 min 以及每隔 30 min 后必须监测 ACT,复温后肝素代谢较低温时快,应特别注意 ACT 的变化。对于不能有效抗凝的患者,可使用 $200\sim400$ mL 新鲜冰冻血浆,提高体内 AT-Ⅲ水平。

3. 处理　出现肉眼可见的膜肺、微栓滤器或管路栓塞后要立即停机,更换全套 CPB 用品,包括氧合器、管道、动脉微栓过滤器等。血栓进入体内要立即行脑保护措施。

(五)供气意外

1. 原因　CPB 过程中突然出现氧合下降、动脉管路的颜色变深变黑要立即引起警惕,快速查明原因,若为复温导致的氧耗增加,需及时加大流量和氧供,但有时也出现意外情况,比如:(1)中心供气的中断或压力偏低;(2)空氧混合装置的突然失灵;(3)供气管的漏气或堵塞、或供气管与膜肺之间脱离、供气管与空氧混合器之间突然脱离(之前未接紧)等等。

2. 预防　第(1)种情况无法预防其发生,但在手术间旁应该备有罐装氧气瓶。第(2)和第(3)种情况在开机前应检查气源设备是否正常工作、通气管是否牢固连接、无扭曲、堵塞等情况;转流中注意是否有水蒸气、血栓等堵塞通气管。

3. 处理 若处于心脏已复跳的后并行时期,增加吸入氧浓度,尽快恢复肺的通气,尽早停机。若为心脏停搏时期,快速检查中心供气到空氧混合器、供气管、气体过滤器、膜肺进气及出气口这一条线路的所有管路,恢复供气的连续性。若为中心供气问题,增加吸入氧浓度无明显改善时,立即转为供气管与罐装氧气瓶相连恢复氧供,并尽早通知手术室维护人员。

(陈一川　易定武)

参考文献

[1]Sessler D I, Sigl J C, Kelley S D, et al. Hospital stay and mortality are increased in patients having a "triple low" of low blood pressure, low bispectral index, and low minimum alveolar concentration of volatile anesthesia[J]. Anesthesiology,2012,116:1195-1203.

[2]Abbott T E F, Pearse R M, Archbold R A, et al. A prospective international multicenter cohort study of intraoperative heart rate and systolic blood pressure and myocardial injury after noncardiac surgery:Results of the VISION Study[J]. Anesth Analg,2018,126:1936-1946.

[3]Sun L Y, Wijeysundera D N, Tait G A, et al. Association of intraoperative hypotension with acute kidney injury after elective noncardiac surgery[J]. Anesthesiology,2015,123:515-523.

[4]Fellahi J L, Futier E, Vaisse C, et al. Perioperative hemodynamic optimization:from guidelines to implementation-an experts' opinion paper[J]. Ann Intensive Care,2021,11(1):58.

[5]Chappell D, Jacob M, Hofmann-Kiefer K, et al. A rational approach to perioperative fluid management[J]. Anesthesiology,2008,109:723-740.

[6]Anastasiadis K, Antonitsis P, Deliopoulos A, et al. From less invasive to minimal invasive extracorporeal circulation[J]. J Thorac Dis,2021,13(3):1909-1921.

[7]Anastasiadis K, Murkin J, Antonitsis P, et al. Use of minimal invasive extracorporeal circulation in cardiac surgery:principles, definitions and potential benefits. A position paper from the Minimal invasive Extra-Corporeal Technologies international Society (MiECTiS)[J]. Interact Cardiovasc Thorac Surg,2016,22:647-62.

[8]Bauer A, Hausmann H, Schaarschmidt J, et al. Is 300 seconds ACT safe and efficient during MiCPB procedures? [J]. Thorac Cardiovasc Surg,2019,67:191-202.

[9]Wang J L, Li J C, Li J C,et al. Perfusion strategies of extracorporeal circulation for robotically assisted cardiac surgery[J]. Nan Fang Yi Ke Da Xue Xue Bao,2009,29(11):2300-2301.

[10]王加利,李佳春,高长青. 全机器人心脏手术的体外循环建立与管理[J]. 中国体外循环杂志,2007(4):219-221.

第十三章

特殊人群或特殊术式的体外循环

第一节　小儿体外循环

一、概述

目前小儿 CPB 方面的进步主要包括人工心肺机的研发、氧合器的优化、预充理念的改善、停搏液的恰当配比、血制品的合理使用、术中有效灌注的监测等。与此同时我们也面临了更具特点的困难,与成人心脏手术相比,小儿先天性心脏病外科手术治疗具有其明显的特点,更具有复杂性及挑战性,例如患儿脏器功能不成熟、合并未发现的其他畸形、因心脏畸形继发的肺血管病变、术中心内回血过多、复杂先天性心脏病姑息手术、分期手术、紧急手术等。

经历了几十年的不断探究,小儿 CPB 的选材、药物、术中心肺保护,脑保护等措施经过不断的改进已较为安全。但毕竟是处于非生理状况下的灌注,患儿各系统发育不成熟,内环境自我调节能力差,所以更应引起重视。所有这些都要求心外科治疗团队的各专业人员做好全方位的准备工作。具体手术的过程中,由于各个中心的医生及灌注师的配合有所不同,小儿 CPB 很难做到统一标准。本章各论所讲述的内容并不是为了提出一个所谓的"标准",而是对小儿 CPB 从生理到最后转归及本中心收治病人的心得体会做经验分享。

本节将从小儿生理特点及对 CPB 下的病理生理反应、CPB 材料的选择、术中管理的特殊之处及复杂手术的个例特点分别做详细阐述。

二、小儿不同于成人的生理特点

先心病患儿出生后各脏器发育不完全,CPB会对其产生更为严重的负面影响。因此需要对灌注流量、血液稀释程度、温度管理等精准把控。对于某些特殊病种,则需掌握术中转流策略、插管选择及深低温停循环(deep hypothermic circulation arrest,DHCA)的特点,必须做到每一个步骤都谨小慎微,步步为营。因此我们需要充分了解小儿各个器官系统发育成熟状况、功能特点。因篇幅有限本节着重介绍CPB对小儿生理相较于成人的不同点。

(一)心血管特点

1. 结构 婴幼儿是未成熟心肌,其肌原纤维少、排列无序、肌节不完全,T管密度低,细胞含水量高,收缩功能物质含量少,细胞间以点状连接。消耗的能量少,缺血缺氧耐受性要高于成熟心肌,但是更容易心肌水肿和再灌注损伤。并影响着心脏对缺血损伤的耐受性。

婴幼儿肺动脉内径较主动脉宽,至性成熟期后,主动脉内径宽度及容积才超过肺动脉。静脉内径与动脉内径几乎相等,而在成人则是2∶1。婴幼儿期冠状动脉及毛细血管内径较成人宽大,毛细血管网较丰富。

2. 能量代谢 未成熟心肌收缩耗能少,耐受酸中毒能力强;对细胞外的钙离子浓度更敏感,肌浆网不发达、钙储备力低;肌浆网钙ATP酶相对成熟心肌少,钙隔离能力差。因此未成熟心肌对钙阻滞剂更敏感;依赖葡萄糖作为其细胞呼吸的底物,依赖细胞外钙来完成钙的激发耦合。

3. 功能 未成熟心肌房室壁较薄,收缩力较弱,顺应性较差,功能储备较少,迷走神经兴奋性低,交感神经占优势,对心脏收缩频率的抑制作用较弱,心搏容易加速。主要依靠心肌收缩的频率维持较快心率来维持血流动力学稳定。婴幼儿血管壁的弹力纤维少,血管顺应性高,因此血压偏低。

(二)呼吸结构特点

婴幼儿肺泡发育欠完善,肺泡壁厚、腔隙小、有较大的黏着力,同时肺部的弹性组织缺乏。肺血管丰富,毛细血管和淋巴间隙较成人宽,整个肺含血多、含气少。肺间质发育旺盛,肺泡数量较少,易被黏液堵塞。如果是早产儿,肺泡表面活性物质少,故易发生肺不张、肺气肿和肺后下部坠积性淤血。婴幼儿肋间肌和膈肌等辅助呼吸肌发育差且力量弱,胸廓较短,活动范围小;其呼吸中枢的发育也欠成熟,红细胞内碳酸酐酶少,使碳酸分解减少以及对呼吸中枢的刺激也较差。

(三)泌尿系统特点

婴幼儿肾小管较短,肾浓缩功能较差;肾小球的毛细血管较少,血压偏低,酶系统功能不成熟,滤过功能较差,保持水和排水能力不足,易脱水或水分过多。由于婴幼儿肾功能不健全,成人的 HCO_3^- 离子肾阈为 $25\sim27$ mmol/L,而婴幼儿仅为 $19\sim21$ mmol/L,故体内碱储备少,机体缓冲能力有限,易发生代谢性酸中毒。

(四)凝血特点

婴幼儿凝血系统发育不完善,血小板聚集功能较差。维生素 K 依赖凝血因子活力低下,血浆中凝血因子 Ⅱ、Ⅶ、Ⅸ、Ⅹ 较成人低,生后 3 个月凝血酶原接近成人水平,1 岁后凝血因子含量与成人相同。

(五)代谢特点

由于婴幼儿机体代谢旺盛,故组织氧摄取率高,混合静脉血氧饱和度较成人偏低。婴幼儿体温调节机制不健全,体表面积较大,具有保温能力的皮下脂肪较成人少,皮肤薄,易蒸发,因此易受环境因素的影响。

婴幼儿的这些解剖生理特性决定了婴幼儿的 CPB 灌注技术与成人有明显不同。

三、体外循环对小儿机体的损伤

(一)神经系统

低温 CPB 可防止或减少低氧、低血压或停循环引起的急性脑损伤。但 CPB 本质上是一个控制性缺血缺氧病理过程。特别是先心病停循环手术时,包括大脑在内的所有器官都面临着缺血再灌注及后续潜在损伤的可能。

(二)呼吸系统

CPB 肺损伤大多是亚临床型的,由血液和异物表面接触后引起的全身炎症反应造成。CPB 造成的术后肺功能障碍是临床的一个难题,可表现为亚临床的功能改变到急性呼吸窘迫综合征。CPB 术后肺功能障碍的发生率仍高达 $15\%\sim30\%$,在合并肺动脉高压的婴幼儿病例尤其突出。

(三)心脏

CPB 中主动脉阻断以后,冠状动脉血供停止,引起全心缺血。缺血早期心脏贮备的能量还可以维持心肌代谢,心肌细胞尚能够维持或恢复原有的结构和生理功能。随着缺血时间的延长,一些重要的代谢过程不能顺利进行,最终心肌出现不可逆性病理改变。另外,不同部位的心肌所受到的损伤程度不同。心肌收缩时内层心肌较外层心肌的收缩强度大,冠状动脉的灌注压从外层心肌到内层心肌也存在压力递减,因此,靠近心内膜的心肌特别是乳头肌就更容易受到缺血缺氧的损害。

(四)肾脏

CPB 中为非搏动性灌注,易造成机体一系列的神经体液反应。婴幼儿 CPB 时间如果≥3 h,可能发生器官结构和功能损害,加之原有的心功能不全,CPB 对于肾脏的干扰和损害程度相应增大。

四、婴幼儿体外循环的装备

(一)人工心肺机

1. 婴幼儿虽然代谢率高,流量要求 150～200 mL/(kg·min),但总流量很低,因此需要性能良好的人工心肺机。

2. 人工心肺机的血泵应当对血液成分破坏少;操作方便,噪声低;血流方向恒定,输出量精确;转速及流量可调,特别是小流量范围敏感度高;能适应婴幼儿特殊管道规格;方向和部位可调,例如悬挂泵,适合手术位置和缩短管道;建议选择配有 6 个泵头的人工心肺机,术中可增加额外抽吸器。目前主流为滚压泵。

3. 离心泵为非阻闭型的泵,依靠泵体内的叶片或锥体等结构,通过高速旋转产生的离心力驱动血液,从而减少对血液成分的破坏,也能减少气泡栓塞率。目前离心泵主要用于 ECMO 或心室辅助装置。

(二)氧合器设计和制作上的要求

氧合器的设计要求气体交换性能高效,气血比例小而交换效果佳;动脉血氧饱和度大于 95%,而二氧化碳分压则应控制在 45 mmHg 以下;组成材料的生物相容性好,对机体无毒性,血液破坏小,滤血部分去泡滤过力强;变温高效;设计合理,使用方便;规格及型号多样,能适用于不同体重患儿;预充量小,推荐使用集成动脉微栓滤器的氧合器。

儿童心脏疾病种类繁多,满足流量需求的情况下,需要选择不同型号耗材来匹配。高效能的氧合器和个性化定制的管道和 VAVD 的应用能有效减少预充量。

病种简单,手术较小,转流时间较短的可以选择性价比高的国产膜式氧合器。而对于年龄小、体重轻、病情复杂的病例选择具有涂层的集成式膜式氧合器。

(三)动脉微栓滤器

动脉微栓滤器是置放在动脉路径上,以捕捉各种微栓颗粒、气泡为主要功能的特殊装置。

(四)贮血室及静脉回流装置

1. 静脉贮血室大多和氧合器配套供应;

2. 静脉引流 为缩短 CPB 回路、减少预充量,降低对机体生理状态的干扰,可在静脉回路上加辅助装置。使用这些附加设备能够明显缩短 CPB 管道,甚至可以将贮血室放置于手术台同高度水平。比如在静脉回路上加用泵促进回流,或贮血室上加上－10 到－40 mmHg 的负压。

(五)血液浓缩器

超滤技术在小儿 CPB 中应用十分广泛。血液浓缩器型号多样,预充量少、易于操作、滤液率高的血液浓缩器能更好满足于小儿 CPB 需求。

(六)体外循环配套管道

婴幼儿的绝对血容量少,个性化合理配置管道的口径及长度可节省预充量,从而减少库血的应用,这是小儿与成人 CPB 明显不同的地方。应根据患儿体重选择不同型号的管路(表 13-1)。

表 13-1　湖南省儿童医院体重适配膜肺、泵管、动静脉插管的选择

体重(kg)	膜式氧合器	泵管(英寸)	动脉插管(Fr)	上腔静脉插管(Fr)	下腔静脉插管(Fr)
<3	D100	3/16	6	12	12~14
3~5	D100/FX05	1/4	8	14	14~16
5~7	FX05	1/4	10	16	16~18
7~12	FX05/	6/15	10~12	18	18~20
12~20	希健-婴儿/D101	3/8	14~16	20~22	22~24
20~30	希健-幼儿	3/8	16	24	26
>30	希健-儿童	3/8	18	26~28	28~30

五、小儿体外循环预充

小儿各个脏器发育不完善,新陈代谢相对旺盛,对 CPB 非生理过程耐受差。过度的血液稀释,肾脏难以承受负担,造成组织水肿。对于婴幼儿来说预充液对内环境影响大。预充液个体化,以维持 Hct、胶体渗透压(colloid osmotic pressure,COP),保证组织脏器的有效灌注及氧合。预充量尽量减少,控制在 110~120 mL 内。有文献表明高 Hct 明显优于低 Hct 转流。婴幼儿转流中 Hct 维持在 25% 左右,新生儿需提升至 30%,对于特殊紫绀型的病种可适当维持较高的 Hct,约为 25%~30%。对于 DHCA 的可维持在 20% 左右。

(一)预充液的种类

1. 晶体预充液能降低血液黏滞度,补充容量。但用量过大时,会稀释 COP,血管内外液体交换失衡导致组织间隙液体增多,产生水肿和液体超负荷。小儿 CPB 预充常用的晶体液为平衡盐溶液,比如复方电解质注射液(勃脉力 A)、乳酸钠林格液等。

2. 胶体预充液能够提高 COP,增加有效循环血量。对照试验表明 CPB 期间保持 15~18 mmHg 的 COP,能够有效地减少 CPB 术后水肿程度。婴幼儿胶体预充比例应该稍大。合适的 COP 为:预充液 11~13 mmHg,转流中 12~14 mmHg,停机时 16~18 mmHg,改良超滤后 18~20 mmHg。天然胶体中常用的是人血白蛋白,能维持血浆蛋白浓度和提高 COP。对肾脏无损伤,保护微循环血管,减轻 CPB 炎症反应,是婴幼儿、新生儿预

充的首选。人血白蛋白具有传播疾病的风险,偶尔也会引起免疫系统的不良反应。其次,人工胶体中明胶类较常使用,羟乙基淀粉类曾经被临床广泛使用但目前不推荐使用,也有学者认为小儿应尽量不用人工胶体。

3. 血制品　应尽量减少异体血制品的使用,但是在小儿 CPB 预充中,常常需要应用血制品。

(1)少白细胞的红细胞(leucopenic red blood cells. ,LPRC)　有效期为 35 d,应用去白细胞悬浮红细胞可以显著提高血红蛋白浓度,对提高患儿术后早期的免疫功能有一定意义,婴幼儿建议输注<14 d LPRC,新生儿建议输注<4 d LPRC。

(2)新鲜冰冻血浆(fresh frozen plasma,FFP)　含有全部的凝血因子,可以维持 COP 并补充凝血因子。但有文献证明预充 FFP 不能明显减少术后出血和血制品的使用量,对患儿预后恢复无明显优势,故在婴幼儿 CPB 术中不推荐使用血浆预充。

(3)冷沉淀、血小板　一般不作为预充使用。小儿受循环血量限制,不宜补充过多异体血制品,最好根据凝血功能的检测结果,有针对性地输注凝血因子的浓缩物。血小板输注时机也有争议,一般也不作为预充,注意如果患儿的血小板低下可能由"肝素诱导性血小板减少"疾病引起则不宜输入血小板。

(二)药物

CPB 中药物的用法、使用时机一直有争议,大多数医疗机构根据自身经验及准则应用。

1. 激素　尽管无明确证据证实其益处,糖皮质激素仍被广泛用于小儿心脏外科手术。有利于心肌保护,还可以减少 CPB 术后肺损伤,但对于感染性心内膜炎患儿慎用。

2. 甘露醇　可以提高血浆渗透压,使组织脱水,一般在复温后添加,对于心功能不全、有活动性出血者禁用。然而,有研究表明甘露醇会诱导一种非生理高渗状态,可能是无益的并可能损伤患儿的中枢神经系统,其对肾功能的影响还不明确,我们认为在小儿 CPB 预充中不做常规应用。

3. 碳酸氢钠　可以纠正酸中毒,减少术后急性肾损伤的发生。对于碳酸氢钠在小儿 CPB 预充的应用,目前缺乏相关文献及指南。

4. 钙剂　与成熟心肌相比,未成熟心肌钙的储备能力较低,肌浆钙 ATP 酶的活性更低。小儿心肌细胞内的钙浓度较低,对细胞外钙水平的依赖性更大。波士顿儿童医院的经验表明,在低温 CPB 以及主动脉阻断期间,维持低钙是有利的,因此我们建议补充钙的时机为升主动脉开放心脏复跳后 5～10 min。钙离子的监测及补充是小儿 CPB 后期管理尤为重要。

六、小儿体外循环管理

随着对小儿的生理和病理更深入的了解,小儿先心病患儿死亡率显著降低,小儿先心病手术 CPB 管理已经取得了很大进步。小儿 CPB 管理的目标是使机体得到有效的组织灌注,保护脏器功能,减少术后并发症的发生。婴幼儿 CPB 中温度管理、流量调控、心肌保护技术以及超滤的应用,是精细化管理的最好体现。

(一)温度管理

在小儿心脏手术中常规采用鼻咽温和直肠温监测,或者膀胱温监测以及动静脉血温监测。鼻咽温监测点位于鼻咽部和大脑 Willis 环相近,温度变化快。直肠温度反应腹腔脏器温度,变化较慢,很少单独使用,一般与其他监测联合使用,在主动脉弓疾病管理中是很直观的监测指标。一些简单的手术基本可以在常温或者浅低温下安全完成,复杂危重手术可以在浅低温或者中低温下完成,但是仍有部分先心病,由于本身解剖特点、手术难度需要 DHCA。常规手术在建立 CPB 之前可以用 36 ℃ 的水温将预充液循环升温,避免低温预充液直接进入心脏,诱发室颤。在升降温过程中要严格控制温差,梯度控制在 4~6 ℃ 内,复温时温差大、速度过快,机体温度不均匀,容易形成微气栓,不利于脑组织保护。婴幼儿尤其是新生儿体温调节功能不全,建议复温时水箱温度不超过 38 ℃,氧合器动脉出口端血温不宜超过 37 ℃。在停机前鼻咽温应达到 36~37 ℃,直肠温度达到 35 ℃。小儿体表面积较大,容易散热,体温易下降,停机后改良超滤期间使用体外加温设备维持体温,以防温度骤降。

(二)流量调控

表 13-2 可以提供体重与流量匹配的参考。动脉血压受容量和血液稀释的影响,对于小儿,灌注流量比灌注压力更为重要。体重越小代谢越快,对流量的要求更高。流量不是恒定不变的,可以根据温度、静脉氧饱和度(S_vO_2)值、侧支循环、台上术野清晰度以及其各种因素的影响,监测代谢指标精准控制。在阻断主动脉期间,新生儿平均动脉压保持到 25~35 mmHg、婴幼儿 30~40 mmHg、儿童 40~60 mmHg 基本可以满足组织器官需求。

表 13-2 20 kg 体重以内小儿 CPB 手术流量匹配表

体重(kg)	流量[mL/(kg·min)]
<3	150~200
≥3,<10	120~180
≥10,<15	100~150
≥15,<20	80~120

(三)心肌保护技术

不成熟心肌耐受缺氧能力强,在心肌保护上单次灌注优于反复灌注。大多数单位使用 del Nido 和/或 HTK 液。含血停搏液能够在心脏停搏时为心肌提供氧供,含缓冲物质,保持心肌细胞膜的稳定,作用于未成熟心肌效果明显优于晶体停搏液。使用冷血停搏还是温血停搏具有争议。对于手术时间长的复杂先心病可以选用 HTK 液,能避免反复灌注影响手术进程或损伤冠脉,但是否可以更好地发挥心肌保护作用尚有争议。适合新生儿心肌保护的停搏液:第一、能使心脏快速停搏;第二、灌注压力不宜过高 60～80 mmHg;第三、停搏液高钾低钙,心肌灌注量为 10～30 mL/(kg・min)。

(四)超滤的应用

能将体内多余的水分及循环中的部分炎性介质滤除,并提高血细胞比容(Hct),减少输血量。有研究表明,儿童超滤能明显减轻心肌水肿、改善术后心肌收缩力、减轻炎症反应、缩短呼吸机辅助时间、改善血流动力学、促进各器官功能恢复。在小儿 CPB 中,可联合多种超滤方法,比如常规联合使用传统超滤＋改良超滤(CUF＋MUF)或传统超滤＋零平衡超滤＋改良超滤(CUF＋Z-BUF＋MUF),尤其是停机后应用 MUF 能显著提高 Hct,改善凝血功能、加快心肺功能的恢复。动脉到静脉(A-V)超滤本质上是左向右分流,现在大多数医院转向静脉到静脉(V-V),可以超滤腔静脉内的血液,同时也有利于保温。在超滤过程中部分电解质也可能从网孔中被滤除,要注意电解质的平衡,以及监测 ACT,保证在安全的范围内操作。在改良超滤中,超滤速度不宜过快,流量为 10～20 mL/(kg・min),应避免分流量过大,导致灌注不足,建议使用泵来控制超滤流量。值得注意的是新生儿血管较小,操作 A-V 或 A-A 改良超滤时,要观察动脉泵压,避免超滤速度过快,可能导致动脉插管贴壁呈现负压,造成动脉进气等严重后果,一旦发现后应立即停泵通知外科医生,麻醉医生配合,积极处理。当普通患儿 Hct 达到 35％、COP18～20 mmHg;紫绀型患儿 Hct45％,COP 达到 18～25 mmHg,超滤可以结束。目前国外对于是否使用 MUF 还有争议,一些学者认为通过优化管路、VAVD、逆行预充等应用已经减少预充量,而使用 MUF 会增加预充量,稀释血液同时增加了非生物表面接触面积,而延长肝素化时间。

七、特殊病种的体外循环管理

近年来,新生儿 CPB 占比逐年稳步增长。新生儿解剖、生理和代谢不同于年长儿,其特点是:年龄小、体重轻、病情危重,简而言之"小少弱"。主要病种包括大动脉转位、完全型肺静脉异位连接、主动脉离断、主动脉缩窄、肺动脉闭锁、室间隔缺损、房间隔缺损、动脉导管未闭等,往往是以急症手术方式进行,对 CPB 的管理提出了更高的要求。

(1)设备耗材的选择

1. 高品质的人工心肺机;

2. 完善的监测系统　多功能心电监护、静脉氧饱和度监测、近红外光谱分析、血栓弹力图、多通道温度监测(鼻咽温度、直肠温度、氧合器动脉血出口端温度等);

3. 低预充量膜式氧合器　新生儿专用氧合器、备有较好生物相容性、微栓一体化、兼容 VAVD 的膜式氧合器;

4. 微型 CPB 管道　长度缩短、管径减小,对于减少预充量至关重要。如除开泵管内径为 1/4，其余部分内径为 3/16；使用悬挂泵、VAVD 使管路尽量缩短和靠近手术床。

5. 动、静脉插管　动脉插管根据体重选择进口直头的 8Fr 或 6Fr。静脉插管常规选择一体化直头插管，特殊病例选用金属弯头插管，例如：腔肺吻合手术。

6. 血液浓缩器　预充量小，安装方便、滤过速度快的产品。

(二)体外循环预充

理想的预充液是尽可能对机体内环境干扰小。需要注意两个方面，一方面预充量要尽量少，新生儿体重小，血容量只有 200～400 mL，一套普通 CPB 系统的预充量就是患儿血容量的 2～3 倍，因此，需要应用多种办法来减少预充量，包括使用悬挂泵、微栓整合氧合器、微型管道、平面监测、VAVD 等。另一方面预充液的成分要接近血浆，能够维持足够的 Hct 和 COP。COP 术中维持 12～14 mmHg，CPB 后维持 16～18 mmHg。

1. 晶体　复方电解质溶液(勃脉力 A)的电解质成分、pH、渗透压与人体血浆成分相近，是一种较为理想的晶体预充液，多用于管路系统预充排气。

2. 胶体　对于新生儿来说，10～20 g 白蛋白常常被添加在预充液中，既能维持 COP，还能减少血液与循环管道表面接触产生的炎症反应。

3. 血制品的应用　虽然减少血制品的使用是大多数医疗中心追求的目标，但是对于新生儿 CPB 来说，完全无血预充难以实现。研究表明，新生儿转中维持 Hct 在 28%～30%，术后维持 Hct>30% 对术后恢复有利。

(1)红细胞　现普遍采用成分输血，根据术前 Hct 结果及体重，备浓缩红细胞 1.0～2.0 U，在首次预充及术中分次加入。通过血气及氧饱和度监测，及时补充浓缩红细胞的量或者使用超滤进行调节，保证 Hct 达到目标值 30% 左右。

(2)血浆　不做常规应用，根据个体情况应用。新生儿 CPB 期间，抗凝血酶(AT Ⅲ)水平基线低，容易出现抗凝不足，当出现肝素抵抗时，给予 FFP 10～20 mL/kg 输注。对于新生儿来说，特别是紫绀型心脏病或复杂手术，体外时间长的，存在凝血功能障碍者，使用 FFP 能减少术后出血。

(3)冷沉淀、血小板(不常规使用、因人而异)，对于新生儿大血管手术或者长时间 CPB，准备停 CPB 前或后出血多，常规手段难以止血者，考虑补充冷沉淀或血小板，我们使用较多的是冷沉淀 1.5 U/50 mL，停机后 30 min 内输注完。

(三)转流的温度、流量、氧供管理

1. 温度　目前大多数新生儿 CPB，采用 DHCA 技术越来越少，包括主动脉弓重建等手术，都可以在浅/中低温 CPB 下安全实施。肛温<30 ℃时采用 pH 稳态，复温 3 min 后采用 α 稳态管理。因新生儿散热快，所以 CPB 开始前预热预充液、转中恒定温度、改良超滤期间保温可维持体温。

2. 流量　新生儿体重轻、体表面积相对较大、代谢率高，常温时流量维持较高 150～200 mL/(kg·min)，平均动脉压(mean artery pressure，MAP)30 mmHg，常温转流 MAP 维持在 30～40 mmHg，S_vO_2 维持在 65%～85%。

3. 氧供 高氧分压被证明对新生儿有害,CPB 中最佳氧浓度至今无循证医学的证据推荐,使用膜肺时一般是 150~200 mmHg 能维持动脉氧饱和度 100%,避免高氧分压(>400 mmHg)是比较明确的.

4. 心肌保护 心肌保护采用 del Nido 液的血:晶=1:4 停搏液,20 mL/kg,灌注压力<100 mmHg,间隔时间 30~60 min。波士顿儿童医院的经验表明,在低温主动脉阻断期间较低的 Ca^{2+} 水平 0.5~0.6 mmol/L 可减轻 Ca^{2+} 对心肌细胞的损害和防止冷痉挛,有利于心肌保护。

5. 维持心率 后并行期间需充分辅助,维持容量和压力平衡,心脏复跳后 5~10 min 后补充 Ca^{2+},使其达到生理高限。维持心率 140~160 次/min。新生儿心脏每搏量代偿能力有限,更多是依赖心率增快来代偿,当出现心率慢时需要积极处理,包括使用药物、留置心表起搏导线等措施。

6. 超滤在新生儿 CPB 中管理极为重要,文献表明 CUF、Z-BUF 以及 MUF 的联合应用可能优于单独超滤技术,在 CPB 过程中根据需要个体化应用。改良超滤后将 Hct 提升至 35%。

7. CPB 停机后管理 新生儿术后心肌水肿、心室腔变小和每搏量降低,可以缓慢增加血容量,同时配合使用小剂量正性肌力药物。

为预防心功能不全,一些特殊手术患儿如:手术需外接管道者,关胸可能会机械性压迫心脏,影响血流动力学稳定,可考虑延迟关胸 1~3 d。

(四)特殊疾病的体外循环管理

1. 主动弓离断

主动脉弓离断(IAA)是一种复杂先天性心脏病。发病率不到 1%,是具有代表性婴幼儿主动脉弓的疾病,常常合并室缺/房缺/动脉导管未闭。小于 6 个月的婴儿侧支循环建立少,更加依赖动脉导管。除了前述的物品准备外,特殊的管理之处在于主动脉弓的重建需要 DHCA。因 DHCA 会增加神经系统并发症的发病率,许多中心已经摒弃了该方法,目前多采用中/浅低温+区域性脑灌注,或者中/浅低温下心、脑联合灌注,以及心、脑、下半身 3 区域联合灌注的方法。心、脑、下半身 3 区域联合灌注,不但减少心肌缺血的时间而且下半身也得到效灌注,可以减少急性肾损伤(acute kidney injury,AKI)的发生。实现这一灌注的两个关键点:

(1)双主动脉插管:使用"Y"型管连接 2 根动脉插管,一根直接插入升主动脉,另一根从肺动脉进入,通过 PDA 到达降主动脉,上、下半身同时灌注,降温达到预定值,拔除降主动脉插管。

(2)区域性脑灌注:外科医生将主动脉插管送入无名动脉时,需要减低灌注流量并观察 MAP、泵压及 NIRS 的变化,防止流量和压力过大造成脑组织水肿等损伤。区域性脑灌注期间实施 pH 稳态管理,PCO_2 保持在 45~55 mmHg,适量地扩张脑血管,保证脑组织有效灌注。脑灌流量选择 20~60 mL/(kg·min),同时要持续监测泵压保持在 60 mmHg 左右,MAP 维持 30~50 mmHg,NIRS 脑氧维持在基线值上 10%、S_vO_2>65%,

观察头面部皮肤颜色。通过这些监测指标调整灌注流量,避免脑部奢灌引发的脑组织水肿和出血。完成主动脉弓重建后,要配合外科医生减低流量,确认主动脉插管从无名动脉移出至升主动脉,恢复全身灌注,观察并比较上、下肢 MAP,同时关注尿量、乳酸值的动态变化。

2. 紫绀型先心病 CPB 管理

紫绀型先心病是一类心脏畸形复杂、心脏和/或大动脉存在右向左分流或以右向左分流为主的双向分流,导致患者组织缺氧、发绀的疾病。很多左向右分流的非紫绀型先心病,由于患儿家庭经济原因未能及时治疗,可后期进展为紫绀型,此时病情重、营养差、家庭困难而手术费用又会增加,及时宣教我国针对先心病的免费医疗项目能很大程度上减轻患儿的家庭负担。多数病例需要在新生儿期或婴儿期实施根治手术,根据合并畸形的情况以及疾病严重程度,有些病例需要分期手术。下面介绍紫绀型先心病在病理生理和 CPB 管理方面有其特殊性:

(1)血液稀释　长期慢性缺氧,导致红细胞代偿性增多而血浆成分相对较少,随着年龄增长,Hct 和血液黏滞度增加,凝血因子不足。术前开放静脉补液,防止脑、肾栓塞的发生;CPB 预充:采用以胶体为主(白蛋白、FFP 或人工胶体)等进行血液稀释,维持 CPB 中 Hct 25%～30%;对于术前 Hct 过高,特别是 Hct≥60% 的患儿,可采用静脉预充放血 10～15 mL/kg。注意:放血过程中同时通过主动脉泵输注液体保持容量的平衡,维持血压的稳定。

(2)逐级增氧策略　在缺氧状态下,细胞内源性抗氧化酶活性降低,导致细胞防止氧自由基介导的损伤能力减弱,当细胞突然恢复氧供时出现心、肺、脑、肝、肾等重要器官功能损伤。和再灌注损伤一样,再氧合损伤也是一种普遍现象。损伤程度和氧分压差值呈正相关,紫绀型患儿较非紫绀型患儿的脑组织再氧合损伤更严重。为了减轻高氧分压所致损伤,对于紫绀型先心病患儿 CPB 实行逐级增氧的管理策略:启动时使用吸入氧浓度(FiO_2)21%～30% 来维持 PO_2 80～100 mmHg,在 10～20 min 内逐渐提高 FiO_2 至 50%,维持 PO_2 100～150 mmHg;在实施逐级增氧管理时,应与手术团队事先沟通,在麻醉诱导期对 FiO_2 进行控制,避免使用高浓度氧。

(3)白细胞滤除　通过白细胞滤除保存抗氧化储备力,减少氧自由基生成。方法:CPB 预充血液完全进行白细胞滤除;在 CPB 管路上置入白细胞过滤器进行连续的白细胞滤除。

(4)凝血异常　紫绀型先心病患儿因为红细胞增多变形能力差,Hct 增高血黏滞度高,血流缓慢,聚集性上升,当 Hct>60% 的患儿 PT、APTT 延长,血小板计数下降,导致凝血异常概率大。该类患儿还常伴有某些特定的先天性血液病,如:因子Ⅷ缺乏,VitK 依赖因子缺乏,最终造成凝血功能下降,止血困难,出血风险增加。方法:在 CPB 后期及时补充 FFP、冷沉淀、血小板等;减轻血液机械破坏:避免因 CPB 泵管压过紧、心内吸引的力量过大、时间过长;血液保护药的应用:在 CPB 中的应用乌司他丁、氨甲环酸等药物可以减少凝血因子的消耗,维持血小板的功能,从而达到血液保护和减少术后出血的目的。

八、并发症及预防

(一)心功能的损伤

术中转流时间和阻断时间长、血流动力学改变大、心肌细胞缺血再灌注损伤、术后肺动脉高压等情况,会造成心功能损伤。并且损伤会随着转流时间的延长和术中心肌保护的欠佳而加重,出现低心排综合征及多种并发症。术后需根据情况使用血管活性药物,在后并行期间可延长辅助循环时间,效果欠佳时可考虑心室辅助或 ECMO。

(二)神经系统损伤

先天性心脏病畸形矫治中的 DHCA 技术为手术创造了便利条件,但往往也伴随着神经系统的异常。主要原因为:转流中产生的微栓;脑血流的改变,降温过快导致脑内组织降温不均,引起局部脑缺血缺氧;暴露心室的气栓;再灌注期间脑组织损伤。除了保证心输出量和脑的氧供、细致排气操作外,目前尚无更有效措施预防脑损伤。有实验证实改良超滤可以改善脑代谢的恢复情况,这可能同减轻脑部水肿以及提高血液携氧能力有关。

(三)肾功能不全

婴幼儿相对于成人对神经体液反应不够完善,所以 CPB 对肾脏的损伤也会相应的增加。主要原因在于低血压及应激使肾血流减少以及肾小球滤过率下降,血管升压素释放引起液体潴留,肾素-血管紧张素-醛固酮系统也受到影响。另外,血液稀释造成肾灌注的下降;肾脏清除受损的红细胞及其他物质负荷过重。其次,预充液中大分子蛋白(明胶、淀粉类)会对肾脏的滤过功能造成损伤。特殊的先天性心脏病患儿可以同时合并肾血管发育异常,从而影响肾血流。CPB 中的超滤技术极大地改善了患儿液体潴留及内环境稳定,但也应掌握适度原则,过量的浓缩超滤往往导致术后少尿或无尿,不利于药物和体内毒性物质的代谢。

(四)肺功能不全

在 CPB 过程中,因肺脏血流减少和炎症反应的存在,使肺内血管内皮细胞受损,导致肺血管阻力增加进而影响右心室功能。此外,CPB 还引起肺水增多,顺应性下降,气体交换能力下降,易发生肺不张及肺水肿等损伤。使用激素和改良超滤可迅速改善转流后肺功能。术中麻醉插管不当导致的气管损伤,以及停机后左心压力的骤升是术后肺出血的常见原因,可用高频通气或 ECMO 辅助治疗。

(五)抗凝和止血

患儿经历长时间转流后,常见出血和循环不稳,甚至死亡。究其原因,一为 CPB 后机体凝血机制紊乱,造成创面广泛渗血,难以用外科方法处理;二为患儿体内缺乏 AT-Ⅲ 或是纤溶亢进,血小板和凝血因子仍然被不断地消耗;三为手术止血不彻底;四为鱼精蛋白过量或肝素反跳。CPB 结束后鱼精蛋白中和,凝血功能的恢复常常是不完全的,需要在 ICU 密切监测,有时需少量多次补充鱼精蛋白。

小儿并非成人的缩小版,他们的器官系统发育尚未成熟,在解剖、生理、代谢等方面都有别于成人。小儿 CPB 应采取个性化的灌注方案,包括管路设计、插管、膜式氧合器的挑选、预充方案的制定、转流过程中温度、流量、灌注方式、心肌保护、血制品的应用以及 Hct、COP 的维持等。

近几年来,人口出生率持续下降,加上新冠疫情影响,儿童先心病的手术总量下降。根据 2020 年中国心外科手术和 CPB 数据白皮书显示:与 2019 年相比,儿童 CPB 手术减少 14.5%,但低龄、低体重、危重复杂先天性心脏病数量及占比明显增加。随着时代的进步,社会的发展,人们对生命更为敬畏和尊重,珍惜和救治的心愿更加强烈,医务人员对于罕见复杂疾病更愿意选择挑战性救治,因此我们需要接受更多低龄、低体重、罕见的复杂先心病患儿的挑战。目前,儿童 CPB 缺乏一个标准化的儿童灌注方案,我们必须凭借理论基础和临床经验,完成罕见的复杂先心病手术,收获每一次成功或者失败的经验,不断总结和进步,最终形成新的成熟方案。

(陈京南)

第二节　合并其他特殊疾病、器官或全身灌注障碍的体外循环

一、冷凝集素综合征

(一)概述

冷凝集素综合征又称"冷血凝集素病"或"冷凝集素病",是自身抗体在低温条件下引起的以慢性溶血性贫血和微循环栓塞为特征的自体免疫性疾病。自身抗体主要是指免疫球蛋白 M(IgM)抗体,该抗体在低温条件下(31 ℃及以下)时能与自身红细胞抗原结合发生可逆性的红细胞凝集。低温 CPB 中冷凝集反应主要表现为降温后红细胞的凝集和破坏,患者会出现严重血红蛋白尿,甚至形成血凝块嵌顿于 CPB 管路中,造成机械性损伤。

(二)冷凝集反应的机制

冷凝集反应主要是由于冷凝集素,主要是 IgM 抗体,少数为 IgG 或 IgA 抗体,在低温条件下引起红细胞凝集,也可使补体和其他成分相结合,直接破坏红细胞膜。IgM 作

为一种五聚体抗体,能够结合多个抗原,导致多个红细胞结合在同一个 IgM 上,因此出现为什么少量抗体会产生明显的红细胞凝集现象。正常情况下,血清中的冷凝集素效价很低,正常参考值为<1：16(即稀释 16 倍时能使 50% 红细胞发生凝集,分母越大效价越大)。在正常滴度时,红细胞凝集作用常发生在 10 ℃ 以下,0 ℃ 时达最高值;在某些疾病中,如白血病、恶性淋巴瘤、全身性红斑狼疮、特发性血小板减少性紫癜、肝硬化、非典型性肺炎、传染性单核细胞增多症等,均可出现冷凝集素滴度增高,可高达到 1：100000 甚至更高,反应温度上限也可达到 28～30 ℃。

冷凝集素是一种可逆性抗体,在 31 ℃ 以下反应活跃,在 31 ℃ 以上血液凝集可自动消失。冷凝集形成机制主要是红细胞膜表面物质的构型随周围环境温度的变化而发生改变。在低温时,红细胞膜表面物质的构型改变,某些抗原决定簇显露,与相应抗体相结合,冷凝集素与自身红细胞发生凝集,阻塞微循环而发生发绀,可伴有较轻的溶血。而在较高温度时,红细胞膜表面物质的构型阻碍了冷凝集素与相应的抗原决定簇结合,凝集逐渐解离及消失。

(三)冷凝集素综合征实验室检查特征

1. 血常规检查　血红蛋白轻度降低。具体表现为:轻度贫血,网织红细胞轻度增多,血涂片中可见到球形细胞,白细胞计数及血小板计数均正常。

2. 血清间接胆红素轻度升高。具体表现为尿中常出现含铁血黄素。

3. 冷凝集素试验阳性,冷凝集素效价显著增高。冷凝集素试验,在病人的血清或血浆中加入血型相同或 O 型的正常人红细胞,在 31 ℃ 以下即可见到红细胞凝集,在 0～4 ℃ 最显著,将温度回升至 31 ℃ 以上时,凝集又消失。可逆性的红细胞冷凝集素试验最具诊断意义。

4. 直接抗人球蛋白(Coombs)试验阳性。发生阳性的原因是抗人球蛋白血清与红细胞表面的 C3 补体发生反应。因有冷凝集素的作用,故试验必须在 37 ℃ 条件下进行,在试验前红细胞应先用温盐水洗涤过。

(四)体外循环特点及处理原则

由于低温 CPB 的应用,冷凝集素在心脏手术中具有独特的相关性。在常温下,冷凝集素很少有临床意义;然而,当有冷凝集素的人在低温和冷停搏液灌注的情况下接受心脏手术时,主要面临以下两大问题:一为红细胞凝集、微循环灌注障碍,最终导致器官缺血缺氧;二为红细胞破坏,导致机体发生溶血和微血管血栓形成。CPB 中发生冷凝集反应具体临床表现为:冠状动脉内血栓形成、心脏停搏液灌注不全以及 CPB 回路压力增高,甚至影响患者近期预后,术后脑梗死、心肌梗死、肝肾衰竭以及溶血风险增加。因此,这类患者围 CPB 需要不同的处理原则。

1. 避免使用低温 CPB,避免激活冷凝集素。具体如下:(1)采用常温 CPB 灌注技术,预充液通过变温水箱自循环预热至 37 ℃,目标体温设定在 36～37 ℃,患者最低鼻咽温、肛温分别是 35.9 ℃ 和 36.2 ℃。CPB 结束后,剩余机血自循环、变温水箱加热、超滤减少容积,以减少回输过程中的热损失。(2)采用温血停搏液间歇性灌注(有报道采用35∶1的氧合血∶高钾停搏液),停搏液灌注管路可再循环加热,避免冠状循环内凝血或溶血的发生,避免冠脉栓塞和体温降低。(3)心脏表面不降温,避免开放升主动脉时心肌温度达不到32 ℃以上。(4)监测鼻咽温及肛温,肢体末端需保暖。

2. 常温 CPB 心肌保护。(1)及时灌注停搏液:温心停搏液间歇性顺行或者连续逆行灌注,也可采用高钾停搏、低钾维持的方法,尽量避免 CPB 期间高钾血症的发生。(2)最大限度地供应能耗物质:在停搏液中加入心肌能量物质,常温氧合血灌注只需及时或持续灌注即能保证良好的能量供给。

3. 增加灌注流量,避免微循环灌注障碍。(1)灌注流量采用中高流量,灌注压>70 mmHg,头低位,确保重要脏器的血供。(2)对于侧支循环多的患者可采用静态膨肺和一过性低流量,监测 CPB 中氧供和氧耗平衡。

4. 预热输血输液。所有输注液体在使用前均放置在恒温箱中预热。输入的血尽可能选择冷凝素阴性的血源,最适输血量依临床情况而定,且需缓慢输注,输入的红细胞量达到维持氧交换和心肺功能即可。

5. 应用抑肽酶和皮质激素。因常温 CPB 炎性介质活跃,术中及时给予抑肽酶可以可逆性地抑制 CPB 中血源和人工异物表面接触所产生的炎性反应,抑制纤溶酶,保护纤维蛋白不被降解,同时保护血小板的功能。大量的皮质激素可稳定细胞膜,减少溶酶体生物活性物质释放,抑制自身抗体 IgM 和红细胞之间的免疫反应。

6. 严格监测活化凝血时间(activated clotting time,ACT)。每隔 30 min 监测一次ACT,此类患者常有 ACT 缩短现象,原因可能是常温 CPB 肝素消耗快,同时皮质激素也有关于缩短 ACT 值的报道,应予以重视。

7. 密切关注是否有冷凝集反应的临床表现。(1)密切观察 CPB 主泵泵压,一旦有血栓栓塞到 CPB 回路,CPB 回路压力会增高。(2)密切关注冠状动脉及心脏停搏液中是否有凝固颗粒。

8. 有条件者 CPB 前应作冷凝集试验。

二、地中海贫血

(一)概述

地中海贫血是一组遗传性慢性溶血性贫血疾病。其发病机制是组成珠蛋白肽链(α、β、γ、δ 链 4 种)的某个或多个基因异常引起的珠蛋白肽链合成减少或缺失导致的血红蛋白组成成分改变。这种含有异常血红蛋白的红细胞其变形能力降低,寿命缩短,可以提前被人体的肝脾等破坏,从而导致贫血甚至发育等异常。一个血红蛋白单体由一条肽链和一个血红素连接构成。人类血红蛋白由 2 对(4 条)血红蛋白单体聚合行成。正常人出生后95%以上是血红蛋白 A(HbA,$\alpha_2\beta_2$)。

(二)体外循环特点及处理原则

随着医疗技术的逐步提高,地中海贫血患者依靠不断输血及铁螯合治疗可长期存活。当此类患者接受 CPB 辅助下心脏手术时,主要面临以下两大问题:一为血红蛋白含量低,CPB 中容易出现灌注不足,导致重要脏器缺血缺氧;二为红细胞脆性大,导致机体发生溶血和微血管血栓形成。因此,这类患者需要不同的围 CPB 处理原则。

1. 维持较高血红蛋白水平。由于患者术前存在贫血,而且心脏肥大等症状与贫血程度直接相关,CPB 中应当选择合理的晶胶比,并预充适量库存红细胞,维持术中血红蛋白水平不低于术前水平。同时,CPB 中应积极采用血液超滤以及自体血液回输技术,迅速提高患者的血红蛋白水平,改善贫血和重要脏器缺氧状况。

2. 降低红细胞破裂风险。由于此类患者红细胞脆性大,因此应该选用离心泵作为血泵、使用膜式氧合器,尽可能少用负压吸引和右心吸引,应用肝素化管路,使用常规超滤降低离心泵的高应切力,采用超滤可滤出一部分游离铁离子,减轻体内的铁超负荷状况。

3. 心肌保护。过多红细胞破坏,有可能在冠状动脉内形成沉淀,从而影响心脏停搏液的均匀分布,导致心肌缺血或心肌梗死。因此,适当提高停搏液温度及使用含血停搏液,有利于此类患者的心肌保护。

4. 减少溶血反应。围 CPB 期尽量减少使用可能引起溶血的药物。例如阿司匹林、维生素 K、磺胺药物、硝普钠、青霉素等;及时控制感染,感染会加重溶血的发生。

(三)地中海贫血患者的手术预后

一般地中海贫血患者均能够耐受心内直视手术。术后需要注意的问题主要是瓣膜置换手术微血栓的形成,长期抗凝甚至可以适当考虑应用生物瓣膜。对于术后反复贫血患者,可以采用多次高剂量输血,维持体内较高的血红蛋白水平(>100 g/L)。也可采用铁螯合剂,对于预防铁在体内贮积以及并发症的发生有益。

三、肝素诱导的血小板减少症

(1)分型、发病机制、临床表现及流行病学
请见第四章第七节。

(二)诊断及治疗

1. 诊断　目前无可靠确诊方法,首先基于病史及临床表现:如应用肝素后血小板计数低于 100×10^9/L 或较应用肝素前下降超过 30% 并伴有急性血栓形成;肝素停用后血小板计数恢复正常。在血小板数量动态监测和 4T's 评分的基础上,联合 HIT 功能检测和抗体检测进行筛查和确诊。

(1)4T's 评分　4T's 评分是由血小板减少的数量、血小板减少的时间、血栓形成类型,是否存在其他导致血小板减少的原因四个要素构成,根据四项评分相加得分确定HIT 的临床可能性(表 13-3)。低度:≤3 分,中度:4～5 分,高度:6～8 分。疑似 HIT 患

者首先使用 4T's 评分进行临床危险度分层,为排除诊断和早期临床干预提供初步依据。4T's 评分诊断 HIT 的敏感性较高,具有较高的阴性预测值,低度 4T's 评分的患者可以排除 HIT,不需进一步行 HIT 抗体检测和连续监测血小板变化;对于 4T's 评分为中、高度者,推荐检测 HIT 抗体,并持续监测血小板数量。

表 13-3　HIT **诊断的** 4T's **评分**

评分项目	2分	1分	0分
血小板减少	血小板减少>50% 或大于 $(20\sim100)\times10^9/L$	血小板减少 30%~50% 或 $(10\sim19)\times10^9/L$	血小板减少<30% 或<$10\times10^9/L$
血小板减少的时间(或有 HIT 其他并发症)	5~10 d 或最近 30 d 内有肝素使用史	>10 d 或时间不确定;<1 d 或 30~100 d 内肝素使用史	<4 d(或近期无肝素使用史)
栓塞或其他并发症	证明了的新发栓塞;皮损;或静脉注射肝素后的急性过敏反应	进展的或复发的栓塞;皮肤红斑;未证明的可疑栓塞;无症状的上肢深静脉血栓	无
血小板下降的其他原因	不明显	可能	肯定

(2)实验室检查　HIT 抗体检测方法有两大类:功能检测和抗体检测法。功能检测法包括:肝素诱导血小板聚集试验,血小板微颗粒测定法、5-羟色胺释放试验等。抗体检测方法主要是酶联免疫吸附实验和快速微粒体免疫实验。

(3)分类　根据第八届美国胸心医师协会会议指南,将 HIT 患者分为近期、亚急性和急性三类。近期 HIT 是已经完成了 HIT 相关的抗凝治疗,血小板计数已经恢复正常,功能试验阴性,循环中不存在致病性抗 H-PF$_4$ 抗体。亚急性 HIT 是正在接受 HIT 相关的抗凝治疗,血小板计数已经恢复正常,功能试验阳性,循环中存在致病性抗 H-PF$_4$ 抗体。急性 HIT 是正在接受 HIT 相关的抗凝治疗,血小板计数仍未恢复,功能试验也呈阳性。

2. HIT 治疗　请见第四章第七节。

(三)体外循环特点及处理原则

肝素目前是心脏外科手术 CPB 中应用最广泛的抗凝药物之一,许多研究已证实其安全性和有效性。CPB 中以 ACT 值来调整抗凝强度,CPB 后可以用鱼精蛋白拮抗其抗凝作用。HIT 是应用肝素后较为严重的并发症,发生率为 1%~3%。一旦发生 HIT,可能发生致命性的血栓形成,患者预后差,死亡率高。因此,对于 HIT 的患者,CPB 中抗凝管理有以下基本原则。

1. 急性或亚急性 HIT 患者:

(1)如无紧急,推迟需要 CPB 的择期手术,直到患者的功能测试或抗体检测阴性。因为术前抗 H-PF$_4$ 抗体检测呈阳性的患者有较高的心脏术后并发症和死亡风险,考虑到 HIT 抗体有 60~90 d 的存活期,推迟 HIT 抗体阳性患者的择期手术可能会降低这一风险。

(2)紧急手术中应用比伐卢定替代抗凝,同时术中应用晶体停搏液,每 20 min 监测 ACT 和血气,每 20 min 冲洗一次 CPB 的旁路分流管道。监测膜肺的膜前和膜后压力。对于合并严重肾功能不全患者,可考虑使用血浆置换、阿加曲班或肝素联合抗血小板药物(如替罗非班、利洛前列斯特)治疗。

2. 近期 HIT 患者   由于其循环中不存在致病性抗 H-PF₄ 抗体,CPB 中血栓发生风险大大降低。术中仍用普通肝素抗凝,术前术后应用非肝素类抗凝药物。对于所有的非肝素类抗凝药物而言,没有等同于鱼精蛋白效果的拮抗剂。因此,非肝素类抗凝药物在脱离 CPB 后不能迅速逆转其抗凝状态,这会延长手术时间以及增加失血和输血的风险。

3. 既往 HIT 病史的患者   如果 HIT 抗体已经转阴,指南建议在心脏手术时使用肝素而不是非肝素抗凝药物抗凝。如果 HIT 抗体阳性,在紧急心脏手术时使用比伐卢定抗凝。

4. 比伐卢定的应用

(1)机制及优点   比伐卢定是直接凝血酶抑制剂。其有效抗凝成分为水蛭素衍生物片段,通过直接并特异性抑制凝血酶活性而发挥抗凝作用,作用可逆而短暂,半衰期为 25 min。临床研究表明,相比于传统的肝素抗凝治疗,比伐卢定抗凝治疗效果确切且更为安全,不激活血小板,出血事件的发生率较低。因此,急性或亚急性 HIT 患者需行紧急 CPB 下手术治疗时建议首选比伐卢定;既往有 HIT 病史,如 HIT 抗体持续阳性,拟紧急行心脏手术,也建议使用比伐卢定。

(2)比伐卢定用法及用量   比伐卢定的剂量包括负荷剂量 1.0 mg/kg,CPB 系统中预充 50 mg,术中 2.5 mg/(kg·h)持续输注,CPB 中维持 ACT 为 2.5 倍基线值。CPB 结束后 CPB 系统中加用 50 mg 并维持内循环防止血栓形成。

四、脓毒症

(一)概述

脓毒症是由感染引起的宿主反应失调导致的危及生命的器官功能障碍。诊断标准:感染或疑似感染患者,并且脓毒症相关序贯器官衰竭(SOFA)评分比基础评分上升≥2分。SOFA 评分包括呼吸、血液、肝脏、循环、神经、肾脏等系统的改变。由于 SOFA 评分实际操作比较困难,临床上一般采用床旁快速 SOFA(qSOFA)标准来快速筛查重症患者。qSOFA 评分包括意识改变格拉斯哥昏迷评分(GCS≤13 分,收缩压≤100 mmHg,呼吸≥22次/min。如果患者符合 qSOFA 标准中的 2 项以上时,应进一步评估是否存在脏器功能障碍。根据《2021 拯救脓毒运动国际指南:脓毒症和脓毒性休克的管理》指南推荐,诊断脓毒症或脓毒性休克应结合 qSOFA 和其他临床表现以及实验室检验结果综合评估。对于疑似脓毒症或脓毒性休克患者,在使用抗菌药物之前,应该常规进行至少两组血培养。

脓毒性休克:是在脓毒症的基础上,出现持续性低血压,充分容量复苏后仍需大量血管活性药物维持平均动脉压(mean arterial pressure,MAP)高于 65 mmHg,患者血乳酸浓度>2 mmol/L。说明脓毒症进一步进展,合并有严重的循环、代谢和细胞素乱,死亡风险相较于单纯的脓毒症更高。

(二)体外循环特点及处理原则

感染性心内膜炎是由细菌或真菌侵袭心内膜、心瓣膜或邻近大动脉内膜而引起的炎症性疾病,常伴赘生物形成。急性重症感染性心内膜炎具有致残率高、破坏性强等特征,若不及时采用手术进行治疗,病原微生物会严重损坏心内腱索或者心内膜壁等位置,对患者生活质量产生严重影响。此类患者进行急诊心脏外科手术治疗常常术前就存在严重脓毒症,术后并发症发生率及死亡率高。因此,对于此类患者,CPB管理中有以下基本原则。

1. 把握手术指征　传统观念认为,感染性心内膜炎需在感染控制后进行手术,但目前研究认为早期手术能减少严重感染所导致的瓣膜不可逆结构破坏,避免心力衰竭进一步加重。符合以下之一需尽快行急诊手术:(1)内科治疗难以控制的顽固性心力衰竭;(2)经规范抗感染治疗,感染仍难以控制,出现瓣周脓肿或卡瓣、假性室壁瘤、瘘管、赘生物不断增大等;(3)经过治疗仍反复发作外周栓塞事件。

2. 早期使用抗生素　应在围术期预防性应用抗菌药物。应在术前立即开始使用抗生素,如果术程延长,应重复应用至术后 48 h 停止。可在预充液中加入足量抗生素,以维持较高的抗生素血清浓度。

3. 恢复微循环灌注　对脓毒症所致的低灌注,CPB 中应使用高流量灌注[2.4～3.0 L/(min·m²)]策略,术中密切监测微循环情况,利用 MAP、CVP、乳酸、氧供、氧耗等指标指导液体管理,合理使用血管活性药物,维持氧供需平衡。

4. 心肌保护　感染性心内膜炎患者心功能损害明显,应用高钾温血停搏液使心脏停搏在有氧的环境中,为心脏提供充足的能量代谢底物,有利于复苏。

5. 血液保护　感染性心内膜炎患者往往术前存在贫血,为了维持一定胶体渗透压,预充液中需要加入一定比例血浆及白蛋白,术前贫血严重者也需加入红细胞。另外,感染性心内膜炎患者由于发热、血小板增加、抗凝血酶Ⅲ含量低,容易引起肝素耐药,术中加强 ACT 监测,及时增加肝素用量。

6. 血液净化　包括血液滤过和/或血液吸附。由于脓毒症时血液中促炎介质水平的增加,持续高流量的血液净化可清除这些物质。此外,血液滤过可降低血浆过敏性毒素 C3a 和 C5a、TNF 和 IL-6 的水平。已有最新研究表明,体外吸附技术如高截留膜、Oxiris-AN69 膜、CytoSorb 和 HA380 细胞因子吸附柱,能有效降低脓毒性休克前几小时和几天内循环促炎因子和内毒素的水平,可能改善患者预后。

五、主动脉夹层合并器官灌注障碍

(一)概述

主动脉夹层(aortic dissection,AD)临床上发病率较低,但病死率极高,急性夹层其24 h 内因动脉瘤破裂或急性心脏压塞等,病死率可达 40%～70%,2 w 内病死率可高达90%,故一旦确诊均有急诊手术指征。AD 在形成过程中,由于主动脉分支血管阻塞导致血流受到影响,从而相应组织灌注不良。器官灌注障碍是 AD 的严重并发症,发生率占38%～50%,其中涉及到心、脑、肾、胃肠道、四肢等重要器官,可引起相应部位的脏器或组织灌注障碍而出现不同临床症状。

（二）各系统器官灌注障碍

1. 心血管系统　AD常合并原发性高血压,心脏常扩大或有心肌损害。夹层剥离累及冠状动脉时可引起急性心肌缺血或心肌梗死,当夹层血肿破裂到心包腔时可迅速发生心包填塞,继而恶化以致死亡。

2. 神经系统　一旦夹层累及供应脑和脊髓的动脉,或因低血压及休克使脑和脊髓的血供不足时,则可出现昏迷、偏瘫、脑卒中等神经系统相应的症状和体征。据相关临床资料,5%～10%的患者会出现急性神经功能障碍,少数人持续数周或数年。

3. 泌尿系统　夹层病变累及肾动脉或血肿压迫肾动脉引起肾动脉狭窄,造成肾缺血甚至急性肾衰竭。

4. 胃肠道系统　当夹层累及腹主动脉及其大分支时,可出现各种类似急腹症表现。血肿压迫肠系膜上动脉可致肠缺血坏死而出现便血、呕血,这均提示预后不良。

5. 四肢　一旦髂、股动脉受累可出现双下肢动脉搏动消失,周围神经供血不足,甚至引起肢体坏死。AD发病后几小时,常可出现周围动脉阻塞现象,若动脉搏动消失或双侧脉搏强弱不一,双上肢血压出现明显不一样或上下肢血压差距缩小等,均提示周围动脉阻塞。

（三）体外循环特点及处理原则

对于病变未累及主动脉弓且循环稳定者,可常规行中低温CPB。而对于病变累计主动脉弓的AD患者,由于患者本身常合并多种器官灌注障碍,再加上此类患者常选用深低温停循环(deep hypothermic circulation arrest,DHCA)方式,CPB时间长,术中脏器例如心、脑、肾极易出现灌注不足,术后重要脏器并发症的发生率及死亡率较高,因此,在实施DHCA管理过程中应加强对患者的器官保护,具体如下:

1. 脑保护

（1）选择性脑灌注　DHCA期间选择性脑灌注分为顺行性及逆行性灌注。顺行灌注法为生理性灌注,常选用右锁骨下动脉进行顺行灌注,脑Willis环基本完整时,经一侧灌注即可起全脑保护作用,而经上腔静脉逆行灌注法由于受灌注压力限制(一般灌注压<25 mmHg),灌注流量通常较低难以达到有效灌注,且灌注压力控制不佳容易造成脑水肿,影响手术视野。因此多数学者认为顺行性脑灌注的效果更好。

（2）血气管理　深低温期间使用α稳态或pH稳态和高氧血气管理。正常情况下,脑血管具有自主调节能力,但在CPB期间,多种因素会影响脑血管的调节功能,使用α稳态或pH稳态血气管理能有效稳定脑血流量。

（3）监测　行脑保护时,充分利用经颅多普勒超声、颈静脉球部氧饱和度、近红外光谱(near-infrared spectroscopy,NIRS)技术等监测脑氧变化,防止脑氧供需失衡的发生。

2. 心肌保护

注意夹层有无累及冠脉,可先行升主动脉(或带瓣)人工血管置换,再降温行主动脉弓置换,以减少CPB时间及心脏停搏时间,尽快恢复心脏供血。

3. 肾脏保护

　　夹层进展影响单侧或双侧肾动脉供血的情况很常见。手术期间注意股动脉或肾动脉的插管一定要进入真腔,降温及复温时实施高流量灌注,充分保证肾血流量充足,以最大限度降低 AKI 的发生。DHCA 期间的低温、经下腔静脉逆行灌注、或从肾动脉灌注晶体肾保护液有一定的肾保护作用。

　　4. 全身温度管理

　　相关报道指出,在降温过程中将鼻咽温和水温的温差控制在 5 ℃,在复温过程中将鼻咽温与水温的温差控制在 3 ℃时,术后心功能恢复较为满意。同时,在停机后应加强保温,防止凝血机制受到低温影响造成术后渗血加重。

第三节　体外循环与其他治疗方式的联合

一、体外循环与超滤的联合

(一)概述

　　超滤(ultrafiltration,UF)能有效地滤出机体体内过多的水分,提高血液中血细胞压积(hematocrit,Hct),维持液体平衡,而且能去除部分炎性因子,改善重要脏器功能,提高CPB 心脏术后的临床预后。UF 的原理和类型见第十章第三节。

(二)UF 在体外循环中的作用

　　1. 浓缩血液,减轻组织水肿,减少出血。

　　2. 滤出体内过多水分,改善水代谢紊乱,有利于术中及术后患者血流动力学的稳定。

　　3. 滤出炎性介质　多数的研究认为只有采用零平衡 UF 才能有效地降低体内炎性介质的浓度。

　　4. 器官保护作用　(1)改善 CPB 后心肌水肿症状,增加心肌收缩力及心输出量,改善患者心脏功能。(2)零平衡 UF 联合改良 UF 应用于 CPB 中,能缓解肺损伤及肺水肿。(3)一些研究发现,在 DHCA 中应用改良 UF 可有效减轻脑水肿,改善脑组织灌注及代谢,部分消除 CPB 本身产生的炎性介质对脑组织损害的影响。(4)有助于促进肾功能早恢复。

(四)UF 的适应证

　　1. 慢性心肾功能不全的患者;

　　2. 低龄低体重患者,尤其适应于改良 UF;

　　3. DHCA 患者;

　　4. 术前存在心衰或循环超负荷患者;

　　5. 转流中血液稀释较大,水电解质失衡患者;

　　6. CPB 时间过长患者。

(五)UF 中 CPB 管理特点

1. 超滤器使用前生理盐水冲洗,减少血液破坏。

2. 超滤过程中应维持较高动脉灌注压,动脉灌注压过低时不宜进行超滤。在超滤前,应适当提高动脉灌注流量(一般提高 10% 左右),以补充超滤的分流量,维持组织器官的灌注。

3. 超滤过程中应监测 ACT。保持 ACT 在 480 s 以上,防超滤器内凝血。

4. 注意保温。小体重婴幼儿在改良超滤期间应注意利用变温毯和提高室温进行保温;

5. 及时纠正电解质紊乱。超滤量较多时要注意电解质平衡和药物的补充。

二、体外循环与吸附技术的联合

吸附式血液净化,是一种能有效降低血液中细胞因子或与蛋白结合的毒物或药物水平的新型技术。CPB 中联合血液吸附装置也许可以有效地从血液中清除炎性细胞因子,改善器官功能障碍,降低死亡率,改善预后。常用的吸附装置及术中应用可参考第十章第三节。

(一)吸附式血液净化技术的发展

目前预防或减轻 CPB 引起的炎症反应的策略主要集中在药物和机械疗法上。药物策略主要包括糖皮质激素、丝氨酸蛋白酶抑制剂(抑肽酶)、磷酸二酯酶抑制剂、抗氧化剂、一氧化氮供体(硝普钠)和补体抑制剂。机械策略包括血液滤过、白细胞过滤器、低温、搏动性灌注、肝素涂层管路等。然而,没有有效的证据支持单一的干预措施能带来临床益处,大部分仍仅停留在实验室监测指标的改善。

近年来,血液净化技术已发展成为一种重要的辅助治疗手段。现行可用的三种血液净化技术主要是过滤、透析(扩散)和吸附。到目前为止,过滤或透析(扩散)治疗在解决和控制细胞因子风暴方面还没有被证明是有效的。连续性静脉-静脉血液滤过结合透析或连续性血液透析滤过于 1993 年首次用于治疗高细胞因子血症,然而,随机对照试验无法证明透析对脓毒症患者有明显的疗效,而且透析无法清除中分子量的毒素,导致患者需要补充血液吸附治疗。

基于新原理的吸附血液净化技术可能去除多余的细胞因子和减轻炎症反应。当代的研究工作几乎完全集中在生物兼容吸附血液过滤器的使用上,这种过滤器根据分子的物理特性从血液中清除分子,如细胞因子。例如,使用不同尺寸和不同侧链的多孔聚合物微球构建的吸附柱,可以过滤出特定分子量范围内的颗粒。对微球大小的物理修饰和对分子侧链的化学修饰使得诸如细菌内毒素和脂多糖的细胞因子成为靶目标。

(二)吸附材料的类型

分为四种:非选择性膜,半选择性膜,选择性吸附柱和非选择性吸附柱。

1. 非选择性膜

(1)聚丙烯腈甲酰磺酸盐(AN69)膜　AN69 膜为世界上第一个合成的高通量膜,1969 年由法国开发,1972 年投入临床。AN69 是一种共聚物膜,疏水分子(丙烯腈)与亲水分子(甲基烯丙基磺酸钠)结合在一起。由于甲基烯丙基磺酸钠的作用,膜表面带负电荷,从而使带正电荷的细胞因子的氨基能够与膜结合。AN69 的衍生物 AN69ST 膜,通过聚乙烯亚胺(PEI)表面处理制备,使膜表面带阳离子分子,能增强对带负电荷的内毒素的清除。膜表面还涂有肝素,可以降低在治疗中血栓形成事件的风险,并相对延长膜的使用寿命,主要用于急性肾损伤和脓毒症患者。

AN69 膜天然具有亲水性,能够吸引水并形成水凝胶结构,具有高通量吸附性。但缺点也很明显:与血液接触时也会产生缓激肽;降低细胞因子水平持续时间短;需要频繁更换吸附装置。

(2)聚甲基丙烯酸甲酯(PMMA)膜　具有微孔结构的疏水性合成聚合物膜。其疏水特性使得中小分子的溶质在穿过膜时可充分扩散,同时有效地提取细胞因子和较大的溶质,如蛋白质。目前用于治疗依赖血液透析的慢性肾脏疾病。

PMMA 膜可显著减少组织和全身补体激活,限制肾损伤和纤维化,并有效调节脂多糖诱导的 AKI 的免疫功能障碍。缺点是容易发生凝结,建议在治疗期间每 24 h 更换一次 PMMA 膜。

2. 半选择性膜:Oxiris 膜

为改良的 AN69ST 膜,使用 3 倍量的 PEI 来增强对内毒素吸附,使用 10 倍量的固定化肝素以降低血栓形成风险。主要用于脓毒症和脓毒性休克中。优点是能同时清除内毒素和细胞因子,加速改善器官功能障碍。缺点尚不清楚,因为利用这种装置进行的临床试验十分有限。

3. 选择性吸附柱:多粘菌素 B 内毒素吸附柱(PMX-DHP)

由日本开发,含有多个多粘菌素 B 固定化纤维的聚阳离子抗生素柱,已被证明可以中和细菌内毒素,用于治疗革兰氏阴性感染性休克。目前,越来越多的研究集中在 PMX-DHP 治疗肺部疾病的潜在应用,如 2019 冠状病毒疾病肺炎,急性呼吸窘迫综合征(acute respiratory distress syndrome,ARDS)等。

优点是对内毒素(脂多糖)的去除速度快。缺点是可能有肾脏毒性;存在凝结风险,可能会导致治疗的过早中断和危重患者的急性失血。

4. 非选择性吸附柱

(1)CytoSorb　是一种新近开发的商用血液吸附设备,它可以利用 CPB 血液净化来降低血清中促炎和抗炎细胞因子的水平。它于 2011 年首次在欧洲获得批准,是欧盟唯一获得特别批准的体外细胞因子吸附器。CytoSorb 的核心技术是一种一次性使用的全血吸附柱,它既可以单独使用,也可以与连续性肾脏替代疗法、CPB 或 ECMO 联合使用。在建立大口径静脉通路后,将吸附柱与血泵串联,并与患者连接形成闭环回路。在这个简单的回路中,从患者的一端提取血液,将其驱动到血液吸附柱中,然后从另一端将血液重新输注到患者体内。单个吸附柱一次最多可使用 24 h,在此之后,每天都可以更换一个新的吸附柱,最多可以连续更换 7 d。

CytoSorb 疗法用于脓毒症、烧伤、创伤、脑膜炎球菌败血症、胰腺炎、肝功能衰竭和横纹肌溶解、感染性心内膜炎等,并被批准用于所有出现细胞因子水平升高的适应证(预期用途)。

CytoSorb 优点:膜表面积很大(大约 40000 m²);吸附范围广(细胞因子、肌红蛋白、胆红素、胆汁酸、大分子药物等);良好的生物相容性;可以安全快捷地整合到各种体外管路系统。

CytoSorb 缺点:对细胞因子的清除呈浓度依赖性;不能清除细菌内毒素;血小板和白蛋白水平可能会受影响。

(2)HA380 是一种国内新近开发、2018 年上市的一次性使用血液灌流器,树脂装量 380 mL,吸附分子量范围 5~60 KD,可以有效去除细胞因子,下调炎性反应强度,从而恢复机体免疫能力,控制疾病发展的病程,减少重要器官损伤及并发症。其核心技术是中性大孔吸附树脂,由于其具有大量的中大孔结构及较大膜表面积,全血通过时可快速吸附各种炎症因子及氧化代谢产物。和 CytoSorb 一样,HA380 既可以单独使用,也可以与连续性肾脏替代疗法、CPB 或 ECMO 联合使用。2020 年,HA380 血液吸附联合 EC-MO 已用于治疗新型冠状病毒感染引起的严重 ARDS。

(三)吸附式血液净化技术在 CPB 中的应用指征

根据目前国内外现有文献,主要应用于以下几类 CPB 手术:

1. 择期复杂心脏手术,包括多根冠状动脉旁路移植术、多瓣膜置换术及联合手术、二次心脏手术。CPB 时间较长,超过 120 min 或术中需多次阻断升主动脉。

2. 感染性心内膜炎;

3. 涉及主动脉的手术;

4. 原位心脏移植;

5. 体内存在高浓度特殊药物或毒物(超滤无法滤除的大分子)的手术。

(四)吸附式血液净化技术前景和展望

吸附式体外血液净化技术,已被证明可以吸附各种细胞因子和其他炎性介质,并可以很安全容易地放置于 CPB 回路中。到目前为止,有关血液吸附在心脏手术中使用的数据很少,现有的病例报道、回顾性研究和单中心或多中心随机对照试验的数据也存在争议。需要更多的临床研究评估吸附式体外血液净化技术在 CPB 中的应用指征,治疗时机及持续时间,应用安全性、有效性以及在儿科患者中的应用。

第四节　体外循环与其他辅助装置之间的转换

一、体外循环与主动脉内球囊反搏之间的转换

(一)应用指征

主动脉内球囊反搏(intra-aortic balloon counter pulsation,IABP)是临床上应用最广泛、能发挥药物难以替代的经皮机械循环辅助装置,术中不能脱离 CPB、术后药物难以纠正的低心排综合征以及由于心肌缺血导致的急性心肌梗死和恶性心律失常的患者是其应用指征。IABP 能够减轻左心后负荷、增加冠状动脉的灌注,而对于右心功能不全的支持非常有限。《主动脉内球囊反搏心脏外科围术期应用专家共识》指出,在 CPB 手术中停机失败 1 次以上,推荐植入 IABP。ESC/EACTS 指南建议脱机时,如果提供了最大的血管活性药物支持,但心脏手术后心脏指数、血压仍然难以维持,应考虑紧急 IABP 支持。

IABP 目前在 CPB 中主要的应用为术后心功能不全的辅助脱机,或已有 IABP 辅助的患者过渡到 CPB 手术。而且,IABP 的应用有赖于具有一定的心脏功能[心排量$1.2\sim$$2.0$ L/(min・m^2)以及较为规整的心脏节律]。一般来说,IABP 可以增加心输出量$0.5\sim$$1$ L/(min・m^2)。

(二)优势

1. IABP 与药物的比较:IABP 对于衰竭心脏的疗效优于目前应用的任何药物。儿茶酚胺类药物在增强心肌收缩力、增加心肌供血的同时也增加了心脏射血阻力及心肌耗氧量,从而进一步加重心肌缺血,导致恶性循环;扩血管药虽然能降低心脏射血阻力,但也同时因为灌注不足而减少心肌供血,在血压低的情况下不能应用;而 IABP 既增加心脏氧供,又减少氧耗。

2. IABP 与左室辅助装置(left ventricular assist device,LVAD)的比较:LVAD 需要抗凝,IABP 可不用抗凝,价格较低,对血液无破坏作用。

(三)CPB 转 IABP

CPB 脱机困难时患者循环不稳定,股动脉搏动极弱甚至无法触及,常规经皮股动脉穿刺耗时较长,延误抢救,可采用切开法置入股动脉,同时可采取搏动方式转流,帮助操作人员尽快触及股动脉搏动。IABP 植入后,仍需辅助循环一段时间,积极调整电解质及酸碱平衡,适当使用血管活性药物,维持循环稳定,逐渐降低 CPB 流量,直至流量达 1 L/min 以下时,缓慢停机。

(四)IABP 转 CPB

这种情况较少见,一般拔出 IABP 后再行手术。预防性术前应用 IABP,或术后已行 IABP 辅助的患者再次手术,避开 IABP 的插管处重新行 CPB 的动静脉插管。

尽管大多数停机失败的情况下,IABP 是首选的机械心脏支持,但必须强调的是,IABP、LVAD 或 ECMO 之间的选择必须根据每个患者的各种因素量身制定,这些因素包括心肌泵功能、脱机失败的病因、孤立的左/右心问题或双心室衰竭、伴随的呼吸衰竭、伴发的疾病以及心肌恢复可能性。

二、体外循环与左室辅助装置之间的转换

LVAD 通过辅助泵抽出左心的血液再直接泵入主动脉系统,部分或者完全代替左心的泵血功能,减少心肌机械做功,减轻左心室负荷,维持血流动力学稳定。主要用于心力衰竭终末期或心脏移植前的过渡性辅助治疗及永久性支持治疗。

(一)各种装置

按植入路径分类可分为经胸辅助装置和经皮左室辅助装置(percutaneous left ventricular assist device,pLVAD)。经胸辅助装置要进行外科开胸,操作复杂但辅助能力强,可进行较长时间的辅助。国外的经胸辅助装置主要有:Novacor 泵、Thoratec 泵、HeartMate LVAS 装置、HeartWare HVAD 装置、EVAHEART 装置、Jarvik Heart 装置等(见图 13-1)。国内的代表产品介绍可参考第十章第四节。国外 pLVAD 主要有 Impella (图 13-2)、Tandem Heart(图 13-3)、Hemopump 等代表产品。

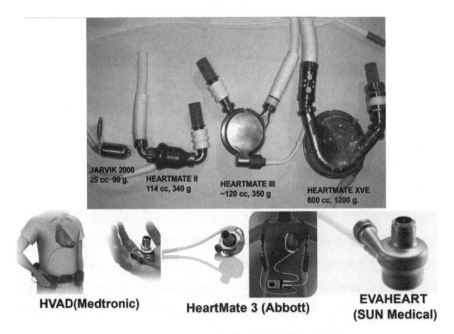

图 13-1 既往经胸 LVAD 和目前正在使用的部分经胸 LVAD

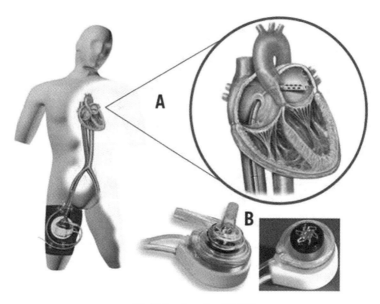

图 13-2　Impella 示意图

（通过位于导管前端的内置微型轴流泵，将左室抽出的氧合血液，经过轴流泵直接注入升主动脉系统）

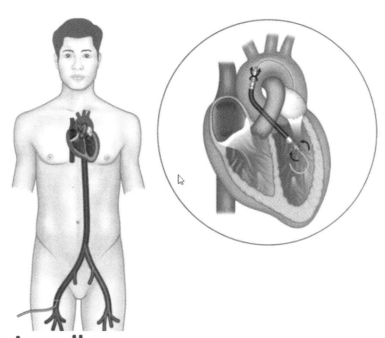

Impella (Abiomed, Danvers, Massachusetts, USA)

图 13-3　Tandem Heart 示意图

（又称经皮跨房间隔左心室辅助装置系统 LVAD，包括离心泵、动脉导管、穿房间隔引流管及体外控制台。穿房间隔套管经股静脉置入，在透视或超声指导下经房间隔穿刺后进入左心房，离心泵抽取氧合血液，再经流出管将氧合血液送至股动脉。

(二)CPB 转到 LVAD

经胸辅助装置 LVAD 一般正中切口开胸,常规建立 CPB,灌注心脏停搏液使心脏停搏。以 HeartMate 的植入为例,心尖打孔插入带金属套管的带瓣 Dacron 人造血管,并缝线固定,作为 HeartMate 的流入道,另一带瓣 Dacron 人造血管与升主动脉根部作端侧吻合,作为 HeartMate 的流出道。经左上腹直肌切口,将 HeartMate 泵植入左上腹腹膜腔内,两根人造血管穿过膈肌的人造裂孔,导入腹腔内,充分排气后相连。HeartMate 的管道由腹壁戳孔通至体外,连接到可移动的控制仪上。

撤离 CPB 前,排除左心室和 HeartMate 内的空气。在开放 HeartMate 泵流量的过程中,逐渐降低 CPB 流量,直至 HeartMate 泵流量达 4~6 L/min。必须维持充足的前负荷,前负荷过低可能引起心内和泵内明显的负压,容易吸入空气导致空气梗塞。撤离 CPB 后,若存在肺高压时可以使用肺血管扩张药,如前列腺素 E1、NO 等进行治疗。

三、体外循环与体外膜肺氧合之间的转换

ECMO 起源于 CPB 技术,目前已成为各种原因引起的常规传统治疗无效,死亡率极高的急性、可恢复性心和/或肺功能衰竭的暂时性机械辅助技术。

(一)ECMO 转为 CPB

ECMO 转为 CPB 常见于心肺移植或已在非心脏外科置入 ECMO 后发现有心脏手术指征的情况。

若患者中心插管不困难,可从主动脉根部及右房插管直接建立 CPB,而 ECMO 管路可于术中暂时夹闭,每隔一段时间打开离心泵小流量循环防止血栓形成。手术完成后,可根据心肺功能情况拆除所有的 CPB 及 ECMO 管路;或者只拆除 CPB 管路,继续运行 ECMO。

若利用原有的外周插管进行 CPB 转机,可于术中停止 ECMO 后,快速断开动静脉插管接头处,排气后接上 CPB 管路,随即开机。ECMO 的动静脉管路用一个 10×10 接头相连,进行内部循环。此法的缺点是若排气不顺利导致辅助停止的时间过长,患者的血流动力学崩溃。完成心内直视手术后,若仍需 ECMO 辅助循环,又要更换一次接头,扰动血流动力学。

(二)CPB 转为 ECMO

ECLS/ECMO 指南建议,CPB 停机时,在药物治疗包括液体复苏、正性肌力药和 IABP 治疗无效时,则应考虑 V-A ECMO。与其他 pLVAD 相比(见表 13-4、图 13-4),V-A ECMO 对严重双心室衰竭或恶性心律失常以及相关的肺功能衰竭患者更具有优势。理想情况下,VA-ECMO 应在多器官衰竭发生前、超声心动图全面评估后启动,而且 ECMO 决策还应考虑患者的年龄、并发症和基础疾病的预后。

表 13-4 不同机械循环辅助装置之间的比较

	IABP	Impella		Tandem Heart	V-A ECMO
		2.5	5.0		
工作原理	球囊反搏	建立左心室-升主动脉引流		建立左房-股动脉引流	建立右-股动脉引流
心肺支持	左室	左室	左室	左室	左右室＋肺
左室舒张末压	降低	降低	降低	不变	降低
最大增加心输出量 $[L/(min \cdot m^2)]$	1.0	2.5	5.0	5.0	7.0
使用时间	数周	4 d	14 d	14 d	14~28 d
经皮置管	是	是	否	是	是
与心脏同步	是	否	否	否	否
抗凝	否	是	是	是	是
优点	操作简便,价格低廉相关并发症少	比 IABP 提供更好血流动力学支持,不依赖于自身心脏节律		与 Impella 类似,加氧合器可实现呼吸支持	可以提供完全的心肺支持,不依赖于自身心脏节律。
缺点	支持有限,心律失常不能使用,无右室支持作用	需要可视下操作,血管损伤大,无右室支持作用		经房间隔穿刺,血管损伤大,无右室支持作用	血管损伤大,出血风险高,需要左心减压

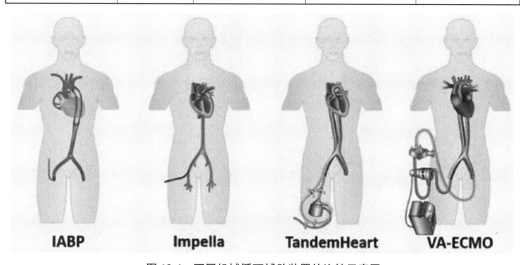

图 13-4 不同机械循环辅助装置的比较示意图

第五节　部分体外循环

　　某些特殊疾病采用部分 CPB(左心转流、股动静脉部分转流)的方法,可以减轻白细胞、炎症因子、自由基等对微循环的破坏作用,减少全身 CPB 导致的心、脑、肾等重要脏器的缺血缺氧性损伤,同时为手术提供充足的视野和操作时间,减少术后严重并发症的发生,改善患者预后。这些技术为某些特殊心血管疾病的治疗提供了新的方向和思路。

一、左心转流

(一)概述

　　上世纪 90 年代 Magovern 首次报道了使用离心泵,不使用氧合器的左心转流,现已成为大血管手术实现远端灌注的主要转流策略。左心转流是一种特殊的部分 CPB 转流,在常温心脏不停跳的状态下经左侧循环(左心耳、左肺静脉、左心室心尖、主动脉本身)插管将含氧血液引出,通过离心泵(偶有使用滚压泵)的动力作用送入主动脉远端循环(主要是股动脉,也可以是髂总动脉、腹主动脉)。左心转流的生理学改变:左心房的动脉血引流出来经过血泵,泵入主动脉远端,左心室的心输出量下降,而更多的血流进入降主动脉及其分支内,从而上半身血压和灌注下降,而下半身血压和灌注升高。

　　基于以上生理学改变的特点,左心转流具有以下优势:(1)血流动力学控制。左心转流不需要全量肝素化,可以避免术中因挤压、牵拉等原因导致的重要脏器缺血的发生,也能在血管或动脉瘤破裂时快速输血输液;(2)生理功能干扰少,减少全身 CPB 导致的心、脑、肾等重要脏器的缺血缺氧性损伤;(3)保证器官灌注。通过左心转流技术满足阻断远端的脊髓、肝、肾、胃肠道等重要脏器的供血;(4)无需氧合器。对凝血因子破坏少,降低术后发生凝血功能紊乱和出血的风险。因此,大血管手术可以在左心转流下安全地进行。

(二)适应证

1. 降主动脉瘤或胸腹主动脉瘤。
2. 复杂动脉导管未闭。
3. 主动脉损伤。
4. 主动脉缩窄。
5. CPB 中心脏复苏困难,出现重度低心排综合征及顽固性左心功能不全。

(三)方法

1. 患者右侧卧位,行左后外切口,便于操作。

2. 静脉插管,首选的插管部位是左下或上肺静脉,22～26Fr 单极静脉插管。动脉插管,首选股动脉,也可以是髂动脉、腹主动脉,大小 18～22Fr。

3. 离心泵头后方预留氧合器接口、CPB 接口,便于紧急情况时左心转流转换为常规 CPB。

4. 左心转流前储血器预充一定量的液体,一般首选复方电解质(平衡盐溶液,如勃脉力 A,而不用人工胶体),转流中根据血气结果及 Hct 及时输血。

5. 流量调节　主动脉阻断前起始流量 0.5～1 L/min,主动脉阻断后流量 1.5～2.5 L/min,根据上下肢血压及肺动脉压高低来调节流量。采用自体血回收机及快速输液系统快速回收、过滤、加温、回输血液,根据情况给予血管活性药物,维持上肢 MAP 80～90 mmHg,下肢 MAP 60～70 mmHg,中心静脉压(central venous pressure,CVP)4～6 cmH_2O,SvO_2 70% 左右。

6. 抗凝　肝素 1 mg/kg,维持 ACT 200～250 s。

7. 持续保温,左心转流管路中接变温器以维持温度 33～35 ℃,避免温度过低引起室颤,手术快结束时恢复正常体温。

8. 管理要点　(1)术中需要团队协作和精细的转流技术。(2)密切监测上下肢血压、CVP、肺动脉压、心电图、尿量、鼻咽温、肛温、体感和/或运动诱发电位、脑氧监测等几项指标,根据指标变化及时调整。上肢血压应维持在 MAP>80 mmHg,下肢血压应维持>60 mmHg,当上下肢血压无法匹配时,以维持上肢血压为主要目标。(3)抗凝管理:胸腹主动脉瘤的左心转流手术复杂时间长,创面大,渗血多。术中应彻底止血,维持 ACT 200～250 s。自体血回收设备使用 4% 枸橼酸钠抗凝剂,注意及时补钙。术中持续监测 ACT,精准抗凝。(4)脊髓保护:行肋间动脉灌注,维持灌注流量 5～10 mL/(kg·min),同时行脑脊液引流、体感或运动诱发电位监测等可以减少脊髓缺血的发生。(5)腹腔脏器保护:经左心转流侧支向腹腔干动脉及肠系膜下动脉灌注温血,流量维持每根血管 150 mL/min。向双肾灌注冷晶体肾保护液(每肾 250 mL,每隔 6～10 min 灌注一次,总量一般在 1500 mL 以内)。术中全程监测脑氧,以及时发现可能出现的脑灌注不足。时刻关注患者尿量、尿速,及时使用利尿药物。

二、股股转流(股静-动脉部分转流)

(一)概述

股股转流也称半身循环,是指经股静脉插管至右心房,引出部分静脉血,通过氧合器,将氧合后的血再注入股动脉的方式,也简称股静脉-动脉转流。在阻断主动脉后,上、下半身均有充足的血液供应,减少脊髓、肝、肾功能的缺血。术中根据情况可转变为 CPB

全身灌注、深低温和直接心脏减压。股股转流的主要缺点是需要全量肝素化和使用膜肺,增加出血风险,但比左心转流更容易转变为 CPB。股股转流主要用于胸腹降主动脉瘤手术。

(二)方法

1. 全身麻醉后用双腔气管插管。

2. 患者取右侧卧位、髋关节屈曲 60°,行左后外切口。

3. 股静-动脉(髂动脉)插管　静脉插管选用双极股静脉,大小 24～29Fr,静脉插管尖端置于右心房下腔静脉开口处,可经食道超声心动图证实放置位置,确保静脉充分引流。如静脉引流不畅,可在术中紧急行肺动脉插管,增加引流量插入股动脉以供灌注流入。动脉插管可经股动脉、髂动脉或在外科切口阻断以远部位插入,大小 20～22Fr。

4. 流转前预充一定量的液体,一般首选电解质平衡溶液和白蛋白,转流中根据血气结果及 Hct 及时输血。

5. 动脉灌注流量 1.5～2.5 L/min,SvO_2 维持在 70% 以上。上肢动脉压维持在 70 mmHg 以上,下肢动脉压维持在 60 mmHg 以上。阻断后如出现上肢血压过高,可适当加大流量或应用血管扩张药物。

6. 全量肝素化,肝素 3 mg/kg,维持 ACT>480 s。

7. 鼻咽温度维持在 34～35 ℃左右,术中应维持良好的心脏射血功能,避免一切影响心脏功能的因素,防止室颤发生。

8. 管理要点　除抗凝要求 ACT 较高外,其余基本与前述的左心转流类似。

三、左心转流与股股转流的比较

相较于左心转流在胸腹主动脉瘤手术中的应用(见表 13-5),股股转流对于外科技术不熟练或者近端病变复杂的情况比较适用,不需要额外配置快速输血装置,在必要时还可以方便地转为全流量的普通 CPB 或按需使用 DHCA 技术。但是,股股转流的 CPB 管理难度较大,同时需满足上下半身分灌的完美状态,对 CPB 医师是一场巨大考验。而左心转流的管路相对简单,抗凝要求低,不需要氧合,能减少术中渗血,流量比较可控,是一项更先进的技术。但对国内大多数医疗中心来说,若所用耗材达不到密闭、涂层、加温快速等要求,ACT 较短的话容易在血流缓慢(储血罐、接头、微栓滤器等)处形成血栓,无论是进入体内还是堵塞管道,都非常危险。

最近一项单中心、回顾性研究发现:使用部分 CPB 的开放胸腹主动脉瘤修复术显示出与腔内修复术(TEVAR)较低的再干预率,能获得相似手术预后,因此部分 CPB 仍然是一种可接受的手术方式。

表 13-5　左心转流和股股转流的比较

左心转流	股股转流
插管位置:常用肺静脉、股动脉,插管难度较高	插管位置:股静脉、股动脉,插管方便
肝素用量:1 mg/kg,ACT 200～250 s,血液损伤更小,可能更安全	肝素用量:3 mg/kg,ACT>480 s术中出血风险较高
不需要氧合器	需要氧合器
需要额外配置快速加温输血装置	不需要配置快速输血装置
容量相对容易控制	容量相对不容易控制
不能转为深低温停循环在术前预留出膜肺接口以便于转换	可以方便地转为深低温停循环

第六节　离体器官的体外循环

　　器官移植是目前治疗终末期器官功能衰竭的最佳治疗手段,但由于伦理、供体受体匹配、运输条件等过程的限制,使供体器官无法短时间内移植入受体,使得供体器官保存时间需要相应延长。因为移植预后状态很大程度上取决于供体器官功能保持是否良好,所以延长供体器官保存时间和减轻保存过程中的器官损伤是移植术中和术后最为关键的问题。

　　传统静态冷保存(static cold storage,SCS)是目前临床上保存器官的常用方法,可有效减缓供器官缺血缺氧性损伤。但 SCS 存在不能长时间保存等很多局限性,只能对供体器官质量进行有限评估。近年来,长时间的离体器官保存技术-机械灌注(machine perfusion,MP)引起了人们的关注。如果利用 CPB 技术,器官可以在体外灌注几天或几周,对于最大限度地利用供体器官,改善移植后患者近远期预后有重要意义,而且,器官库将使器官匹配的选择性移植成为可能。

一、离体心脏灌注

(一)离体心脏特点

　　心脏只能耐受 4～6 h 的冷缺血时间,比肝、肾等 24～48 h 的保存时间短得多。一方面是由于心脏在移植后要立即恢复其几乎全部功能来维持生命,而肝、肾在移植后可有数小时至数天来适应及调理。另一方面,心脏的功能和代谢和其他脏器有很大不同。心脏是高能量依赖的器官,低温保存心脏会造成心肌中的能量缺乏,肌球蛋白和肌动蛋白相互作用而形成的横桥就无法打开,心脏发生不可逆的收缩,称为"石样心"。因此心脏停搏液或灌注液中增加能量供应就能减少"石样心"的发生。

(二)传统静态冷保存技术

SCS技术是目前器官保存最主要的方式,基本原则是:尽量减少能量消耗,使供体心脏快速停搏并且缓慢降温;停搏液具有缓冲性和一定的渗透压并具有必需的离子成分,能够防止细胞水肿和酸中毒;增加能量供应,维持细胞代谢;增加自由基清除剂,减轻缺血-再灌注损伤的发生。主要方法是:把供心迅速取出,用保存液冲洗,用4℃冷盐水或保存液保存,转移到接受移植的医院进行移植。此法可使心脏冷缺血时间达4~6h。其线粒体、细胞核均正常,仅毛细血管内皮细胞轻微肿胀。器官保存液的作用也大致相同,例如减少细胞损伤、防止细胞水肿、纠正细胞内酸中毒,也能促进器官缺血再灌注损伤功能的恢复。

1. 传统低温器官保存液

目前常用的有Celsior液、UW液、HTK液,哪一种是最优选择仍存在很大争议。Mohara等人发现经Celsior液保存的心肌细胞线粒体降解程度显著低于UW液组。而基于477篇研究的系统评价和荟萃分析表明,UW液保存的心脏供体移植术后其存活率高于Celsior液和HTK液,但Celsior液具有较低的黏度和较高的缓冲能力,器官低温灌洗能力较UW液有一定优势。

(1)UW(University of Wisconsin solution)液 含有非渗透性物质如乳糖酸、木棉糖、能有效抑制细胞水肿;含有谷胱甘肽和腺苷,可减轻缺血-再灌注损伤和维持细胞能量代谢;羟乙基淀粉作为其主要胶体成分,能够防止细胞水肿;不含Ca^{2+},可防止钙超载导致的缺血再灌注损伤。UW液能够有效保存肝脏、胰腺、肾脏平均24h以上,被认为是器官保存液的"金标准"。但UW液存在高钾和高黏滞度两大问题,且UW液成分复杂、价格昂贵。

(2)HTK(histidine-tryptophan-ketoglutarate,组氨酸-色氨酸-a-酮戊二酸)溶液 它的组成中含有组氨酸缓冲对,能明显抑制组织酸化;含有色氨酸、a-酮戊二酸具有膜保护作用,溶液中钾、钠较低。同时其具有低黏性、价格高、易携带等特点。

(3)Celsor溶液 继承了UW液和HTK液各自的一些优点,最初用于动物实验中心脏保护及心肌停跳的研究。以乳酸盐和甘露醇作为主要的非渗透物质,避免引起细胞肿胀;缓冲系统为组氨酸,同时加氧自由基等清除剂,溶液高钠、低钾。

2. 新型器官保存液

(1)Polysol液 是一种新型的仿细胞外液型器官保存液,成分和UW液相似,其中羟乙基淀粉被聚乙二醇所替代。聚乙二醇能够降低膜通透性、稳定细胞膜,避免组织细胞水肿。同时,Polysol液还含有维生素、氨基酸、自由基清除剂、能量底物以及抗氧化剂,可以大大减少低温的不良影响。

(2)上海多器官保存(Shanghai multi-organ preservation solution,SMO)液 SMO液含枸橼酸盐和磷酸二氢盐组成的双缓冲系统,木棉糖和聚乙二醇作为能量底物,可有效清除氧自由基的中药提取物川芎嗪等。

(3)气体分子 内源性气体分子具有多种治疗作用,如抗炎、调节细胞凋亡等。相关研究表明,一氧化氮、一氧化碳、硫化氢、氢气等重要的气体分子,通过气体灌注或供者吸人等方式,可有效减轻供体缺血-再灌注损伤。一氧化碳释放分子是目前国内外研究热点,研究表明,将一氧化碳释放分子添加入保存液中可显著减轻重要脏器的缺血再灌注损伤,具有重大临床应用价值。

虽然 SCS 技术在离体器官保存中占据核心地位,但是 SCS 技术的缺点也很明显:(1)供者死亡和器官保存的持续损伤不可逆转;(2)低温保存本身可导致时间依赖的缺血损伤;(3)移植前无法评估器官功能;(4)保存时间非常有限。

(三)MP 的出现与应用

第一例心脏移植是由 C·巴纳德于 1967 年进行的,当时供者和受者被安置在相邻的手术室。随着交通运输的快速发展及器官保存技术的不断改良,跨区域共享供器官已成为现实。供心对冷缺血的耐受非常有限,供心获取后可能因各种原因如运输过程中的突发情况、保存不善等弃用。而且,随着边缘供者供器官应用增加,对供器官保存要求逐渐提高。MP 作为新型体外灌注技术,以其长时间体外保存及恢复离体心脏氧输送和代谢营养的优势,重新引起了人们的兴趣。

1.MP 装置的组成

包括泵(滚筒泵或离心泵)、氧合器、热交换器等部件。MP 的主要原理是通过模拟供体器官在体内灌注的真实状态来保存供体器官。MP 过程中,泵的主要作用是将灌注液输送至供体器官的动静脉系统中;氧合器主要是对灌注液进行血液氧合,排除二氧化碳;热交换器主要是调节灌注液温度,防止低温引起的心肌缺血缺氧。

2.MP 装置的分类

根据灌注液温度的不同,心脏 MP 方式主要有低温机械灌注(hypothermic machine perfusion,HMP)(4~10 ℃)、常温机械灌注(normothermic machine perfusion,NMP)(35~37 ℃)和亚常温机械灌注(subnormothermic machine perfusion,SNMP)(20~25 ℃)。

(1)HMP 心脏的 HMP 可以恢复氧气和营养物质的输送,同时保持心脏处于停搏状态。在深度低温条件下,心脏的新陈代谢需求保持在很低的水平,因此有可能通过低流量给予含氧晶体溶液来满足氧气需求。与最初笨重的系统相比,目前的 HMP 系统正在向更加便携化、小型化、多功能化发展。目前,用于供心保存的低温机器灌注装置已经在动物研究中进行了试验,取得了良好的结果,对于临床阶段的应用,需要更多的研究推动该领域的进一步发展。

(2)NMP 该技术基本原理是模拟与人体温度、氧气和营养物质相似的生理环境,灌注液成分中通常含有全血或血液制品,可使供体器官保持其原有功能,从而让供体心脏在离体之后仍然保持冠状动脉灌注不中断。由于 NMP 对供氧和温度的要求较高,NMP系统在HMP的基础上增加了氧合系统和温度控制系统。目前临床上唯一用于心脏移植的 NMP 设备是 Organ Care System(OCS)(图 13-5),该系统将供体血液和专利溶液融合作为心脏在常温下的灌注液。OCS 包括氧合器、离心泵、静脉储液器和灌注模块(包括甲基强的松龙、多种维生素和抗生素)。OCS 设备可以测量以下生理参数:ECG、红细胞压积、血氧饱和度、主动脉流量、主动脉压、冠脉流量、温度和乳酸水平。具体使用方法是:将供体心脏主动脉根部置入灌注管,灌注心脏停搏液使供体心脏停搏,然后将供体心脏插入 OCS。1~1.5 L 肝素化的供体血液预充灌注模块,启动 OCS 系统后尽快恢复心脏复跳,有时需要直流电击来恢复正常的窦性心律。根据需要注入腺苷和肾上腺素以维持主动脉灌注压和冠状动脉流量,具体目标生理和生化参数如表 13-6 所示。一旦 NMP 上的流量和压力稳定下来,就会定期通过测量动脉和静脉血乳酸来评估心脏。当心脏达到目标乳酸水平且肉眼检查无肉眼异常时,认为心脏移植是可行的。而且,该系统可以使用超声心动图或者冠脉造影来评估心脏功能。

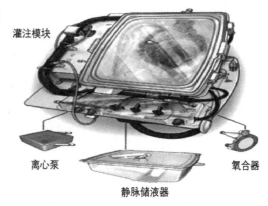

图 13-5 心脏器官保护系统示意图

(OCSTM,TransMedics,USA)

表 13-6 常温机械灌注管理的目标参数

参数	起始剂量/目标
泵流量(L/min)	0.9~1.2
冠状动脉流量(mL/min)	650~850
平均主动脉压(mmHg)	60~90
总乳酸	<5 mmol/L,动脉乳酸水平>静脉
手动/目测检查排除	排除肉眼可见的疾病和明显的室壁运动异常或心律失常

(3)SNMP 主要是避免了冷损伤,同时不会增加有氧代谢水平,因此无需额外的供氧载体。SNMP 结合 HMP 和 NMP 两种技术的优点,既避免 HMP 的低温损伤,又避免了 NMP 的系统复杂化,但是 SNMP 尚处于起步阶段,其研究效果需要大量研究证实。

(四)总结

心脏生理方面的复杂性增加了心脏保存的困难,SCS 技术是目前心脏器官保存最主要的方式,可妥善保存心脏 4~6 h。但随着器官保存技术的改良及边缘供器官的发展,SCS 技术已不能满足目前心脏移植现状。MP 作为新型体外灌注技术,证实可有效修复离体器官,并延长器官离体保存时间。大量动物实验及少量临床研究均已验证该设备的可靠性。目前临床上唯一用于心脏移植的 NMP 设备是 OCS,未来将针对系统的稳定性及便携性将进行改进,并进一步研究 HMP 及 SNMP 在临床中的应用效果。

二、离体肺灌注

(一)离体肺保存特点

肺脏作为人体的重要器官,其基本功能是进行气体交换,给全身组织供氧。肺实质细胞是人体内唯一不需要血液供氧的细胞,仅通过气体弥散,肺实质细胞就可以摄取充分的氧气供自身代谢。不同于腹腔脏器能承受 24～48 h 的冷缺血时间,肺的热缺血时间 1 h 左右,冷缺血时间 4～6 h,一旦超过此时间,肺功能明显恶化。一方面是由于肺组织所特有的肺泡结构及肺上皮细胞或血管内皮细胞具有较高的能量代谢系统,肺组织对缺血缺氧较为敏感。另一方面,肺血管内皮细胞十分脆弱,在肺移植过程中低温、冲洗、缺血、缺氧等都会对内皮细胞造成严重损伤,导致血管痉挛、水肿、闭塞性内膜增生、血管硬化,最终导致移植术后供肺功能不全。

针对肺脏在生理和功能的特殊性,肺脏保存的基本原则是:(1)尽可能缩短供肺热缺血时间;(2)适当低温保存;(3)肺膨胀保存;(4)实行供体肺灌注方法,清洗肺内血液成分,清除微血栓;(5)提供能量底物。

(二)SCS 技术

目前常用的肺脏保存液有很多种,如 EC 液、LPD 液、UW 液、Kyoto 液等。但是,对于肺移植保护液的最优选择仍有争议。在应用上述基本保存液来保存及灌注供肺的同时,许多研究还加入其他药物来对供肺进行保护。其中包括:前列腺素 E1,有抗白细胞粘聚、扩张血管、抗血小板聚集等作用;一氧化氮,舒血管物质;抑肽酶,丝氨酸蛋白酶抑制剂,可以减轻低温所致供肺的缺血再灌注损伤;血小板激活因子拮抗剂,可明显降低移植肺早期功能衰竭的发生率。

1. EC(Euro-Collins)液　属于细胞内液型保护液,为一种高钾、低钠的高渗晶体溶液。主要优点是保护液中的电解质成分与细胞内液相似,避免钠、钾交换,节省能量;同时,保护液中有较高渗透压的磷酸盐缓冲系统,可避免细胞水肿。这种溶液的缺点是在高渗透压条件下,葡萄糖容易被分解成乳酸,导致细胞内基质增加,最终细胞开始肿胀。

2. 低钾右旋糖酐(low potassium dextran,LPD)液　是细胞外液型的代表,低钾及右旋糖酐都能保护供肺。低钾保护供肺功能的机制是低钾时内皮细胞损伤较轻,炎症介质的生成和释放减少。右旋糖酐的保护供肺的机制有:(1)提高胶体渗透压,防止细胞水肿;(2)覆盖在血小板和内皮细胞表面产生抗凝作用,从而改善微循环;(3)能减少肺组织脂质过氧化的发生,保护肺表面活性物质的活力。

3. UW 液　被认为是器官保存液的"金标准",也可用于离体肺保存。

4. Kyoto 液　是日本东京大学研制的仿细胞外液型多器官保存液。该保存液采用葡萄糖醛酸盐和海藻糖替代了 UW 液中昂贵的乳糖醛酸和木棉糖作为非渗透性物质,能够减组织细胞水肿。目前,Kyoto 液已成功用于临床肺脏的保护,且效果优于 UW 液,但对肝脏和胰腺的保护效果还在研究中。

(三)离体肺灌注技术的出现和应用

自 1963 年 Hardy 第一次成功实施肺移植手术,肺移植已经成为终末期肺疾病的标准治疗方式。2003 年 Steen 等把常温灌注技术应用到肺移植领域,离体肺灌注技术(ex-vivo lung perfusion,EVLP)逐渐成为肺移植领域的一种修复供肺损伤以及延长供肺保存的技术,可以更大化地利用边缘性供肺,保证供肺的质量。

目前 EVLP 的适应证有:1. 氧合指数 $PaO_2/FiO_2<300$ mmHg;2. 胸片或临床评估发现肺水肿;3. 肺顺应性较差;4. 高危临床史,例如输血量>10 U,误吸或肺栓塞;7. 供体撤离生命支持治疗后,心脏死亡供体心脏停搏>1 h。

EVLP 装置模拟生理状态下的灌注方式,在体外建立一个肺动脉与肺静脉之间的封闭循环,并给予肺部气管插管和机械通气等支持手段。利用多种传感器测量 EVLP 系统中的多种参数,包括肺动静脉气体分压、pH、温度、流量、灌注压、通气参数等,此外,组织学、影像学等技术也可应用于 EVLP 过程来评估肺功能状态。通过这些测量手段可以在EVLP 过程中任意时间得到即时数据,从而量化肺功能指标,有助于对肺功能的评估。

到目前为止,主要有三种不同的 EVLP 设备已被批准用于临床,包括最常用的多伦多 XPS(XVIVO Perfusion)系统(见图 13-6),LS1(Vivoline Medical)系统和 OCS Lung(Transmedics)系统。在临床应用中,EVLP 系统在某些技术参数和灌注特性上有所不同,具体见表 13-7。目前国外许多移植中心已经开展多个前瞻性随机对照临床试验进行EVLP 研究,不同的移植中心采用各自的 EVLP 系统,取得了一些成效。我国尚无大型的 EVLP 临床研究,仅少数单位在开展临床前的实验研究。无锡市人民医院肺移植中心根据加拿大多伦多总医院经验构建了属于自己的 EVLP 系统,利用部分无法进行临床肺移植的供肺进行临床前研究。发现供肺在 EVLP 修复后肺水肿明显减轻,大体炎症明显好转。在未来的研究中,我们要根据我国供肺的特点,发展出符合我国肺移植的 EVLP系统,为供肺的来源和质量提供有力的保障。

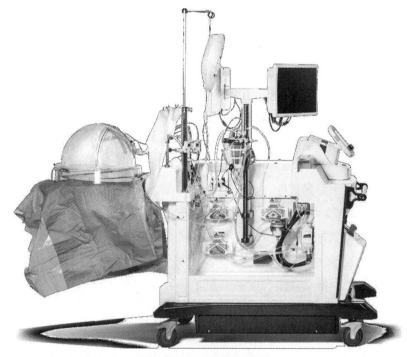

图 13-6　XPS 系统示意图

型号:(XVIVO perfusion, Goteborg, Sweden)

表 13-7　三种 EVLP 模式比较

指标	XPS 系统	LS1 系统	OCS Lung 系统
目标流量	40％心输出量	100％心输出量	2.5 L/min
开始流量	目标流量的 10％	100 mL/min	200 mL/min
肺动脉压力(mmHg)	≤16	≤20	≤20
左房状态[压力(mmHg)]	闭合(3～5)	开放(0)	开放(0)
灌注液	Steen 液	Steen 液＋红细胞	OCS 液＋红细胞
潮气量(mL/kg)	7	5～7	6
频率(次/min)	7	20	10
FiO_2(％)	21	50	21
持续时间	4～6 h,最长 12 h	2 h	转运期间持续灌注
使用目的	评估并修复供肺	评估供肺	运输供肺

(四)总结

　　肺脏由于其特殊的生理增加了其保存的难易程度,SCS 技术是目前肺保存的最主要的方式,可妥善保存肺脏 4～6 h。然而目前符合移植标准的供体肺数目已经无法满足移植需求,造成部分患者在等待合适供肺的过程中死亡。EVLP 通过持续评估和改善边缘供肺功能,增加了符合移植条件移植肺的数量,在一定程度上改善了供肺短缺的现状。需要进一步研究证实 EVLP 在临床应用的优越性,抑制炎症和在灌注过程中加入抗炎药的新方法可能为扩大 EVLP 的应用提供一个方向。

三、离体肝脏灌注

　　不同于心肺等脏器冷缺血时间 4～6 h,腹腔脏器如肝、肾、胰腺在保存液中能安全保存 24～48 h。且随着外科技术的发展,新的肝移植手术方式例如活体部分肝移植术,背驮式原位肝移植术,劈离式肝移植等减少了对供肝的需求。目前在肝移植手术中,离体肝脏灌注技术应用并不广泛。

　　目前临床常用的肝脏保存液有很多种,如 HTK 液、UW 液、SMO 液。有关动物研究表明,SMO 液相较于 HTK 液、UW 液,对肝脏细胞保护效果更好,而且由于 SMO 液中含有较少的非渗透性物质,肝脏水肿程度较轻。但是,对于肝移植保护液的最优选择存在很大争议,需要进一步临床研究证实不同保存液之间的利弊。

　　离体肝脏灌注技术,具体操作是当供肝离体后,分离肝动脉和门静脉并接入机械灌注装置,持续进行灌注,也可通过单独插管来建立门静脉和肝动脉的双重灌注。通常由第 2 个泵驱动肝动脉灌注,以便设置不同的压力和流量。目前,商业化体外 MP 装置产品正逐步问世并被应用于供肝保存及转运,有望在减轻供肝缺血再灌注损伤、提高供肝质量以及缓解供肝短缺等方面发挥巨大作用。OrganOx 系统是第一款 NMP 系统(见图

13-7），其临床前试验显示 OrganOx 系统在肝脏转运、保存方面安全有效，相比于 SCS 可以显著降低术后 7 d 内肝功能水平。如何利用 MP 装置同时结合供受者因素评估供肝质量和对供肝进行干预治疗和修复，是肝脏 MP 时代一个重要研究方向。虽然目前相关临床研究较少，但临床前试验已展现了可观前景，越来越多的研究开始转向脂肪肝供肝"减脂"、基因和细胞疗法等方面。

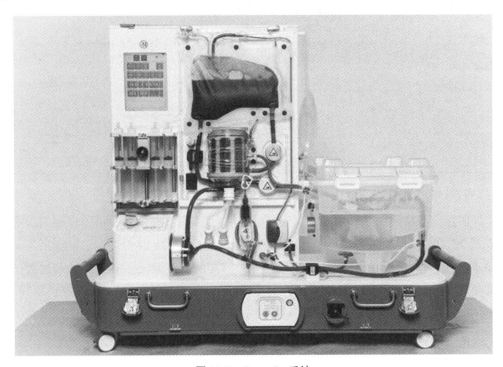

图 13-7　OrganOx 系统

型号：OrganOx system（OrganOx，Oxford，UK）

第七节　非心肺大血管手术的体外循环

CPB 技术被越来越多地应用于神经外科、胸外科、腹部外科等非心脏大血管外科，中毒、肿瘤热疗、心肺复苏中的应用也为某些疑难、重症患者提供救治手段。

一、神经外科中的应用

早在 20 世纪 60 年代初期，Woodhall 等人就采用 CPB 并 DHCA 技术为一颅内转移肿瘤患者成功切除瘤样囊肿。Mark 等人在 DHCA 下为数例复杂颅内病变患者进行了成功的手术切除，近年来国内一些学者运用 CPB 及 DHCA 行颅内巨大脑膜瘤切除术，获得较好的手术效果。随着 CPB 设备和灌注技术的改进,安全性大幅提高,CPB 成为复杂颅内动脉瘤及巨大颅内占位手术的重要辅助手段。

(一)适应证

1. 复杂类型颅内动脉瘤

(1)动脉瘤位于后颅窝等难以暴露位置。例如位于基底动脉分叉部或附着于重要结构周围。(2)动脉瘤由于硬化或出血导致瘤颈与周围结构粘连较明显的动脉瘤。(3)巨大动脉瘤(瘤体直径大于 2.5 cm)。(4)常规方法难以夹闭的动脉瘤。

2. 延髓成血管细胞瘤

3. 颅底血管球颈瘤

(二)CPB 方法

DHCA 或低流量灌注法:给予肝素 3 mg/kg 达到全身肝素化,股动静脉插管建立 CPB,ACT>480 s 后行转流并降温,流量维持 2.0~2.4 L/(m² · min),MAP 50~70 mmHg,温度 18 ℃左右时行 DHCA 或低流量[10~20 mL/(kg · min)]灌注法(具体方法见第十一章第五节)。

(三)CPB 管理原则

1. 脑保护

(1)采用深低温(具体指温度在 18~22 ℃)有效降低脑氧耗,提高脑组织对缺血、缺氧的耐受。在深低温状态下,脑血管丧失自身调节能力,脑血流量主要由灌注流量决定,这时候低流量 10~20 mL/(kg · min)可保证脑的耗氧量。如果能在深低温低流量下行手术,尽量不采用 DHCA。

(2)应用脑保护药物。在麻醉诱导及复温前应用激素、抑肽酶、甘露醇等。激素甲基强的松龙可明显减轻全身水肿和脑血管渗漏,减少脑缺血再灌注损伤;抑肽酶是一种天然的多肽丝氨酸蛋白酶抑制剂,能减少 CPB 中炎性介质的释放。甘露醇的脱水作用能适当控制颅内压,减轻脑水肿。其他药物,如乌司他丁、异丙酚等也具有一定的脑保护作用。

(3)以鼻咽温度作为温度控制指标。鼻咽温因其位置能更大程度上体现头颅温度的变化,能达到更好的脑保护效果,而以肛温作为参考可能会出现脑组织降温不足。

(4)充分静脉引流。普通股静脉插管常会引起引流不充分,可用长的多孔静脉插管至右心房,或加用负压辅助引流。

2. 心肌保护

此类手术在不开胸的情况建立 CPB,不能灌注心脏停搏液进行心肌保护,在复温时,容易出现各种心律失常,危及生命。复温后出现各种心律失常后能否自动转为窦性心律,是复苏的关键。这时需要密切监测血气、电解质并及时给予纠正;做好体外除颤器准备,必要时体外除颤逆转;停循环时注意勿过度放血以免造成空气栓塞;复温达 25 ℃后应适当维持灌注压在 40~60 mmHg,以利于冠状动脉灌注,必要时采用血管活性药物。

3. 血液保护

原则:(1)尽量缩短 CPB 时间,尤其是深低温时间;(2)可以使用抑肽酶、乌司他丁等进行"血液麻醉",减少血液成分的破坏和炎症反应。(3)建议 CPB 停机后输注新鲜冰冻血浆、血小板,并补充凝血酶原复合物及纤维蛋白原,改善凝血功能。(4)对于非肿瘤患者,可采用自体血回输防止血液浪费。

(四)总结

巨大颅内占位患者,手术常因脑组织脆弱、血运丰富等原因导致大量出血切除困难或因组织损伤产生严重并发症。CPB 辅助手术可以降低颅内温度、颅内压及血流量,使术野暴露清晰,减少术中出血、缩短手术时间,手术成功率大大提高。因此,对常规方法不宜施行手术的巨大颅内占位患者,CPB 可成为重要辅助手段。

二、胸外科中的应用

(一)胸部难治性肿瘤

1965 年 Nevile 等报道 CPB 在胸外科的首次应用,现在 CPB 可用于侵犯心脏及大血管的胸部难治性肿瘤(纵隔巨大肿瘤、肺癌、食管癌)切除手术中。CPB 下切除胸部难治性肿瘤,可降低心脏大血管张力,在出现致命性大出血时可快速输血和回收自体血,维持患者血流动力学稳定。而且,CPB 的应用使侵犯心脏及大血管的胸部肿瘤有了整块切除的可能,使视野暴露清晰,可减少剥离压迫肿瘤,减少肿瘤细胞血行播散;可提供肺支持,无血手术条件,提高根治率,扩大了手术范围。但手术本身创伤大,CPB 辅助需要抗凝会增加出血风险,因此术前要充分评估,严格把握手术指征。

1. CPB 辅助胸部肿瘤切除术适应证

(1)肿瘤伴有心腔内癌栓形成。

(2)肿瘤侵犯心房,需要做心房重建术者。

(3)肿瘤侵犯大血管(伴或不伴血管内癌栓形成)需行扩大切除和血管重建术。

(4)肿瘤与周围血运丰富的组织粘连严重,术中可能大出血者。

(5)肿瘤侵犯气管、隆突,需行气管、隆突重建术而又无法气管插管者。

2. CPB 辅助胸部肿瘤切除术管理要点

(1)合理且有效建立 CPB。与心脏外科建立 CPB 不同,胸部肿瘤插管变异较大,需根据病变部位的不同采取不同的插管方式。一般采用胸主动脉插管加右心房腔管,也可用股动脉插管加右心房腔管,便于处理主动脉病变。当手术视野显露不佳时,最好行股动、静脉插管。

(2)肺保护。CPB 及胸部肿瘤切除术可造成术后肺功能不全,术中应采取相关肺保护的几个策略:生物相容性涂层氧合器及管路;维持较高血浆胶体渗透压,减少肺水肿的发生;使用减轻 CPB 相关肺损伤的药物如抑肽酶、糖皮质激素、甘露醇等;应用改良超滤,减轻肺水肿和炎性介质诱导的肺损伤;减少异体输血。

(3)血液保护。尽量缩短 CPB 时间,减少出血风险;术中选择应用止血药物如氨甲环酸、氨甲苯酸等。

(4)注意心肌保护。若未见肿瘤侵袭主动脉,可采取在 CPB 下并行循环,不阻断主动脉以达到保护心肌的效果。

(二)复杂气管手术

主气管、肺门、隆突等部位的肿瘤、外伤或受到压迫时,呼吸道连续性中断,传统的气管内插管或气管切开已不能满足双肺氧供,多数患者不得不放弃外科手术治疗的机会。术中确保充分的气体交换是气管手术成功的关键,对于这类患者,建立 CPB,避免气管插管且能使血液获得良好的氧合和排出 CO_2,术中大出血可快速回输,维持血流动力学稳定,又保证了在一定时间内气管阻塞不致发生危险,是达到麻醉、肿瘤切除、气管重建的唯一选择。

1.CPB 下气管切除术的适应证

(1)气管肿瘤阻塞气管管腔超过 75%,并有窒息症状;

(2)气管肿瘤侵犯大血管;

(3)气管肿瘤侵及隆凸,范围较广;

(4)纵隔或颈部肿瘤压迫、侵犯气管,需行气管、隆突重建术而又无法气管插管者;

(5)困难气道,麻醉高风险患者。

2.CPB 下气管切除术的禁忌证

(1)气管插管难度不大者;

(2)不能耐受 CPB 者;

(3)气管肿瘤有远处转移者。

3.CPB 下气管切除术的管理要点

(1)局麻下股动脉、股静脉插管,快速且有效建立 CPB。

(2)心肌保护。根据患者情况调整灌注流量及静脉引流量,CPB 中不用降温或亚低温,保持窦性心律,避免低温导致的心律失常;

(3)肺保护。使用涂层氧合器,减少预充,维持较高胶体渗透压,防止肺水肿;尽量缩短 CPB 时间,建立 CPB 后可做气管插管,气管切除重建后可行单肺或双肺通气,避免长时间 CPB。

(4)积极应用止血药物和改善凝血的血制品。气管手术创伤大,出血多,注意术中、术后渗血的预防和处理。

三、腹部外科中的应用

(一)肝移植手术

肝移植手术中通常存在患者病情严重、手术时间较长、内环境变化急剧、出血风险高等情况,因此,一些辅助手段如CPB被引入到肝移植手术中,提高了手术的安全性,降低了术后重要脏器并发症的发生。

对于术前合并肝肾综合征,心功能差,严重肺动脉高压,术中存在大出血的患者,可选择CPB辅助肝移植手术。和一般的外科手术不同,患者术中会出现多个系统剧烈的、复杂的病理生理变化。因此,掌握手术各个时期的病理生理特点、维持良好的凝血功能及循环状态、保持内环境相对稳定是肝移植手术成功的关键。

1. 肝移植手术分期及病理生理特点

(1)无肝前期 从切皮开始到病肝切除,此阶段以阻断门静脉为终点。此期引起血流动力学不稳定的主要问题是术中出血以及快速腹水减压,结合术中的出血量给予适当扩容或血管活性药物支持有利于维持循环稳定。

(2)无肝期 从阻断门静脉和下腔静脉开始至新肝再灌注为止,此期病肝被切除并吻合新肝。此期引起血流动力学不稳定的主要问题下腔静脉及门静脉的阻断和开放。下腔静脉阻断后,回心血量骤减50%作用,机体会发生明显低血压;同时,无肝期由于肝脏不能正常代谢、冷供肝的植入、腹腔长时间的暴露及大量输血、输液等多重因素,代谢性酸中毒、高钾血症、低体温等一系列并发症出现。

(3)新肝期 从开放下腔静脉和门静脉,使移植肝供血开始恢复直至关腹结束手术为止。此期的初始阶段最为关键,主要危险为发生再灌注综合征。再灌注综合征发生率高,常发生在新肝期开始后的数分钟内,它是导致移植肝损伤及移植肝无功能的首要原因。开放门静脉后在移植肝和肠道中大量的酸性代谢产物、高钾物质、炎性介质、血管活性物质、低温液体迅速流入循环,使外周血管扩张、外周循环阻力降低和心肌抑制,出现低血压、心动过缓、甚至心脏骤停。同时,由于门静脉开放后,回心血量骤增,引起右心室后负荷增加,容易引起右心衰竭。

2. CPB辅助肝移植的适应证

CPB辅助肝移植的适应证是相对的,可根据具体手术的方式、患者本身情况、外科医生的技术以及医院的硬性设备而定。

3. CPB辅助肝移植的管理要点

(1)CPB装备完善 将血液引出体外并进行灌注的离心泵为首选;血液变温器和变温水箱;涂层管道;薄壁股动、静脉插管。

(2)采用静脉-静脉转流(VVB) 肝移植术中需要解决主要问题是下半身静脉血液

回流受阻,血液不需经过氧合,不用氧合器,因此,VVB 是目前肝移植术中最常使用的 CPB 流转方式。VVB 过程是门静脉、股静脉或髂静脉分别插管后用 Y 形接头连接引流管,用血泵将静脉血引出,经腋静脉、颈内静脉或头臂静脉插管,将血液灌回体内。

(3)手术中各时期的精准管理　因无肝前期的主要问题是术中出血以及快速放腹水引起血流动力学不稳定,所以 CPB 的快速输血输液或血管活性药物支持有利于维持循环稳定。无肝期的下腔静脉及门静脉阻断和开放易引起血流动力学不稳定,充分的静脉引流和适当的灌注流量,维持体温。新肝期预防再灌注综合征十分关键。无肝期末再灌注前预防性补充血容量,调节酸碱电解质平衡。开放循环前,移植肝用晶体液或人血白蛋白进行冲洗再缓慢开放下腔静脉。开放循环后,如果出现心肌抑制,需用正性肌力药支持,并根据情况补充血容量,或适当使用血管活性药物,积极纠正电解质紊乱和防止低体温的发生。

(4)加强术中凝血功能的管理　积极采用血气分析、ACT、PT、APTT、血栓弹力图、纤维蛋白原等评估凝血功能。肝移植术中可输注纤维蛋白原、重组活化凝血因子Ⅶa、凝血酶原复合物等改善凝血功能。能用药物纠正凝血功能时,尽量不使用用血制品。合理输注血制品纠正贫血和改善低凝状态,避免大量输血引起相关并发症。术中可采用部分肝素化(肝素用量 0.5～1 mg/kg)。肝素化后 ACT 值应维持在 200～300 s,达不到时须追加肝素直至达到预定值。转流中每隔 30 min 定期测定一次。

(二)布加氏综合征

布加综合征是由于肝静脉或肝段下腔静脉部分或完全阻塞引起的一种肝后性门脉高压综合征,表现为肝硬化,腹水,脾大脾亢,低蛋白血症等。对于肝静脉和(或下腔静脉)严重闭塞、长段闭塞、伴有血栓形成、肝静脉不通畅的布加综合征患者,传统常温直视下根治术通常术野暴露不清,手术时间短,往往不能实现肝静脉开口的成型和下腔静脉缺损的修复,CPB 技术为这类手术提供有效支持。CPB 不仅可提供清晰的手术术野和充分的手术时间,而且术中出血可以完全回收,节约库存血,从而保证循环稳定,提高手术的安全性。根据目前国内外研究报道,常规右房插管建立回输路径的 CPB 是目前较为广泛应用的 CPB 方式。具体是指 CPB 吸引术野的出血,经过滤加温后通过右房插管回输到体内。此种方式操作简单,符合血流正常生理途径,减少术中出血风险,可将右心底至右肾静脉开口以上上下腔静脉完全暴露,更加适用于各种复杂和复发布加综合征的根治。

四、中毒的救治

急性重度药物、毒物中毒的患者,病情发展迅速,很快出现肺水肿、昏迷,呼吸循环衰竭。若单纯应用洗胃、导泻、药物解毒等常规治疗方法,效果常不显著,尤其是目前尚无特效解毒药物的中毒,患者病死率高。自 20 世纪 50 年代首次报道采用血液透析成功救治 1 例大剂量阿司匹林中毒患者以来,体外血液治疗(extracorporeal blood treatment, EBT)已成为现代中毒、重症危急患者救治的有效方法之一。

EBT 技术能够利用氧合器功能快速提高动脉血氧分压,增加血液中氧合血红蛋白的浓度,迅速排出二氧化碳以及有毒气体,并且通过血液稀释和超滤、降低体内有毒物质的浓度。虽然 EBT 技术用于重症中毒的文献不多,但有限的报道均取得不错的效果。

(一)有机磷农药中毒的救治

1. 概述

急性有机磷杀虫药中毒(acute organic phosphorus insecticides poisoning, AOPIP)是指有机磷杀虫药进入体内抑制乙酰胆碱酯酶(acetylcholinesterase, AChE)活性,使体内乙酰胆碱大量蓄积,胆碱能神经持续冲动,最终出现先兴奋后衰竭的一系列毒蕈碱样(副交感神经末梢过度兴奋,出现瞳孔缩小、腹痛腹泻、大小便失禁、大汗、流泪和流涎、咳嗽气促、呼吸困难,严重者出现肺水肿)、烟碱样(出现肌颤、肌强直性痉挛,也可表现为肌力减退或瘫痪,重症呼吸肌麻痹引起呼吸衰竭或停止)、中枢神经系统(头痛、头晕、抽搐、谵妄、昏迷)等症状,严重者甚至死亡。有机磷农药主要经过胃肠道、皮肤黏膜、呼吸道吸收,吸收后迅速于全身各脏器分布,以肝内浓度最高,其次为肺、肾、脾等,脑和肌肉最少。

2. 诊断标准

(1)有机磷农药接触史;(2)出现有机磷农药中毒症状及体征,特别是有呼出气呈大蒜味、多汗、瞳孔缩小、肺水肿、肌颤及昏迷患者;(3)AChE 活性降低;(4)血、胃内容物有机磷及其代谢物检测。

3. CPB 辅助治疗原则

对严重急性有机磷中毒伴有呼吸、循环严重障碍的患者,可行股动脉、股静脉或股动脉、锁骨下静脉穿刺置管,快速建立 CPB。常温、低流量长时间(200～500 mL/min,转流时间大于 4 h)转流,维持温度在 35～36 ℃,血液超滤和血液置换(中毒时间>11 h 的患者,转流 2 h 后逐渐加入新鲜全血 1000～1200 mL,以增加胆碱酯酶的活力),并加强利尿。

(二)一氧化碳中毒的救治

1. 概述

一氧化碳(CO)与血红蛋白的亲和力高,且解离困难,一旦吸入体内形成稳定的碳氧血红蛋白(COHb)。COHb 本身不能携带氧,并妨碍氧合血红蛋白的解离,加重组织细胞缺氧。另外,CO 还能结合还原型细胞色素氧化酶二价铁,影响细胞氧化和呼吸过程,妨碍组织氧的利用。临床表现以急性脑缺氧的症状与体征为主。轻度中毒(COHb 浓度 10%～20%),中度中毒(COHb 浓度为 30%～40%),重度中毒(COHb 浓度达 40%～

60%)。轻中度一般出现头痛、头昏、心悸、恶心等症状,于吸入新鲜空气或氧疗后可恢复正常。重度急性 CO 中毒时,患者会迅速出现呼吸抑制、肺水肿、心律失常或心力衰竭、甚至失去意识,部分可呈现去皮质综合征的状态,受压部位皮肤常可出现红肿及水疱。治疗以氧疗和防治脑水肿为主。

2.CPB 应用原则

对于急性重度 CO 中毒的患者,经皮股动、静脉穿刺尽快建立 CPB,能够利用氧合器快速提高动脉血氧分压,加速排出已解离的 CO,同时,通过血液稀释和超滤降低体内有毒物质的浓度;存在肺水肿、呼吸衰竭、循环衰竭时 CPB 具有良好的生命支持功能及脏器保护功能。流量以 200~500 mL/min 低流量为主,转流时间 4 h 左右,密切监测平均动脉压、心电图、温度、ACT、尿量、血气、血生化、血常规以及 HbCO 测定等,及时纠正电解质及对症处理。

五、肿瘤热疗

(一)概述

肿瘤热疗的原理是将组织加热到 42.5~43.5 ℃(能杀灭肿瘤细胞的温度)并持续 1~2 h,达到在杀灭肿瘤细胞的同时不损伤正常组织(正常组织细胞安全温度界限为 45±1 ℃)的一种方法。热疗不仅能直接杀灭肿瘤细胞,还可以强化放化疗的效果,有效抑制肿瘤转移,且不会引起化疗引发的骨髓抑制、脱发等不良反应。

(二)CPB 在区域性热灌注中的应用

通过 CPB 高温(患侧局部温度要达到 40~42 ℃)和高氧(氧合器可使血氧分压高达 400~600 mmHg)直接杀死肿瘤细胞,最后辅以化疗。具体方法:股动、静脉置管(也可采用髂外动、静脉置管),小号氧合器(或不用氧合器需要连接变温装置)。用止血带阻断肢体远端肿瘤处血流,近端肿瘤处直接使用阻断带阻断,临时阻断或结扎沟通全身循环的大血管。开始以低流量灌注<1000 mL/min,转流开始后用专用变温水箱升温,使肿瘤区域的血温达到 42 ℃左右,将化疗药物加入 CPB 管路中,高温隔离灌注维持 1 h,后逐渐降温至 38 ℃开始减低流量停机;停机后进行组织灌洗 2 次,丢弃机血,以等量血液回输给患肢。最后拔除动、静脉插管,松开止血带恢复患肢血运,治疗结束。

(三)体外循环全身热灌注疗法(extracorporeal whole body hyperthermia,EWBH)

EWBH 指用 CPB 设备将引流出体内部分血液,然后体外进行加热到治疗温度,最后再重新灌入患者体内。管理要点为:(1)完善物品:离心泵、变温水箱(能迅速将水温升至 50 ℃和降温的冷热水循环水箱)、热交换器、气泡微栓过滤器、循环管路。(2)CPB 预充液应选择在高温下不易变构分解,分子量小、传热快、不易产生微气泡的液体,0.9%的生理盐水是较为理想的晶体液,预充排气并加 40 ℃,并持续内循环,保持温度;人体白蛋白和代血浆可在热疗后温度恢复至正常给予。(3)体温管理:升温期(从转流开始到中心温度达 42.0 ℃)。控制升温速度是关键。食管温和直肠温温差小于 1 ℃,水温与血温温差小于 10 ℃;CPB 流量以低流量开始,流量为心输出量的 10%,持续 10 min 后流量逐渐增加,并控制在心输出量的 20% 以下。当体温>39 ℃时,为了减少高温对大脑的影响,头部可采用冰帽或冰袋降温。高温平台期(当食管或直肠温度达到 41.6 ℃,持续约 2~3 h)是 EWBH 的治疗期,控制好体温,以免损伤机体正常组织。降温期(从高温平台期降温到 39~38 ℃)速度不宜过快,过低的水温可使血温迅速下降,体内温差过大,影响血流动力学的稳定。预期的降温时间需要 45~60 min,可以予以间断的水循环,当直肠温度下降至 39 ℃时,去掉头部冰袋或冰帽,当食管温降至 38.0 ℃,可以停循环。

(四)总结

CPB 是肿瘤治疗的一种手段,它虽然是一种侵入性的治疗方法,会造成病人各组织器官一定的可逆性损伤,但它对治疗恶性肿瘤确有不可忽视的疗效。随着对 EWBH 研究的进一步深入,许多新型手段例如非机械通气辅助 EWBH 正在越来越多地应用于临床中,全身热疗与化疗和(或)放疗联合应用在治疗恶性肿瘤方面有着广阔的前景。

六、心肺复苏中的应用

(一)概述

各种原因引起的心脏骤停(cardiac arrest,CA)是我国患者死亡的主要原因之一。发生 CA 时,救治的时效性十分重要,传统心肺复苏(conventional cardiopulmonary resuscitation,CCPR)是心脏骤停后基本治疗方式,但 CCPR 时心输出量只能达到 CA 前的 25%~40%,仅能够为脑和心脏提供部分有效循环,通过 CCPR 治疗的 CA 者也仅有半数患者能够恢复自主循环,预后不佳。

CPB 作为循环呼吸系统支持的一种技术,在心肺可逆性复苏中的得到越来越多的临床应用。20 世纪 60 年代,CPB 首次被用于急性肺栓塞导致的心脏骤停并获成功。近年来,随着心肺支持系统的便携化,CPB 能在手术室以外的各种场所(重症监护、急症室等)等快速建立,由此诞生了新的专有名词——体外心肺复苏(extracorporeal cardiopulmonary resuscitation,ECPR)。ECPR 是指对 CA 复苏困难或自主循环间断恢复的患者快速实施 ECMO,提供短暂的呼吸循环支持的技术。同 CCPR 相比,ECPR 治疗的 CA 患者自主循环恢复比例可高达 95%,神经功能恢复率及远期生存率明显增加。

(二)ECPR 的适应证

目前尚无统一标准,但主要应用于可逆原因导致的心脏骤停。在医院的技术条件及经济条件允许的情况下,ECPR 应尽早实施,以 20 min 内开始最为合适,最迟不能超过 60 min。

1. 年龄 18～75 岁;

2. CA 后 15 min 内进行高质量不间断的 CCPR;

3. CA 的原因是可逆性的,例如外伤、肺栓塞、ARDS、药物中毒、严重低温等;

4. 进行 20 min 高质量 CCPR 不能恢复自主循环或自主循环只能间断恢复;

5. CA 患者即将接受心脏移植或者是器官捐献的供体。

(三)ECPR 的禁忌证

1. 无法控制的出血,例如活动性颅内出血、消化道大出血;

2. 颅内损伤严重,意识严重受损;

3. 多个脏器功能障碍;

4. 主动脉瓣重度关闭不全、左心室存在血栓;

5. 患者家属拒绝心肺复苏。

(四)ECPR 技术要点

1. 团队协作,快速置管,尽快建立 ECPR。

2. 优化 ECPR 管理　(1)保持流量,使机体充分供氧和灌注,纠正电解质及酸碱平衡紊乱。(2)ECPR 期间需要重点监测 MVP、Hct、ACT 及插管侧肢体的灌注情况,及时处理并发症的发生;(3)维持一定的抗凝水平,以 ACT 为监测指标;(4)进行目标体温管理,维持体温 32～36 ℃。

3. 查明病因　CPB 支持下进行超声心动图、心导管、CT、MR 等检查明确心脏骤停的原因。明确诊断后进行必要的治疗,如急性心肌梗死患者需尽早进行经皮冠状动脉介入治疗。完成治疗的患者要及时评估神经系统和心脏恢复情况。

4. 尽快撤离 ECPR　(1)血流动力学稳定(仅需要小剂量血管活性药物);(2)无恶性心律失常;(3)电解质及酸碱平衡;(4)流量可减少到正常心排血量的 10%～20%;(5)超声心动图提示左室功能正常。多数预后较好的患者可在 ECPR 实施后 3 d 内撤离 ECMO,如心功能在 7 d 后仍不能恢复,可考虑改用心室辅助装量或行心脏移植术。

(四)总结

虽然目前尚无高质量的循证医学证据证明 ECPR 和 CCPR 后患者结局有所不同,但许多回顾性研究显示,ECPR 后患者神经功能恢复率及远期生存率明显增加。CCPR 失败后,ECPR 可作为危重患者关键性挽救手段。在实施 ECPR 的过程中,要掌握适应证及应用时机,由专业团队协作实施,快速建立插管,优化 ECPR 管理,尽快筛查及处理原发病,才能使多数 CA 患者获益。

(章　燕　周荣华)

参考文献

[1]Engelman R，Baker R A，Likosky D S，et al. The society of thoracic surgeons，the society of cardio-vascular anesthesiologists，and the american society of extracorporeal technology：clinical practice guidelines for cardiopulmonary bypass—temperature management during cardiopulmonary bypass[J]. The annals of thoracic surgery，2015，100(2)：748-757.

[2]刘晋萍,苗晓蕾,赵明霞,等. 体外循环实施无血浆预充策略对婴幼儿心脏术后凝血及临床状况的影响[J].中国循环杂志,2014,29(4):292-295.

[3]周纯,冯正义,赵举,等. 体外循环中人工胶体预充对体重低于 5 kg 先天性心脏病患儿术后凝血功能影响的研究[J].中国胸心血管外科临床杂志,2019,26(8):766-771.

[4]祝忠群,朱德明,苏肇伉,等. 先天性心脏病儿体外循环的再氧合损伤[J].中国体外循环杂志,2005,3:131-133.

[5]刘晓敏,张雷英,于洋,等. 心脏外科手术体外循环过程血液保护和输血策略[J].中国体外循环杂志,2018,16(5):318-320.

[6]Maughan Ron. Carbohydrate metabolism[J]. Surgery (Oxford),2009,27(1):6-10.

[7]Sanders L M. Carbohydrate：digestion，absorption and metabolism[J]. Encyclopedia of Food and Health,2016,6:643-650.

[8]HallJohn E. Guyton and hall textbook of medical hysiology E-Book[M]. Salt Lake：Elsevier health sciences,2020:1-101.

[9]Michael M，Lehninger A L，Nelson D L. Lehninger principles of biochemistry[M]. New York：W. H. Freeman and Company,2021:1-10.

[10]葛均波,徐永健,王辰. 内科学[M].北京:人民卫生出版社,2018:45-65.

[11]龙村,李欣,于坤. 现代体外循环学[M].北京:人民卫生出版社,2017:777-796.

[12]Ogawa T. Cold agglutinins in a patient undergoing normothermic cardiac operation with warm car-dioplegia[J]. BMJ Case Rep,2017:bcr2017221888.

[13]Yan S，Yang Y，Fan H，et al. Cardiopulmonary bypass strategy in a patient with cold agglutinin of high thermal amplitude[J]. Artif Organs,2020,44(5):535-536.

[14]Richardson R，Issitt R，Crook R. Beta-thalassemia in the paediatric cardiac surgery setting—a case report and literature review[J]. Perfusion,2018,33(3):232-234.

[15]中国医师协会心血管内科医师分会血栓防治专业委员会. 肝素诱导的血小板减少症中国专家共识(2017)[J].中华医学杂志,2018,98(6):408-417.

[16]周福硕,黄凌瑾,王锷,等. 心脏手术患者围术期肝素诱导的血小板减少症[J].中南大学学报(医学版),2015,40(7):790-796.

[17]Abdillah J，Hu Q，Chen X，et al. Heparin-induced thrombocytopenia in infants after heart surgery[J]. Thorac Cardiovasc Surg,2019,67(1):1-7.

[18]Warkentin T E. Heparin-induced thrombocytopenia：diagnosis and management[J]. Circulation,2004,110(18):e454-e458.

[19]Shore-Lesserson L，Baker R A，Ferraris V A，et al. The Society of Thoracic Surgeons，The Society of Cardiovascular Anesthesiologists，and The American Society of ExtraCorporeal Technology：Clinical practice guidelines-anticoagulation during cardiopulmonary bypass[J]. Anesth Analg，2018，126：413-24.

[20]Evans L，Rhodes A，Alhazzani W，et al. Surviving sepsis campaign：international guidelines for management of sepsis and septic shock 2021[J]. Intensive Care Med，2021，47：1181-247.

[21]Combes A，Hajage D，Capellier G，et al. Extracorporeal Membrane Oxygenation for Severe Acute Respiratory Distress Syndrome[J]. N Engl J Med，2018，378(21)：1965-1975.

[22]Wang A，Fosbol E L. Current recommendations and uncertainties for surgical treatment of infective endocarditis：a comparison of American and European cardiovascular guidelines[J]. Eur Heart J，2022，43(17)：1617-1625.

[23]Seeliger B，Stahl K，David S. Extracorporeal techniques for blood purification in sepsis：an update [J]. Internist (Berl)，2020，61(10)：1010-1016.

[24]Bierer J，Stanzel R，Henderson M，et al. Ultrafiltration in pediatric cardiac surgery review[J]. World J Pediatr Congenit Heart Surg，2019，10(6)：778-788.

[25]Mongero L，Stammers A，Tesdahl E，et al. The effect of ultrafiltration on end-cardiopulmonary bypass hematocrit during cardiac surgery[J]. Perfusion，2018，33(5)：367-374.

[26]Low Z K，Gao F，Sin K Y K，et al. Modified ultrafiltration reduces postoperative blood loss and transfusions in adult cardiac surgery：a meta-analysis of randomized controlled trials[J]. Interact Cardiovasc Thorac Surg，2021，32(5)：671-682.

[27]Goetz G，Hawlik K，C Wild，extracorporeal cytokine adsorption therapy as a preventive measure in cardiac surgery and as a therapeutic add-on treatment in sepsis[J]. Critical Care Medicine，2021，49 (8)：1347-1357.

[28]Bonavia A，Groff A，Karamchandani K，et al. Clinical utility of extracorporeal cytokine hemoadsorption therapy：a literature review[J]. Blood Purif，2018，46：337-549.

[29]Bottari G，Di Nardo M，Gleeson J，et al. Extracorporeal blood purification techniques in children with hyper-inflammatory syndromes：a clinical overview[J]. Minerva Anestesiol，2019，85：531-542.

[30]Al Khabori M，Al Riyami A，Siddiqi MS，et al. Impact of cell saver during cardiac surgery on b9ood transfusion requirements：a systematic review and meta-analysis[J]. Vox Sang，2019，114：553-565.

[31]中国心脏重症主动脉内球囊反搏治疗专家委员会. 主动脉内球囊反搏心脏外科围术期应用专家共识[J]. 中华医学杂志，2017，97(28)：2168-2275.

[32]Lorusso R，Whitman G，Milojevic M，et al. 2020 EACTS/ELSO/STS/AATS expert consensus on post-cardiotomy extracorporeal life support in adult patients[J]. Ann Thorac Surg，2021，111(1)：327-369.

[33]黄凌瑾，罗万俊，胡庆华，等. 左心转流下人工血管置换术治疗胸腹主动脉瘤[J]. 中南大学学报(医学版)，2021，46(4)：400-403.

[34]李建辉,乔银标,贾俊君,等. 推动体外器官灌注技术发展,提高捐献器官利用率及质量[J]. 中国体外循环杂志,2020,14(2):83-86.

[35]任崇雷,李佳春. 体外循环技术在非心脏外科的应用发展及思考[J]. 中华移植杂志,2019,17(6):321-322.

[36]周荣华,李坚,李羽等. 体外循环在非心脏外科手术中的应用——附7例报告[J]. 中国体外循环杂志,2008(1):24-25.

[37]中华医学会急诊医学分会复苏学组. 成人体外心肺复苏专家共识[J]. 中华急诊医学杂志,2018,27(1):22-29.

第四篇　体外循环研究与培训

第十四章

中外体外循环经典的基础研究与临床试验简介

从 1953 年 John Gibbon 首次成功将 CPB 成功应用于临床,到今天 CPB 已经成为了心脏手术的常规;从最初离体实验和动物模型研究,再至蓬勃发展的一系列临床研究,人们对 CPB 已经有了比较深入的认识。随着生物材料的进步和 CPB 管理理念的不断成熟,CPB 心脏手术的死亡和并发症发生率均已经降至很低的水平,CPB 的科学研究也似乎陷入了瓶颈,CPB 领域的研究者们很难取得能与前辈们相比较的跨时代性进展。同时,随着医学循证医学理念的发展,CPB 当前的热点是高质量的临床研究,从而为 CPB 管理提供更高级的循证医学依据,实现经验医学向循证医学的转化。

本章中,将总结中外 CPB 经典的基础研究与临床试验,基础研究部分介绍经典的 CPB 动物模型和离体模型研究方法和有代表性的研究,而临床研究部分将介绍高质量的临床研究,以发表在高水平期刊上并对目前 CPB 管理有指导意义的随机对照试验(randomized controlled trial,RCT)为主。同时,我们看到国内的学者积极在国外杂志发声,展现国内 CPB 的学术水平,推动 CPB 专业的进步。

第一节　基础研究

CPB 的基础研究包括体外试验和体内试验。体外试验主要是指 CPB 的设备耗材研制、离体 CPB 测试性能、细胞试验、药物研究等;体内试验主要指大型动物试验和小型动物试验。

一、动物模型研究

CPB 大动物模型包括狗、羊、猪和兔,大动物模型是最早研究 CPB

对生理影响的基础,尤其是 CPB 狗模型贡献了非常多经典的研究。随着分子生物学的进展,CPB 大鼠模型的成熟,大鼠 CPB 模型成为了 CPB 器官保护分子机制研究的主战场。

(一)大动物模型的研究

1. 关于 CPB 中低温对心肌血流和代谢的影响的研究(Studies of the effects of hypothermia on regional myocardial blood flow and metabolism during cardiopulmonary bypass)

1977 年,在 *J Thorac Cardiovasc Surg* 杂志上发表了由一个团队完成的 5 篇关于 CPB 中低温对心肌血流和代谢的影响的研究,分别是Ⅰ—充足灌注的跳动、颤动、停搏心脏(The adequately perfused beating, fibrillating, and arrested heart.),Ⅱ—阻断后中低温持续灌注的跳动心脏(Ischemia during moderate hypothermia in continually perfused beating hearts),Ⅲ—温度、时间和灌注压对颤动心脏的影响(Effects of temperature, time, and perfusion pressure in fibrillating hearts),Ⅳ—常温跳动心脏的局部心房低温(Topical atrial hypothermia in normothermic beating hearts)和Ⅴ—停搏心脏缺血期间的局部深低温(Profound topical hypothermia during ischemia in arrested hearts)。团队成员都是心肌保护研究领域的先驱,其中大家最为熟悉的是 Gerald D. Buckberg, M. D,他在 CPB 心肌保护方面作了非常多突出贡献,4∶1 含血停搏液 Buckberg 停搏液即以他的名字命名。这一系列研究帮助人们建立了对 CPB 中心肌保护较为深入的认识。其中最知名的是Ⅰ—充足灌注的跳动、颤动、停搏心脏(The adequately perfused beating, fibrillating, and arrested heart)。

该实验在 CPB 狗模型上完成。实验狗经全麻后建立低温 CPB,左室充分减压。心肌温度通过左室心肌温度探头测定,心肌血流通过放射性微球法测定,心脏摄氧由动脉和冠状静脉窦血液氧合指标计算得到;心室顺应性通过左室心尖部置入的球囊导管压力测定。实验完成后,实验狗被处死,对左室游离壁进行病理检测。实验狗被分成三组:空跳组,CPB 全程心脏充分减压跳动;颤动组:CPB 开始后心脏被诱颤并维持 CPB 全程;停搏心脏组:CPB 开始后通过经主动脉根部注射高钾诱导停搏。按照温度梯度分为 4 组:37 ℃、32 ℃、28 ℃、22 ℃。

研究发现在不同心脏搏动条件下,随着心肌温度的降低,心肌摄氧量逐渐下降。在常温(37 ℃)条件下,室颤心脏耗氧量大于空跳心脏;而在低温条件下(32 ℃,28 ℃和 22 ℃),耗氧量从高到低排序依次是空跳心脏、颤动心脏和停搏心脏,停搏心脏的耗氧量比空跳心脏或室颤心脏低 70%～80%(图 14-1)。在 4 个温度下,室颤心脏的心室张力均高于空跳心脏。左室冠脉血流在不同温度的空跳心脏下和 28 ℃、22 ℃室颤心脏下分布均匀,在不同温度的停跳心脏和 37 ℃、32 ℃室颤心脏下血流向心内膜下再分布。

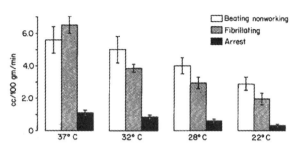

Fig. 1. Left ventricular myocardial oxygen uptake of beating empty, fibrillating, and arrested perfused hearts at myocardial temperatures of 37°, 32°, 28°, and 22° C. Values are mean ± S.E.M.

图 14-1　不同温度下空跳、室颤、停搏心脏左心室心肌摄氧量的差异

（引自 Buckberg GD，Brazier JR，Nelson RL，et al. Studies of the effects of hypothermia on regional myocardial blood flow and metabolism during cardiopulmonary bypass. I. The adequately perfused beating，fibrillating，and arrested heart. J Thorac Cardiovasc Surg. 1977;73(1):87-94.）

　　该研究显示，在心脏充分灌注情况下低温可以减少氧耗。同时，该研究还明确了跳动、室颤和停跳心脏在不同温度下的氧耗、室壁张力和血流分布情况。尤其是不同温度的氧耗数据，是 CPB 中心肌保护的重要基础，在各个 CPB 教材中都占有重要篇幅。

　　2. 术中心脏吸引：CPB 中脑脂质栓塞的主要来源（Cardiotomy suction：a major source of brain lipid emboli during cardiopulmonary bypass）

　　该研究于 1998 年发表于 *Ann Thorac Surg* 期刊。该研究是在 CPB 狗模型上进行实验，其立意和设计非常巧妙。

　　脑损伤是在 CPB 心脏手术的患者面临的一个重大问题，且尸检脑标本显示微血管中存在大量无细胞脂质沉积（10 至 70 μm）和栓塞后形成的血管扩张，既往认为这些脂质栓塞来自主动脉粥样斑块或者 CPB 血液破坏产生的脂质。研究者通过设计精妙的动物分组实验期望找到栓塞和毛细血管/动脉扩张的来源。13 只狗分为四组进行研究：第一组右心 CPB（$n=3$）；第二组下半身 CPB（$n=2$）；第三组传统 CPB（$n=3$）；第四组（$n=5$）传统 CPB+术中心脏吸引。所有组的狗在 CPB 中维持 60 min，然后安乐死。采集脑标本，用乙醇固定，用火棉胶包埋，并用碱性磷酸盐组织化学技术染色，观察毛细血管/动脉扩张计算扩张。

　　各组每平方厘米的平均扩张密度如下：第一组，1.77±0.77；第二组，4.17±1.65；第三组，4.54±1.69；第四组为 46.5±14.5。第四组的扩张密度显著高于第三组（$P=0.04$）和所有其他组（$P=0.04$）。该研究显示，脑脂质栓塞大部分来自术中心脏吸引。

　　该研究被引用高达 252 次，虽然该研究虽然样本量非常少，但是揭示了 CPB 中脑脂质栓塞的来源，在该研究基础上，研究者对 CPB 心外吸引血液的坏处有了更多认识、开展一系列临床研究，形成了心脏吸引隔离的理念。

　　3. 炎症反应的减少不能预防山羊胎儿心脏搭桥术后胎盘功能障碍（Decrease in inflammatory response does not prevent placental dysfunction after fetal cardiac bypass in goats.）

该研究来自广东省人民医院周成斌和庄建教授团队,于 2012 年发表于 *J Thorac Cardiovasc Surg* 杂志。对于产前诊断心脏畸形的胎儿,宫腔内完成心脏手术矫治是未来的治疗方式之一,胎儿 CPB 的建立和如何避免 CPB 后并发症是难点。该研究的目的是研究炎性反应与 CPB 后胎盘功能障碍的关系。

将 15 只孕龄在 120～140 d 之间的孕山羊麻醉后,暴露子宫后麻醉胎儿,切开子宫后行胎儿正中胸骨切开打开心包,由右心房-主肺动脉插管建立 CPB,阻断主动脉灌注冷改良 St Thomas 心脏停搏液使胎儿心脏停搏,30 min 后主动脉开放,15 min 脱离 CPB,对胎儿进行 2 h 监测后处死。实验动物分为对照组(CG)、体外循环组(FB)和二硫代氨基甲酸吡咯烷(pyrrolidine dithiocarbamate,PDTC)体外循环组(FP)。PDTC 为核因子 κB(nuclear factor,NF-κB)的特异性拮抗剂。CG 组为假手术组,行胸骨切开和插管、不进行 CPB;FB 组按上述描述进行 CPB;FP 组的每只动物在胎儿胸骨切开后静脉注射 PDTC,并按上述描述进行 CPB。比较三组 CPB 中血流动力学,胎盘阻力,胎儿血浆的各种分子水平。

研究结果显示,三组 CPB 中胎儿血压、心律无差异。与 CG 组相比,FB 和 FP 组胎盘血管阻力明显增加。三组患者的血浆一氧化氮水平均升高。FB 组和 FP 组血浆内皮素 1(endothlin-1,ET-1)水平显著升高,两者之间无明显差异。与 CG 和 FP 组相比,FB 组的血浆 6 酮前列腺素 F1a(6-keto-prostaglandin F1a,6-K)、血栓素 B2(thromboxane B2,TXB2)、IL-6 和 TNF-a 水平显著升高。FB 组胎盘组织中 IL-6 和 TNF-a mRNA 的转录水平显著高于 FP 和 CG 组。FB 组胎盘组织中活化的 NF-κB 含量也显著高于 FP 组和 CG 组。该研究显示胎儿心脏搭桥术诱导的炎症反应有 NF-κB 途径的参与并导致胎盘功能障碍。然而,对 NF-κB 活化的药理学抑制和炎症反应的减少并不能缓解胎盘功能障碍。

广东省人民医院开展了一系列胎儿 CPB 心脏手术的动物模型基础研究,在国内乃至国际均处于领先水平。建立胎儿 CPB 动物模型的难度很大,在此基础上该研究还为胎儿 CPB 后胎盘功能障碍的发病机制提供了线索。

(二)小动物模型的研究

1. 深低温停循环长期存活大鼠神经功能恢复模型(Neurologic recovery after deep hypothermic circulatory arrest in rats: A description of a long-term survival model without blood priming)

该研究来自阜外医院 CPB 中心吉冰洋教授团队,2019 年发表于 *Artif Organs* 杂志。该研究描述了深低温停循环长期存活大鼠模型的建立方法,并比较了深低温停循环后 2 d、14 d 和 30 d 的神经病理改变。

大鼠采用吸入麻醉,经尾动脉、左侧颈内静脉插管建立 CPB 持续 105 min。流量设定为 >120 mL/(kg·min),常温持续 5 min,接着在 30 min 内降温至直肠温度 18 ℃,并用冰袋局部冷却，使用 α 稳态管理动脉血气。然后，18 ℃ 深低温停循环维持 30 min，随后 CPB 重新建立，复温 40 min 至直肠温度大于 35 ℃，随后脱离 CPB，拔除插管。术后第 2 d、14 d、30 d 分别将不同分组的大鼠处死，评估脑组织病理损伤。病理学分析显示，术后第 2 d 神经病理损伤最重，术后 14 d 次之，术后 30 d 最轻。另外，术后 30 d 病理改变与假手术组无差异。这提示在大鼠模型上，深低温停循环导致的神经病理损伤在术后 30 d 可恢复，损伤和恢复的机制还有待进一步深入研究。

该研究是国内乃至国际首个深低温停循环后长期存活的大鼠模型，之前的研究最长仅在 CPB 14 d 后观察大鼠神经功能和组织学改变，而深低温停循环模型基本没有术后存活的模型。该模型的建立可以为今后深低温停循环的神经损伤机制和神经保护的研究提供基础。

2. 冷诱导 RNA 结合蛋白可减轻 CPB 引起的血脑屏障破坏（Cold-inducible RNA-binding protein as a novel target to alleviate blood-brain barrier damage induced by cardiopulmonary bypass）

该研究于 2019 年发表于 *J Thorac Cardiovasc Surg* 杂志，阜外医院吉冰洋教授团队在深低温停循环大鼠模型上对低温 CPB 的脑损伤机制进行了探讨。该研究关注了冷诱导 RNA 结合蛋白（cold-inducible RNA-binding protein，Cirp），该蛋白属于冷休克蛋白家族成员，广泛表达于多种组织，正常细胞呈低表达状态，但多种应激，如低体温、缺氧、过氧化氢等可上调 Cirp 的表达。

大鼠随机分为 3 组，假手术组、CPB 组、CPB+Cirp$^{-/-}$ 组（Cirp$^{-/-}$ 组）。CPB 建立采用：尾动脉穿刺置管作为动脉灌注端；颈静脉穿刺置管于右心房水平，作为静脉引流。胸骨正中开胸后，3.5 mm 的球囊导管通过右颈动脉送入升主动脉水平，作为内源性主动脉阻断钳。CPB 时间共 75 min，降温至 32 ℃（15 min），通过右颈动脉置管推入 0.9 mL 托马斯液，球囊导管充气，心脏停搏 30 min，复温、主动脉开放 30 min 后停机。停机后处死，对脑组织损伤情况和血脑屏障（blood-brain barrier，BBB）完整情况做病理分析，检测大脑海马组织炎症因子转化生长因子 β1-基质金属蛋白酶-9（transforming growth factor β1-transf-matrixmetalloproteinase 9，TGF-β1-MMP-9）信号通路表达情况。

研究显示 Cirp$^{-/-}$ 组 BBB 破坏程度比 CPB 组严重，HE 组织病理评分、TUNEL 阳性细胞计数、血清胶质纤维酸性蛋白（glial fibrillary acidic portein，GFAP）水平及海马丙二醛（malonaldehyde，MDA）表达显著高于 CPB 组，而尼氏染色阳性细胞显著低于 CPB 组。Cirp 可能与阻断 TGF-β1-MMP-9 信号通路相关，能维持 BBB 的完整性。推测 TGF-β1 激活 MMP-9 表达水平，使促炎介质 TNF-a 表达升高；抗炎介质白介素 4（interleukin，IL-4）显著降低；而 IL-5、IL-10 和 IL-13 组间无显著差异。该研究首次证实了 Cirp$^{-/-}$ 与 75 min CPB 后大鼠脑损伤加重相关（海马神经元损伤和局部脑氧化应激损伤明显增加），并可能与 TGF-β1-MMP-9 通路有关。

该研究是国内在大鼠 CPB 模型上发表的有代表意义的研究之一，发现 Cirp 蛋白可能对低温 CPB 脑损伤有保护作用,为 CPB 相关脑损伤提供了一个潜在的干预靶点。

二、离体模型研究

CPB 基础研究还包括离体模型研究,这是体现 CPB 专业兼具生物医学工程学科特色的一面。离体模型的研究通常是检测 CPB 设备有效性和参数的重要部分,如血泵、氧合器、插管等在临床上市前均需要通过离体实验验证,如在离体模型上比较不同产品对搏动灌注参数的影响;探讨 CPB 中血液成分变化、对溶血影响的离体模型研究等。

(一)经滚压泵的心脏吸引对溶血的影响(The impact of roller pump-assisted cardiotomy suction unit on hemolysis)

该研究于 2021 年发表于 *Artif organs* 杂志,是一项滚压泵离体实验,研究 CPB 中滚压泵辅助的血液吸引系统对红细胞破坏情况,尤其是吸引头尖端堵塞和吸入空气情况下,对红细胞破坏的影响。

实验装置包括滚压泵,连接管路和血液回流室。滚压泵出口管道与回流室顶部相连,滚压泵入口管道通过一个 Y 形接头与回流室底部相连。Y 形接头的另一端连接一段管道,与大气相通。模拟空气吸入时,连通大气的管道打开,而同时回流室底部出口管道则夹闭。模拟吸引头堵塞时,滚压泵入口管道与连通大气的管道均夹闭。用猪血预充该装置,模拟两种情景,观察猪血游离血红蛋白的变化。

研究显示连续不受限制的滚压泵吸引中,无论进气与否,游离血红蛋白增加很少(1 至 4 h 增加 5～7 mg/dL),绝对值小于 100 mg/dL。吸引头堵塞事件会导致游离血红蛋白的明显增加,每小时增加约 15～30 mg/dL,是进气影响的 10 倍。吸引头堵塞时,滚压泵入口出口均会产生很大负压,是溶血的主要原因。而且压力的巨大变化会导致管道晃动和泡沫产生,高剪切力同样是血液破坏的原因。该研究提示工作中要避免滚压泵吸引系统的尖端堵塞,否则会增加红细胞破坏。

(二)真空辅助静脉引流的离体研究[In vitro assessment of the vacuum-assisted venous drainage(VAVD) system:risks and benefits.]

该研究于 2004 年发表于 *Perfusion* 杂志,是一项关于 VAVD 的离体实验。该研究评估了 VAVD 对引流的效果,及 VAVD 可能对滚压泵流量产生的影响。理论上 VAVD 的负压可能减低实际滚压泵流量,而无法达到滚压泵显示的流量(即按转速计算的流量)。

实验装置如图 14-2 中所示,包括虚拟患者(virtual patient,VP)、储血罐、滚压泵、流量探头。实验装置用 7000 mL 水预充。实验组将 VAVD 调整到不同的负压值,记录稳态流(steady state flow,SSF)、滚压泵转速和滚压泵的计算流量(calculated flow,CF)。SSF 为能维持 VP 稳定液面的最大流量,通过流量探头测定,该值反映了引流的效果。而 CF 和 SSF 的差值与 CF 的比值反映了 VAVD 对流量的消减作用,研究中称为流量丢失(loss of flow)。

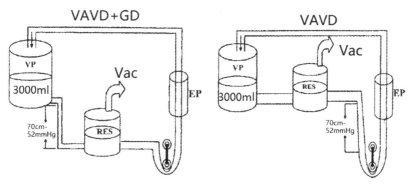

图 14-2 实验装置

（左）VAVD＋重力（GD）组，VP 和 RES 高度差为 70 cm；（右）单纯 VAVD，VP 和 RES 高度差为零，RES 和滚压泵之间高度差为 70 cm。

VP 虚拟患者，RES 储血罐，Vac-vacuum 真空，EP-electromagnetic probe 电磁探头。

［引自 Guzman C, Costantino ML, Arena V. In vitro assessment of the vacuum-assisted venous drainage (VAVD) system: risks and benefits. *Perfusion*. 2004; 19(2): 113-117.］

研究显示，VAVD 最大可增加基础值 50％静脉引流量。VAVD 会对滚压泵实际输出流量产生消减作用，尤其是当 VAVD 负压值＞60 mmHg 时流量丢失明显增加，60 mmHg 和 100 mmHg 时流量丢失分别 7.9％和 35.8％。

通过离体实验，该研究直观地描述了 VAVD 增加静脉回流的效果以及其对滚压泵流量的消减作用。

（三）滚压泵和离心泵溶血、粒细胞和补体激活的体外对比研究（Roller and centrifugal pumps compared in vitro with regard to haemolysis, granulocyte and complement activation.）

该研究于 1994 年发表于 *Perfusion* 杂志。实验采用标准化离体系统，包括血泵、管道、氧合器，肝素化新鲜人血在系统中循环 72 h，在规定时间间隔抽取血样。滚压泵和离心泵分别在 6 个离体系统中实验。溶血通过乳酸脱氢酶（LDH）和血钾浓度评估，粒细胞激活通过粒细胞蛋白钙网蛋白、乳铁蛋白和髓过氧化物酶衡量，补体激活通过测量补体 C3 激活产物和 C5b-9 补体复合物进行评价。结果显示，滚压泵组溶血和补体激活更多。粒细胞激活程度在离心泵和滚压泵中相似，但滚压泵组上升较早。

该研究从离体实验维度显示了离心泵相比于滚压泵在溶血和补体激活方面的优势，尤其是当较长期应用血泵时。在该研究和其他一系列研究支持下，体外膜肺氧合（ECMO）中离心泵已基本取代滚压泵。

（四）肝素管路涂层的生物相容性研究（Biocompatibility of extracorporeal circulation. In vitro comparison of heparin-coated and uncoated oxygenator circuits.）

该研究于 1991 年发表于 *J Thorac Cardiovasc Surg* 杂志，该研究通过离体实验比较了肝素涂层管路和非肝素涂层管路生物相容性的差异。

与上述滚压泵和离心泵对比的实验类似,该实验同样采用标准化离体系统,肝素化新鲜人血在系统中循环 2 h,在规定时间间隔抽取血样。肝素涂层和非肝素涂层管路各 7套,通过补体激活和血小板减少程度评价其生物相容性。结果显示,肝素涂层管路的补体激活和血小板减少程度均明显轻于非肝素涂层管路组。

该研究从离体实验维度显示了肝素涂层管路具有良好的生物相容性。

第二节 临床研究

临床研究的证据等级金字塔从高至低排序分别是 RCT、非随机对照临床研究(包括队列研究、病例对照研究)和病例报道。另外,一些大规模的调查研究也非常有意义,为临床研究的立意和设计提供了基础。本节将介绍有代表性的 RCT、非随机对照研究和调查研究。

一、随机对照试验

RCT 在医学中是指对医疗卫生服务中的某种疗法或药物的效果进行检测的研究方法:将研究对象随机分组,对不同组别实施不同的干预,对照效果是否不同。RCT 能够最大限度地避免临床试验设计、实施中可能出现的各种偏倚;能平衡混杂因素、提高统计学检验的有效性,被公认为是评价干预措施的金标准。从循证医学的角度来看,RCT 的循证医学证据等级较高,尤其是大样本的多中心 RCT。截至 2022 年 3 月 10 日,Pubmed 所能检索到关键词为"cardiopulmonary bypass"的 RCT 共 3715 篇。本文中选择了一些有代表性的具备临床重要指导意义的或者被指南引用的试验。

(一)冠状动脉旁路移植术(coronary artery bypass grafting,CABG),体外循环 vs 非体外循环

对于 CABG,体外循环(on pump)和非体外循环(off pump)孰优孰劣的争论从未中断,有多个临床试验探讨该问题。最著名的是 CORONARY、ROOBY、GOPCABE 研究,均发表于 *New England Journal of Medicine*(*N Engl J Med*)。这三个试验得到的结论有所差异,可能与三个试验的患者纳排标准不同有关,或者与参与研究术者的资格要求或经验有关。*N Engl J Med* 的社论指出 on pump 和 off pump 都是安全的方式,未来还应该着眼于研究对于什么样的患者更适合 on pump 或 off pump,帮助临床权衡合理选择。

1. CORONARY 研究

CORONARY 研究是一个国际性多中心 RCT,涉及四大洲 19 个国家 79 家医院,我国有阜外医院和武汉亚洲心脏病医院参与。试验纳入单纯 CABG 的患者,且有以下一个

或多个危险因素的:年龄≥70岁、外周动脉疾病、脑血管疾病或颈动脉管腔直径狭窄≥70%,或肾功能不全,即适合参与本试验。60~69岁患者有至少一项以下危险因素(55~59岁的患者有至少两项)的即适合参与:需口服降糖药或胰岛素治疗的糖尿病、急性冠脉综合征后需紧急血运重建、左室射血分数<35%,或随机化之前1年内有吸烟史。参与试验主刀医生必须熟练掌握手术操作,要求完成100例以上该分组术式。第一复合主要结局是随机化后30 d时死亡、非致死性卒中、非致死性心肌梗死或非致死性需透析的新发肾衰竭的复合结局。第二复合主要结局是在试验结束时(随机化后平均4.8年)由死亡、非致死性卒中、非致死性心肌梗死、非致死性需透析的新发肾衰竭或重复冠脉血运重建(PCI或CABG)组成的复合结局。术后前30 d内所有死亡均被认为心血管死亡。

从2006年9月至2011年10月,本试验共纳入4752例患者,这些患者被随机分配到off pump组(2375例患者)或on pump组(2377例患者)。30 d结局显示,off pump组和on pump组间复合结局发生率无差异(分别是9.8%和10.3%,风险比(hazard ratio,HR)0.95;95%置信区间(confidence interval,CI),0.79~1.14;$P=0.59$)。off pump组输血、二次开胸止血、呼吸并发症、急性肾损伤发生率低于on pump组。但是,off pump组早期再次血运重建风险同样增加。5年随访结果显示,off pump组和on pump组间复合结局发生率(分别是23.1%和23.6%;HR,0.98;95%CI,0.87~1.10;$P=0.72$)。再次血运重建率(分别是2.8%和2.3%;HR,1.21;95% CI,0.85~1.73;$P=0.29$),患者平均花费和生活质量指标均无显著差异。研究显示两种方法同样安全。

2. ROOBY研究

ROOBY研究是在美国18家军事医学中心进行的多中心随机对照试验。纳入单纯CABG的患者,排除中度以上瓣膜疾病、立即紧急手术、靶血管过细、冠脉弥漫病变的患者。与CORONARY研究类似,ROOBY研究也对参与试验主刀医生的资质做出了要求,但是该要求低于CORONARY研究的要求。主要短期终点是出院前或术后30 d内死亡或综合并发症(再次手术、新的机械支持、心脏骤停、昏迷、脑卒中或肾衰竭需要透析)。主要长期终点为术后1年内因任何原因死亡、再次血运重建或非致命性心肌梗死。5年随访终点为因任何原因死亡、再次血运重建或非致命性心肌梗死。

2002年2月至2007年5月,共纳入2203名计划进行急诊或择期CABG的患者,分为on pump($n=1099$)或off pump($n=1104$)两组。其中30 d主要终点无显著差异(分别为7.0%和5.6%;$P=0.19$)。off pump组1年主要终点事件发生率高于on pump组(9.9% vs 7.4%,$P=0.04$)。对1371名患者中4093根移植血管的血管造影显示,off pump移植物通畅率低于on pump组(82.6%对87.8%,$P<0.01$)。5年随访结果显示,off pump组死亡率为15.2%,而on pump为11.9%($P=0.02$)。对于非致死性心肌梗死,off pump组的发生率为12.1%,on pump组为9.6%($P=0.05$);心源性死亡发生率分别为6.3%和5.3%($P=0.29$);再次血运重建率分别为13.1%和11.9%($P=0.39$);再次冠状动脉旁路移植术的发生率分别为1.4%和0.5%($P=0.02$)。

ROOBY 研究显示,on pump 与 off pump 比,存在一些优势。

3. GOPCABE 研究

GOPCABE 研究是在德国 12 个中心开展的多中心 RCT。纳入 75 岁以上拟行首次 CABG 的患者。排除其他联合术式、既往心脏手术史、急诊手术、小切口手术的患者。短期和远期综合主要结局分别为术后 30 d 和 12 m 内死亡、非致死性卒中、非致死性心肌梗死、非致死性需透析的新发肾衰竭或再次血运重建。

从 2008 年 6 月至 2011 年 9 月,共纳入 2539 例患者,off pump 组 1271 例,on pump 组 1268 例。术后 30 d 主要终点两组无差异,但是 30 d 内再次血运重建率 off pump 组更高($P=0.04$)。术后 12 m 综合终点指标两组间无差异。

(二)体外循环中常温 vs 低温冠脉搭桥手术的随机对照试验(Randomized trial of normothermic versus hypothermic coronary bypass surgery)

该研究于 1994 年发表于 *Lancet* 杂志,来自加拿大多伦多大学的 Warm Heart 研究小组,在多伦多大学的 3 个心脏中心开展,试验起止日期为 1990 年 10 月至 1992 年 12 月。该试验比较常温和低温 CPB 灌注策略对术后死亡和心肌梗死发生的影响,纳入 1732 例单纯 CPB 下行 CABG 的患者。入选标准是由参与研究的医生主刀的单纯 CABG;排除标准包括复合手术、术前合并脑血管疾病(颈内动脉狭窄>80%)或术前合并肾功能不全(血肌酐>200 mmol/L)。入选的患者随机分为两组:(1)常温(W)组不主动降温或进行保温,CPB 中静脉回流管路温度监测维持于 33～37 ℃,含血停搏液(晶血比 1：4)温度为 37 ℃;(2)低温(C)组积极降温,静脉回流管路温度监测为 25～30 ℃,含血停搏液温度 5～8 ℃。该试验的主要终点为术后 30 d 全因死亡或非致死性 Q 波心肌梗死;次要终点包括术后低心排综合征、心肌酶心肌梗死。

试验共纳入 1732 例患者,860 被分配入常温(W)组,872 例患者分配入低温(C)组。两组患者术前基本资料、术前冠脉受累情况、术中桥血管数量和吻合口数量无差异。主要终点无差异,两组的术后 30 d 全因死亡率分别为 1.4%(W)和 2.5%(C)($P=0.12$),非致死性 Q 波心肌梗死发生率分别为 10.1%(W)和 11.1%(C)($P=0.12$)。次要终点方面,常温组术后低心排综合征发生率[6.1%(W) vs 9.3%(C),$P=0.01$]和心肌酶心肌梗死发生率[12.3%(W) vs 17.3%(C),$P<0.001$]均低于低温组。

该研究之所以能够登顶 *Lancet*,有 2 个原因,(1)该研究是 CPB 领域最早且设计完善的大型 RCT 之一;(2)有别于传统的低温冷心肌保护液的 CPB 灌注策略,上世纪 90 年代初有学者开始尝试常温 CPB 或温血心肌保护策略,该研究是首个肯定常温 CPB 联合温血心肌保护策略的大型 RCT。

(三)心脏手术限制性 vs 开放性输血策略的 RCT(Restrictive or liberal transfusion for cardiac surgery TRICS Ⅲ)

TRICS Ⅲ于 2017 年和 2018 年刊登于 *N Engl J Med* 杂志。TRICS Ⅲ试验是一项

随机、开放性、非劣效性、多中心试验,纳入接受 CPB 心脏手术的高预测死亡风险(EuroSCORE I 评分为 6 及以上)成年患者,比较了限制性红细胞输注策略和自由策略对手术结局预后的影响。患者随机分配进入限制性输血或开放性输血策略组。限制性输血组红细胞输注阈值为术中或术后血红蛋白(Hb)浓度低于 7.5 g/dL,开放性输血组术红细胞输注阈值为术中或术后重症监护病房期间 Hb 浓度低于 9.5 g/dL、术后普通病房期间 Hb 浓度低于 8.5 g/dL。该研究分别在术后 28 d、术后 6 m 评估患者结局,短期和中期结局分别在 2017 年和 2018 年的 *N Engl J Med* 杂志发表。术后 28 d 的主要终点为复合终点,包括全因死亡、心肌梗死、脑卒中和新发需要透析的肾衰竭。术后 6 m 的主要终点为复合终点,包括全因死亡、心肌梗死、脑卒中和新发需要透析的肾衰竭。

2014 年 1 月至 2017 年 3 月,共纳入 19 个国家 73 个中心的 5035 例患者,96% 的患者获得了随访 6 m 的数据,最终 4860 例患者纳入分析。两组患者基线资料无差异。限制组和开放组的输血率分别为 52.3% 和 72.6%[OR 0.41;95%CI(0.37~0.47),$P<$ 0.001)。术后 28 d,限制组和开放组主要终点发生率分别为 11.4% 和 12.5%[绝对危险度降低(absolute risk reduction,ARR)−1.11%;95% CI(−2.93~0.72);比值比(odds ratio,OR)0.90;95%CI(0.76~1.07)],说明在 28 d 结局上,限制性输血策略不劣于开放性输血策略。术后 6 m,限制组和开放组主要终点发生率分别为 17.4% 和 17.1%[ARR 0.22%;95% CI(−1.95~2.39);OR 1.02;95%CI(0.87~1.18)],同样说明在术后 6 m 结局上,限制性输血策略不劣于开放性输血策略。

该研究是一个大样本、跨越 19 个国家的多中心 RCT,国内也有中心参与该试验。此研究之后,心脏手术围术期开放性输血的传统被打破,现行的心脏外科各项指南所提到的输血阈值主要参考的即该研究限制性输血组 7.5 g/dL 的阈值。

(四)体外循环中高目标血压 vs 低目标血压对患者脑损伤预防的 RCT(Perfusion pressure cerebral infarcts trial,PPCI 试验)

该研究 2018 年刊登于 *Circulation* 杂志,是一项来自丹麦的单中心 RCT,试验起止日期为 2014 年 7 月至 2016 年 1 月。该试验研究了 CPB 中不同血压管理策略对术后神经系统损伤的影响。有别于其他研究,该研究在评估神经系统损伤时采用了敏感性更高并更客观的脑核磁弥散加权成像检查(MRI-DWI),并进行了详尽的神经认知功能的量表评估。该试验纳入 197 例拟行 CABG 或左心瓣膜手术的成人患者,纳入时排除了有脑卒中、短暂性脑缺血发作和进展性神经退行性疾病史的患者。患者被随机分配进入高目标血压组[n=98,CPB 中目标平均动脉压(mean artery pressure,MAP)为 70~80 mmHg]和低目标血压组(n=99,CPB 中目标 MAP 为 40~50 mmHg)。指定的高 MAP 水平通过间歇静脉注射去氧肾上腺素达直至最大总剂量 2.0 mg,然后持续静脉注射去甲肾上腺素直至 0.4 μg/(kg·min)达到。低目标血压组如 MAP 水平高于目标 MAP 可以接受的、无需应用扩血管药物。试验的主要终点为 MRI-DWI 评估的脑新发缺血性病变的总体积(mm^3),次要终点为 MRI-DWI 评估的新发缺血性病变的数量、术后认知功能障碍和新发局灶性神经功能缺损。

两组患者基线资料无差异,低目标血压组和高目标血压组分别有 58.2% 和 55.7% 的患者出现 MRI-DWI 评估的新发缺血病。主要终点方面,两组 MRI-DWI 评估的新发缺血性病变的总体积无差异[低目标血压组 25(0~118) vs 高目标血压组 29(0~143),$P=0.99$];次要终点方面,MRI-DWI 评估的新发缺血性病变的数量无差异[低目标血压组 1(0~2) vs 高目标血压组 1(0~2),$P=0.71$];术后认知功能障碍和新发局灶性神经功能缺损两组之间均无差异。该研究显示,在接受 CPB 心脏手术的患者中,CPB 期间以较高的 MAP 和较低的 MAP 为目标似乎并不影响新发脑梗死的体积或数量。

该研究被引用 87 次,它的亮点是(1)该研究是使用神经影像学前瞻性评估心脏手术中非显性脑损伤的较大样本研究,而非显性脑损伤可能与患者术后认知功能下降、痴呆和抑郁症相关,该研究为 CPB 心脏手术后脑损伤发生率、严重程度和机制研究提供了重要数据。(2)该研究显示,对于术前不合并脑血管病史的患者,用缩血管药物维持较高的 MAP 对减少术后脑损伤无积极益处,为 CPB 中的血压管理提供了重要的循证医学依据。

(五)目标导向灌注策略减轻急性肾损伤(Goal-directed perfusion to reduce acute kidney injury:A randomized trial)

该研究于 2018 年发表于 *J Thorac Cardiovasc Surg* 杂志,是关于目标导向灌注(goal-directed perfusion,GDP)的首个前瞻性 RCT,在欧洲、澳大利亚、新西兰和美国的 9 家机构进行,试验起止时间为 2014 年 10 月至 2017 年 1 月。该研究纳入了接受预期 CPB 时间大于 90 min 的成人心脏手术患者。排除标准包括术前严重慢性肾功能衰竭、急诊手术、术前红细胞压积(hematocrit,Hct)<32%、预期 CPB 中最低温度<32 ℃。患者被随机分配进入 GDP 组和对照组,GDP 组根据术中 Hct 值调整流量,维持氧供(oxygen delivery,DO_2)280 mL/(min・m^2)以上,如果 Hct 值过低单纯调整流量难以达到目标阈值则输血。对照组按照传统经验性灌注方法完成 CPB。试验的主要终点是急性肾损伤(acute kidney injury,AKI)发生率,次要终点包括重症监护病房住院时间、主要并发症、红细胞输注和死亡。

研究纳入 326 例患者,GDP 组 156 例,对照组 170 例。GDP 组术前血清肌酐值更高($P=0.036$),但两组的肌酐清除率无差异。主要终点方面,AKI 1 期的发生率:GDP 组低于对照组($P=0.01$);AKI 2~3 期发生率:两组间无差异($P=0.528$);任何一期 AKI 发生率:GDP 组低于对照组($P=0.036$);血清肌酐水平升高的发生率:两组间无差异($P=0.181$)。次要终点两组无差异。

该研究被引用 82 次。在该研究之前已经有大量的回顾性研究证实 CPB 中最低 DO_2 与术后 AKI 之间的关系,提出 GDP 策略的理念。该研究是首个临床检验 GDP 策略是否可降低术后 AKI 发生率的前瞻性随机对照研究，并给 CPB 中 DO_2 管理提供了可参考的具体阈值 280 mL/(min·m²)。

(六)体外循环中逆行自体血预充减少患者输血(Retrograde autologous priming of the cardiopulmonary bypass circuit reduces blood transfusion in small adults: a prospective, randomized trial)

该试验于 2009 年发表于 *Euro J Anaesth* 杂志，来自安贞医院侯晓彤教授团队。目的是研究小体表面积成人患者中应用逆行自体血预充技术是否能减少输血。试验纳入由同一外科团队手术的体表面积(body surface area, BSA)<1.5 m² 的成人患者。排除标准为年龄大于 70 岁或小于 16 岁，左室射血分数小于 30%，血流动力学不稳定或急诊/紧急手术，神经功能缺损或中风史，术前肝素或华法林治疗，术前 Hct 值小于 33%，估计 CPB 时间至少 90 min。患者随机分配入逆行组和标准组。所有患者均遵循同样的输血标准。CPB 中红细胞输注阈值为 Hb 浓度低于 8.0 g/dL 或 Hct 低于 24%，其他在院期间红细胞输注标准为 Hb 低于 9 g/dL 或 Hct 低于 27%。

逆行自体血预充用自体血液替换平均体积为 614.8±138.8 mL 的预充溶液。这使得 CPB 期间的 Hct 值显著升高($P<0.05$)。CPB 期间，标准组 83.3% 的患者输血，而逆行组只有 26.7% 的患者需要输血($P<0.01$)。住院期间整体输血率，逆行组显著低于标准组(50.0% vs 90.0%，$P<0.01$)。两组的术后死亡和其他并发症发生率无差异。该研究显示，在小体表面积的成人患者中，通过逆行自体血预充可提高 CPB 中 Hb 浓度，并减少围术期输血。

该研究是国内 CPB 学者团队最早在国外期刊发表的 RCT 之一，同时也是国内最早的关于 CPB 中血液保护的临床研究之一。

(七)体外循环心脏手术中应用糖皮质激素的 4 个知名 RCT

1. DECS 试验(Intraoperative high-dose dexamethasone for cardiac surgery)

DECS 试验于 2012 年发表于 *JAMA* 杂志，是一项多中心随机双盲安慰剂对照试验，该试验是一个研究 CPB 心脏手术中是否应用糖皮质激素的大型 RCT，该研究之前的研究都是小型 RCT，且结果存在矛盾。

该研究于 2006 年 4 月至 2011 年 11 月在荷兰 8 个心脏中心开展，纳入了拟行 CPB 心脏手术的成人患者，排除急诊手术或预期寿命小于 6 m 的患者。患者被随机分配入激素组或安慰剂组，激素组在麻醉诱导后给予 1 mg/kg 地塞米松，最大剂量不超过 100 mg。研究主要终点为复合终点，包括随机后 30 d 内死亡、心肌梗死、脑卒中、肾衰竭和呼吸衰竭。

DECS 试验共纳入 4494 例患者，最终 4482 例患者纳入分析。激素组和安慰剂组主要终点发生率分别为 7% 和 8.5%〔相对危险度(relative risk, RR)0.83，95% CI(0.67～1.01)；ARR−1.5%；95% CI(−3.0%～0.1%)；$P=0.07$〕。DECS 试验未发现地塞米

松可降低术后主要并发症发生率。不支持地塞米松常规用于 CPB 心脏手术。

2. SIRS 试验(Methylprednisolone in patients undergoing cardiopulmonary bypass)

SIRS 试验 2015 年发表于 *Lancet* 杂志,也是一项多中心随机双盲安慰剂对照试验,与 DECS 试验不同,SIRS 试验的对象是高危心脏手术患者,作者期望通过 SIRS 试验发现高危患者术中应用糖皮质激素有益。

SIRS 试验包括 18 个国家 80 个中心,纳入 2007 年 4 月至 2013 年 12 月期间,EuroSCORE 评分 6 分或 4 分(根据中心不同)及以上的共 7507 例成人高危患者。排除需系统性激素治疗、术前 30 d 合并细菌或真菌感染、激素过敏或不耐受的患者。患者被随机分配入激素组或安慰剂组,激素组分两次在麻醉诱导时和 CPB 开始时静脉给予共 500 mg 甲基泼尼松龙。研究主要终点为随机后 30 d 死亡率和重大并发症(包括死亡、心肌损伤、脑卒中、KDIGO 3 期肾损伤、呼吸衰竭)。激素组 30 d 死亡率[4% vs 5%;RR 0.87,95% CI(0.70~1.07),$P=0.19$]和重大并发症发生率[24% vs 24%;RR 1.03,95% CI(0.95~1.11),$P=0.52$]均与安慰剂组无差异。SIRS 试验显示,对于高危患者,术中应用糖皮质激素同样无益。

3. DECISION 试验(effect of intraoperative dexamethasone on major complications and mortality among infants undergoing cardiac surgery)

DECISION 试验 2020 年发表于 *JAMA* 杂志。与上文中 DECS 和 SIRS 试验不同的是,研究对象由成人换成了婴儿,研究目的仍是评估糖皮质激素是否对拟行 CPB 心脏手术的小儿或者婴儿有益。

DECISION 试验是一个国际多中心双盲随机安慰剂对照研究,包括巴西、中国、俄罗斯 4 个中心,上海交通大学附属儿童医学中心是参与单位之一。该试验纳入了拟行择期 CPB 心脏手术且年龄<12 m 的婴儿,排除了急诊、左心发育不良综合征、应用糖皮质激素或正性肌力药物、术前 30 d 内感染、严重神经系统受损、孕周<37 w、术前应用机械通气。患儿被随机分配入激素组和安慰剂组。激素组在麻醉诱导后静脉予以 1 mg/kg 地塞米松。试验的主要终点为术后 30 d 死亡及严重并发症,包括非致死性心肌梗死、需要 ECMO、心肺复苏、急性肾损伤(pRIFLE 损伤)、24 h 以上机械通气和神经损伤(脑卒中、癫痫或昏迷)。

2015 年 12 月至 2018 年 10 月期间,激素组和对照组分别纳入 194 和 200 例患儿。激素组和对照组主要终点发生率分别为 38.1% 和 45.5%[ARR 7.4%;95% CI(−0.8%~15.3%);HR 0.82,95% CI(0.6~1.1);$P=0.20$]。该研究显示,对于婴儿,CPB 心脏手术中应用糖皮质激素无益。

4. 新生儿体外循环心脏手术糖皮质激素的随机对照(Corticosteroid therapy in neonates undergoing cardiopulmonary bypass:randomized controlled trial)

该试验 2019 年发表于 *J Am Coll Cardiol* 杂志,在北美进行的双中心双盲随机安慰剂对照试验,患者纳入接受 CPB 心脏手术的年龄≤1 m(31 d)的新生儿。排除标准包括早产(定义为小于 37 w 的孕龄),在手术前 2 d 内使用类固醇治疗,在 30 d 内参与对研究性药物或疫苗进行评估的研究,怀疑有类固醇治疗禁忌的感染(例如疱疹),对甲强龙过敏或其他激素禁忌证等。患儿随机分配入激素组和对照组,激素组在麻醉诱导后静脉注射 30 mg/kg 的甲基泼尼松龙。主要终点是手术后至出院前发生的死亡和并发症的复合结局,包括任何以下事件:死亡、机械循环支持、心脏骤停、肝损伤、肾损伤或乳酸水平上升(>5 mmol/L)。

纳入激素组 91 人和对照组 99 人,最终 14 名患儿(10 例激素组,4 例对照组)术前退出而未纳入统计分析。激素组和对照组主要终点的发生率分别为 33% 和 42%[OR 0.63,95% CI(0.31~1.3),$P=0.21$]。该研究显示,糖皮质激素同样未对行 CPB 心脏手术的新生儿获益。

二、非随机对照临床研究

本章中所讨论的非随机对照研究仍然是指临床研究,干预性的非随机对照研究主要是指实效性的临床试验;非干预性的主要包括观察性研究和调查报告。观察性研究中包括横断面研究、病例对照研究和队列研究(前瞻性队列、回顾性队列、双向队列)。当然,在现实的研究设计中会有部分研究分类的交叉,比如前瞻性队列中有历史性病例对照。CPB 手术的复杂和特殊性使很多临床研究都无法做到随机对照,比如主动脉夹层病情危重且术式复杂,两种手术方式进行比较时无法采用随机对照;再比如评价膜肺微栓排气功能时各组进入膜肺的气体量和气栓大小无法术前平衡,因为临床不可能人为增加进气。虽然证据级别不高,证实因果关系的效能不如随机对照研究,但仍有很多经典的非随机对照研究成为了 CPB 专业指南的推荐条目,无论大样本量或小样本量的临床研究,都可能给后续随机对照研究的设计提供基础。下面介绍一些有代表性的研究。

(一)MECC 4 年应用经验回顾[Four years' experience with a miniaturized extracorporeal circulation (MECC)system and its influence on clinical outcome]

该研究 2005 年发表于 *Artif Organs* 杂志,研究中的 MECC(即第一代迷你 CPB 系统)是一个全肝素涂层预连接的密闭式 CPB 系统,仅离心泵、膜式氧合器、PVC 管路、动脉静脉插管和给药抽血侧路,总预充量为 480 mL。该系统的优势是没有储血罐和左心右心吸引,以防止任何空气血液接触,并最大限度地减少预充量。停搏液来自氧合器的心肌保护液出口。该研究比较了 CABG 手术应用 MECC 系统和传统 CPB 系统的患者结局差异。

该研究来自德国雷根斯堡大学医院,数据来自前瞻性收集的外科数据库,包含了 2000 年 1 月至 2004 年 2 月期间接受选择性 CABG 手术的 1909 名患者。485 名患者使用 MECC 系统和间歇温血顺行心肌保护液(MECC 组);从同一时期同一数据库中选择 485 例对照病例。这些患者使用常规 CPB 和冷晶体停搏液(常规组)进行选择性 CABG

术。两组患者的医疗团队相同。主动脉瓣功能不全或体重指数（BMI）＞40 kg/m² 的患者被排除使用 MECC。

两组患者术后 30 d 死亡率、气管插管时间和重症监护病房住院时间无差异。但是 MECC 组的术后并发症（包括心梗、低心排、房颤、二次开胸、肺炎、肾功能不全、脑卒中、透析）发生率显著低于常规组，围术期血制品用量也显著低于常规组。该研究说明 MECC 系统可作为一种替代传统 CPB 系统的安全有效选择。

尽管从今天来看，研究设计存在一些缺陷，但是它是最早的有关 MECC 系统的研究之一，作者团队是最早提出 MECC 理念的鼻祖，该研究引用量高达 167 次。从这个研究开始，MECC 系统经过了几代改良，得到了更多的证据支持，MECC 的理念也已经在指南中得到了推荐。

（二）体外循环中综合性血液管理策略的质量管理（Quality management of a comprehensive blood conservation program during cardiopulmonary bypass）

该研究来自阜外医院吉冰洋教授团队，2021 年发表于 *Ann Thorac Surg* 杂志，是一个前瞻性历史对照倾向性匹配研究。该院成人体外循环科自 2018 年开始严格实施综合性血液保护策略且进行了质量管理。本研究通过比较 2017 年和 2018 年患者围术期输血等指标评价对 CPB 患者实施综合性血液管理策略质量管理后的临床效果。综合性血液管理策略包括（1）限制性 RBC 输血策略：CPB 期间 Hb＜7.0 g/dL（Hb 虽＜7.0 g/dL，但预计经超滤，停机时 Hb 可能＞8.0 g/dL，则 CPB 中不输血）；输入剩余机血和洗涤红细胞后，Hb 仍＜8.0 g/dL；高龄及大血管手术＜9.0 g/dL）；（2）传统超滤；（3）术中常规应用血液回收技术；（4）机器余血超滤后回输；（5）改良微创 CPB 系统。在此基础上还有质控工作在内的管理方法以确保综合性血液管理策略的执行。

研究共纳入 13341 名 CPB 患者，经过匹配，每组 3977 名患者进行分析。两组患者的基线特征及手术变量均衡可比（标准化差异 SMD＜0.1）。2018 年与 2017 年相比，CPB 中、手术中、手术后的红细胞输注率均显著下降（分别为 28.4％ vs 18.6％，40.7％ vs 34.3％，6.2％ vs 4.3％，均 P＜0.001）。大量输血（RBC≥6 U）发生率没有差异（2.5％ vs 2.1％，P＝0.33）。除了红细胞输注相关指标外，术后 30 d 死亡率也由 1.2％下降至 0.7％（P＝0.02），部分并发症发生率也有所下降。

该研究是国内首个 CPB 中血液管理的大样本量临床研究，它一方面肯定了 CPB 中综合性血液管理对减少围术期输血的效果，并可能与术后死亡率和其他并发症的下降有关；另一方面，它对国内其他 CPB 中心的血液管理措施制定有借鉴和引领作用。

（三）体外循环期间最低血细胞比容与不良结局的相关性（Lowest hematocrit on bypass and adverse outcomes associated with coronary artery bypass grafting）

该研究 2001 年发表于 *Ann Thorac Surg* 杂志，是一项来自美国的 6 家医疗中心数据库的观察性研究，纳入了连续 6980 例接受单纯 CABG 手术的数据，分析了 CPB 中所记录的最低 Hct 值与患者结局的关系。Hct 数值划分为五类：小于 19％、19％到 20％、21％到 22％、23％到 24％、大于或等于 25％。

在调整患者和疾病特征的术前差异后，CPB 期间测得的最低 Hct 与院内死亡率的风险增加显著相关（$P<0.001$），还与应用主动脉内球囊反搏（$P<0.001$）、首次 CPB 停机失败（$P<0.001$）显著相关，亚组分析仍存在这些显著性差异。研究显示，当最低 Hct$<$23％时，死亡风险开始增加，Hct$<$19％组的死亡率是 25％以上组的 2 倍。

该研究的样本量大、统计处理严谨，结论信服力大，已被引用 290 次。尽管不清楚最低 Hct 为什么会导致 IABP 和脱机失败的风险增加（作者推测可能与低 Hct 的心肌保护效果有关）但是该研究让大家深刻地认识到了 CPB 中过度稀释的危害，避免过度稀释成为了 CPB 管理中的一条重要准则。

(四)全主动脉弓置换术中应用中低温停循环联合顺行脑灌注技术的安全性研究(Safety of moderate hypothermia with antegrade cerebral perfusion in total aortic arch replacement)

该研究于 2017 年发表于 *Ann Thorac Surg* 杂志，来自国际主动脉手术患者的注册登记数据库。该研究旨在探讨全主动脉弓置换术中停循环联合顺行脑灌注（antegrade cerebral perfusion，ACP），中低温的临床结局是否优于深低温。

该研究回顾性分析了 2000—2015 年，来自 12 个国家 37 个主动脉临床中心主动脉手术患者的注册登记数据库，最终纳入 31 家医院共 3265 名深低温或中低温停循环联合顺行脑灌注下行全主动脉弓置换术的患者。中低温停循环＋顺行脑灌注组（moderate hypothermia circulatory arrest，MHCA 组，温度范围：$20.1\sim28$ ℃）共 2586 名患者，深低温停循环＋顺行脑灌注组（deep hypothermia circulatoryarrest，DHCA 组，温度范围：$14.1\sim20$ ℃）共 679 名患者。采用倾向性评分匹配，分析死亡和永久性神经功能缺损等主要终点指标。

3265 名患者中，45％来自亚太，38.9％来自欧洲，15.8％来自北美。接受 DHCA＋ACP 的患者年龄更大（中位年龄：65 岁 vs 61 岁），既往心脏手术史（35.7％ vs 22.7％）、脑血管事件发生率（11.7％ vs 7.9％）、既往肺部疾病（20.6％ vs 11.9％）、肾功能不全（14.1％ vs 8.7％）均高于 MHCA＋ACP 组（均 $P<0.001$）。将以上这些因素倾向性评分匹配后，配对成功 669 组，两组的 CPB 时间（MHCA 200 min vs DHCA 243 min）、主动脉阻断时间（MHCA 120 min vs DHCA 142 min）和 ACP 时间（MHCA 63 min vs DHCA 58 min）存在显著差异（均 $P<0.001$）。值得注意的是，两个体温组的神经系统预后和住院死亡率没有差异。多因素分析显示，死亡风险因素包括 CPB 时间（OR 1.006；$P<0.001$）、合并二尖瓣手术（OR 3.070；$P=0.003$）、急诊手术（OR 2.924；$P<0.001$）和射血分数低（OR 3.133；$P=0.011$）。脑卒中的独立危险因素包括冠状动脉疾病（OR 1.856；$P<0.001$）、脑血管疾病（OR 2.172；$P<0.001$）、急诊手术（OR 2.109；$P<0.001$）

和 CPB 时间(OR 1.004;P<0.001)。

该研究表明在全主动脉弓置换术中应用 MHCA＋ACP 是安全的,特别是脑保护效果与短期生存率良好,且缩短 CPB 时间和主动脉阻断时间,所以建议应用 MHCA＋ACP。

该研究来自全球性注册登记研究且样本量大,因此结论具有较强的说服力和普适性,为全主动脉弓置换术中的温度选择提供了重要依据。

(五)婴幼儿主动脉手术不同温度管理策略对临床结局的影响:单中心 8 年经验总结(Perioperative outcomes of using different temperature management strategies on pediatric patients undergoing aortic arch surgery:a single-center, 8-year study)

该研究 2018 年发表于 *Front Pediatr*,来自阜外医院 CPB 中心刘晋萍教授团队,是一项单中心回顾性研究,旨在评价下半身停循环(lower body circulatory arrest,LBCA)联合区域性低流量灌注(regional low flow perfusion, RLFP)在主动脉手术中温度管理的安全性。

该研究回顾了 2010 年 1 月至 2017 年 7 月于阜外医院行主动脉弓矫治手术的 207 名患儿数据,按照术中最低温度分成三组:深低温(20.0～25.0 ℃),中低温(25.1～30.0 ℃),浅低温(30.1～34.0 ℃),比较不同温度组的患儿术后低温停循环相关并发症:神经并发症和腹膜透析。次要结局包括恢复指标,插管、ICU 住院时间、术后住院和麻醉恢复时间以及术后 30 d 死亡率。

该研究显示,全部患儿术后 30 d 死亡率为 2.44%,组间无统计学差异。术后并发症结局和恢复结局方面,仅 I 期 AKI 的发生率和住院时间存在差异。

机械辅助支持(P=0.006)和术后住院时间(P=0.009)随着系统温度的升高而显著降低。但是,随温度降低,I 期 AKI 的发生率逐渐降低。浅低温组中 I 期 AKI 发生率达 51.52%,中低温组为 37.84%,深低温组为 25.40%。升高下半身停循环期间温度显著增高 I 期 AKI 的发生率(P=0.036)。矫正 AKI 相关的混杂因素后,术后 I 期 AKI 与全身性低温水平呈正相关[OR=1.81,95%CI(1.01～3.25)]。

结果显示,尽管中浅低温增加 I 期 AKI 的发生,但未增加 Ⅱ 期 AKI 或 Ⅲ 期 AKI,或其他系统严重并发症的风险,小儿在浅低温下行 LBCA 联合 RLFP 安全可行。由于小儿主动脉弓部手术的类似研究很少,该研究为小儿主动脉弓部矫治术中的温度选择提供了依据。

(六)小儿体外循环中最低 DO_2 是术后急性肾损伤的危险因素(Nadir oxygen delivery during pediatric bypass as a predictor of acute kidney injury)

该研究是一项前瞻性观察性研究,2022 年发表于 *Ann Thorac Surg* 杂志,来自华西医院周荣华教授团队。纳入 2019 年 3 月至 2020 年 4 月接受 CPB 心脏手术的 106 名小儿患者(年龄 1 个月至 3 岁),研究术后 AKI 的发生是否与术中最低 DO_2 相关。术后

AKI 是根据 pRIFLE 标准诊断,不包括尿量。

排除深低温停循环、感染、二次心脏手术、无主动脉阻断、急诊手术和临床数据缺失的患儿后最终纳入 83 名患儿。32 名患者(38.5%)发生术后 AKI(其中 78.1% 为 pRI-FLE 风险;21.9% 为 pRIFLE 损伤;无 pRIFLE 衰竭、丢失或终末期肾病)。按是否发生 AKI 分成两组,两组患者术前状态无显著差异,发生术后 AKI 的一组 CPB 主动脉阻断时间较长,CPB 期间 DO_2 最低值和平均值较低。AKI 组预后明显较差,包括 PICU 和住院时间延长、苏醒和机械通气时间延长、PICU 血乳酸峰值和术后 24 h 最大血管活性肌力药物评分较高、低心排综合征的发生率较高(25.0% vs 2.0%,$P<0.05$)。两组术后 30 d 内全因死亡率无差异。通过 ROC 曲线得到 AKI 的 DO_2 临界指标为 353 mL/(min·m²)(敏感性 65.6%;特异性 74.5%)。多因素分析显示,CPB 时间和 CPB 期间 $DO_2<353$ mL/(min·m²)是术后 AKI 发生的独立危险因素。

目标导向灌注在成人中的研究较多,而在小儿中的研究较少,该研究显示小儿 CPB 中的最低 DO_2 应比成人更高,推荐的 DO_2 阈值为 353 mL/(min·m²)。

三、调查研究

通过调查研究,可以大致了解项目现状并借鉴其他中心的做法,避免"井底之蛙"思想。同时还可以明晰不同中心的异同,可为后续研究指明方向。

(一)中国心外科手术和体外循环数据白皮书

中国生物医学工程学会 CPB 分会从 2011 年起开始调查并每年发布《中国心脏外科和 CPB 数据白皮书》。每年年初,学会对前一年全国心脏外科手术和 CPB 数量以及不同病种、及不同地区的手术情况进行相关调查,并以白皮书的形式发布调查报告。白皮书为 CPB 及相关专业学科的未来发展、相关产业战略规划及政策制定提供了有效的参考资料。

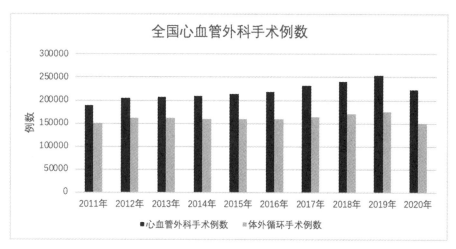

图 14-3　2011—2020 年全国心血管外科手术例数变化趋势

图 14-3 为笔者根据白皮书报告总结的 2011 年至 2020 年全国心血管外科手术和 CPB 手术数量变化趋势。2011 年至 2019 年全国心血管外科手术例数逐年递增,2020 年受疫情影响较前减少。与手术例数增长的趋势不同,CPB 手术例数变化很小,因此,CPB 心脏手术所占比例逐年下降,由 2011 年的 80.2% 降至 2020 年的 67.5%。

(二)中国体外循环八年发展趋势分析(Analysis of cardiopulmonary bypass status in China:eight-year development trends.)

该研究 2013 年发表于 *Perfusion* 杂志,来自时任中国生物医学工程 CPB 分会主任委员、阜外医院 CPB 科主任龙村教授。该研究调查了来自中国生物医学工程 CPB 分会 2003 年至 2010 年向会员单位调查的数据,内容包括心脏手术例数、CPB 心脏手术例数、氧合器使用情况和体外膜肺氧合例数,向世界介绍了中国 CPB 的发展。

从 2003 年至 2010 年,CPB 学会会员单位由 499 家增加至 772 家。调查问卷的回复率在 89%~100%。中国心血管手术的总数从 2003 年的 76319 例逐渐增加到 2010 年的 170547 例。其中,CPB 心脏手术所占比例从 2003 年到 2007 年逐年上升,2007 年至 2010 年逐年下降。2003 年,只有 11 家医院年手术例数超过 1000 例,大多数医院年手术例数为 50~100 例(104 家医院)或不到 50 例(172 家医院)。2010 年,年手术例数 1000 例以上医院数量增至 32 家。从 2004 年到 2010 年,使用氧合器从 73134 个逐渐增加到 137670 个,进口膜式氧合器的使用率从 43.22% 上升到 59.75%,国产膜式氧合器的使用率从 13% 上升到 25.66%,而国产鼓泡式氧合器的使用率从 43.78% 下降到 14.59%。自 2004 年以来,越来越多的医院实施了 ECMO,ECMO 病例逐渐增多。2010 年实施 EC-MO 的医院数量是 2004 年的 2 倍,2010 年的 ECMO 病例是 2004 年的 2.5 倍。

该研究显示了 21 世纪初期中国 CPB 行业的蓬勃发展,并提出 CPB 人才培养制度和行业规范的迫切性,以跟上心外科中心和手术例数的增长。

(三)一项关于成人心脏手术中体外循环临床实践的多中心国际调查

这是一项国际多中心的网络问卷调查,2021 年发表于 *J Cardiothorac Vasc Anesth* 杂志。问卷共有 28 道多项选择题,包括了 CPB 中血流动力学和组织氧供、监测、器官保护策略、CPB 相关的麻醉技术和药物使用等方面。问卷发送给欧洲心胸麻醉协会的会员($n=797$),回复率为 34%($n=271$)。最终分析了来自 56 个国家的 202 个心脏中心(其中 67% 的心脏中心是来自大学附属医院,$n=135$)的有效问卷。这 56 个国家中,欧洲国家占 59%($n=33$),超过半数的中心(65%,$n=131$)成人心脏年手术量超过 500 例。

82% 的中心($n=165$)在 CPB 中采用 2.2~2.6 L/(min·m²)的灌注流量。85% 的中心 MAP 维持在 51~90 mmHg($n=172$),其中 1/3 的中心选择个体化的 MAP 目标值;为了达到 MAP 目标值,72% 的心脏中心($n=145$)使用去甲肾上腺素作为升压药,31%($n=62$)心脏中心使用去氧肾上腺素,13%($n=26$)心脏中心使用间羟胺,2% 中心($n=5$)也使用血管加压素,特别是其他升压药剂量比较大时。59% 中心($n=119$)红细胞输注阈值为 7～8 g/dL,1/3 的中心倾向于根据不同病例施行个体化的红细胞输注阈值。仅有 38％的中心(n＝77)在 CPB 中监测 DO_2。其中 75％的中心(n＝58)选择最低 DO_2 为 251 mL/(min·m²),8％的中心(n＝6)选择最低 DO_2 为 300 mL/(min·m²),1/4 的中心(n＝19)选择的最低 DO_2 临界值为 200～250 mL/(min·m²)。大部分中心常规监测泵流量和混合静脉氧饱和度(59％,n＝120)及血乳酸水平(88％,n＝178)。约一半的中心(53％,n＝106)常规使用基于脑电图的麻醉深度监测,而 NIRS 主要用于主动脉弓手术(59％,n＝119)。59％心脏中心(n＝119)在停机的过程中常规使用经食道心脏超声。有 31％(n＝62)的中心从未放置过肺动脉导管,有 6％(n＝13)的中心所有患者均放置肺动脉导管。放置肺动脉导管的是高危病例,包括左室功能差、肺动脉高压或复杂手术。CPB 中需要干预治疗的最少尿量的临界值:35％的中心(n＝70)是 0.5～1 mL/(kg·h),25％的中心(n＝50)是＜0.5 mL/(kg·h),6％的中心(n＝12)是 1.1～2 mL/(kg·h),而 30％的中心(n＝61)使用个体化临界值。66％中心(n＝134)采用鼻咽温监测温度,47％的中心监测膀胱温度(n＝95)。26％的中心(n＝52)采用低潮气量通气的肺保护策略,28％的中心(n＝57)采用持续气道正压通气(CPAP),27％的中心(n＝55)采用无通气策略。36％中心(n＝73)常规只应用吸入性麻醉剂,47％中心(n＝95)常规应用异丙酚,13％中心(n＝27)同时使用吸入性麻醉剂和异丙酚。其他常规药物包括镁(占 45％,n＝91),类固醇(地塞米松或甲强龙)(占 18％,n＝37),氨甲环酸(占 88％,n＝177),抑肽酶(占 15％,n＝30)。

　　这项国际化的调查研究显示了不同中心的 CPB 管理异同,比如限制性输血策略有较广的认知度和较大的应用率,少部分中心在血压管理、输血阈值上采用个体化策略。各中心之间的管理策略和用药习惯存在分歧,尚需要高质量的随机对照研究。

(闫姝洁)

参考文献

[1]Buckberg G D, Brazier J R, Nelson R L, et al. Studies of the effects of hypothermia on regional myocardial blood flow and metabolism during cardiopulmonary bypass. I. The adequately perfused beating, fibrillating, and arrested heart[J]. J Thorac Cardiovasc Surg,1977,73(1):87-94.

[2]Zhou C B, Zhuang J, Chen J M, et al. Decrease in inflammatory response does not prevent placental dysfunction after fetal cardiac bypass in goats[J]. J Thorac Cardiovasc Surg,2012,143(2):445-450.

[3]Brooker R F, Brown W R, Moody D M, et al. Cardiotomy suction:a major source of brain lipid emboli during cardiopulmonary bypass[J]. Ann Thorac Surg,1998,65(6):1651-1655.

[4]Liu M, Zeng Q, Li Y, et al. Neurologic recovery after deep hypothermic circulatory arrest in rats:A description of a long-term survival model without blood priming[J]. Artif Organs,2019,43(6):551-560.

[5]Li Y, Liu M, Gao S, et al. Cold-inducible RNA-binding protein maintains intestinal barrier during deep hypothermic circulatory arrest[J]. Interact Cardiovasc Thorac Surg,2019,29(4):583-591.

[6]Jahren S E, Jenni H, Roesch Y, et al. The impact of roller pump-assisted cardiotomy suction unit on hemolysis[J]. Artif Organs,2021,45(1):46-54.

[7]Moen O, Fosse E, Bråten J, et al. Roller and centrifugal pumps compared in vitro with regard to haemolysis, granulocyte and complement activation[J]. Perfusion,1994,9(2):109-117.

[8]Videm V, Mollnes T E, Garred P, et al. Biocompatibility of extracorporeal circulation. In vitro comparison of heparin-coated and uncoated oxygenator circuits[J]. J Thorac Cardiovasc Surg,1991,101(4):654-60.

[9]Guzman C, Costantino M L, Arena V. In vitro assessment of the vacuum-assisted venous drainage (VAVD) system:risks and benefits[J]. Perfusion,2004,19(2):113-117.

[10]Lamy A, Devereaux P J, Prabhakaran D, et al. Five-year outcomes after off-pump or on-pump coronary-artery bypass grafting[J]. N Engl J Med,2016,375(24):2359-2368.

[11]Shroyer A L, Hattler B, Wagner T H, et al. Five-year outcomes after on-pump and off-pump coronary-artery bypass[J]. N Engl J Med,2017,377(19):623-632.

[12]Shroyer A L, Grover F L, Hattler B, et al. On-pump versus off-pump coronary-artery bypass surgery[J]. N Engl J Med,2009,361(19):1827-1837.

[13]Lamy A, Devereaux P J, Prabhakaran D, et al. Off-pump or on-pump coronary-artery bypass grafting at 30 days[J]. N Engl J Med,2012,366(16):1489-1497.

[14]Lamy A, Devereaux P J, Prabhakaran D, et al. Effects of off-pump and on-pump coronary-artery bypass grafting at 1 year[J]. N Engl J Med,2013,368(13):1179-1188.

[15]Diegeler A, Börgermann J, Kappert U, et al. Off-pump versus on-pump coronary-artery bypass grafting in elderly patients[J]. N Engl J Med,2013,368(13):1189-1198.

[16]The Warm Heart Investigators. Randomised trial of normothermic versus hypothermic coronary bypass surgery[J]. Lancet,1994,343(8897):559-63.

[17]Mazer C D, Whitlock R P, Fergusson D A, et al. Six-month outcomes after restrictive or liberal transfusion for cardiac surgery[J]. N Engl J Med,2018,379(13):1224-1233

[18]Mazer C D, Whitlock R P, Fergusson D A, et al. Restrictive or liberal red-cell transfusion for cardiac surgery[J]. N Engl J Med,2017,377(22):2133-2144.

[19]Vedel A G, Holmgaard F, Rasmussen L S, et al. High-target versus low-target blood pressure management during cardiopulmonary bypass to prevent cerebral injury in cardiac surgery patients:a randomized controlled trial[J]. Circulation,2018,137(17):1770-1780.

[20]Ranucci M, Johnson I, Willcox T, et al. Goal-directed perfusion to reduce acute kidney injury:A randomized trial[J]. J Thorac Cardiovasc Surg,2018,156(5):1918-1927. e2.

[21]Hou X, Yang F, Liu R, et al. Retrograde autologous priming of the cardiopulmonary bypass circuit reduces blood transfusion in small adults:a prospective, randomized trial[J]. Eur J Anaesthesiol,2009,26(12):1061-1066.

[22]Dieleman J M, Nierich A P, Rosseel P M, et al. Intraoperative high-dose dexamethasone for cardiac surgery:a randomized controlled trial[J]. JAMA,2012,308(17):1761-1767.

[23]Whitlock R P，Devereaux P J，Teoh K H，et al. Methylprednisolone in patients undergoing cardiopulmonary bypass（SIRS）：a randomised，double-blind，placebo-controlled trial[J]. Lancet,2015,386（10000）:1243-1253.

[24]Lomivorotov V，Kornilov I，Boboshko V，et al. Effect of intraoperative dexamethasone on maj or complications and mortality among infants undergoing cardiac surgery：The DECISION randomized clinical trial[J]. JAMA,2020,323(24):2485-2492.

[25]Graham E M，Martin R H，Buckley J R，et al. Corticosteroid therapy in neonates undergoing cardiopulmonary bypass：randomized controlled trial[J]. J Am Coll Cardiol,2019,74(5):659-668.

[26]Wiesenack C，Liebold A，Philipp A，et al. Four years' experience with a miniaturized extracorporeal circulation system and its influence on clinical outcome[J]. Artif Organs,2004,28(12):1082-1088.

[27]Zhang Q，Zhao W，Gao S，et al. Quality management of a comprehensive blood conservation program during cardiopulmonary bypass[J]. Ann Thorac Surg,2021,S0003-4975(21)01461-2.

[28]DeFoe G R，Ross C S，Olmstead E M，et al. Lowest hematocrit on bypass and adverse outcomes associated with coronary artery bypass grafting[J]. Ann Thorac Surg,2001,71(3):769-776.

[29]Keeling W B，Tian D H，Leshnower B G，et al. Safety of moderate hypothermia with antegrade cerebral perfusion in total aortic arch replacement[J]. Ann Thorac Surg,2018,105(1):54-61.

[30]Tong Y，Liu J，Zou L，et al. Perioperative outcomes of using different temperature management strategies on pediatric patients undergoing aortic arch surgery：a single-center，8-year study[J]. Front Pediatr,2018,6:356.

[31]Zhang Y，Wang B，Zhou X J，et al. Nadir oxygen delivery during pediatric bypass as a predictor of acute kidney injury[J]. Ann Thorac Surg,2022,113(2):647-653.

[32]Zhao M，Wu B，Yang S，et al. Analysis of cardiopulmonary bypass status in China：eight-year development trends[J]. Perfusion,2013,28(1):21-25.

[33]Akhtar M I，Gautel L，Lomivorotov V，et al. Multicenter international survey on cardiopulmonary bypass perfusion practices in adult cardiac surgery[J]. J Cardiothorac Vasc Anesth,2021,35(4):1115-1124

[34]中国生物医学工程学会体外循环分会.2020年中国心外科手术和体外循环数据白皮书[J].中国体外循环杂志,2021,19(5):257-260.

[35]中国生物医学工程学会体外循环分会.2019年中国心外科手术和体外循环数据白皮书[J].中国体外循环杂志,2020,18(4):193-196.

[36]中国生物医学工程学会体外循环分会.2017与2018年中国心外科手术和体外循环数据白皮书[J].中国体外循环杂志,2019,17(5):257-260.

[37]赵举,黑飞龙,中国生物医学工程学会体外循环分会.2015中国心脏外科和体外循环数据白皮书[J].中国体外循环杂志,2016,14(3):130-132.

[38]朱德明,龙村,黑飞龙.2014中国心脏外科和体外循环数据白皮书[J].中国体外循环杂志,2015(3):129-131.

[39]朱德明,龙村,黑飞龙.2013中国心脏外科和体外循环数据白皮书[J].中国体外循环杂志,2014(3):129-131.

[40]朱德明.2012年中国心脏外科和体外循环数据白皮书[J].中国体外循环杂志,2013,11(4):193.

第十五章

中外体外循环培训与教学、专业学会简介

第一节　美国体外循环培训与教学、专业学会

一、美国体外循环技术学会（American Society of Extra-corporeal Technology，AmSECT）

AmSECT 成立于 1964 年，是美国 CPB 灌注师的专业学会，绝大多数美国灌注师均是该学会的会员。AmSECT 的宗旨是"通过向CPB 灌注师团体提供继续教育、满足其专业需求，以改善医疗服务、提高医疗安全"。

AmSECT 最初成立是为了提供讨论和解决 CPB 这个新兴技术相关问题的平台。学会的早期目标是：为灌注师发放认证、对灌注师培训项目进行授权、发布规范化的行业标准。随着 60 年的发展，如今，AmSECT 在世界各地拥有 1800 多名会员，目前学会的目标扩大，包括：通过政府关系支持国家认证、灌注专业标准的制定、扩大灌注实践范围、发展国家级继续教育项目、对准入灌注师提供教育项目，出版 *J Extra Corporeal Tech* 杂志促进学术进步、出版 *AmSECToday* 季刊发布最新信息。

（一）资格认证与考试

1972 年，AmSECT 作为行业监管者参与了第一次执业灌注师的认证。1974 年，AmSECT 建立了资格认证考试制度，但是作为一个职业学会，AmSECT 不能对自己的成员进行资格认证，以避免潜在的利益冲突。1975 年，美国心血管灌注委员会（ABCP）成立，由 ABCP 进

行灌注师职业资格考试和认证。

2022年,AmSECT与国际血液管理委员会(International Board of Blood Management,IBBM)合作,开始举办针对注册护士、注册呼吸治疗师和其他临床人员的成人EC-MO专家注册(CES-A)考试,考试合格后可作为ECMO专家(ECMO specialist)工作,该认证考试需每两年进行一次。对于已经取得注册临床灌注师认证的灌注师默认可胜任ECMO专家的工作。如有需求,也可参加CES-A考试。

(二)继续教育

AmSECT目前的继续教育项目包括提供付费的AmSECT大学课程、在线研讨课、每年的AmSECT年会、*J Extra Corporeal Tech*杂志。

(三)质量控制

AmSECT通过与CPB灌注指标和结局注册平台(PERForm registry)合作,开展CPB质量控制工作,评估CPB的质量和安全性。参与PERForm registry的人员将收到季度质量报告,以及和其他PERForm参与中心的对比。PERForm目前有44个参与单位。

(四)制定指南和规范

AmSECT制定或参与制定了以下文件:1. AmSECT灌注实践标准和指南(AmSECT's Standards and Guidelines for Perfusion Practice),2. 临床实践指南,3. 临床流程,以帮助规范和改进CPB。

1. AmSECT灌注实践标准和指南

AmSECT的灌注实践标准和指南可作为各中心制定CPB流程的检查表或模板,文件中列出的项目代表了AmSECT的最低要求。最近的版本为2017年版本,标准和指南制定可能是基于研究文献,还有很多是基于委员会和投票成员的一致意见。

2. 临床实践指南

AmSECT和美国胸心外科医师学会(Society of Thoracic Surgeons,STS)、心血管麻醉医师学会(Society of cardiovascular anesthesiologists,SCA)一起制定了一系列临床实践指南,包括2011年的血液保护指南、2015年的温度管理指南、2018年的抗凝管理指南和2021年的血液管理指南更新。临床实践指南的制定主要基于已发表的文献,基于循证医学分级原则制定。

3. 临床流程

临床流程的制定基于机构方案、已发表文献和委员会共识。虽然这些文件的要求不很严格,但它们仍然是基于证据的,同样可以作为各中心制定CPB流程的模板,可以认为是AmSECT灌注实践标准和指南的补充。目前已经制定了10项特殊技术或针对特殊患者的CPB管理流程,包括急性等容性血液稀释、抗磷脂综合征、比伐卢定、博来霉素中毒、冷凝集素、肝素诱导性血小板减少症、耶和华见证人、恶性高热、孕妇和镰状细胞贫血。

(五)灌注师交流平台

AmSECT 提供了灌注师交流的平台，AmSECT 网站提供了灌注师网络社区，提供实时资讯、最新研究、招聘信息等。每年 5 月 1 到 7 日为灌注周(Perfusion week)，灌注周的意义是让人们认识到灌注师在心血管外科团队中的关键作用，提高灌注师的职业荣誉感。AmSECT 会组织一系列的庆祝活动。

二、美国心血管灌注委员会(American Board of Cardiovascular Perfusion，ABCP)

1975 年，美国心血管灌注委员会成立。ABCP 的主要目的是通过制定和维持心血管灌注领域的标准，以维护公众利益。ABCP 由 8~14 名成员组成，均为经过认证的临床灌注师，任期 4 年。理事可最多任职三届，理事参与灌注认证考试的制定。

ABCP 于 1975 年第一次进行了灌注师执业资格考试，考试包括笔试和面试两部分，评判标准按照 70%通过、30%淘汰的比例设置。1996 年，ABCP 采用"标准参考模式"规范了考试标准，新标准使每个应试者理论上都可能通过考试。

现行的 ABCP 考试包括两部分。第一部分是灌注学基础知识考试(Perfusion basic science examination，PBSE)，包括 220 道多选选择题，涵盖灌注和体外生命支持的基础知识。第二部分是临床应用考试(Clinical applications in perfusion examination，CAPE)，也是多选题的形式，考题数量 200~230 题不等，考试内容包括一系列临床场景和相应问题。考试范围包括解剖与生理学、药理学、病理学、实验室分析、质量控制、设备与耗材、临床管理、特殊患者管理、特殊流程和技术、意外、故障和监测。申请 PBSE 考试资格前，申请者必须从认证的灌注学校毕业，实习时完成至少 75 例临床 CPB 病例(包括至少 10 例儿科病例)，提供认证的灌注学校出具的成绩单和临床能力书面证明。申请 CAPE 考试资格的应试者除了通过 PBSE 考试外，还必须持有被雇佣证明以及毕业后完成另外 40 例灌注的证明。通过 ABCP 考试后才能成为注册临床灌注师(certified clinical perfusionist，CCP)。

所有的注册临床灌注师必须完成每年的继续认证。继续认证的目的是督促灌注师进行继续教育，继续满足行业标准。继续认证包括两部分。第一部分是临床活动，需每年报告，要求注册临床灌注师每年至少完成 40 例灌注或相关工作，如果不能达到 40 例要求，可通过模拟培训等内容替代。第二部分是专业活动，需每三年报告，获得 45 个继续教育学分，并至少包括 15 个 I 类继续教育学分，I 类学分包括参加 ABCP 批准的 CPB 相关会议或网络研讨会、在专业期刊发表专业相关文章、在专业会议上发言或壁报交流、参与模拟培训等。

三、灌注教育授权委员会(Accreditation Committee-Perfusion Education，AC-PE)

AC-PE 是联合健康教育项目认证委员会(Commission on Accreditation of Allied Health Education Programs，CAAHEP)的认证委员会。AC-PE 的任务是与 CAAHEP、美国心血管灌注学会(American Academy of Cardiovascular Perfusion，AACP)、美国胸科学会(American Thoracic Society，ATS)、ABCP、AmSECT、灌注项目主任委员会(Perfusion Program Directors' Council，PPDC)、SCA 和 STS 合作，维护和促进灌注教育项目的质量标准，并对符合灌注教育项目认证标准和指南中规定的最低标准的教育项目给予认可。

是否达到灌注教育项目认证标准取决于以下几个方面：(1)国家认证考试成绩，要求该教育项目至少 70％的毕业生通过 PBSE 考试，至少 70％的毕业生通过 CAPE 考试；(2)毕业率：录取学生中 50％以上的学生可从该项目毕业；(3)毕业生满意度调查：满意度调查问卷在毕业后 6～12 m 填写，50％以上的项目毕业生完成调查，且每个问题应至少 80％的回答在 3 分及以上；(4)雇主满意度调查：毕业生中 50％的雇主完成满意度调查问卷，且每个问题应至少 80％的回答在 3 分及以上；(5)良好工作就业率：80％以上的毕业生得到良好的工作，良好的工作包括灌注师或相关行业的全职或兼职工作、继续学习或现役军人；(6)总结性工作：该项目会记录学生在以下领域的能力：CPB、机械循环支持、自体输血和血液管理；血气电解质的实验室分析。

四、灌注教育项目

根据 CAAHEP 网站的信息，美国有 17 个灌注教育项目。下面以克利夫兰医学中心灌注教育项目作为代表作介绍。

克利夫兰灌注教育项目目标是培养训练有素的专业灌注师，能够成功执行临床灌注技术，以满足克利夫兰医学中心的心脏、血管和胸外专业需求，开展临床研究，推进灌注领域发展，并能参与灌注培训工作。2018 年毕业率为 100％，PBSE 和 CAPE 考试通过率为 100％，良好工作就业率为 100％。

项目申请要求需从地区认可的学院或大学获得学士以上学位，并完成不同时长的预修课程(包括生物学、化学、物理学、人体解剖和生理学、生物化学、统计、药理学、研究方法)，预修课程的累积 GPA 为 3.0，所有预修课程的最低 GPA 为 C。该项目 2018 年收到申请入学录取率为 11％(72 份申请，8 名录取)。

目前该项目是一个为期 18 个月的学士后教育项目，课程包括灌注理论、灌注工程、临床见习、科研学习、人工器官、机械辅助、临床实习。从 2022 年秋季起将成为硕士学位项目，其课程安排和培养方式会有相应变化。

第二节　欧洲体外循环培训与教学、专业学会

一、欧洲心血管灌注委员会

欧洲心血管灌注委员会(European board of cardiovascular perfusion,EBCP)成立于1991年,作为灌注教育和培训的独立机构,EBCP的目标是建立、监测和维护灌注教育课程标准和认证的平等性,以及颁发欧洲灌注证书。由于网络上关于EBCP的介绍很少,下文中对欧洲CPB培训与教学、专业学会的介绍均来自EBCP 2006年在Perfusion杂志发表的有关欧洲灌注教育和培训的文章。截至2006年,有20个欧洲国家派代表参加了EBCP。

二、欧洲各国的体外学会或灌注学会

除了EBCP外,欧洲各国基本均成立了国家性体外学会或灌注学会。由于欧盟内部各国的医疗卫生体系和教育体系存在差异,CPB培训与教学制度也存在很大差异,下文中将分别作以介绍。

1. 奥地利

在奥地利,1998年颁布了一项联邦法律,规范了灌注师的教育过程,并将灌注师确立为公认的医学职业。灌注培训通过研究生课程完成,毕业后获得奥地利卫生部认可的认证心血管灌注师。该课程的申请人必须持有麻醉和重症监护研究生培训的护理文凭、放射技术或生物医学技术文凭或奥地利认可的类似文凭。课程总时长为18 m,12 m后进行首次考试。毕业考试在卫生部的监督下进行。培训内容包括在临床讲师的监督下在各医院进行2400 h的临床工作,以及800 h的心血管外科相关医学专业独立学习。将来,可能会采用大学教育附设课程或专业灌注学校的模式。

2. 比利时

1991年,比利时体外技术学会(Belgium society of extracorporeal technology,BelSECT)为培训学生灌注师的国家教育计划制定了指导方针。教育课程的基本入学要求是注册护士文凭(A1)。在两所大学分别设立了2年基础灌注课程。而临床培训在比利时的两个心脏中心及其附属机构完成。完成课程后,学生可以参加EBCP的考试。自2000年以来,BelSECT教育委员会还组织了口试和实践考试。此外,学生还需要完成一个关于CPB技术研究项目,并在BelSECT教育会议上发表,之后才可获得国家证书。

3. 丹麦

丹麦灌注师需注册成为经认证的临床灌注师,并获得丹麦卫生委员会的认可。丹麦

体外技术学会(Danish society of extracorporeal technology,DanSECT)为 1995 年开始的一个正式的、全国认可的培训学生灌注师的教育项目。奥胡斯大学附属丹麦灌注学院负责灌注师教育项目,学制为 2 年,入学需要具有注册护士、医院实验室助理、工程师或医生的执照。该学校还接收来自挪威、冰岛和瑞典的学生。

灌注课程的理论部分由奥胡斯大学附属丹麦灌注学院提供。实践培训在丹麦或斯堪的纳维亚的一个心脏中心进行,由 CPB 部负责人负责。在教育的最后阶段,学生必须独立完成一项与 CPB 或相关领域相关的研究报告。在成功完成课程后,学生们注册成为认证临床灌注师。

4. 芬兰

在芬兰,灌注学是心脏麻醉学的子专业。为了获得芬兰麻醉师学会的批准,申请人必须参加麻醉学课程。这种心脏麻醉学的亚专业化于 1995 年引入。EBCP 认证于 1999 年获得。该项目由芬兰麻醉师学会心脏麻醉科批准。赫尔辛基大学中心医院的麻醉科与芬兰心脏麻醉学会一起规划和制定灌注培训理论课程。此外还有多家医院麻醉科负责灌注师的临床培训。

5. 法国

在法国,自 1981 年以来,持有医学博士学位(8 年培训)即可进行灌注工作,持护士文凭(3 年培训)也可在医生监督下工作。然后,护士或医生在临床中接受为期两年的培训。最初的具体 CPB 实践培训主要是在职培训。因此,法国的灌注师其背景、培训和医院地位方面存在很大的差异。

自 1990 年以来,在巴黎和图卢兹医科大学学习理论课程的医生可以获得 CPB 的大学文凭。辅助系列的灌注师也可以参加这些课程学习并获得文凭。

对于实践培训,法国灌注学会(The French College of Perfusion,CFP)建议每位灌注师在自己的中心完成培训课程后,在不同的中心至少参加两次为期 3 w 的培训课程。

课程结束后,CFP 将颁发为期 3 年的认证。这是法国唯一的专业认证。CFP 推荐的执业标准严格符合 EBCP 的要求。

6. 德国

德国心血管灌注学会(Deutsche Gesellschaft fuer Kardiotechnik)成立于 1971 年。

1988 年,德国心脏研究所的灌注学院成立,位于柏林,超过三分之一的德国灌注师都在该机构接受过培训。其学制为两年,包括理论(1200 h)和实践(1600 h)课程。毕业生由柏林卫生当局进行考察和认证后,才有权使用"灌注师"的称号。入学要求是完成注册护士、医疗技师或同等职位的培训(3 年),以及 2 年的工作经验。

7. 英国大不列颠及北爱尔兰

临床灌注学会在临床灌注学校的建立过程中发挥了主导作用。这所学校现在被称为大不列颠及北爱尔兰临床灌注学院,拥有执业灌注师的注册权。在考生成功完成笔试、实践考试和口试后,学会与学院共同颁发基本认证证书。

1999 年,学会发布了一份政府文件,为在国家卫生服务部门雇用临床灌注师提供指导。在英国和北爱尔兰的灌注训练的理论部分是通过在塞瑞大学(东北萨里技术学院)的 3 年非全日制科学硕士或研究生文凭课程。实践培训由内部提供。英国和北爱尔兰境内的任何灌注部门都可以申请认证为培训中心。成功完成学术要求,并在监督下进行了至少 150 次临床灌注后,学生就有资格参加专业认证考试。这些考试包括实践考试和口试。

8. 爱尔兰

20 世纪 60 年代,当心脏手术在爱尔兰开始时,灌注是由外科医生进行的。20 世纪70 年代,医学实验室技术人员担任灌注师的工作。以前,爱尔兰灌注师的培训包括两年的课程和临床实践。医学实验室技术人员、放射技师、护士和研究生均可以接受灌注培训。如今,所有的灌注学生都在大不列颠及北爱尔兰临床灌注学院接受教育,从而获得国家高级灌注证书。学生也可以选择参加 AmSECT 或 EBCP 的考试。

9. 意大利

意大利灌注师学会成立于 1978 年。该学会的目标是促进官方对该专业的认可,并成立一个专业委员会,以保障灌注师的工作和公民获得合格医疗保健的权利。

在意大利,第一所灌注师学校于 1973 年在罗马大学开办。在此之前,外科医生和护士被训练成灌注师。1977 年在维罗纳开办第二所学校。此后,其他任何机构都不允许颁发心血管灌注文凭。1980 年,多所大学相继成立灌注学校,这些学校最初被命名为"心脏外科技术专业学校",这些学校由医学院直接管理,学生人数受到限制。

目前,申请入学的标准是具备高中文凭,学制为 3 年。根据新法规,学生要参加 400 h 的理论课,而实践培训则在手术室、重症监护室和心血管实验室进行。课程结束通过考试后获得毕业文凭。该文凭允许灌注师在公立和私立医院工作。根据 1999 年 2 月 2 日第 42 号法案,卫生部承认灌注学院的毕业文凭与其他大学学位具有同等效用。

10. 荷兰

荷兰 CPB 学会成立于 1976 年,为正式的全国性灌注师教育项目制定了指导方针。1981 年,第一个国家教育项目启动。1984 年完成了第一个合格临床灌注师的国家注册程序。

进入灌注师培训的基本入学要求为具备化学、生物或物理理学学士学位。灌注培训为期 3 年。多个中心可提供培训,由 CPB 科主任负责培训。理论和操作的标准在教育委员会制定的教育指南中制定。在教育的最后阶段,学生必须独立完成一项与 CPB 或相关领域的研究并出具报告。成功完成课程后,学生可以向教育委员会和学会委员会申请批准,以获得临床认证灌注师的注册资格。1988 年,荷兰开始实行灌注师资格再认证条例。

1988 年,荷兰成立了一个专门的委员会,向卫生部建议官方认可灌注师教育标准,该委员会详细描述了合格灌注师所应具备的专业知识,并在国立医院委员会的框架下制定了一个新的灌注师培训注册方案。方案规定,灌注课程的理论部分在莱顿大学医院相关的灌注学校授课,实践培训在荷兰 13 个心脏中心中任意一家进行。

11. 挪威

挪威体外技术学会(Norwegian Society of Extracorporeal Technology,NORSECT)的目标是促进体外技术领域的合作、发展、研究和教育。1980 年,挪威与瑞典、丹麦的体外学会一起在奥斯陆成立了一个共同的斯堪的纳维亚体外技术学会(Scandinavian Society of Extracorporeal Technology,SCANSECT)。

SCANSECT 为正式的灌注教育培训项目制定了指导方针。SCANSECT 认证了斯堪的纳维亚半岛的三个理论教育项目,包括哥德堡的灌注课程、奥胡斯和特隆赫姆的灌注课程。灌注学生在不同的心脏中心接受了实践训练。SCANSECT 为灌注师制定了认证标准,并自 1990 年以来颁发了斯堪的纳维亚心血管灌注证书。

在挪威,过去都是电子工程师参加灌注培训。近年来,专业护士和生物工程师也可参加灌注培训。

1996 年,NORSECT 成立了一个授权委员会。1999 年 7 月,挪威通过了一项新的《卫生人员法》,其中规定灌注师也是获得授权的医疗执业人员。从 2001 年 1 月起,灌注师可以申请国家授权证书。该证书颁发给在 EBCP 认证学校通过考试的灌注师。

12. 波兰

波兰心脏外科的发展使心脏外科中心数量和 CPB 手术数量增加。最初,灌注师由医生、护士或其他医疗技术人员担任。1991 年,在华沙一群灌注师组织了一个筹备委员会,希望在全国范围建立一个专业学会。1991 年 10 月 15 日,波兰灌注师学会在法院注册。在心脏外科医生俱乐部主席和国家心脏病研究所第一家心脏外科诊所负责人的帮助下,卫生部将灌注师列为一个全新的职业。根据荷兰的培训项目建立了本国的教学计划,制定了课程,对灌注师进行培训和考核。

波兰灌注师学会一直致力于提高其成员的专业资格,确保对初学者的适当教育,准备课程,检查学习条件,组织考试和筹备年会。有资格参加考试的候选人要求具备至少 2 年灌注经验、在上级指导下至少独立完成 200 例灌注、每月参加灌注技术课程,参加年会,并获得心脏外科诊所负责人的书面认可。考核每年一次,在国家心脏外科顾问、波兰灌注师学会主席和两名心脏外科教授的监督下进行考核。波兰灌注培训是通过临床实践和定期参与学会组织的会议完成的。

自 2005 以来,波兰灌注师学会与心脏外科发展基金会合作,正准备推出一个专业的灌注培训项目。

13. 葡萄牙

在葡萄牙,心脏外科始于 20 世纪 60 年代末,第一位葡萄牙灌注师出现于 1969 年。葡萄牙灌注师学会成立于 1995 年,当时首批代表也被任命为 EBCP 成员。1996 年,该学会在国内正式合法化。该学会的主要目标是与不同心脏外科中心之间合作,制定一个符合 EBCP 要求的教育计划。

所有葡萄牙的灌注师都必须在 EBCP 注册，参加 EBCP 考试，这是在葡萄牙作为灌注师工作的先决条件。1997 年，灌注师教育培训方案得到了葡萄牙所有心脏中心的认可并顺利实施。过去只有参加心肺课程获得学士学位的人员才有可能成为灌注师。然而，这门课程最近进行了重组，现在需要 4 年时间，完成后将获得基本执照。该资格认证后，在培训中心接受 2 年的专业指导。在第一年，学生们每月参加一次为期一周的理论和实践课程，每周学习时长 35 h，每年学习总时长 385 h。负责此项培训的团队由一名灌注师、一名麻醉师和一名外科医生组成。期末考试是 EBCP 的考试。

14. 西班牙

1958 年西班牙开展了第一例 CPB 心脏手术。从 1958 年到 1966 年，灌注师由外科医生和麻醉师担任。随着病例数量的增加，有技术背景的护士也接受了灌注培训，培训老师为外科医生和麻醉师。

1977 年，西班牙灌注学会成立。1978 年至今，灌注师培训已从技术教育转向大学教育。他们的大学学习期限为 3 年，可获得大学文凭。

1995 年，西班牙灌注学会制定了一个培训方案，并在巴塞罗那医院进行了试验。1996 年，第一期灌注研究生培训课程开始。该研究生课程由巴塞罗那大学通过附属医院开展，是西班牙唯一的培训课程。自 1996 年以来，AEP 一直与卫生部和教育部合作，以使灌注教育方案得到政府认可。

15. 瑞典

瑞典第一个国家灌注师教育项目于 1987 年由哥登堡大学医学院批准。第一批毕业生于 1989 年考试。位于哥登堡的瑞典灌注学校是斯堪的纳维亚两所经 EBCP 认证的灌注学校之一。SCANSECT 首先提出了注册灌注师的临床和教育培训标准。第一批斯堪的纳维亚灌注师于 1991 年获得授权。

灌注教育项目的理论部分授课在哥德堡大学完成。实践训练在瑞典九个心脏中心之一进行。一年制课程包括理论和实践两部分。学生必须在 EBCP 日志中记录他们的实际案例。课程结束时，学生必须通过口试、笔试和实践考试证明自己的技能。在完成课程学习后，学生在申请 SCANSECT 认证之前需独立完成 100 例灌注。

16. 瑞士

瑞士灌注学会(Swiss Society for Perfusion，SSfP)成立于 1995 年。由于瑞士国内主要使用两种语言，因此在沟通上存在困难，此前关于成立灌注学会的数次尝试均以失败告终。

该学会的任务包括促进其成员之间的交流、创办学术期刊、组织年度研讨会和促进继续教育。该行业尚未获得全国认可。瑞士有两个灌注训练中心由 EBCP 认证，分别位于伯尔尼和洛桑。这两家单位正在讨论成立一个教育委员会，以标准化这两个中心的培训理论课程。截至 2006 年，这些课程是单独组织的，并以 EBCP 的指导方针为基础。

参加灌注培训的入学条件是具有护理文凭，并于毕业后在麻醉或重症监护参加培训。灌注培训项目包括 2 年的理论和实践培训。实践培训可以在认证中心和附属中心进行。毕业时学生必须通过考试，并发表一篇 CPB 或相关领域的学术论文。完成两年课程后，学生可以申请参加 EBCP 考试。

第三节　亚洲体外循环培训与教学、专业学会

从网络上很难获取到亚洲其他国家 CPB 培训和学会的情况，仅检索到日本 2007 年于 *Artif Organs* 发表的关于日本灌注师认证的介绍。

日本灌注师认证需要通过考试并有 30 例临床灌注病例记录。考试由日本人工器官学会(Japanese Society for Artificial Organs)主要负责，包括笔试和口试。

第四节　国内体外循环培训与教学、专业学会

一、中国生物医学工程学会体外循环分会

中国生物医学工程学会体外循环分会是在中国生物医学工程学会领导下从事 CPB 专业学科活动的学术性团体。"中国生物医学工程学会体外循环分会"于 2003 年 12 月正式成立，经民政部及其他相关部门批准备案，确定为二级学会性质。阜外医院的龙村教授当选 CPB 分会第一届主任委员。此后全国大多数省、直辖市先后成立了隶属所在地区生物医学工程学会的地方 CPB 分会。CPB 分会已成为推动 CPB 专业发展的主要力量。

中国生物医学工程学会 CPB 分会的工作范围包括 CPB 专业资格认证、培训机构建立和管理、继续教育等。

(一)体外循环专业资格认证和考试

CPB 分会从 2009 年起开始对 CPB 从业人员进行专业技术合格证认证。认证由 CPB 专业技术合格证委员会完成，隶属中国生物医学工程学会 CPB 分会领导。CPB 专业技术合格证审核委员会的专家每届任期四年，审核专家的产生由专家库随机抽取，并报请 CPB 分会常委会同意方可生效。

对于 2010 年 12 月以前从事 CPB 工作的 CPB 专业技术人员，CPB 专业技术合格证采取个人申报，学会审核发放的方式。对于 2010 年 12 月以后从事 CPB 工作的 CPB 专业技术人员，要求在生物医学工程学会 CPB 分会认定的培训中心学习一年，参加 CPB 专

业技术的全国考试。CPB 专业资格考试每年举办一次，为理论笔试。考试合格后颁发 CPB 专业技术合格临时证书，一年后领取正式证书。

CPB 专业资格认证此后由中国生物医学工程学会 CPB 分会定期审核，审核合格的标准为每年参加 CPB 临床工作 50 例以上，6 年内参加体循环学会举办的专业相关学术会议一次以上。对于每年工作例数少于 50 例的人员，应到培训基地补足至 50 例。

(二)体外循环专业技术培训基地建立和管理

CPB 分会在 2020 年前后建立了阜外医院、北京安贞医院、上海地区联合和广东省心血管病研究所 4 个以医院为主的全国 CPB 专业技术培训基地。随着我国心脏外科的发展，各区域医院的心脏手术数量突飞猛进，医疗质量水平显著提高。目前，开展手术较多的医院已具备一定的培训能力。2020 年新增 5 家区域性培训基地：武汉亚洲心血管病医院、西京医院、华中科技大学同济医学院附属协和医院、中南大学湘雅二院、四川大学华西医院。同时开放 CPB 基地申请工作，满足 CPB 临床和教学要求的医院可申请作为培训基地。

(三)继续教育

1. 学术年会学习班和模拟培训

2004 年 4 月 16 日在北京国际会议中心召开了第一届中国生物医学工程学会 CPB 年会，此后 CPB 分会每年举行一次全国学术年会或青年论坛，促进学术交流。此外，CPB 分会每年在全国范围内举办多种专题的理论和模拟培训班。

2. 出版体外循环专业期刊和书籍

CPB 分会由 2003 年全国发行正式刊物《中国体外循环杂志》，该刊物主要刊载 CPB 专业临床研究和基础研究。另外由 CPB 分会牵头，组织国内专家翻译、编写了大量 CPB 专业书籍。随着线上媒介的发展，学会还开通了 CPB 青年论坛通讯录，并以青年人为主举办了《体外循环通讯》。

(四)制定指南规范

CPB 分会 2020 年 2 月发布了新型冠状病毒 CPB 感染防控专家建议。包括对疑似和确诊感染新型冠状病毒患者的 CPB 流程、疑似或确认职业暴露后的处理等措施。

二、体外循环培训基地培训工作

下文将以阜外医院为代表，介绍我国 CPB 培训基地的工作。

阜外医院作为最早的国家级 CPB 培训基地，为全国心脏外科中心输出了千余名 CPB 专业人才。灌注师培训时间为期一年，培训内容包括临床带教、理论学习(含 CPB 基础课程、理论课程、单病种 CPB 管理课程、ECMO 相关课程)、CPB 前沿(含学科进展、专题讨论、科研热点)、CPB 意外模拟培训、ECMO 系统预充培训、ECMO 系统意外模拟培训。在学习结束前安排统一的考评，考试包括三个科目，口试问答、模拟场景和实际手术操作,全方位评价学习成果,并根据考试成绩等级颁发相应的证书。

三、体外循环专业本科和研究生教学

由 CPB 专业委员会牵头,在多家医学院校和医疗单位专家们的共同参与下,我国从 2004 年起在徐州医学院面向全国招收 CPB 专业医学本科生,并以阜外医院和北京安贞医院为临床教学基地。每年招收 30 名学员,学制 5 年,毕业后取得学士学位。但是在培养了几届学员后,由于招生困难被迫停止,原因与毕业后 CPB 专业就业相对困难、CPB 专业医疗身份认定混杂和职业荣誉感不足有关。

在研究生教学方面,由 CPB 专业的硕士、博士生导师依托于所在医院医学院招收研究生,研究生的专业方向根据其导师专业的不同,可能是麻醉学或外科学。但是非常遗憾的是,这些研究生毕业后,会有大比例"流失",不继续参加灌注师的工作。

总之,中外各国家因国情不同、灌注师本身历史发展的差异,培训和教学、资格认证方式存在差异。美国的培训教育制度最为完善。与美国相比,笔者认为,我们目前还存在一些不足之处,如考试和继续注册制度不完善,目前国家公认的 CPB 资格认证考试只包括笔试,没有纳入口试和操作考试,缺乏对灌注师的强制培训和注册制度。另外,CPB 专业领域总体创新性和学术活力不足,这个与目前从业人员学历和教育背景有关,需要通过解决灌注师专业的人才困境、增加从业人员的职业荣誉感才能整体促进 CPB 专业的发展。

(闫姝洁)

注:本章中出现的各专业机构若包含"Academy"、"Society",均统一翻译成"学会","Council"、"Board"或"committee"翻译成"委员会"。这些翻译可能和某些公开刊物的翻译不一致。

参考文献

[1]美国体外循环技术学会 https://www. amsect. org/.

[2]美国心血管灌注委员会 http://www. abcp. org.

[3]美国灌注教育授权委员会 http://ac-pe. org.

[4]美国克利夫兰灌注教育项目 https://my. clevelandclinic. org/departments/heart/medical-profession-als/fellowship-residency/cardiovascular-perfusionist#overview-tab.

[5]中国生物医学工程学会体外循环分会. http://chinacpb. com/.

[6]Merkle F. Perfusion education and training in Europe[J]. Perfusion,2006,21(1):3-12.

[7]Tomizawa Y, Momose N. Certified perfusionists in Japan[J]. J Artif Organs,2007,10(2):122-123.

第十六章

体外循环中临床指南、专家共识简介及常用公式汇总

第一节　概述

　　CPB 操作标准的指南化发展时间并不算长,但其作为一个行业的操作指导标准,各个国家都在不遗余力地对本国 CPB 操作标准进行指南化,如欧洲心胸外科协会/欧洲心胸麻醉协会/欧洲心血管灌注委员会(EACTS/EACTA/EBCP)于 2019 年发布成人 CPB 指南(2019 *EACTS/EACTA/EBCP guidelines on cardiopulmonary bypass in adult cardiac surgery*,本章中简称《2019E》);美国 CPB 技术学会(AmSECT)也在近年发表过儿科和先心病灌注相关实践标准和指南(*American Society of ExtraCorporeal Technology Standards and Guidelines For Pediatric and Congenital Perfusion Practice*(2019),本章中简称《2019A》),并联合胸外科医师学会(STS)和心血管麻醉医师学会(SCA),针对不同的临床实践情况发布了相应的临床实践指南(如体循期间的抗凝、血液保护、温度管理等);泛亚洲地区日本 CPB 技术学会(JaSECT)最早于 2009 年发布了全日本范围内 CPB 的行业指南标准;随着体外膜肺氧合(ECMO)近十年使用率的逐渐增长,体外生命支持组织(ELSO)也发布了关于成人 VA-ECMO 管理的相关指南,并针对近年来对 COVID-19 的治疗进行了更新。而我国在中国生物医学工程学会 CPB 分会/中华医学会胸心血管外科学分会/中国医师协会心血管外科医师分会的推动下,于 2021 年发表《中国体外循环专业技术标准(2021 版)》(本章中简称《2021CN》)。

　　本章主旨在于介绍目前行业常用的指南标准及专家共识,以《2021CN》、《2019A》及《2019E》内容的结合为主,其他最新指南、专家

共识内容为补充。以证据水平和推荐等级相结合,将所列出指南分级为"标准"及"推荐参考"两个条目分类。其中"标准"条目分类为 CPB 操作的单位或团队应常规实施的工作规程,"推荐参考"则应在正常实施"标准"条目的基础上,根据工作环境及临床经验,自行选择是否实施。介绍方式则以"CPB 前准备→CPB 正式运行→CPB 停机"的流程进行介绍,使读者能根据标准流程来循序渐进地浏览。此外,对于在流程中常用到的一部分计算公式,会单独汇总于指南及共识的介绍后,以便于日后工作快速查询。

　　本章内容仅作为现有公布资料(截至 2022 年 1 月 31 日)的汇总参考,不代表编者个人意见,请读者理性参考。

第二节　体外循环前的准备工作

一、相关规范条款

(一)资质和能力

1. 标准《2021CN》《2019A》

(1)灌注师必须具备医学类或生物医学工程专业大专或以上教育背景。

(2)灌注师必须参加 CPB 学会认可的灌注师培训计划,并通过 CPB 学会组织的理论考试和相应的技能考核,获取中国 CPB 专业技术合格证。

(3)灌注师必须按 CPB 分会和所在医疗机构的要求参加相关继续教育。

(4)对持海外灌注师执照者,灌注师必须在 CPB 分会备案并获取临时中国 CPB 专业技术合格证。

(5)如灌注师无医师资格证和执业证,必须在医师指导下完成 CPB 过程中相关处置工作。

(6)CPB 相关新技术临床使用前,灌注师必须接受相应的教育和培训。

2. 推荐参考

(1)灌注师需要具备本科或以上学历。

(2)制定和执行 CPB 人员教育、培训和年度评估计划。

(3)灌注师需要参加 CPB 模拟培训。

(4)灌注师需要每年进行考核以评价其对 CPB 工作规程的执行能力。

(5)灌注师应尽可能获取儿科内容。

(二)工作制度

1. 标准《2021CN》《2019E》

(1)临床 CPB 工作必须配备充足的人员、设备和资源,以完成计划和急诊手术及质量控制等相关工作。

（2）每台 CPB 手术必须单独安排灌注师。

（3）即使已安排灌注师在医院 24 h 值班，仍必须安排备班灌注师，并可以及时回到医院以应对急诊 CPB 手术或紧急情况。

（4）CPB 过程中如果需要交给另一位灌注师继续完成手术，必须进行全面清晰的交接。

（5）安排计划手术工作时，灌注师在两个工作时段之间必须有足够休息时间。

（6）建立和执行启动和终止 CPB 工作流程。

（7）参加手术团队的术前讨论、术后病情分析、疑难和死亡病例讨论。

（8）CPB 前灌注师必须评估患者和了解手术计划，形成个体化 CPB 方案，并与手术团队进行必要的沟通。

（9）CPB 过程中，灌注师必须与手术团队密切沟通并及时进行相应处置。形成手术室团队成员之间标准化的口头交流，使用重复内容的应答方式进行术中沟通，以保障沟通的准确性和有效性。

（10）CPB 结束后，灌注师必须与麻醉医师进行病情交接。

（11）终止 CPB 后，必须保持 CPB 随时可再次工作的状态，直至外科医师和麻醉医师均认为 CPB 可以撤除。在患者离开手术室前，灌注师不应离开手术室区域。

2. 推荐参考《2021CN》《2019E》

（1）围绕机构批准的质量管理框架组建 CPB 科。

（2）CPB 辅助人员可以是灌注师、护士、技师或非专业人员；辅助人员必须了解灌注师的职责、手术流程、CPB 相关物品摆放位置等。

（3）灌注师连续工作 16 h 后，至少需要 8 h 的休息时间。

（4）建立灌注师术前和术后访视制度。

（5）CPB 期间手术室区域必须有至少一位可随时提供帮助的灌注师或辅助人员，即"N＋1"工作安排模式（N 为正在 CPB 手术的手术室数量）。

（三）质量评估和改进

1. 标准《2021CN》

（1）灌注师必须定期进行质量评估和持续改进。

（2）必须建立 CPB 不良事件登记制度，对 CPB 设备、耗材、药品及相关人员操作过程中发生的 CPB 不良事件进行记录、分析和处理。

2. 推荐参考《2021CN》《2019E》《2019A》

（1）建立 CPB 质量控制机制。

（2）灌注师需要通过临床登记或数据库收集 CPB 相关资料用于 CPB 质量评估和改进。

（3）报告和系统地分析错误或不良事件以及结果来共享学习。

（4）主灌注师应参加外科治疗团队的术后讨论。

(四)体外循环记录相关

1. 标准《2021CN》

(1)CPB 记录单(手写或电子)必须作为患者病历的一部分。

(2)CPB 记录内容必须包括:患者一般资料、CPB 使用设备和耗品及药物、CPB 人员信息、CPB 期间一定时间间隔(按工作规程)的患者检验参数和 CPB 参数及灌注师签名。

(3)如灌注师无处方权,记录单必须有对该手术 CPB 负责的医师签名。

2. 推荐参考《2021CN》

(1)记录手术过程中上级医师对灌注师的重要口述医嘱及团队内重要沟通内容。

(2)使用电子记录系统自动记录 CPB 和患者相关参数。

(3)电子记录的原始数据按卫生行政管理部门关于电子病历的相关政策要求保存。

(4)应考虑将 CPB 数据和结果记录并提交区域数据库或登记册,这些数据应用于质量保证和改进。

(五)体外循环启动前核查

1. 标准《2021CN》

(1)必须建立本单位或团队认可的 CPB 核查单。

(2)灌注师必须在 CPB 启动(包括再次启动)前使用 CPB 核查单,并签名确认。

2. 推荐参考《2021CN》

(1)CPB 核查单作为患者病历的一部分。

(2)启动 CPB 前,口头知会手术团队已完成 CPB 核查。

(3)围 CPB 期及进行其他操作时(如自体血回收、主动脉内球囊反搏、体外膜肺氧合)进行相应安全核查。

(4)采用读取验证方式对 CPB 核查单的重要条款进行确认。CPB 核查由两人完成,其中一人是该手术的灌注师。

(5)患者脱离 CPB 过程中使用终止 CPB 核查单。

(六)备体外循环

1. 标准《2021CN》

(1)必须建立备 CPB 手术转为 CPB 手术的工作流程。

(2)手术室区域内必须有可以随时为备 CPB 手术进行 CPB 的灌注师。

(3)每台备 CPB 手术必须有随时可使用的人工心肺机及相关设备、耗材和药品。

(4)灌注师必须在术前与手术团队沟通。

(5)备 CPB 等级:"湿备"、"干备"或"待命"。

2. 推荐参考《2021CN》

(1)每台备 CPB 手术单独安排一位灌注师。

(2)有随时可启动的设备和已安装预充完毕的 CPB 整套耗材以备紧急手术或作为突发状况的应急内容之一。

二、机器及耗材

(一)安全装置与监测

1. 标准《2021CN》

(1)CPB期间人工心肺机必须具有备用电池,并且电池的供电能力能维持1 h以上。

(2)CPB期间必须备有血泵手动驱动装置。

(3)使用离心泵进行CPB时,必须采用避免逆向血流的方法,如动脉管路单向阀、低转速限位器、主动式电子动脉管钳、低转速或低流量声光报警等。

(4)CPB期间必须连续关注氧合器供气流量和氧浓度。

(5)必须使用动脉滤器或集成动脉滤器的氧合器。

(6)CPB期间必须连续监测患者动脉血压、中心静脉压。

(7)CPB期间必须连续关注动脉灌注血流量。

(8)CPB期间必须连续监测动脉管路压力并设置压力安全水平,超过安全水平时可触发声光报警、并下调泵速或停泵。

(9)心脏停搏液灌注时必须连续监测灌注管路压力并设置压力安全水平,超过安全水平时可触发声光报警和下调泵速或停泵。冠状静脉窦插管,心脏停搏液逆行灌注时,必须连续监测冠状静脉窦内压力。必须监测心脏停搏液灌注剂量、灌注时间、灌注间隔时间,并密切关注灌注的实时流量。

(10)使用负压辅助静脉引流时,静脉储血器必须具备压力释放阀,必须连续监测静脉储血器内或静脉管路压力。

(11)使用硬壳静脉储血器时必须使用液平面感应器进行液平面监测,液平面低于感应器设定水平时可触发声光报警、并下调泵速或停泵。

(12)CPB期间必须连续监测氧合器动脉出口处血温,并设置超温报警。CPB期间必须连续监测患者体温(如鼻咽温、直肠温、膀胱温、食道温、鼓膜温等)。

(13)CPB期间必须定时取样行血气、血红蛋白(Hb)浓度或血细胞比容(Hct)、电解质水平、乳酸和血糖检测;两次检测间隔时间不超过60 min。CPB期间必须连续监测混合静脉血氧饱和度(SvO_2)。

2. 推荐参考《2021CN》《2019E》

(1)使用中空纤维膜式氧合器。

(2)CPB动脉灌注管存在分流时,连续监测进入患者动脉系统的血流量。

(3)左心引流管路安装单向阀。

(4)动脉灌注管路使用气泡监测,气泡监测应具备与动脉灌注泵联动功能,并可同时触发声光报警。

(5)心脏停搏液灌注管路使用气泡监测。

（6）使用单独的术野血液回收（有过滤功能的）储血器。

（7）CPB 期间使用近红外光谱技术进行局部脑氧饱和度监测。

（8）CPB 期间连续监测浅表组织氧饱和度。

（9）CPB 期间连续监测 Hb 浓度或 Hct。

（10）CPB 期间连续监测动脉灌注泵与膜式氧合器之间管路的压力。

（11）CPB 期间连续监测静脉血温和心脏停搏液温度。

（12）CPB 期间在 CPB 管路上进行连续血气和电解质浓度监测。

（13）有人工心肺系统各种必须使用的安全监测装置的备用装置及耗材。

（14）CPB 管路中持续监测膜肺前和膜肺后动脉管路压力。

（二）外界气体与变温单元

外界气体指在使用 CPB 或体外生命支持（ECLS）的手术室中，应有氧气（O_2）、空气和二氧化碳（CO_2）的持续管道供应（并要有备用供应）。变温单元（HCU）即变温水箱，是 CPB 系统的集成硬件组件，也是现代心肺机的一部分。

1. 标准《2021CN》《2019E》

（1）必须具备管路持续供应的 O_2 和空气，并有备用气源。

（2）CPB 使用吸入性药物时必须用麻醉气体挥发罐，并将氧合器出气口连通麻醉废气清除系统。

（3）对 HCU 定期实施有效的消毒净化。

（4）将 HCU 放置在手术室外，以预防 HCU 相关污染的空气进入手术区域。

2. 推荐参考《2021CN》《2019E》

（1）可对所有进出气体进行监测。

（三）体外循环耗材相关

关于 CPB 耗材的介绍、选择细节等，详见之前的章节，本章节不再赘述。

1. 标准《2021CN》《2019E》

（1）术前灌注医师和外科医生就动、静脉插管的方式和尺寸达成一致意见。

（2）将微孔膜氧合器作为 CPB 的首选。

2. 推荐参考《2021CN》《2019E》

（1）升主动脉插管之前采用主动脉超声检查来检测升主动脉的斑块，以减少卒中的发生率。

（2）尽量减少使用右心吸引管以减少血液破坏，并避免左右心吸引管进气。

（3）使用独立的右心储血器，以减少纵膈心包引流血的相关不良影响。

（4）使用封闭式静脉储血罐、涂层膜肺及管路等改善生物相容性的措施。

（5）较长时间的 CPB 转流，推荐离心泵。

第三节 体外循环正式运行

一、体外循环前核查与评估(推荐参考)

在患者开始 CPB 前,灌注人员必须充分了解患者病情、并发症和手术方式。理想情况下,应该整个团队一起制定手术计划和方案。本部分参考西班牙麻醉、复苏和疼痛治疗学会(SEDAR)、心血管和血管内外科学会(SECCE)和灌注师协会(AEP)共识文件的术后恢复指南 *Guidelines for enhanced recovery after cardiac surgery. Consensus document of Spanish Societies of Anesthesia (SEDAR), Cardiovascular Surgery (SECCE) and Perfusionists (AEP)*(本章中简称《2020SE》)。

(一)麻醉和手术风险评估

1. 建议将美国麻醉医师学会(ASA)身体状态分类系统量表与年龄、并发症、手术大小和持续时间、计划的麻醉方式、手术团队的技能、可用设备、所需的血液制品、药物、所需的植入物和预期的术后护理结合起来,以预测手术风险。

2. EuroSCORE Ⅱ量表(http://www.euroscore.org/calc.htmL,登录该网页填表,可计算分值,分值越高代表手术死亡的风险越高)是复杂心脏手术患者的首选风险量表。值得注意的是,该量表设计时纳入的 70% 的病例是冠脉搭桥,且大部分数据来源于欧洲和北美,而中国只纳入了两家机构数据,且中国人的瓣膜病病因多见于风湿性改变而国外多见于退行性变,所以该量表可能不太适合判断国人多瓣膜手术的死亡风险。

3. 老年体虚患者、低水平体力活动者、房颤、术前左室的大小和厚度应包括在术前风险评估中。

(二)营养状况评估

1. 建议在手术前评估患者的营养状况和体重减轻情况。

2. 可以使用营养筛查量表来筛选出营养不良风险高的患者。

3. 在术前营养状况综合管理中可考虑将心力衰竭等相关疾病纳入优化项。

(三)术前贫血评估

1. 建议对所有计划行心脏手术的患者进行贫血或其他血液疾病异常筛查。

2. 无论性别,术前建议 Hb 水平达到 13 g/dL 最佳。

3. 建议术前纠正缺铁、维生素 B_{12} 或叶酸缺乏等一系列可导致贫血的病因,必要时可用促红细胞生成素。

4. 对于不符合输血标准的贫血患者不建议在术前即刻进行预防性输血。

(四)术前教育

1. 建议所有心脏手术患者纳入多学科良好心理支持康复计划。

2. 建议呼吸康复治疗以提高吸气肌力量，降低术后肺部并发症风险。

3. 建议患者在择期心脏手术前 4 至 8 w 内戒烟。

(五)术前抗血小板与抗凝治疗

1. 计划进行冠脉搭桥的患者，建议围术期维持阿司匹林治疗。

2. 通过患者病史、出血评分结果(在线出血评分系统(https://bleedingscore.certe.nl/))、体格检查、实验室评估结果、基于初始临床特征和实验室检查结果的后续检测等方面综合评价患者出血风险水平。

3. 如果术前因出血风险高而必须暂停抗血小板治疗，建议术前至少 3 d 停用替格瑞洛，5 d 停用氯吡格雷，7 d 停用普拉格雷。

4. 中高出血风险的手术前停止任何抗凝治疗，并调整 INR<1.5。

5. 对于双重抗血小板治疗(DAPT)患者，紧急手术时继续；非紧急心脏手术时按第 3 条分别停药 3/5/7 d 后再手术。

6. 低出血风险手术前，若围术期国际标准化比值(INR)<3，不停术前抗凝治疗。

7. 中高/低出血风险手术均不推荐低分子肝素桥接抗血小板。

8. 建议术前 3～5 d 停用维生素 K 拮抗剂。

9. 对有血栓栓塞高危风险的住院患者，建议术前 6 h 持续输注肝素钠进行桥接。

二、体外循环的管路与预充

(一)标准《2021CN》《2019E》《2019A》

1. 选择管路耗材时，应考虑到预充量、体表面积、安全性和患者的预期代谢要求。尽可能减少 CPB 系统分流管路数量和缩小其管径。

2. 当用外源性血液预充时，应在转流前检测预充液的血气和电解质水平，并纠正任何的生理性异常。

3. 应考虑预充对儿科患者等较小循环血容量及以下方面的影响：电解质水平、胶体渗透压、凝血等。

4. 用顺行或逆行自体血预充作为省血策略的一部分。

(二)推荐参考《2021CN》《2019E》《2019A》

1. 当使用外源性血液预充时，应对预充液进行转流前超滤或洗涤。

2. 考虑预充液成分与患者个体之间相匹配。

3. 与标准的常规 CPB 相比，微创 CPB(MiECC)可减少失血量和输血需求。

4. 与标准的常规 CPB 相比，MiECC 更利于提高生物相容性。

5. MiECC 的各特征组合，如涂层、离心泵、心内吸引血液的分离以及封闭系统的使用,可改善常规 CPB 的结果。

6. CO_2 预充 CPB 整个管路可减少预充液中微小气栓的形成。

三、围术期抗凝及中和

2018 年,美国胸外科医师学会(STS)与美国心血管麻醉医师学会(SCA)和美国 CPB 技术学会(AmSECT)发表了 CPB 中如何进行抗凝管理的临床实践指南 *STS/SCA/Am-SECT Clinical Practice Guidelines: Anticoagulation during Cardiopulmonary Bypass* (本章中简称《2018 SSA anticoagulation》)。

(一)体外循环流程中肝素的管理

普通肝素是心脏手术 CPB 期间最常用的抗凝血药物。一般按患者体重和手术要求给肝素剂量:标准 CPB 转流 3 mg/kg(相当于 300～375 U/kg);Glenn 手术、左心转流、冠脉搭桥等非完全 CPB 或备 CPB,按 1～1.5 mg/kg(相当于 100～187.5 U/kg)。

1. 标准《2021CN》《2019E》《2018SSA anticoagulation》

(1)灌注师必须与手术团队共同制定抗凝方案,包括肝素及其替代抗凝药的用量和可接受的 ACT 范围。

(2)灌注师必须与手术团队紧密合作,对 CPB 前、中、后患者的凝血功能状态进行监测和处理。

(3)初始肝素剂量取决于以下因素之一:手术要求、体重、肝素剂量反应曲线、血容量或体表面积。

(4)缺乏肝素剂量个体化策略时,应定时检测 ACT,并给以相应的肝素剂量。

(5)非涂层管路 CPB 期间或开启术野吸引时,维持 ACT>480 s,或根据 ACT 测定仪要求而定。注意 ACT 设备或耗材类型不同,要求达到的 ACT 值会有所不同。

(6)ACT 应该在 CPB 开始及期间定期间隔被测量,并达到足够的时间标准。

2. 推荐参考《2021CN》《2019E》《2018SSA anticoagulation》

(1)CPB 心脏手术的肝素、鱼精蛋白的个体化管理。

(2)监测肝素浓度、ACT、血栓弹力图(TEG)、凝血酶时间和抗凝血因子 Xa 活性。

(3)因肝素的个体反应存在差异性,CPB 开始前需行凝血抑制的功能性试验。

(4)CPB 期间保持 ACT>480 s 是合理的。但此阈值是一个近似值,会有仪器偏差。若使用全血最大活化技术或微量紫外线技术的仪器,最低安全阈值可降至 400 s。《2018 SSA anticoagulation》

(5)建立判断和处理患者肝素抵抗的工作流程。

(6)肝素反跳:CPB 结束后实施至少 6 h 的低剂量鱼精蛋白输注(25 mg/h)可考虑作为多模式血液保护计划的一部分,可以消除肝素反跳,并显著减少失血。

(7)根据肝素-鱼精蛋白滴定结果决定 CPB 过程中肝素的追加剂量。

(二)术中抗凝作用的中和管理

鱼精蛋白中和肝素的剂量是根据肝素的初始剂量或整个手术中的全部剂量来确定的。鱼精蛋白与肝素的比值低于 0.6 会增加术后出血和输血；故一般以肝素初始剂量的 0.8～1.0 的比例给予，不超过 1.3。鱼精蛋白过量会增加围术期出血和输血、过敏性休克、肺血管收缩反应、死亡等风险。

1. 标准《2018 SSA anticoagulation》

(1)CPB 结束后，鱼精蛋白用于中和肝素。

(2)开始使用鱼精蛋白中和时，必须停止人工心肺机的术野吸引。

(3)对于鱼精蛋白过敏反应或气道高反应性的高危患者，在应用鱼精蛋白后不久若出现肺动脉高压、血压下降、心率减慢等血流动力学不平稳表现，应立即停用鱼精蛋白和实施复苏措施，若实施措施后仍无好转甚至恶化，需在充分抗凝的情况下重新建立 CPB。

2. 推荐参考《2019E》《2018 SSA anticoagulation》

(1)测定 ACT 和/或肝素-鱼精蛋白滴定以确认对肝素的中和状态。

(2)避免过量给予鱼精蛋白。鱼精蛋白：肝素超过 2.6 mg：100 U 会抑制血小板功能，延长 ACT。

(三)存在禁忌症情况下的抗凝及中和药物替代品

肝素的主要禁忌症是肝素诱导的血小板减少症(HIT)病史和已知的肝素超敏反应。

推荐参考《2019E》《2018 SSA anticoagulation》

1. 当患者不能使用肝素/鱼精蛋白而又必须接受 CPB 手术时，使用凝血酶直接抑制剂作为抗凝剂。

2. 对于肝素-血小板抗体血清阳性或最近有 HIT 病史的患者，推迟需要 CPB 的择期心脏手术，直到患者的功能测试或抗原(抗体)检测阴性，CPB 的肝素抗凝治疗可能是安全有效的。

3. 对肝素/鱼精蛋白有禁忌的患者进行 CPB 手术，可考虑用比伐卢定抗凝。

4. 对使用肝素/鱼精蛋白有禁忌、且伴有严重肾功能不全的患者进行 CPB 手术，可考虑用血浆置换、阿加曲班或肝素联合抗血小板药物(如替罗非班、利洛前列斯特)。

5. 使用肝素替代品和直接凝血酶抑制剂时的抗凝中和：对于需要使用比伐卢定抗凝的患者，如果他们在 CPB 停止后出血过多，可以考虑在这些极端情况下结合使用改良的超滤、血液透析和使用重组因子Ⅶa 与血液产品替代来改善止血效果。

6. 使用抗凝血酶浓缩物或新鲜冰冻血浆提高患者对肝素的敏感性。

四、体外循环期间血气管理

(一)标准《2021CN》《2019E》《2019A》

1. 按工作规程检测血气并记录血气分析结果。

2. 血气检测设备必须根据生产厂商的使用说明定期进行校正。

3. 应通过使用外部 CO_2 和空氧混合器来优化血气管理。

(二)推荐参考《2021CN》《2019E》

1. 床边进行血气分析,并及时评估和进行适当的调整。
2. 采用目标导向灌注原则,计算氧输送和氧消耗以评估和优化气体交换。
3. 如需采用 pH 稳态管理血气,可根据情况在氧合器供气中增加 CO_2。
4. 推荐在 CPB 管路预充之前吹入 CO_2 以减少气栓作为临床常规。
5. 手术野吹 CO_2 可减少气栓。

五、体外循环动脉灌注血流量管理

低温 CPB 期间,大多数灌注师将泵的流速设置在 2.2 到 2.8 L/(min·m²)之间,保障理想的灌注流量不仅要根据体表面积和温度,还要根据氧供(DO_2)以及动脉旁路分流量来进行进一步调校。

(一)标准《2021CN》

1. CPB 前必须根据患者体表面积或体重、预期降温深度等因素确定 CPB 目标动脉灌注血流量。
2. CPB 期间灌注师必须与手术团队紧密合作以维持目标动脉灌注血流量。
3. 必须以"L/(min·m²)"或"L/(min·kg)"为单位评估动脉灌注血流量。
4. 通过氧合和代谢参数监测,评价患者是否得到充分的动脉灌注血流量。
5. 使用主动脉根部排气时必须评估血液分流量并相应增加动脉灌注血流量。
6. CPB 过程中开启排气、超滤、灌流、抽血旁路时,必须评估所有措施的分流血量,并对动脉灌注血流量进行相应调整。

(二)推荐参考《2021CN》《2019E》

1. 采用目标导向灌注原则管理动脉灌注血流量,并通过评估以下因素以维持合适的动脉灌注血流量:动脉血压、体温、麻醉深度、静脉血及脑氧饱和度、酸碱平衡、血液乳酸水平、体循环阻力等。
2. 当实际动脉灌注血流量与目标动脉灌注血流量出现偏差时,灌注师需要与 CPB 负责医师或手术团队沟通。
3. 应根据动脉氧含量调节灌注血流量,以保障术中低温停跳到复温期间最小的氧供。
4. 使用辅助静脉引流帮助维持动脉灌注血流量。
5. 可以根据肥胖患者的去脂体重来确定动脉灌注血流量。

六、体外循环期间血压管理

(一)标准《2021CN》

1. CPB 前,灌注师必须与手术团队就 CPB 过程中血压管理方案进行沟通和确认,明确术中基于患者年龄、体温和术前状态的可接受血压范围。

2. 术中必须与手术团队密切合作,维持 CPB 期间血压在可接受范围。

3. 建立包括血管活性药物使用在内的 CPB 期间血压管理工作规程。

4. 在确认 CPB 动脉灌注血流量充分和麻醉深度适当前提下,按工作规程使用血管收缩剂或扩张剂将血压控制在目标水平范围。

(二)推荐参考《2021CN》《2019E》

1. 经处理后的实际血压与目标血压仍有偏差时,灌注师需要记录并与手术团队沟通,以备更改术中血压管理方法。

2. CPB 期间使用挥发性麻醉剂帮助控制血压。

3. 在调整麻醉深度合适并确认容量状态合适、有足够的动脉灌注血流量后,建议 CPB 期间合理使用动脉血管扩张剂(平均动脉压>80 mmHg)或血管收缩剂(平均动脉压<50 mmHg)来维持循环过程中的平均动脉压。

4. CPB 期间的血管麻痹综合征,建议使用 α1 受体激动剂血管加压药,或加压素、特利加压素或亚甲蓝、羟钴胺(长效维生素 B_{12})单独或与 α1 激动剂联合使用。血液灌流可尝试用于脓毒症或感染性休克引起的血管麻痹。

七、体外循环期间血液管理

本部分既参考了最新的血液保护实践指南(STS/SCA/AmSECT/SABM *update to the clinical practice guidelines on patient blood management*,简称《2021SSA Blood management》),又对比性引用了国内大量的专家共识内容(2022《围手术期患者血液管理指南》、2018《心血管手术患者血液管理专家共识》、2015《心脏外科手术血液管理专家共识》、2009《围术期输血的专家共识》等,统一简称《CNB》)。

(一)标准《2021CN》《CNB》

1. 减少血液稀释,避免不必要输血。

2. 在保证动脉灌注血流量和 CPB 安全前提下,微小化 CPB 管路。

3. 在 CPB 启动前计算出稀释后 Hb 浓度或血细胞比容。

4. 如患者 CPB 中有 Hb 浓度过低导致的氧合不足表现、难以利尿或超滤等及时纠正时,必须输注红细胞。

5. CPB 过程中必须持续关注循环血容量及液体平衡。

6. CPB 期间必须及时调整术野吸引泵和心腔减压泵的泵速,以减少气体吸入和避免过度负压。

7. 应积极治疗围术期贫血,以减少异体红细胞输注。红细胞适用于血容量基本正常或低血容量已被纠正的贫血患者,以提高其血液携氧能力。出血量、组织器官灌注和氧合情况、Hb 及 Hct 等是红细胞输注决策时需要考虑的重要因素。Hb>100 g/L,不宜输注;Hb<70 g/L,宜输注;Hb 在 70～100 g/L,宜根据患者的年龄、出血量、出血速度、心

肺功能以及有无缺氧表现等因素综合判断是否输注。

8. 血小板数量减少或功能异常伴出血或出血倾向时,可输注异体血小板。输注阈值:血小板计数>100×10⁹/L,不宜输注;血小板计数<50×10⁹/L,拟实施较大手术或有创操作、急性出血时,宜输注;血小板计数(50~100)×10⁹/L,伴有大量微血管出血时,宜输注;当患者出血且伴血小板功能异常时(如血栓弹力图提示血小板功能低下),不受上述输注阈值的限制。

9. 新鲜冰冻血浆适用于凝血因子缺乏或活性不足引起的出血或出血倾向。输注指征:排除低体温、酸中毒等有出血,凝血酶原时间(PT)和/或活化部分凝血活酶时间(APTT)大于正常值均值的 1.5 倍、INR>1.7,血栓弹力图提示凝血因子缺乏时;严重出血、大量输血时;无凝血酶原复合物时,紧急对抗华法林的抗凝作用,用量为 5~8 mL/kg;无抗凝血酶制品时,治疗抗凝血酶缺乏性疾病(如肝素耐药)。

10. 冷沉淀适用于补充纤维蛋白原、因子Ⅷ、ⅩⅢ 和 vWF 等凝血因子。若有相应凝血因子浓缩物可供使用时,不宜首选冷沉淀。输注指征:血浆纤维蛋白原<1.0 g/L、TEG 提示纤维蛋白原功能低下;严重出血、大量输血时,血浆纤维蛋白原<1.5 g/L;因子Ⅷ严重缺乏患者拟实施手术或出血;血管性血友病因子(vWF)和因子 ⅩⅢ 缺乏导致出血。

(二)推荐参考《2021CN》《CNB》《2021SSA Blood management》《2019A》《2020SE》

1. 建议在围术期采用限制性同种异体红细胞输血策略而不是宽松输血策略,因为它可以降低输血率和红细胞需求量,而不会增加死亡率或并发症发生率。

2. 参与手术团队术前输血策略讨论和参加多学科血液管理团队。

3. 根据机构工作规程来维持 CPB 中及停机前的最低可接受 Hct。

4. 使用生物相容性涂层的 CPB 耗材。

5. 对术前高 Hct 患者采用术前或术中部分自体血保存。

6. 采用静脉顺行或动脉逆行自体血预充。

7. 使用超滤技术。

8. CPB 残余血回收至血袋或注入自体血回收机处理后回输患者。

9. 建议在 CPB 下心脏手术过程中使用氨甲环酸或 6-氨基己酸,由于具有抗纤溶作用,可以减少出血、输血和再次手术。

10. 使用自体血回收机处理术野回收血。

11. 使用抗凝血酶Ⅲ浓缩物可减少术前抗凝血酶介导的肝素抵抗患者的血浆输注量。

12. 当需要异体输血时,尽可能选用去白细胞浓缩红细胞。

13. 使用自体富血小板血浆分离和回输技术。

14. 心脏术中/术后给予人血白蛋白以提供血管内容量补充和减少输血需求。

15. 外科团队应考虑库存血的保存时间。

16. 应努力减少不同供血者的总数,并尽可能使用同一供血者的血液成分。

17. 床旁凝血监测（INR、APTT、凝血酶时间（TT）、血栓弹力成像/TEG、血小板计数、血小板功能分析等），以尽量减少失血。

八、体外循环期间液体管理

(一)标准《2021CN》

1. CPB 期间应持续监测液体出入量，并于 CPB 记录单上如实记录液体使用细节，包括但不限于：使用的液体种类（晶体、胶体、血制品、特殊含氧液体等）、液体的用量（分为预充量和术中使用量）、使用液体的时间点、CPB 中的相关液体出量（转中转后尿量、超滤水量、循环中放出储存血量等）、非 CPB 使用液体量等，以及计算出入量差值之后判定患者体液状况（是否超量/欠容量/平衡）。

(二)推荐参考《2020SE》

1. 可使用改良超滤（有禁忌证除外）优化血流动力学和 Hct。
2. CPB 期间根据情况进行血液稀释或零平衡超滤。
3. 推荐在心脏手术期间使用目标导向液体疗法。

九、体外循环期间温度管理

针对 CPB 温度管理的指南共识不多，本章以 2015 年的温控指南（*The Society of Thoracic Surgeons*，*The Society of Cardiovascular Anesthesiologists*，*and The American Society of ExtraCorporeal Technology*：*Clinical Practice Guidelines for Cardiopulmonary Bypass-Temperature Management during Cardiopulmonary Bypass*，简称《2015 SSA Temperature management》）为主要的标准和推荐参考，并搭配《2021CN》指南。

(一)标准《2021CN》《2015 SSA Temperature management》

1. 使用鼻咽温度探头和膀胱（或特定的测温导尿管，内有膀胱温度探头）和/或直肠温度探头来连续测量术中核心温度。
2. 通过常温/低温控制模块/体表变温毯等确保患者在 CPB 期间保持体温，应在手术前放置并保持原位，直到患者离开手术室。
3. 采用电热毯、鼓风机、加温静脉液体和提高室温等措施，以避免 CPB 后和术后早期持续低体温（<36 ℃）。
4. 在 CPB 期间，测量氧合器动脉管路出口处的温度。
5. 控制动脉出口血温<37 ℃以避免脑高热。
6. CPB 降温期间，动脉出口血温和氧合器上的静脉入口血温的温度梯度不应>10 ℃，以避免气栓产生及温血返回患者体内时释放气体。
7. 复温时假设动脉出口血温低于脑灌注液温度，能使脑灌注液温度监测更准确。

（二）推荐参考《2015 SSA Temperature management》

1. 当动脉出口血温≥30 ℃时复温，建议在动脉出口血温和静脉入口血温之间保持 4 ℃的温度梯度、保持 0.5 ℃/min 的复温速度。

2. 当动脉血出口血温＜30 ℃时复温，建议在动脉出口血温和静脉入口血温之间保持 10 ℃的最大温度梯度。

3. 建议以肺动脉导管或鼻咽温监测的方式对停机后/撤机情况下继续实施温度监测。

十、心脏停搏液的选择

《2019E》和《2020SE》指南中有特别针对心肌保护的部分。

（一）标准《2019E》《2020SE》

1. 实行以患者为中心的心肌保护策略，根据临床情况和操作复杂性进行选择，而不是使用固定的心脏停搏液。为改善手术预后，选择心脏停搏液时，应优先考虑患者安全。

（二）推荐参考《2019E》《2020SE》

1. 特定患者（贫血、低体表面积、慢性肾病或复杂手术）应考虑使用含血停搏液，以减少血液稀释、出血及输血。

2. 心室功能不全、进展性缺血/梗死或接受延长手术的患者，推荐使用全血心脏停搏液（血：晶体为 4：1 的 Buckberg 或微量停搏液 miniplegia）。

3. 若希望在保证患者安全的前提下血液稀释程度最小，建议使用微量停搏液。

4. 使用晶体含量高的停搏液（如 St Thomas、HTK、del Nido 等）时应加强利尿或超滤。

十一、体外循环期间的肺保护

围术期肺保护是加速康复外科（enhanced recovery after surgery，ERAS）的重要组成部分，本部分内容引入了《胸外科围手术期肺保护中国专家共识（2019 版）》（简称《CNT》），并结合其他相关指南共识内容。

推荐参考《2019E》《CNT》

（一）应考虑使用生物相容性 CPB 管路，通过减轻炎症与氧化应激来发挥肺保护作用。

（二）改良超滤和选择性肺动脉灌注可改善术后肺功能。

（三）CPB 期间维持一定的呼气末正压通气（PEEP）。

（四）CPB 期间可考虑维持一定的机械通气。

（五）对某些特定患者，可考虑使用大剂量地塞米松来减轻肺损伤。

（六）应对开胸引起的呼吸循环扰乱，采用全身麻醉并使用双腔气管插管以及肌松药物控制呼吸是有效的解决方法。

（七）规范术中输液，保证静脉通路通畅。术中限制补液总量并控制输液速度，以目标导向为基础的个体化容量管理以减少术后急性肺损伤。

（八）维护循环稳定，避免血压过高或过低，防止心律失常，休克状态应及时纠正。

（九）保证气道通畅、足够的氧供及良好的 CO_2 排出。同时避免长时间 $PaCO_2 < 35$ mmHg，否则可能引起脑血管痉挛和供血不足。

（十）做好术前规划、应急方案、手术流程，尽量缩短手术及 CPB 时间减少手术创伤。

（十一）尽量避免大出血和大量输血，调整容量变化，处理静脉负压，谨防空气栓塞。

十二、体外循环期间的脑保护

中国研究型医院学会神经再生与修复专业委员会心脏重症脑保护学组以及神经重症护理与康复学组，组织国内心脏内外科、神经内外科、重症监护科、体外循环科、麻醉科、急诊科等医学专家，参考国内外相关指南，结合我国的实际情况，制定了《心脏外科围手术期脑保护中国专家共识（2019）》、《成人心脏外科术后脑损伤诊治的中国专家共识》、《亚低温脑保护中国专家共识》等专家共识（统一简称《CNC》）。

（一）标准《2019E》《CNC》

1. 使用脑电双频指数（BIS）进行术中监测，以避免术中知晓并减少全身麻醉中的麻醉药品的剂量、恢复时间和麻醉花费。

2. 在进行选择性心脑灌注及全身停循环的低流量灌注场合时，启用近红外线光谱（NIRS）进行脑氧饱和度监测。

3. 深低温手术、小儿手术或特殊类型手术通常配合使用变温毯辅助降温或复温，并使用冰帽进行局部脑降温。

（二）推荐参考《2019E》《CNC》

1. 使用脑电图（EEG）可以提示脑缺血、缺氧情况，有效监测非惊厥性癫痫。

2. 通过颈颅多普勒（TCD）和 NIRS 技术对脑灌注进行无创评估，适当采用颈静脉血氧饱和度（$SjvO_2$）监测进行有创评估。

3. CPB 术中注意充分排气后再开放升主动脉，胸腔内置入 CO_2 吹管可以有效减少气栓量，以减少脑血管栓塞事件。

4. 建议 CPB 术中 MAP$>$50 mmHg 以维持足够的脑灌注流量。高血压、老年患者以及合并严重主动脉粥样硬化病变等高风险患者应维持较高水平（MAP$>$70 mmHg）。

5. 长时间 CPB 以及高风险的患者中进行连续的血糖监测与体温管理，合理的血糖（成人$<$10 mmol/L）和体温控制（CPB 过程中鼻咽温度$<$37 ℃）可降低心脏术后脑卒中和认知功能障碍的发生率。

6. 根据 CPB 阶段不同使用 pH 或 α 稳态的不同血气管理模式更利于患者的脑保护。

7. 为了避免复温阶段脑温过高，建议复温期间动脉管路出口血温$<$37 ℃。复温温

度超过 30 ℃时,复温速率应<0.5 ℃/min。

8. 建议 CPB 中 Hct>22%。建议 CPB 期间 Hb<60 g/L 时或术后 Hb<70 g/L 时输注红细胞。

9. 适当应用镇静或冬眠疗法,推荐右美托咪定、咪达唑仑以及丙泊酚等短效镇静药。

十三、体外循环中的辅助引流

真空辅助静脉引流(VAVD)技术最早在小儿和微创心脏手术中使用并得到很大发展。本部分内容参考《2019E》**仅列入推荐参考。**

(一)建议 VAVD 使用于经认证可用的硬质静脉储血罐。

(二)使用 VAVD 时监测静脉管路压力。

(三)不建议 VAVD 时负压过大,可能导致严重溶血。

十四、体外循环的紧急建立与重建

《2019E》对于 CPB 的紧急建立与重建方面有详细参考,而国内不同医疗机构应根据无菌原则和地方规范来考虑如何灵活地参考、实施这些指南。本部分内容**仅列入推荐参考。**

(一)建议备一套可投入手术正常使用的 CPB 管路(干备或湿备),可随时用于紧急情况。在万级层流以上标准的手术室中,湿备管路可保存>60 h,干备管路可保存>3 d。

(二)在停机后,建议继续保持 CPB 可以随时开机状态,直到关胸结束。

第四节　体外循环停机及常规保养

一、停机前检查

(一)标准《2021CN》

在停机前细致检查各项细节指标(低流量下血压是否稳定,心电监护显示心电图波形、心率及节律、呼吸及氧合是否正常,血气电解质是否已调节至最佳状态、循环管道侧路是否关闭,血液回收管路是否接好等),以保证停机过程顺利进行和患者生命安全。

(二)推荐参考《2019E》

建议在脱机前使用检查表,以提高团队绩效和患者安全。

二、血流动力学监测

停机时的血流动力学监测装置除了心电监护和麻醉机监护,还包括肺动脉漂浮导管

（PAC）、脉搏波形分析和经食管超声心动图（TEE）等。它们有助于评估心脏功能，包括前负荷、后负荷和左右心室收缩力，以及评估外科手术的质量，辅助排空心内残余气体等。AmSECT 与美国超声心动图学会（American Society of Echocardiography，简称 AES）最新的指南（*Recommended Standards for the Performance of Transesophageal Echocardiographic Screening for Structural Heart Intervention：From the American Society of Echocardiography*，简称《2022AES》）确认，在无禁忌证的情况下，所有的心脏瓣膜手术和胸主动脉手术以及部分冠脉搭桥手术都应采用术中 TEE。除了确认和完善术前诊断、发现新的或未预见到的疾病，并相应地调整麻醉和手术计划外，TEE 还用于 CPB 期间或之后以评估手术效果。实际上，除了 TEE 被广泛用于评估心脏手术效果以外，其余几项技术并没有足够的研究证据支持其对心脏手术的益处和必要性。

本部分内容仅列入推荐参考《2019A》《2019E》《2022AES》

（一）选择性使用 PAC。

（二）选择性使用脉搏波形分析心输出量。

（三）除非有禁忌证，否则在开胸和胸主动脉手术中应考虑使用 TEE。

（四）作为多学科团队成员的超声心动图医师，在负责协诊结构性心脏病患者时，无论是否指导手术，都应具备瓣膜疾病、经导管和外科干预方面的相关专业知识。

三、剩余机血的管理

在各大 CPB 指南、血液管理指南中公认的是，不管是否经过处理，回输剩余机血是血液保护策略的一部分。

（一）标准《2019E》

术后回输 CPB 管路的剩余机血，以尽量减少异体输血。

（二）推荐参考《2019E》

术后回输经处理后的 CPB 管路剩余机血，以最大限度地降低同种异体血输血的风险。

四、设备维护

（一）标准《2019A》《2019E》《2021CN》

1. 制定 CPB 相关设备的维护计划。

2. 灌注师必须确认 CPB 设备得到适当维护并具备正常功能。相关设备包括：人工心肺机（含血泵、屏幕、计时器、压力监测、温度监测、液平面感应、气泡监测、血流量探头、血氧饱和度探头等）、变温水箱、ACT 测定仪、空氧混合器或气体流量表、麻醉气体挥发罐、自体血回收机、血氧饱和度监测仪、辅助设备（IABP、VAVD、血液回收装置、NIRS）等。

3.CPB 设备必须由专业人员进行预防性维护；CPB 和/或医院设备管理部门必须对

设备的定期维护记录在案;维护间隔周期必须符合设备生产厂商的推荐及医院要求。

4. 温控设备定期去污,将设备与手术室环境隔离,并进行定期检查以降低感染风险。

5. 必须有备用的 CPB 设备。

6. 机构应遵循 CPB 设备故障处置流程,并遵循有关 CPB 设备通知(如召回、警告和咨询)处理的流程。

第五节　新型冠状病毒感染患者体外循环感染防控专家建议

自 2019 年以来,新型冠状病毒(COVID-19,也称 2019-nCoV)已在全世界范围内传播,部分感染患者进行相关手术仍需 CPB 支持。为规范管理,本节刊入《新型冠状病毒感染患者体外循环感染防控专家建议》。

一、总体原则

原则上建议,非急诊 CPB 手术应暂缓进行。

疑似感染 COVID-19 的择期手术患者需待符合解除隔离标准后进行手术。

确诊感染 COVID-19 患者需符合解除隔离或出院标准方可进行手术。

(一)确需进行急诊 CPB 手术者需遵循

1. 必须遵循 CPB 的工作原则及常规,保证患者安全及 CPB 质量。

2. 安全防护原则　对所有 CPB 人员进行上岗前筛查,杜绝带病工作。对 CPB 人员进行 COVID-19 的知识培训,确保能熟练正确掌握防护口罩、护目镜、防护服、隔离服、手套及鞋套等的穿戴方法。CPB 人员应进行三级防护,为疑似及确诊感染 COVID-19 的患者进行 CPB 应遵循下面"疑似及确诊感染 COVID-19 患者的 CPB 流程"。

3. 相关废物处理原则　按照国家相关规定进行处理。

二、疑似及确诊感染 COVID-19 患者的体外循环流程

(一)术前知情同意

在知情同意医患对话过程中,应注意个人防护,防止与患者及家属产生无防护接触。

(二)术前物品的准备

接诊手术间应切换至负压状态,避免污染物扩散。根据病情准备 CPB 常规物品,尽量一次性准备完全,防止人员多次进出感染手术间,增加病毒传播机会。

(三)体外循环相关物品基本原则

1. 物品需标识明确,固定在感染手术间使用,不得在感染及非感染手术间之间移动。

2. 尽可能使用一次性物品。

3. 根据病情选择必需药品及一次性用品,单向流动,只进不出。

4. 非一次性用品、设备必须依据相关规范进行使用后处理。

(四)体外循环人员的防护

CPB 操作人员需佩戴防护口罩、乳胶手套、护目镜、穿防护服、隔离服、鞋套等。尽量减少不必要的进出感染手术间。CPB 人员进出感染手术间需遵循相关防控规定。

(五)体外循环期间的注意事项

1. 操作遵循临床工作规范。

2. 保证患者安全及 CPB 质量。

3. 进行抽血标本等操作时注意防止职业暴露。

4. 建议将膜式氧合器气体排出口连接到麻醉尾气负压排气系统。

5. 变温水箱使用时排风口朝向负压吸引口方向,不得朝向患者及医护人员,防止可能的气溶胶污染。

6. 使用过的一次性用品及废弃血液样本,如注射器、ACT 检测试剂片(管)等需弃入指定垃圾桶,不得带出感染手术间。

(六)血样标本的传递

原则上感染手术间内应配备专用的临床实验室检验设备(包括但不限于血气分析、ACT 监测等)。因条件所限,术中需要向感染手术间外传递血样标本者,需遵循出入感染手术间的防护用品处理原则,需告知标本接受者该患者的 COVID-19 感染风险。

(七)体外循环后的处理

1. 感染手术间内的未使用一次性耗材需废弃或存留于手术间内,包括备用物品。

2. CPB 使用的一次性用品及废弃血液样本等必须弃入专用垃圾桶及垃圾袋,明确标明为疑似或确诊新冠状病毒感染者废弃物,进行专门处理。

3. 原则上感染手术间应配备专用 CPB 设备,不得在非感染手术间使用。对感染手术间专用的 CPB 相关非一次性设备采用 $1\sim2$ g/L 含氯消毒剂进行彻底擦拭消毒;因条件所限,对确需离开感染手术间的 CPB 设备及相关器材进行消毒处理后方可使用。

三、疑似或确认职业暴露后的处理

(一)立即根据职业暴露相关处理办法安置暴露人员。

(二)迅速上报医疗机构感染控制部门。

(三)必须进行隔离医学观察。观察期间根据感染 COVID-19 的临床症状与体征每日监测体温、呼吸情况,并使用专用表格进行填写,上报主管部门。观察期间出现异常,及时就医治疗。

(四)相关治疗按照国家卫生与健康委员会与国家中医药管理局公布的《新型冠状病毒感染的肺炎诊疗方案》进行。

第六节 体外循环常用公式汇总

一、单位换算

mmol/L 转 mg/dL,或 μmol/L 转 μg/dL,需根据物质的分子量。见常用检验指标单位转换表 16-1。

表 16-1 常用检验指标单位转换

序号	检验项目	量→质量	质量→量
1	葡萄糖(GLU)	1 mmol/L=0.055551 mg/dL	1 mg/dL=18.02 mmol/L
2	肌酐(Cr)	1 μmol/L=88.40 mg/dL	1 mg/dL=0.01131 μmol/L
3	尿素(Urea)	1 mmol/L=0.1664 mg/dL	1 mg/dL=6.01 mmol/L
4	尿酸(UA)	1 μmol/L=59.48 mg/dL	1 mg/dL=0.01681 μmol/L
5	胆红素(BIL)	1 μmol/L=17.10 mg/dL	1 mg/dL=0.05847 μmol/L
6	肌红蛋白(Mb)	1 nmol/L=0.05848 ng/mL	1 ng/mL=17.10 nmol/L
7	胆固醇(CH)	1 mmol/L=0.02586 mg/dL	1 mg/dL=38.67 mmol/L
8	甘油三酯(TG)	1 mmol/L=0.01129 mg/dL	1 mg/dL=88.545 mmol/L
9	肌酸(CK)	1 μmol/L=76.26 mg/dL	1 mg/dL=0.01311 μmol/L

二、生理药理

(一)体表面积(BSA)及体质指数(BMI)

1. 国人适用:BSA(m²)=0.0061×身高(cm)+0.0124×体重(kg)−0.0099

2. BMI=体重(kg)×身高$^{-2}$(m)

BMI 正常范围为 18.5~23.9。

(二)灌注流量

1. 主泵流量(L/min)=BSA(m²)×成人 2.2~2.4 L/(min·m²)[小儿 2.4~2.8 L/(min·m²)]

或 主泵流量(L/min)=0.001×体重(kg)×成人 50~70 mL/min(小儿 80~150 mL/min)

2. 总循环量(L)=患者血容量(L)+预充容量(L)

3. CPB 的目标血细胞比容(%)=患者血容量(L)×当前血细胞比容(%)/总循环量(L)

4. 预计库血量(L)＝[目标血细胞比容(％)×总循环量(L)－转流前血细胞比容(％)×患者血容量(L)]/库血血细胞比容(％)

5. 心肌停搏液灌注量及速度

在此列举出常用的几种停搏液基本的用法用量。

(1)晶体停搏液灌注量：

细胞外液型停搏液：(以 St. Thomas 为代表)：

首次诱导量(mL)＝体重(kg)×20(mL/kg)

再次维持量(mL)＝体重(kg)×10(mL/kg)，每 30 min 补灌；若术中心脏复跳后因各种原因需重新停搏，直接补灌至心电活动停止。

仿细胞内液型停搏液(以 HTK 液为代表)：

首次诱导量(mL)＝体重(kg)×30(mL/kg)，最大灌注量不超过 2000 mL(成人)；体重(kg)×40(mL/kg)(小儿)

再次维持量：一般直接灌 500 mL，每 120 min 补灌；若术中心脏复跳后因各种原因需重新停搏，直接补灌至心电活动停止为宜。

(2)含血停搏液灌注量：

含钾离子诱导含血停搏液(以血∶晶＝4∶1 比例为代表)：

首次诱导量(mL)＝体重(kg)×20(mL/kg)(高钾，K^+ 浓度 20～25 mmol/L)

再次维持量(mL)＝体重(kg)×10(mL/kg)(低钾，K^+ 浓度 9～11 mmol/L)，每≤30 min 补灌；若术中心脏复跳后因各种原因需重新停搏，直接补灌至心电活动停止为宜。

del Nido 含血停搏液：

首次诱导量(mL)＝体重(kg)×20(mL/kg)

再次维持量(mL)＝体重(kg)×10(mL/kg)，每 60～90 min 补灌；或直接补灌 300 mL(成人)；若术中心脏复跳后因各种原因需重新停搏，直接补灌至心电活动停止，再补灌 300 mL，重新停搏液灌注量一般少于等于 1000 mL

(3)灌注速度(mL/min)＝诱导量(mL)/时间(min)，3～5 min 灌完，即以 250～350 mL/min 的速度

6. 脑灌注流量(低温时)

(1)顺灌：5～10[mL/(kg·min)]×体重(kg)

(2)逆灌：3～5[mL/(kg·min)]×体重(kg)

(三)代谢

1. 基础代谢率(BMR)(kcal)

男性 BMR(kcal)＝10×体重(kg)＋6.25×身高(cm)－5×年龄(岁)＋5

女性 BMR(kcal)＝10×体重(kg)＋6.25×身高(cm)－5×年龄(岁)－161

2. 基础能量消耗(BEE)：

男性 BEE(kcal)＝66.5＋13.7×体重(kg)＋5.0×身高(cm)－6.8×年龄(岁)

女性 BEE(kcal)＝655.1＋9.56×体重(kg)＋1.85×身高(cm)－4.86×年龄(岁)

3. 氧供(DO_2)和氧耗(VO_2)：

(1)DO_2[mL/(min·m²)]＝1.34×[SaO_2(动脉血氧饱和度)×Hb(血红蛋白)]×CI(心脏指数)×10

SaO_2 单位是％,Hb 单位是 g/dL,CI 单位是 L/(min·m²)

结果正常值范围：520～720 mL/(min·m²)

(2)动脉血氧含量(CaO_2)：

CaO_2(mL/dL)＝0.003×PaO_2(mmHg)＋1.34×SaO_2(％)×Hb(g/dL)

结果正常值范围：19～21 mL/dL

(3)VO_2[mL/(min·m²)]＝[CaO_2(动脉血氧含量)－CvO_2(静脉血氧含量)]×CI×10

CaO_2＝1.34×SaO_2(动脉血氧饱和度)×Hb(血红蛋白)

CvO_2＝1.34×SvO_2(静脉血氧饱和度)×Hb(血红蛋白)

结果正常值范围：150～200 mL/(min·m²)

4. 肾小球滤过率(GFR)：

eGFR[mL/(min·1.73m²)]＝186×$(Scr)^{-1.154}$×$(年龄)^{-0.203}$×(0.742,女性)

eGFR[mL/(min·1.73m²)]＝186×$(Scr)^{-1.154}$×$(年龄)^{-0.203}$(男性)

注：eGFR 为肾小球滤过率 mL/(min·1.73m²)；Scr 为血清肌酐(mg/dL)；年龄以岁为单位；体重以 kg 为单位。

(四)压力

1. 平均动脉压(MAP)：

MAP(平均动脉压)＝舒张压＋[1/3(收缩压－舒张压)]

体外循环期间一般控制在 50～80 mmHg

2. 体循环阻力：

体循环阻力[(dyne×sec)/cm⁵]＝80×[MAP(平均动脉压)－RAP(右心房压)]/CO

结果正常值范围：900～1300(dyne×sec)/cm⁵

脑灌注压(CPP)：

CPP＝平均动脉压(MAP)－颅内压(ICP)(颅内压高于颈静脉压)

或

脑灌注压＝平均动脉压(MAP)－中心静脉压(CVP)(颈静脉压高于颅内压)

(五)电解质酸碱

1. 代谢性酸中毒时的补碱量：

5％碳酸氢钠(mL)＝(3＋BE)×0.5×体重(kg)

BE 为碱剩余,代谢性酸中毒时小于－3。

2. 急性低钠血症 Na^+ 需要量：

Na^+ 需要量(mmol)＝(目标血清 Na^+ 浓度－实际血清 Na^+ 浓度)×体重×0.6

也可根据缺 Na^+ 程度估算需要的 0.9%氯化钠：

轻度,134～120 mmol/L,可补 30 mL/kg;中度,120～110 mmol/L,可补 60 mL/kg;重度,120～110 mmol/L,可补 60 mL/kg。

(六)小儿用药剂量的计算

1. 按体表面积计算

小儿用药剂量＝成人剂量/1.73(m^2)×小儿体表面积(m^2)

(1)小儿体表面积计算方法：

小儿体表面积(m^2)＝体重(kg)×0.035＋0.1 或

小儿体表面积(m^2)＝0.0061×身高(cm)＋0.0128×体重(kg)－0.1529

也可用下述简便方法计算：

1～5 kg:m^2＝0.05×体重(kg)＋0.05

6～10 kg:m^2＝0.04×体重(kg)＋0.1

11 kg～20 kg:m^2＝0.03×体重(kg)＋0.2

21 kg～30 kg:m^2＝0.02×体重(kg)＋0.4

体重 30 kg 以上:体重每增加 5 kg,体表面积增加 0.1

2. 按体重计算

小儿用药剂量＝成人剂量×小儿体重(kg)/(50～60)

在称患儿体重有困难时,可用以下方法计算：

1～6 个月:体重(kg)＝3(kg)＋月龄×0.6

7～12 个月:体重(kg)＝3(kg)＋月龄×0.5

1 岁以上:体重(kg)＝8(kg)＋年龄×2

此法简便易行,但年幼者求得剂量偏低,年长者偏高,应根据临床工作经验作适当的增减。

3. 按年龄计算

初生～1 个月	成人剂量的 1/18～1/14
1 个月～6 个月	成人剂量的 1/14～1/7
6 个月～1 岁	成人剂量的 1/7～1/5
1 岁～	成人剂量的 1/5～1/4
2 岁～	成人剂量的 1/4～1/3
4 岁～	成人剂量的 1/3～2/5
6 岁～	成人剂量的 2/5～1/2
9 岁～	成人剂量的 1/2～2/3
14 岁～	成人剂量的 2/3～至全量
18 岁～	成人剂量的 3/4～至全量
60 岁以上	成人剂量的 3/4

三、常用评分量表

（一）EuroScore（欧洲心脏手术风险评分）

公式的官网 http://www.euroscore.org/calc.htmL 没有公布具体算法，可以直接输入选项，网站自行计算评分；总分<2 为低危，2～4 为中危，>4 为高危。

若无网络的近似算法：

加 1 分：女性、慢性肺疾患、神经系统功能障碍、LVEF 30%～50%、60～64 岁；

加 2 分：心外动脉系统疾病、血浆肌酐浓度>200 μmol/L、90 d 内的既往心梗史、肺动脉收缩压>60 mmHg、急诊手术、CABG 合并其他心脏手术、65～69 岁；

加 3 分：既往心脏手术史、活动性心内膜炎、术前危急状态、需要药物干预的不稳定心绞痛、LVEF<30%、胸主动脉手术、70～74 岁；

加 4 分：有心梗后室间隔穿孔、75～89 岁；

加 5 分：>90 岁。

（二）4Ts score for calculating the pretest probability of heparin-induced thrombocytopenia（HIT），肝素诱导血小板减少症（HIT）检查前可能性的 4Ts 评分：见第十三章第二节。

（三）qSOFA score（quick Sequential Organ Failure Assessment score，快速序贯器官功能衰竭评分）：包括呼吸频率（≥22 次/min）、意识改变、收缩压（≤100 mmHg）3 项，每项达标得 1 分，总分 3 分，>2 分认为 qSOFA 阳性，具有院内死亡高风险。

分值	评分项
1 分	呼吸频率≥22/分
1 分	意识改变
1 分	收缩压≤100 mmHg

（张淋笭，段　炼）

注：1. 本章中出现的各专业机构若包含"Academy"或"Society"，统一翻译成"学会"；"Association"翻译成"协会"，"Council"、"Board"或"committee"翻译成"委员会"。这些翻译可能和某些公开刊物的翻译不一致。

2. 本章中的西班牙麻醉、复苏和疼痛治疗学会（SEDAR）、西班牙心血管和血管内外科学会（SECCE）和西班牙灌注师协会（AEP）英文缩写为西班牙文首字母。

参考文献

[1]中国生物医学工程学会体外循环分会,中华医学会胸心血管外科学分会,中国医师协会心血管外科医师分会. 中国体外循环专业技术标准(2021 版)[J]. 中国体外循环杂志,2021,19(2):67-72.

[2]Alexander W, Milan M, EACTS/EACTA/EBCP Committee Reviewers, et al. 2019 EACTS/ EAC-

TA/EBCP guidelines on cardiopulmonary bypass in adult cardiac surgery［J］. Eur J Cardiothorac Surg,2020,57(2):210-251.

［3］Molly E O, Ronald E A, Ashley H, et al. American Society of Extra Corporeal Technology:Development of standards and guidelines for pediatric and congenital perfusion practice (2019)［J］. J Extra Corpor Technol,2020,52(4):319-326.

［4］Linda S L, Robert A B, Victor F, et al. STS/SCA/AmSECT clinical practice guidelines:anticoagulation during cardiopulmonary bypass［J］. J Extra Corpor Technol,2018,50:1-14.

［5］Pierre Ti, R Scott M, Huang J P, et al. STS/SCA/AmSECT/SABM update to the clinical practice guidelines on patient blood management［J］. J Extra Corpor Technol,2021,53:97-124.

［6］Pajares M A, Margarit J A, Camacho C G, et al. Guidelines for enhanced recovery after cardiac surgery. Consensus document of Spanish Societies of Anesthesia (SEDAR), Cardiovascular Surgery (SECCE) and Perfusionists (AEP)［J］. Rev Esp Anestesiol Reanim (Engl Ed),2021,68(4):183-231.

［7］Roberto L, Kiran S, Graeme M, et al. ELSO interim guidelines for venoarterial extracorporeal membrane oxygenation in adult cardiac patients［J］. ASAIO J,2021,67(8):827-844.

［8］Jenelle B, Antonini M V, Stead CM, et al. Extracorporeal membrane oxygenation for COVID-19:Updated 2021 guidelines from the extracorporeal life support organization［J］. ASAIO J,2021,67(5):485-495.

［9］Task Force on Patient Blood Management for Adult Cardiac Surgery of the European Association for Cardio-Thoracic Surgery (EACTS) and the European Association of Cardiothoracic Anaesthesiology (EACTA). 2017 EACTS/EACTA Guidelines on patient blood management for adult cardiac surgery ［J］. J Cardiothorac Vasc Anesth,2018,32(1):88-120.

［10］Richard E, Robert A B, Donald S L, et al. The Society of Thoracic Surgeons, The Society of Cardiovascular Anesthesiologists, and The American Society of ExtraCorporeal Technology:Clinical practice guidelines for cardiopulmonary bypass—temperature management during cardiopulmonary bypass［J］. J Extra Corpor Technol,2015,47(3):145-154.

［11］Duan L, Wang E, Hu G H, et al. Preoperative autologous platelet pheresis reduces allogeneic platelet use and improves the postoperative PaO_2/FiO_2 ratio in complex aortic surgery:a retrospective analysis［J］. Interact Cardiovasc Thorac Surg,2020,31(6):820-826.

［12］Hesham S, Mostafa A. Temperature management in cardiac surgery［J］. Glob Cardiol Sci Pract,2013,2013(1):44-62.

［13］Rebecca T H, Muhamed S, Francesco F F, et al. Recommended standards for the performance of transesophageal echocardiographic screening for structural heart intervention:From the American Society of Echocardiography［J］. J Am Soc Echocardiogr,2022,35(1):1-76.

［14］胡盛寿,纪宏文,孙寒松,等. 心血管手术患者血液管理专家共识［J］.中国输血杂志,2018,31(4):321-325.

［15］中国医师协会心血管外科医师分会,中国医师协会心血管外科分会大血管外科专业委员会. 心脏外科手术血液管理专家共识［J］. 中华胸心外科血管杂志,2015,31(12):715-718.

［16］中华医学会心血管病学分会,中华心血管病杂志编辑委员会. 抗血小板治疗中国专家共识［J］. 中华心血管病杂志,2013,41(3):183-194.

[17] 中国心脏重症心律失常专家委员会. 成人心血管外科术后心律失常治疗专家共识[J]. 中国循环杂志, 2017, 32(7): 627-632.

[18] 中国研究型医院学会神经再生与修复专业委员会心脏重症脑保护学组. 心脏外科围手术期脑保护中国专家共识(2019)[J]. 中华危重病急救医学, 2019, 31(2): 129-134.

[19] 中国研究型医院学会神经再生与修复专业委员会心脏重症脑保护学组, 中国研究型医院学会神经再生与修复专业委员会神经重症护理与康复学组. 成人心脏外科术后脑损伤诊治的中国专家共识[J]. 中国组织工程研究, 2020, 24(32): 5203-5212.

[20] 中国研究型医院学会神经再生与修复专业委员会心脏重症脑保护学组, 中国研究型医院学会神经再生与修复专业委员会神经重症护理与康复学组. 亚低温脑保护中国专家共识[J]. 中华危重病急救医学, 2020, 32(4): 385-391.

[21] 王天佑, 胸外科围手术期肺保护中国专家共识(2019版)专家组, 中国医学基金会胸外科专业委员会. 胸外科围手术期肺保护中国专家共识(2019版)[J]. 中国胸心血管外科临床杂志, 2019, 26(9): 835-841.

[22] 侯晓彤, 刘锋章, 晓华, 等. 新型冠状病毒感染患者体外循环感染防控专家建议[J]. 中国体外循环杂志, 2020, 18(1): 1-2.

[23] 李伟松, 王仁礼, 黄鸿新, 等. 医用体外循环设备标准解读[M]. 广州: 暨南大学出版社, 2019: 24-113.

[24] 赵玉沛, 吴文铭, 陈规划, 等. 普通外科学[M]. 北京: 人民卫生出版社, 2020: 54-99.

[25] 葛均波, 徐永健, 王辰, 等. 内科学[M]. 北京: 人民卫生出版社, 2018: 24-68.

[26] 朱大年, 王庭槐, 罗自强, 等. 生理学[M]. 北京: 人民卫生出版社, 2018: 12-76.

[27] 中华人民共和国国家卫生健康委员会. 围手术期患者血液管理指南: WS/T 796—2022[S]. 北京, 2022.

后 记

　　本书即将付梓时，正值党的二十大盛会召开。作为一名年轻学者，由本人来写后记，感觉如履薄冰、诚惶诚恐。但一想到二十大报告要求我们实干兴邦、勇于担当，顿时增添了自己写作的勇气。

　　本年度是新冠肺炎疫情在全球肆虐的第三年，许多行业都处于半停摆状态。但作为守护人类生命健康的医务人员，我们并未停止教研工作，而是勇于承担历史使命，凝神聚力、携手同行，推出了《体外循环专业教程》一书。

　　自我研究生毕业从事体外循环工作以来，一直感觉行业内缺少一种用于指导工作的标准教科书。因此，编写一套高效实用的专业教材的想法常萦绕心头。体外循环是一项高级的生命支持技术，属小众学科，涉及机械工程、生物医学工程、临床医学等交叉学科知识，国内从事该行业的人员数量不多。本科阶段一般也就是在讲授《外科学》总论部分时有简单的介绍，暂时没有开设专业课程。但实际上，该专业与普通的临床医师培养有一定出入——需要涉及更多生物工程、机械或物理知识。记得在参与本科教材《医学导论》再版编撰时，我是唯一没有前版参考资料的编者。这更加坚定了我要编一本体外循环专业教材的初心。

　　幸运的是，湖南师范大学出版社给予了我热情而专业的支持，并催促我尽快召开组稿会。于是，我广泛搜集资料，大量观看同行精英的学术讲座，拟定邀请合适的编者。

　　本以为平时席不暇暖的诸位专家恐怕难以抽出宝贵时间从事书稿写作，令人感动的是，绝大多数被我邀请的参编专家都欣然应允，非常重视。组稿会后，他们精心组织写作素材，反复核对原始数据，几易其稿，精益求精。专家们用新颖的观点、严密的逻辑、科学的方法、充分的史料、精准的数据和丰富的经验为读者呈现了一场学术盛宴。谨向他们表示诚挚的感谢！

　　专业类的教材编写比较自由，编者可各显神通，大展拳脚，但自由的同时又被自由束缚——教材涉猎的内容相当广博，难于齐备周全。取此舍彼，见仁见智，就算视角一样，个人经验体会的大相径庭，所得成果便也各出心裁。因此，教材编完后固然有片刻的如释重负，但即将到来的专家、读者批评意见，又让人心底生出些许紧张。即使如此，我们也不会讳疾忌医，而是会虚心接受批评，并以后续的再版修订等实际行动来报答读者的这分厚爱。

本教材编写及出版过程中得到了湖南师范大学出版社吴真文社长、黄林总编辑、朱建国主任,以及湖南师范大学袁仕善教授、胡国潢教授等人的大力支持与指导,另参考和吸收了许多专家同仁的观点与成果,在此一并表示最诚挚的谢意。此外,本教材的出版得到了国家自然科学基金(82100365)、湖南省出生缺陷协同防治科技重大专项(2019SK1015)、湖南省自然科学基金(2021JJ31059)、中南大学湘雅医院"福庆人才"计划基金资助。

往年的星城十月,秋高气爽,层林尽染,而今年秋季却炎热如夏,芳草未歇。独立江头,心中有感:植杏将成逢廿大,巍巍岳麓耀神州。青囊妙手能惊世,国粹仁心宜露头。伏案十年尝百草,攻书千卷著一轴。人间有此少疾苦,明月清风夜不愁。

段 炼

中南大学湘雅医院

2022 年 10 月于长沙